全国卫生高等职业教育规划教材

供临床医学、护理类及相关专业用

病原生物与免疫学

主　编　鲁凤民（北京大学医学部）
　　　　卫　茹（邢台医学高等专科学校）
　　　　秦旭军（江西医学高等专科学校）

副主编　陈晓宁（承德医学院）
　　　　吴　平（遵义医药高等专科学校）
　　　　陈香梅（北京大学医学部）
　　　　初　明（北京大学医学部）
　　　　潘凤兰（首都医科大学燕京医学院）
　　　　王海河（哈尔滨医科大学大庆校区）

编　委　（按姓名汉语拼音排序）

陈香梅（北京大学医学部）	秦旭军（江西医学高等专科学校）
陈晓宁（承德医学院）	王海河（哈尔滨医科大学大庆校区）
陈晓芹（首都医科大学燕京医学院）	卫　茹（邢台医学高等专科学校）
陈英利（哈尔滨医科大学大庆校区）	吴　平（遵义医药高等专科学校）
初　明（北京大学医学部）	吴珍珍（安庆医药高等专科学校）
郭丽娜（遵义医药高等专科学校）	新　燕（内蒙古医科大学）
李　利（哈尔滨医科大学附属第四医院）	燕　杰（天津医学高等专科学校）
梁秀军（承德医学院）	虞春华（江西医学高等专科学校）
鲁凤民（北京大学医学部）	张　君（北京大学医学部）
陆国芳（天津医学高等专科学校）	张　伟（安庆医药高等专科学校）
罗秀针（漳州卫生职业技术学院）	曾令娥（首都医科大学燕京医学院）
潘凤兰（首都医科大学燕京医学院）	邹清华（北京大学医学部）

北京大学医学出版社

BINGYUAN SHENGWU YU MIANYIXUE

图书在版编目（CIP）数据

病原生物与免疫学 / 鲁凤民，卫茹，秦旭军主编．
—北京：北京大学医学出版社，2020.7
ISBN 978-7-5659-1794-3

Ⅰ. ①病… Ⅱ. ①鲁… ②卫… ③秦… Ⅲ. ①病原微生物 – 高等职业教育 – 教材②免疫学 – 高等职业教育 – 教材 Ⅳ. ① R37 ② R392

中国版本图书馆 CIP 数据核字（2018）第 096879 号

病原生物与免疫学

主　　编：	鲁凤民　卫　茹　秦旭军
出版发行：	北京大学医学出版社
地　　址：	（100191）北京市海淀区学院路 38 号　北京大学医学部院内
电　　话：	发行部 010-82802230；图书邮购 010-82802495
网　　址：	http://www.pumpress.com.cn
E - m a i l：	booksale@bjmu.edu.cn
印　　刷：	北京瑞达方舟印务有限公司
经　　销：	新华书店
责任编辑：王孟通	责任校对：靳新强　责任印制：李　啸
开　　本：	787 mm×1092 mm　1/16　印张：22.5　字数：570 千字
版　　次：	2020 年 7 月第 1 版　2020 年 7 月第 1 次印刷
书　　号：	ISBN 978-7-5659-1794-3
定　　价：	48.00 元

版权所有，违者必究

（凡属质量问题请与本社发行部联系退换）

全国卫生高等职业教育规划教材修订说明

　　北京大学医学出版社于1993年和2002年两次组织北京大学医学部和8所开办医学专科教育院校的老师编写了临床医学专业专科教材（第1版和第2版），并于2000年组织编写了护理专业专科教材（第1版）。2007年同时对这些教材进行了修订再版。因这两套教材内容精炼、实用性强，符合基层卫生工作人员的培养需求，受到了广大师生的好评，并被教育部中央广播电视大学选为指定教材。"十一五"期间，这两套教材中有24种被教育部评为**普通高等教育"十一五"国家级规划教材**，其中3种入选**普通高等教育精品教材**。

　　进入"十二五"以来，专科教育已归入职业教育范畴。为适应新时期我国卫生高等职业教育发展与改革的需要，在广泛调研、总结上版教材质量和使用情况的基础上，北京大学医学出版社启动了临床医学、护理专业高等职业教育规划教材的修订再版工作，并调整、新增了部分教材。本套教材有22种入选**"十二五"职业教育国家规划教材**，修订和编写特点如下：

　　1. 优化编写队伍　在全国范围内遴选作者，加大教学经验丰富的从事卫生高等职业教育工作的作者比例，力求使教材内容的选择具有全国代表性、贴近基层卫生工作人员培养需求，提高适用性；遴选知名专家担纲主编，对教材的科学性、先进性把关。

　　2. 完善教材体系　针对不同院校在专业基础课设置方面的差异，对部分专业基础课教材实行双轨制，如既有《人体解剖学》《组织学与胚胎学》，又有《人体解剖学与组织胚胎学》《正常人体结构》教材，便于广大院校灵活选用。

　　3. 锤炼教材特色　教材内容力求符合高等职业学校专业教学标准，基本理论、基本知识和基本技能并重，紧密结合国家临床执业助理医师、全国护士执业资格考试大纲，以"必需、够用"为度；以职业技能和岗位胜任力培养为根本，以学生为中心，使教材更适合于基层卫生工作人员的培养。

　　4. 创新编写体例　完善、优化"学习目标"；教材中加入"案例""知识链接"，使内容与实践紧密结合；章后附思考题，引导学生自主学习。力求体现专业特色和职业教育特色。

　　5. 强化立体建设　为满足教学资源的多样化需求，实现教材立体化、数字化建设，大部分教材配套实用的学习指导和数字教学资源，实现教材的网络增值服务。

　　本套教材主要供三年制高等职业教育临床医学、护理类及相关专业用，于2014年陆续出版。希望广大师生多提宝贵意见，反馈使用信息，以逐步修改和完善教材内容，提高教材质量。

临床医学专业教材目录

说明：1."十二五"："十二五"职业教育国家规划教材（"十二五"含其辅导教材）。
　　　2."十一五"：普通高等教育"十一五"国家级规划教材。
　　　3." * "：普通高等教育精品教材。
　　　4．辅导教材名称：《主教材名称+学习指导》，如《内科学学习指导》。

序号	教材名称	版次	十二五	十一五	辅导教材	适用专业
1	医用基础化学	4		✓	✓	临床医学、护理类及相关专业
2	人体解剖学与组织胚胎学	2				临床医学类
3	人体解剖学	4	✓	✓	✓	临床医学、护理类及相关专业
4	组织学与胚胎学 *	4	✓	✓	✓	临床医学、护理类及相关专业
5	人体生理学	4	✓	✓	✓	临床医学、护理类及相关专业
6	医学生物化学	4			✓	临床医学、护理类及相关专业
7	病原生物与免疫学	1				临床医学类
8	医学免疫学与微生物学	5	✓	✓	✓	临床医学、护理类及相关专业
9	医学寄生虫学 *	4	✓	✓	✓	临床医学、护理类及相关专业
10	医学遗传学	3	✓	✓	✓	临床医学、护理类及相关专业
11	病理学与病理生理学	1				临床医学、护理类及相关专业
12	病理学	4	✓		✓	临床医学、护理类及相关专业
13	病理生理学	4	✓	✓	✓	临床医学、护理类及相关专业
14	药理学	4		✓	✓	临床医学、护理类及相关专业
15	诊断学基础	4	✓	✓	✓	临床医学类
16	内科学	4	✓	✓	✓	临床医学类
17	外科学	4		✓		临床医学类

续表

序号	教材名称	版次	十二五	十一五	辅导教材	适用专业
18	妇产科学	4	✓	✓	✓	临床医学类
19	儿科学	4				临床医学类
20	传染病学	4	✓	✓	✓	临床医学类
21	眼耳鼻喉口腔科学	2				临床医学类
22	眼科学	2	✓			临床医学类
23	耳鼻咽喉头颈外科学	2	✓			临床医学类
24	口腔科学	2	✓			临床医学类
25	皮肤性病学	4				临床医学类
26	康复医学	2	✓			临床医学类
27	急诊医学	2	✓			临床医学类
28	中医学	3				临床医学类
29	医护心理学*	3		✓		临床医学、护理类
30	全科医学导论	1				临床医学类
31	预防医学	4		✓	✓	临床医学类

全国卫生高等职业教育规划教材编审委员会

顾　　　问　王德炳
主 任 委 员　程伯基
副主任委员（按姓名汉语拼音排序）
　　　　　　曹　凯　付　丽　黄庶亮　孔晓霞　徐江荣
秘 书 长　王凤廷
委　　　员（按姓名汉语拼音排序）
　　　　　　白　玲　曹　凯　程伯基　付　丽　付达华
　　　　　　高晓勤　黄庶亮　黄惟清　孔晓霞　李　琳
　　　　　　李玉红　刘　扬　刘伟道　刘志跃　马小蕊
　　　　　　任云青　宋印利　王大成　徐江荣　张景春
　　　　　　张卫芳　章晓红

序

近十余年来，随着国家教育改革步伐的加快，我国职业教育如雨后春笋般蓬勃发展，在总量上已与普通教育并驾齐驱，是我国教育体系构成的重要板块。卫生高等职业教育同样取得了可喜的成绩。开办卫生高等职业教育的院校与日俱增，但存在办学、培养不尽规范等问题。相应的教材建设也存在内容与职业标准对接不紧密、职教特色不鲜明、呈现形式单一、配套资源开发不足、不少是本科教材的压缩版或中职教材的加强版、不能很好地适应社会发展对技能型人才培养的要求等问题。

进入"十二五"以来，独立设置的高等职业学校（含高等专科学校）、成人教育学校、本科院校和有关高等教育机构举办的高等职业教育（专科）统称为高等职业教育，由教育部职业教育与成人教育司统筹管理。教育部发布了**《教育部关于"十二五"职业教育教材建设的若干意见》**等重要文件，陆续制定了各专业教学标准，对学制与学历、培养目标与规格、课程体系与核心课程等10个方面做出了具体要求。职业教育以培养具有良好职业道德、专业知识素养和职业能力的高素质技能型人才为根本，以学生为中心、以就业为导向。教学内容以"必需、够用"为度，教材须图文并茂，理论密切联系实际，强调实践实训。卫生高等职业教育有很强的特殊性，编好既涵盖卫生实践所要求具备的较完整知识体系又能体现职业教育特点的教材殊为不易。

北京大学医学出版社组织的临床医学、护理专业专科教材，是改革开放以来该专业我国第二套有较完整体系的教材，历经多年的教学应用、修订再版，得到了教育部和广大院校师生的认可与好评。斗转星移，转眼间距离2008年上一轮教材修订已5年，随着时代的发展，这两套教材中部分科目需要调整、教学内容需要修订。在大量细致调研工作的基础上，北京大学医学出版社审时度势，及时启动了这两套教材的修订再版工作，成立了教材编审委员会，组织活跃在卫生高等职业教育教学和实践一线的专家学者召开教材编写会议，认真学习教育部关于高等职业教育教材建设的精神，结合当前高等职业教育学生的特点，经过充分研讨，确定了教材的编写原则和编写思路，统一了教材的编写体例，强化了与教材配套的数字化教学资源建设，为使这两套教材成为优秀的立体化教材打下了坚实的基础。

相信经过本轮修订，在北京大学医学出版社的精心组织和全体专家学者对教材的精雕细琢下，这两套教材一定能满足新时期我国卫生高等职业教育人才培养的需求，在教材建设"百花齐放、百家争鸣"的局面中脱颖而出，真正成为好学、好教、好用的精品教材。

本轮教材修订工作得到了各参编院校的高度重视和大力支持，众多专家学者投入了极大的热情和精力，在主编带领下克服困难，以严肃、认真、负责的态度出色地完成了编写任务，谨在此一并致以衷心的感谢！诚恳地希望使用本套教材的广大师生能不吝提出建议与指正，使本套教材能与时俱进、日臻完善，为我国的卫生高等职业教育事业做出贡献。

感慨系之，欣为之序！

前言

近年来，随着现代医学技术的发展和医学人才培养模式的转变，学科之间的交叉和融合在医学教育中的重要性日益彰显。病原生物学和医学免疫学是重要的基础医学核心课程，是医学各相关专业学生的必修课之一，也是国家执业助理医师资格考试的核心科目。同时，病原生物学与免疫学又都是生命科学的前沿学科，二者紧密联系且相互交叉，因此国内外不断有学者探索二者的教育教学内容融合。

为了适应我国卫生高等职业教育的基本要求，满足临床医学专业病原生物学与免疫学的融合教育及与之相应的教学探索的需要，受北京大学医学出版社的邀请与委托，我们组织了来自全国12所医学院校的专家学者编写了《病原生物与免疫学》教材。参编本教材的各位学者均工作在病原生物学和免疫学教学、科研的第一线，对各自分工编写章节的基本知识和最新进展有较充分的掌握和了解。本教材密切结合当前我国高等职业教育学生的特点，编写内容力求更贴近基层卫生工作人员培养需求，密切联系临床上与感染和免疫有关的常见病和多发病，力求编写出更有专业特色和职业教育特色的好教材。

根据我国基础医学教育的特点和卫生高等职业教育的培养目标，本教材在编排形式上仍保留了医学微生物学、人体寄生虫学和医学免疫学三个部分，但对每部分内容做了适当的精简，着重体现了教学内容"必需、够用"的原则。考虑到本教材的主要使用对象是临床医学专业学生，相关章节设置了"案例分析"和"思考题"，加强了基础与临床、知识与应用的有机结合。此外，为了便于学生进行自主学习，每个章节还增加了"学习目标"和"小结"，可进一步加深学生对教材内容的理解。本教材也适当介绍了病原生物学和免疫学相关领域研究的新进展，如CRIPR/Cas9技术、乙型肝炎病毒受体的发现、埃博拉出血热病毒、我国寄生虫病疾病谱的变化，以及抗原表位的免疫信息学预测方法等，并在"知识链接"中给予描述，增强了教材的趣味性和可读性。

本教材的编写和出版得到了北京大学医学出版社的积极支持和各位编委所在单位的大力支持，在此一并致以衷心的感谢。

尽管编者们尽了最大努力，但由于我们的水平所限和医学知识的快速发展，本教材难免存在不足。恳请广大师生在使用中提出错误及需要纠正之处，以便使日后的版本更具有科学性和实用性。

主编

目录

第一部分 医学微生物学

第一章 医学微生物学概述 ········· 1
第一节 微生物与病原微生物 ········· 1
一、微生物的概念 ········· 1
二、微生物的分类 ········· 1
三、微生物与人类的关系 ········· 1
第二节 微生物学与医学微生物学 ······ 2
一、微生物学 ········· 2
二、医学微生物学 ········· 2
三、医学微生物学的发展简史 ········· 3
四、我国在医学微生物学发展中的贡献 ········· 4

第二章 细菌学总论 ········· 5
第一节 细菌的生物学特性 ········· 5
一、细菌的形态与结构 ········· 5
二、细菌的生长繁殖与人工培养 ··· 10
三、细菌的新陈代谢 ········· 12
四、细菌的分类 ········· 13
第二节 细菌的遗传与变异 ········· 14
一、细菌的遗传物质 ········· 14
二、细菌的变异及机制 ········· 15
三、细菌变异在医学上的应用 ········· 16
第三节 细菌的感染与免疫 ········· 17
一、致病菌与条件致病菌 ········· 17
二、细菌的致病物质 ········· 17
三、细菌的感染途径与类型 ········· 19
四、机体的抗感染免疫 ········· 20
第四节 细菌感染的实验室诊断 ······ 22
一、临床标本的采集与运送原则 ··· 22
二、细菌学诊断 ········· 22
三、血清学诊断 ········· 23
四、分子生物学诊断 ········· 23
第五节 细菌感染的防治原则 ········· 24
一、细菌感染的预防 ········· 24
二、抗菌药物 ········· 25
第六节 消毒灭菌与医院感染 ········· 26
一、消毒与灭菌 ········· 26
二、医院感染 ········· 28
三、生物安全 ········· 29

第三章 化脓性球菌 ········· 31
第一节 葡萄球菌属 ········· 31
一、生物学性状 ········· 31
二、致病性与免疫性 ········· 33
第二节 链球菌属 ········· 35
一、生物学性状 ········· 35
二、致病性与免疫 ········· 36
三、实验室检查 ········· 38
四、防治原则 ········· 38
第三节 肺炎链球菌 ········· 38
一、生物学性状 ········· 38
二、致病性与免疫性 ········· 39
三、实验室检查 ········· 39
四、防治原则 ········· 39
第四节 奈瑟菌属 ········· 39
一、脑膜炎奈瑟菌 ········· 39
二、淋病奈瑟菌 ········· 41

第四章 消化道感染细菌 ········ 45
第一节 埃希菌属 ············ 45
一、生物学性状 ········ 45
二、致病性 ············ 46
三、微生物学检查与防治原则 ··· 47
第二节 志贺菌属 ············ 47
一、生物学性状 ········ 48
二、致病性 ············ 48
三、微生物学检查与防治原则 ··· 49
第三节 沙门菌属 ············ 50
一、生物学性状 ········ 50
二、致病性与免疫性 ···· 50
三、微生物学检查与防治原则 ··· 51
第四节 弧菌属 ·············· 52
一、霍乱弧菌 ·········· 53
二、副溶血性弧菌 ······ 54
第五节 其他消化道感染细菌 ····· 55

第五章 呼吸道感染细菌 ········ 57
第一节 结核分枝杆菌 ········ 57
一、生物学性状 ········ 57
二、致病性 ············ 58
三、免疫性与超敏反应 ·· 59
四、微生物学检查与防治原则 ··· 60
第二节 其他呼吸道感染细菌 ····· 62

第六章 厌氧性细菌 ············ 64
第一节 厌氧芽孢梭菌 ········ 64
一、破伤风梭菌 ········ 64
二、肉毒梭菌 ·········· 66
三、产气荚膜梭菌 ······ 68
第二节 无芽孢厌氧菌 ········ 69
一、无芽孢厌氧菌种类 ·· 69
二、感染特点 ·········· 70
三、防治原则 ·········· 71

第七章 动物源性细菌 ·········· 72
第一节 炭疽芽孢杆菌 ········ 72
一、生物学性状 ········ 72
二、致病性 ············ 73
三、微生物学检查与防治原则 ··· 74
第二节 鼠疫耶尔森菌 ········ 75
一、生物学性状 ········ 75
二、致病性 ············ 76
三、微生物学检查与防治原则 ··· 76
第三节 布鲁菌 ·············· 77
一、生物学性状 ········ 78
二、致病性 ············ 78
三、微生物学检查与防治原则 ··· 79

第八章 支原体、衣原体、立克次体和螺旋体 ···· 81
第一节 支原体 ·············· 81
一、生物学性状 ········ 81
二、致病性 ············ 82
三、微生物学检查与防治原则 ··· 82
第二节 衣原体 ·············· 83
一、生物学性状 ········ 83
二、致病性 ············ 83
三、微生物学检查与防治原则 ··· 84
第三节 立克次体 ············ 85
一、生物学性状 ········ 85
二、致病性 ············ 86
三、微生物学检查与防治原则 ··· 86
第四节 螺旋体 ·············· 87
一、梅毒螺旋体 ········ 87
二、钩端螺旋体 ········ 88
三、回归热螺旋体 ······ 89

第九章 病毒学总论 ············ 91
第一节 病毒的基本性状 ······ 92
一、病毒的大小与形态 ·· 92
二、病毒的结构与化学组成 ···· 92
三、病毒的增殖与干扰现象 ···· 94
四、病毒的抵抗力与病毒的变异性 ···· 95

五、病毒的分类 ………………… 96
第二节　病毒的致病性与免疫性 …… 96
　　一、病毒的感染方式与类型 …… 96
　　二、病毒致病的机制 …………… 98
　　三、机体的抗病毒免疫 ………… 99
第三节　病毒性疾病的微生物学检查
　　　　与防治原则 ………………… 99
　　一、病毒性疾病的微生物学检查 … 99
　　二、病毒性疾病的防治原则 …… 100

第十章　呼吸道病毒 ………… 103
第一节　流行性感冒病毒 …………… 103
　　一、生物学性状 ………………… 103
　　二、致病性 ……………………… 105
　　三、微生物学检查与防治原则 … 105
第二节　其他呼吸道病毒 …………… 106

第十一章　消化道病毒 ………… 110
第一节　脊髓灰质炎病毒 …………… 110
　　一、生物学性状 ………………… 110
　　二、致病性 ……………………… 111
　　三、微生物学检查与防治原则 … 112
第二节　其他消化道感染病毒 ……… 114

第十二章　肝炎病毒 …………… 117
第一节　甲型肝炎病毒 ……………… 118
　　一、生物学性状 ………………… 118
　　二、致病性 ……………………… 118
　　三、微生物学检查与防治原则 … 119
第二节　乙型肝炎病毒 ……………… 119
　　一、生物学性状 ………………… 119
　　二、致病性 ……………………… 123
　　三、微生物学检查与防治原则 … 124
第三节　丙型肝炎病毒 ……………… 127
　　一、生物学性状 ………………… 127
　　二、致病性 ……………………… 128
　　三、微生物学检查与防治原则 … 128

第四节　丁型肝炎病毒 ……………… 129
第五节　戊型肝炎病毒 ……………… 130
　　一、生物学性状 ………………… 130
　　二、致病性 ……………………… 130
　　三、微生物学检查与防治原则 … 131

第十三章　逆转录病毒 ………… 133
第一节　人类免疫缺陷病毒 ………… 133
　　一、生物学性状 ………………… 134
　　二、致病性 ……………………… 135
　　三、微生物学检查与防治原则 … 136
第二节　人类嗜T淋巴细胞病毒 …… 137

第十四章　其他感染人类的病毒
　　……………………………………… 139
第一节　疱疹病毒 …………………… 139
　　一、单纯疱疹病毒 ……………… 139
　　二、水痘-带状疱疹病毒、EB病毒、
　　　　巨细胞病毒 ………………… 140
第二节　狂犬病病毒 ………………… 141
　　一、生物学性状 ………………… 142
　　二、致病性 ……………………… 142
　　三、微生物学检查与防治原则 … 142
第三节　虫媒病毒 …………………… 143
　　一、流行性乙型脑炎病毒 ……… 143
　　二、登革热病毒 ………………… 144
第四节　出血热病毒 ………………… 145
　　一、汉坦病毒 …………………… 146
　　二、非洲出血热病毒 …………… 147
第五节　人乳头瘤病毒 ……………… 148
　　一、生物学性状 ………………… 148
　　二、致病性 ……………………… 148
　　三、微生物学检查与防治原则 … 148
第六节　朊粒 ………………………… 149
　　一、生物学性状 ………………… 149
　　二、致病性 ……………………… 149
　　三、微生物学检查与防治原则 … 149

第十五章 真菌 151
第一节 真菌的基本特性 151
　一、真菌的形态与结构 151
　二、真菌的培养特性与菌落特征 ... 152
　三、真菌感染的微生物学检查及防治原则 152
第二节 主要致病性真菌 153
　一、皮肤与皮下组织感染真菌 ... 153
　二、条件致病性真菌 154

第二部分　医学寄生虫学

第十六章 医学寄生虫学概论　158
　一、人体寄生虫学的概念 158
　二、寄生虫的危害性 158
　三、寄生虫病防治面临的挑战 ... 159
　四、医学寄生虫学课程学习的基本要求 159
第一节 寄生现象、寄生虫与宿主 ... 160
　一、寄生现象 160
　二、寄生虫与宿主 160
　三、寄生虫与宿主的相互关系 ... 161
第二节 寄生虫病的流行与防治 162
　一、流行的基本环节 162
　二、流行的因素 162
　三、流行的特点 163
　四、防治原则 163
　一、蠕虫分类 165
　二、幼虫移行症 165

第十七章 医学蠕虫 165
第一节 线虫 166
　一、生活史类型 166
　二、致病 166
　三、分类 167
第二节 似蚓蛔线虫 168
　一、形态 168
　二、生活史 169
　三、致病 170
　四、实验诊断 171
　五、流行 171
　六、防治 172
第三节 蠕形住肠线虫 173
　一、形态 173
　二、生活史 173
　三、致病 173
　四、诊断 174
　五、流行 174
　六、防治 175
第四节 十二指肠钩口线虫和美洲板口线虫 175
　一、形态 175
　二、生活史 177
　三、致病 177
　四、实验诊断 178
　五、流行 179
　六、防治 179
第五节 毛首鞭形线虫 180
　一、形态 180
　二、生活史 180
　三、致病 181
　四、诊断 181
　五、流行 181
　六、防治 181
第六节 班氏吴策线虫和马来布鲁线虫 181
　一、形态 181
　二、生活史 182
　三、致病 183
　四、诊断 185
　五、流行 185
　六、防治原则 186
第七节 旋毛形线虫 186
　一、形态 186

二、生活史 ………………………… 186
　　三、致病 …………………………… 187
　　四、诊断 …………………………… 187
　　五、流行 …………………………… 188
　　六、防治原则 ……………………… 189
第八节　华支睾吸虫 ………………… 189
　　一、形态 …………………………… 189
　　二、生活史 ………………………… 189
　　三、致病 …………………………… 191
　　四、诊断 …………………………… 191
　　五、流行 …………………………… 191
　　六、防治 …………………………… 192
第九节　卫氏并殖吸虫 ……………… 192
　　一、形态 …………………………… 192
　　二、生活史 ………………………… 193
　　三、致病 …………………………… 193
　　四、诊断 …………………………… 194
　　五、流行 …………………………… 195
　　六、防治 …………………………… 195
第十节　日本血吸虫 ………………… 196
　　一、形态 …………………………… 196
　　二、生活史 ………………………… 196
　　三、致病 …………………………… 197
　　四、诊断 …………………………… 199
　　五、流行 …………………………… 200
　　六、防治 …………………………… 201
第十一节　布氏姜片吸虫 …………… 202
　　一、形态 …………………………… 202
　　二、生活史 ………………………… 202
　　三、致病 …………………………… 203
　　四、诊断 …………………………… 203
　　五、流行 …………………………… 204
　　六、防治 …………………………… 204
第十二节　链状带绦虫 ……………… 204
　　一、形态 …………………………… 204
　　二、生活史 ………………………… 205
　　三、致病 …………………………… 206
　　四、诊断 …………………………… 207
　　五、流行 …………………………… 207

　　六、防治 …………………………… 208
第十三节　牛带绦虫 ………………… 208
　　一、形态 …………………………… 208
　　二、生活史 ………………………… 208
　　三、致病 …………………………… 210
　　四、诊断 …………………………… 210
　　五、流行 …………………………… 210
　　六、防治 …………………………… 210
第十四节　细粒棘球绦虫 …………… 211
　　一、形态 …………………………… 211
　　二、生活史 ………………………… 212
　　三、致病 …………………………… 213
　　四、诊断 …………………………… 213
　　五、流行 …………………………… 213
　　六、防治 …………………………… 214

第十八章　医学原虫 …………… 216
第一节　疟原虫 ……………………… 216
　　一、形态 …………………………… 216
　　二、生活史 ………………………… 217
　　三、致病 …………………………… 220
　　四、实验诊断 ……………………… 220
　　五、流行 …………………………… 221
　　六、防治 …………………………… 221
第二节　溶组织内阿米巴 …………… 222
　　一、形态 …………………………… 222
　　二、生活史 ………………………… 223
　　三、致病 …………………………… 223
　　四、实验诊断 ……………………… 224
　　五、流行 …………………………… 224
　　六、防治 …………………………… 224
第三节　蓝氏贾第鞭毛虫 …………… 225
　　一、形态 …………………………… 225
　　二、生活史 ………………………… 226
　　三、致病 …………………………… 226
　　四、实验诊断 ……………………… 226
　　五、流行与防治 …………………… 227
第四节　阴道毛滴虫 ………………… 227

第十九章　医学节肢动物学 …… 229
一、医学节肢动物的分类 ………… 229
二、医学节肢动物对人体的危害 … 230
三、我国主要虫媒病 …………… 233
四、医学节肢动物的防治原则 …… 234

第三部分　医学免疫学

第二十章　医学免疫学概述 …… 238
一、医学免疫学简介 …………… 238
二、免疫的起源与免疫学科的形成
　………………………………… 239

第二十一章　免疫器官与免疫细胞
　………………………………… 243
第一节　免疫器官 ………………… 243
一、中枢免疫器官 ……………… 243
二、外周免疫器官 ……………… 244
第二节　免疫细胞 ………………… 245
一、T 淋巴细胞 ………………… 246
二、B 淋巴细胞 ………………… 246
三、NK 细胞 …………………… 247
四、抗原提呈细胞 ……………… 248

第二十二章　抗原 ……………… 251
第一节　抗原的概念 ……………… 251
一、抗原和抗原的特性 ………… 251
二、抗原表位 …………………… 251
三、T 细胞抗原表位和 B 细胞抗原
　　表位的概念及区别 …………… 252
四、共同抗原（共有决定基）与
　　交叉反应 ……………………… 253
五、耐受原与变应原 …………… 253
第二节　影响机体对抗原产生免疫
　　应答的因素 …………………… 254
一、抗原自身的因素 …………… 254
二、宿主因素 …………………… 255
三、免疫途径和方法 …………… 255
第三节　抗原的分类 ……………… 255
一、根据抗原的基本性能分类 … 256
二、根据诱导抗体产生是否需要
　　T 细胞参与分类 ……………… 256
第四节　其他免疫系统识别分子 … 258
一、超抗原 ……………………… 258
二、佐剂 ………………………… 259

第二十三章　抗体 ……………… 261
第一节　抗体的结构 ……………… 261
一、抗体的基本结构 …………… 261
二、抗体的结构域 ……………… 263
三、J 链和分泌片 ……………… 263
四、抗体分子的水解片段 ……… 264
第二节　抗体的主要功能 ………… 265
一、中和毒素和阻止病原体入侵 … 265
二、激活补体产生攻膜复合物使菌
　　细胞溶解破坏 ………………… 265
三、调理抗体依赖性细胞介导的
　　细胞毒作用 …………………… 265
四、介导 I 型超敏反应 ………… 266
五、穿过胎盘屏障和黏膜 ……… 266
第三节　各类抗体的主要特性和功能
　………………………………… 266
一、IgG ………………………… 266
二、IgM ………………………… 266
三、IgA ………………………… 267
四、IgD ………………………… 267
五、IgE ………………………… 267
第四节　多克隆抗体和单克隆抗体 … 267
一、多克隆抗体 ………………… 267
二、单克隆抗体 ………………… 268

第二十四章 补体系统 269
第一节 基本概念 269
一、补体系统的概念 269
二、补体系统的组成 269
第二节 补体系统的激活 270
一、经典（传统）激活途径 270
二、旁路（替代）激活途径 271
三、凝集素激活途径 273
第三节 补体激活的调节 274
一、补体的自身调控 274
二、补体调节因子的调控 274
第四节 补体的生物学功能 275
一、膜攻击复合物介导的生物学作用 275
二、补体活性片段介导的生物学作用 275

第二十五章 主要组织相容性复合体及其编码分子 277
第一节 基本概念 277
一、主要组织相容性抗原 277
二、主要组织相容性复合体（MHC） 277
第二节 HLA 复合体及其产物 278
一、HLA 复合体的定位和结构 278
二、HLA 复合体的分类 278
三、HLA 复合体的遗传特征 278
四、HLA 编码的产物 280
第三节 HLA-I 类抗原 280
一、结构 280
二、分布 281
三、主要功能 281
第四节 HLA-II 类抗原 281
一、结构 281
二、分布 281
三、主要功能 282
第五节 HLA 在医学上的意义 282
一、HLA 与同种器官移植的关系 282
二、HLA 与输血反应的关系 282
三、HLA 与疾病的相关性 282
四、HLA 的生理学意义 283

第二十六章 免疫应答 284
第一节 免疫应答的基本概念 284
一、免疫应答的基本概念 284
二、免疫应答的类型 284
三、免疫应答的过程 284
四、免疫应答的调节 285
第二节 固有免疫应答 285
一、固有免疫应答的概念 285
二、固有免疫系统的组成 285
三、固有免疫识别 286
四、固有免疫应答的效应 286
第三节 适应性免疫应答 287
一、概念 287
二、B 细胞介导的体液免疫应答 287
三、T 细胞介导的细胞免疫应答 291

第二十七章 抗感染免疫 295
一、抗感染免疫机制 295
二、针对不同病原体的抗感染免疫 296

第二十八章 超敏反应 299
第一节 基本概念 299
一、超敏反应 299
二、超敏反应的分型 299
第二节 I 型超敏反应 300
一、I 型超敏反应的特点 300
二、I 型超敏反应的变应原、变应素和细胞 300
三、I 型超敏反应的发生机制 300
四、临床常见的 I 型超敏反应性疾病 301
五、I 型超敏反应的防治原则 302
第三节 II 型超敏反应 303
一、II 型超敏反应的发生机制 303

二、临床常见的Ⅱ型超敏反应性
　　疾病 …………………………… 303
第四节　Ⅲ型超敏反应…………………… 304
　　一、Ⅲ型超敏反应的发生机制 …… 304
　　二、临床常见的Ⅲ型超敏反应性
　　　　疾病 …………………………… 305
第五节　Ⅳ型超敏反应…………………… 306
　　一、Ⅳ型超敏反应的发生机制 …… 306
　　二、临床常见的Ⅳ型超敏反应性
　　　　疾病 …………………………… 306

第二十九章　自身免疫和自身免疫性疾病……… 308

第一节　基本概念………………………… 308
　　一、自身免疫的概念 ……………… 308
　　二、自身免疫性疾病的概念 ……… 308
第二节　自身免疫的组织损伤机制… 309
　　一、自身抗体引起的自身免疫性
　　　　疾病 …………………………… 309
　　二、自身反应性T细胞引起的自身
　　　　免疫性疾病 …………………… 309
第三节　自身免疫性疾病的诱因…… 309
　　一、隐蔽抗原的释放 ……………… 309
　　二、自身抗原的改变 ……………… 310
　　三、分子模拟 ……………………… 310
　　四、淋巴细胞的多克隆激活 ……… 310
　　五、表位扩展 ……………………… 310
　　六、免疫调节异常 ………………… 311
　　七、遗传因素 ……………………… 311
第四节　自身免疫性疾病的治疗…… 311
　　一、自身免疫性疾病的治疗原则 … 311
　　二、自身免疫性疾病的治疗策略 … 312

第三十章　免疫缺陷病………… 314

第一节　原发性免疫缺陷病…………… 314
　　一、原发性B细胞缺陷 …………… 315
　　二、原发性T细胞缺陷 …………… 316
　　三、联合免疫缺陷 ………………… 317
　　四、补体系统缺陷 ………………… 318
　　五、吞噬细胞缺陷 ………………… 319
　　六、原发性免疫缺陷病的治疗原则
　　　　………………………………… 319
第二节　获得性免疫缺陷病…………… 319
　　一、诱发获得性免疫缺陷病的因素
　　　　………………………………… 320
　　二、获得性免疫缺陷综合征 ……… 320

第三十一章　免疫学应用……… 323

第一节　免疫诊断………………………… 323
　　一、抗原抗体的体外检测 ………… 323
　　二、免疫细胞的检测 ……………… 327
第二节　免疫学防治……………………… 328
　　一、免疫预防 ……………………… 329
　　二、免疫治疗 ……………………… 331

中英文专业词汇索引…………… 334

主要参考文献…………… 338

第一部分　医学微生物学

第一章　医学微生物学概述

第一节　微生物与病原微生物

一、微生物的概念

微生物（microorganism，microbe）是广泛存在于自然界中，用肉眼看不见，而必须借助光学显微镜或电子显微镜放大几百倍乃至几万倍后才能观察到的微小生物。微生物具有形体微小、结构简单、繁殖迅速、容易变异、适应性强、种类繁多、分布广泛等特点。

自然界存在的微生物达数十万种，广泛分布在土壤、空气、水、人与动物的体表及其与外界相通的腔道，如呼吸道、消化道、泌尿生殖道等部分。土壤中含有的微生物最多，一克土壤中可含有几亿到几十亿个微生物。正常人体体表和与外界相通的腔道内分布的微生物数量相当于人体细胞数的10倍，人体肠道内含有100种以上的微生物，总数可达100万亿。

二、微生物的分类

根据有无细胞基本结构、分化程度和化学组成等特点，可将微生物分为非细胞型、原核细胞型和真核细胞型微生物三大类。

1. 非细胞型微生物（acellular microbe）　该类微生物无细胞结构，仅由一种核酸和蛋白质组成。由于缺乏产生能量的酶系统，必须在活细胞内增殖。病毒（virus）和朊粒（prion）属此类微生物。

2. 原核细胞型微生物（prokaryotic microbe）　该类微生物具备细胞结构，但细胞分化低，仅有染色质组成的拟核，无核仁和核膜。细胞质内除核糖体外，无其他细胞器。该类微生物包括细菌、螺旋体、衣原体、支原体、立克次体和放线菌。

3. 真核细胞型微生物（eukaryotic microbe）　该类微生物的细胞核分化程度高，有核仁、核膜和染色体，细胞质内有多种细胞器，如线粒体、内质网、高尔基体等，可行有丝分裂。真菌（fungi）和藻类等属于此类微生物。

三、微生物与人类的关系

自然界中的绝大多数微生物对人类和动植物的生存是有益的。土壤中的微生物能将动植物有机蛋白质转化为无机含氮化合物，供植物生长的需要，而植物又是人类和动物的营养来源，因此微生物对于维系自然界生物链是不可缺少的。在人类生存环境和社会活动中，微生物被广泛地应用于环境污染的治理（如污水净化等），工农业生产（如食品加工、酿造、制革、纺织、石油化工等），生物制药（如抗生素、维生素及基因工程药物）及制备疫苗等多个领域，可见基于微生物开发的产品和技术在人类生活中已占有重要的地位。

微生物中仅有一小部分对人类或动植物致病，这些具有致病性的微生物称为病原微生物（pathogen），包括引起人类伤寒、结核、破伤风、鼠疫、麻疹、病毒性肝炎、获得性免疫缺陷综合征（艾滋病）、脊髓灰质炎等人类传染病，引起鸡霍乱、禽流感、牛炭疽等畜、禽类传染病，以及引起稻白叶枯病、小麦赤霉病等农作物病的病原微生物。世界卫生组织公布的资料显示，由病原微生物引起的传染病其发病率和病死率在所有人类疾病中占据第一位，而尤以细菌和病毒对人类的危害性最大。

在人类和动物与外界相通的体腔内也含有大量微生物，在正常情况下，这些微生物是无害的，称为正常菌群（normal flora）。但在某些特定条件下，这类微生物可致病，称为条件致病菌（conditioned pathogenic microbe）或机会性致病菌（opportunistic pathogenic microbe）。如大肠埃希菌寄居在肠道内不会致病，但若移居到腹腔、胆囊、泌尿道后就能引起感染性疾病。

第二节　微生物学与医学微生物学

一、微生物学

随着人们对微生物认识的逐渐深入，以及微生物在自然界中发挥的作用越来越重要，与微生物相关的研究独立形成了一门学科——微生物学。微生物学（microbiology）是研究微生物的分类、形态结构、生理代谢、遗传与变异，以及其与人类、动植物和环境之间相互关系的一门科学。

微生物学是生命科学中的一门重要学科，也是发展最迅速、最富有活力的前沿学科之一。随着微生物学研究领域的不断深入和扩大，微生物学又衍生出多个学科分支，如农业微生物学、工业微生物学、食品微生物学、海洋微生物学、环境微生物学、土壤微生物学、兽医微生物学及医学微生物学等。此外，微生物学与生物化学、细胞学、遗传学等学科也有着密切的交叉和联系，已形成了微生物工程、细胞工程、基因工程、酶工程等多个21世纪前沿技术，对人类社会的政治、经济、军事和生活等方面产生了巨大的影响。

二、医学微生物学

医学微生物学（medical microbiology）是研究与医学有关的病原微生物的生物学性状、感染和致病机制、特异性诊断方法以及预防和治疗措施，并以控制甚至消灭人类感染性疾病为宗旨的一门学科。

医学微生物学是基础医学中的一门重要学科，与临床医学和感染性疾病密切相关。学习和掌握医学微生物学的基础理论、基本知识和技能，将为临床学习感染性疾病、传染病等课程奠定基础。

三、医学微生物学的发展简史

1. 传染病的病因认识时期　医学微生物学的发展经历了漫长的历史阶段。古代人虽然未观察到微生物，但早已不自觉地凭感性认识将传染病的病因归于传染生物。如我国北宋末年刘真人提出肺痨病是由"小虫"引起；意大利人 Girolamo Fracastoro（1483—1553）提出传染病的传播有接触、媒介和空气等多种途径。奥地利人 Marcus von Plenciz（1705—1786）提出传染病由独特的活物体引起。清朝乾隆年间诗人师道南在《天愚集·鼠死行》中生动地描述了当时鼠疫流行期间的凄惨景况，并正确指出了鼠疫与鼠的关系及鼠疫的流行环节。但限于当时的条件，古人还不能证实传染性生物的存在。直到显微镜被发明后，传染性生物学说才逐渐被建立。

2. 微生物的发现和医学微生物学的建立　1676 年荷兰人 Antony van Leeuwenhoek 发明了可放大 200～300 倍的显微镜，人类借助于显微镜首次在自然界的污水及人的牙垢中观察到微生物，证实了微生物在自然界中的存在，为微生物学的发展奠定了基础。此后微生物的研究多集中在形态学描述上，直到 19 世纪，法国科学家 Louis Pasteur（1822—1895）和德国医生 Robert Koch（1843—1910）共同将微生物研究带入生理学时代，微生物学开始成为一门独立的学科。

Pasteur 坚持进行了 20 余年的"曲颈烧瓶试验"，最终证明有机物质的发酵和腐败变质可由空气中的微生物污染引起，驳斥了"微生物是发酵的产物和生物自然发生学说"。为了防止酒类及牛乳变质，巴斯德还创立了加温 62℃作用 30 分钟的巴氏消毒法（pasteurization）。此外，巴斯德还研制了炭疽疫苗和狂犬病疫苗，成功地预防了炭疽病和狂犬病。

Koch 于 1875 年创立了细菌的固体培养基和细菌染色法，从而可在外环境中、患者体内或粪便等排泄物中分离培养和纯培养细菌，并在显微镜下观察以及进行动物实验性感染研究。郭霍先后发现了炭疽芽孢杆菌、结核分枝杆菌和霍乱弧菌等多种对人和动物有致病性的细菌，并且提出了病因推论的郭霍法则（Koch's postulates）：①从患者体内可分离出病原体并进行纯培养；②在其他病的患者或健康个体内未发现此种病原体；③经动物实验能复制出此病；④从实验所复制的该病患动物体内，又可重新分离出此种病原体。郭霍法则为发现和确定多种传染病的病原菌提供了重要的理论指导。

1892 年俄国人 Dmitri Ivanovski（1864—1920）发现了烟草花叶病毒，这是人类发现的第一种病毒。随后，多种对动物和人类致病的病毒相继被发现。19 世纪后期，随着对微生物生理学特性和致病性的深入研究，微生物学的研究有了飞跃式的发展，医学微生物学（medical microbiology）也逐渐形成了一门独立的学科。同时，人们也不断探索着防治传染病的方法。英国乡村医生 Edward Jenner（1749—1823）于 18 世纪末研制了牛痘疫苗预防天花，是人类运用人工接种免疫法预防传染病的开端。1929 年，英国科学家 Alexander Fleming（1881—1955）发现了青霉素，开创了抗生素时代，他因此项工作获得 1945 年诺贝尔生理学和医学奖。

3. 现代微生物学时期　自 20 世纪中期以来，随着基因组学、结构生物学、生物信息学、生物化学等学科的发展，医学微生物学研究进入了现代微生物学时期。在微生物形态结构的研究方面，电子显微镜、扫描电镜、免疫电镜的相继出现使人们可以深入、直观地检测细菌、病毒等微生物的超微结构。在致病机制研究方面，免疫学、分子生物学和细胞培养等技术的发展使在分子水平上探讨基因结构功能、致病的物质基础以及致病物质与宿主细胞间的相互作用机制等成为可能。微生物的诊断方法也在不断革新，基于免疫荧光技术、酶联免疫吸附试验、聚合酶链反应及蛋白质印迹技术等的微生物检测试剂已广泛应用于临床。微生物研究和检测技术的进步也大大推动了传染病防治手段的提高，核苷类、非核苷类、蛋白酶抑制剂等抗病毒药物和多种抗生素药物已被成功研发并广泛应用于临床的抗感染治疗。

现代微生物学研究的另一突出进展就是对传染病的特异性预防。疫苗的类型从最初的灭活疫苗，已发展出减毒活疫苗、亚单位疫苗、基因工程疫苗以及核酸疫苗等多种类型。多联疫苗、黏膜疫苗、缓释疫苗等新型疫苗以及新的疫苗佐剂不断被研制出来。这些疫苗为更安全有效地预防传染病提供了重要手段。随着计划免疫和更有效疫苗的使用，许多严重危害人类健康的传染病逐步得到控制。1980年，世界卫生组织（World Health Organization，WHO）宣布天花已在全球被彻底消灭。WHO的下一个目标是脊髓灰质炎，脊髓灰质炎病毒有望成为继天花病毒之后第二个在全球范围内被彻底消灭的病毒。

尽管人类在医学微生物学和传染病防控领域已取得了巨大成就，但是距离消灭和控制传染病的目标还有很长一段距离。近年来，人类相继发现了几十种新的病原微生物。其中，大肠埃希菌O157：H7血清群、SARS冠状病毒、埃博拉病毒和寨卡病毒等病原体在世界不同地区已造成疫情的暴发，并引发了严重的公共卫生问题甚至社会问题。此外，鼠疫、霍乱、结核病等曾经被控制的传染病近年来又死灰复燃，再度肆虐。这些再次出现的传染病多与病原体的耐药突变或环境改变有关。目前，多种病毒性疾病的致病机制尚未阐明，对病毒性疾病还缺乏有效的预防和治疗措施；大量广谱抗生素的滥用使许多细菌发生突变，导致细菌耐药性的产生，为细菌性疾病的诊断、疫苗设计和治疗造成很大障碍。因此，在未来一段时间里，对新发和再现病原微生物的研究、病原微生物的致病机制研究、微生物学诊断方法和技术开发、有效疫苗及抗感染药物的研发等仍是医学微生物学的主要研究热点。

四、我国在医学微生物学发展中的贡献

我国学者在医学微生物学发展中也做出了很大贡献。在20世纪30年代，我国病毒学家黄祯祥（1910—1987）在研究马脑炎病毒时，发现并首创了病毒体外细胞培养技术，为现代病毒学奠定了基础；1955年，汤飞凡（1987—1958）首次分离出沙眼衣原体，从而促进了衣原体的研究；1910年，31岁的伍连德（1879—1960）作为清政府委派的总医官，带领东北民众在不到四个月的时间里就扑灭了当时震惊中外的肺鼠疫大流行，并在次年召开的万国鼠疫研究会上当选为主席，系统地介绍了中国这次防治鼠疫的经验，伍连德被冠以"鼠疫斗士"称号。近年来，我国在传染病疫苗的研制和计划免疫方面取得了很大成就，相继成功地制备了脊髓灰质炎疫苗、麻疹疫苗、甲型肝炎疫苗、基因工程乙型肝炎疫苗、乙型脑炎疫苗、戊型肝炎疫苗、手足口病疫苗等；我国有效地控制了鼠疫、霍乱等烈性传染病，麻疹、白喉、破伤风、流行性脑膜炎、肾综合征出血热、流行性乙型脑炎、乙型肝炎等传染病的发病率也大幅降低。

（鲁凤民）

第二章 细菌学总论

学习目标

1. 掌握细菌的结构、细菌群体生长繁殖规律、细菌变异的类型及机制、细菌的致病性及毒力物质、感染的类型和特点、抗菌药物的主要作用机制、消毒和灭菌的原理。
2. 熟悉细菌的形态与大小、细菌的新陈代谢及其在医学中的意义、细菌变异的实际应用、感染的途径、细菌感染的预防、消毒与灭菌的常用技术,生物安全的概念。
3. 了解细菌的分类、噬菌体的结构及与宿主的关系、细菌人工培养的方法、常用消毒剂及其用途。

第一节 细菌的生物学特性

细菌的形态与结构是细菌生理活动、遗传变异、致病性和免疫性的基础,了解其特点,对于鉴别细菌,诊断和防治疾病等具有重要的意义。

一、细菌的形态与结构

（一）细菌的大小与形态

细菌个体微小,通常以微米（μm）为测量单位,须用显微镜放大后才能观察到。细菌有3种典型形态,即球菌、杆菌及螺形菌（图2-1）。外形呈球形或近似球形的细菌称为球菌（coccus）,按其分裂平面、菌体之间的粘连程度及排列方式可分为葡萄球菌、双球菌和链球菌。外形呈杆形或球杆形的细菌称为杆菌（bacillus）,可分为球杆菌、棒状杆菌和分枝杆菌。菌体有弯曲的细菌称为螺形菌（spiral bacterium）,根据菌体的弯曲程度可分为弧菌和螺菌两大类。

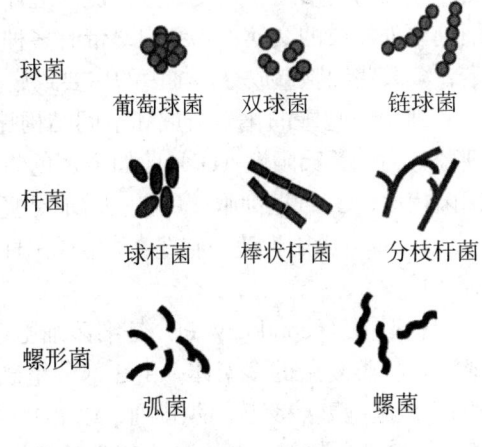

图2-1 细菌的基本形态示意图

细菌的形态和排列方式易受多种因素影响,在临床实验室诊断时应予以注意。包括:①一般在适宜生长条件下培养8～18小时细菌形态最典型,培养时间过长常引起梨形、气球状或丝状等不规则的多形性；②生长条件如pH、温度和气体条件等可影响细菌形态；③从机体感染部位新分离的细菌形态可能不典型；④细菌涂片制作和染色技术可影响细菌形态。

（二）细菌的结构

细菌的结构可分为所有细菌都具有的基本结构和某些细菌所特有的特殊结构两大类。细菌的基本结构包括细胞壁、细胞膜、细胞质和核质。细菌的特殊结构有荚膜、鞭毛、菌毛和芽孢等（图2-2）。

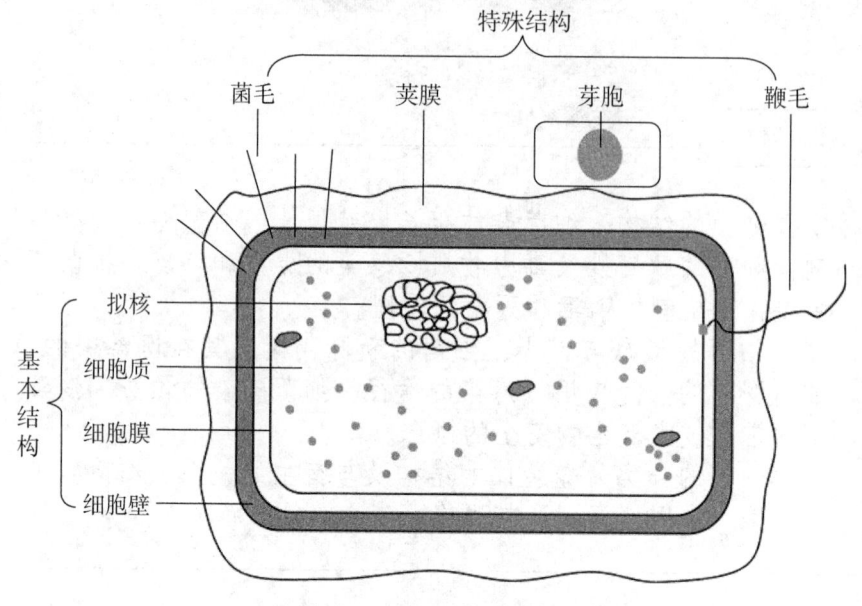

图 2-2 细菌结构示意图

1. 细菌的基本结构

（1）细胞壁（cell wall）：是紧贴在细胞膜外的一层具有韧性和弹性的复杂膜状结构，位于细菌细胞的最外层。细胞壁的主要功能有：①维持细菌的固有形态；②支持细胞膜承受细菌胞质内的高渗透压，使细菌在低渗透环境中不发生破裂和变形；③与细胞膜共同完成细菌细胞内外物质的交换；④细胞壁带有多种抗原决定簇，具有免疫原的作用，可用于细菌的鉴定；⑤某些细胞壁成分是细菌的主要致病物质，如结核分枝杆菌细胞壁的脂类成分等。

细菌细胞壁的化学组成和空间结构比较复杂，经革兰氏染色（Gram staining，G）可将细菌分为革兰氏阳性（G^+）菌如金黄色葡萄球菌和革兰氏阴性（G^-）菌如大肠埃希菌。与G^-细菌相比，G^+细菌细胞壁更厚、质地更坚韧、机械强度更高（图2-3）。

1）革兰氏阳性菌细胞壁：革兰氏阳性菌细胞壁由肽聚糖和穿插于其内的磷壁酸组成（图2-3A）。

肽聚糖（peptidoglycan）是细菌细胞壁的主要成分，是原核生物细胞所特有的成分。肽聚糖是一类复杂的多聚体，由3部分组成（图2-4A）：①聚糖骨架，是由N-乙酰葡萄糖胺和N-乙酰胞壁酸交替间隔排列，以β-1,4糖苷键连接而成，各种细菌细胞壁的聚糖骨架完全相同；②四肽侧链，是由4个氨基酸组成，侧链上氨基酸的种类和连接方式随菌种不同而有所差异，四肽侧链之间由交联桥连接；③五肽交联桥，由5个甘氨酸组成，其中一端与四肽侧链的第三位氨基酸相连，另一端与另一个四肽侧链末端的第四位氨基酸相连，使两个相邻四肽侧链连接在一起，从而交织成十分坚韧的三维网状结构。

革兰氏阳性菌细胞壁含多层（15～50层）肽聚糖，其含量占细胞壁干重的50%～80%。

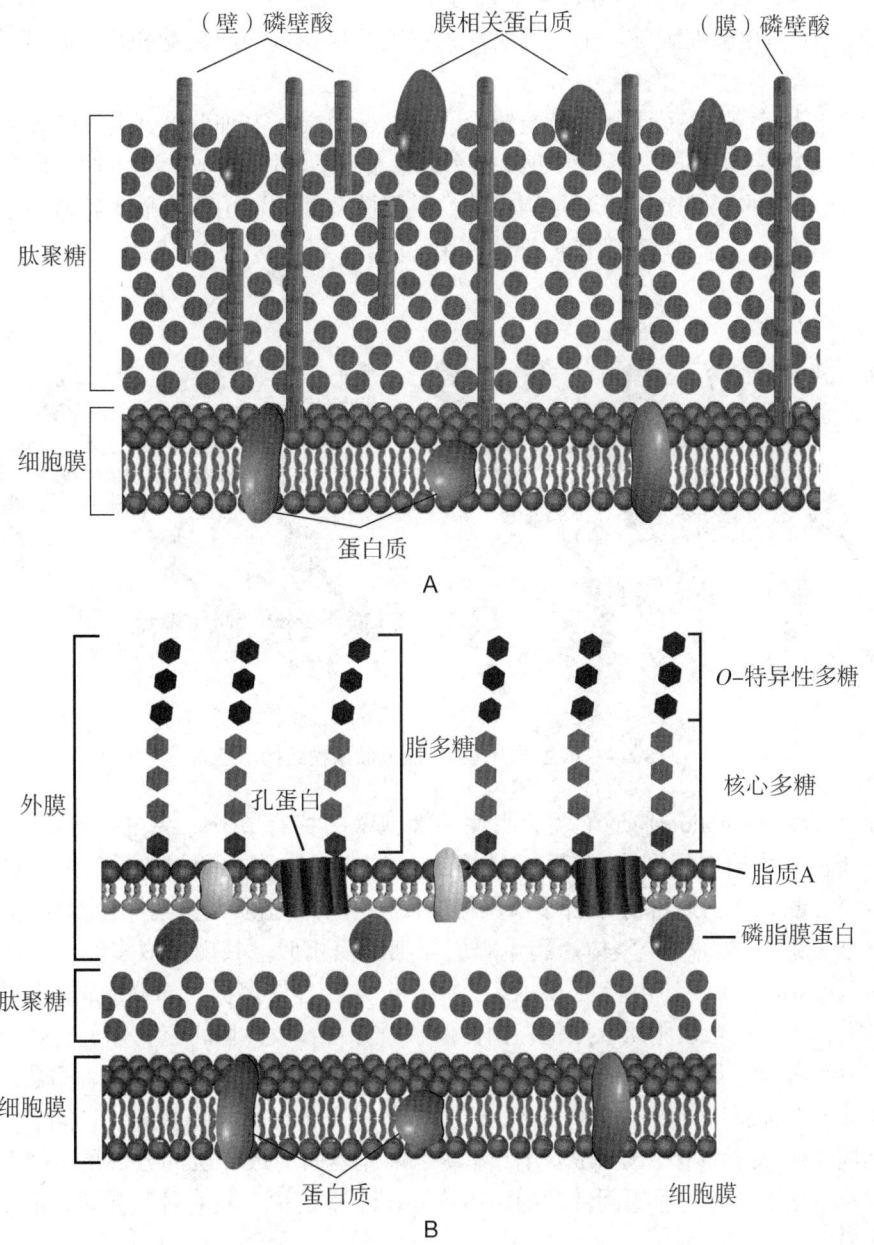

图 2-3　G^+ 和 G^- 细菌细胞壁结构模式图

肽聚糖是细胞壁抗胞内高渗透压、保护细胞结构和功能完整的主要成分，凡能破坏肽聚糖结构或抑制其合成的物质都有抑菌或溶菌作用，如溶菌酶可以破坏 β-1 糖苷键，阻碍细胞壁合成而发挥杀菌作用；青霉素可抑制四肽侧链和五肽交联桥的结合，对革兰氏阳性菌有效。

磷壁酸（teichoic acid）是革兰氏阳性菌细胞壁的特有成分，据其结合部位不同可分为壁磷壁酸（结合在聚糖骨架的胞壁酸分子上）和膜磷壁酸（结合在细胞膜的磷脂上）。磷壁酸是革兰氏阳性菌重要的表面抗原，可用于细菌血清学分型，也可作为细菌黏附素介导细菌与宿主细胞的黏附。

此外，某些革兰氏阳性菌细胞壁表面还有一些特殊的表面蛋白质，如金黄色葡萄球菌的 A 蛋白、A 群链球菌的 M 蛋白等，与细菌的致病性有关。

2）革兰氏阴性菌细胞壁：革兰氏阴性菌细胞壁由少量的肽聚糖和复杂的外膜组成（图 2-3B）。

革兰氏阴性菌细胞壁所含肽聚糖较少，仅 1～2 层，占细胞壁干重的 5%～10%。其组成与革兰氏阳性菌不同，仅由聚糖骨架和四肽侧链两部分组成，无五肽交联桥结构（图 2-4B），构成单层的二维疏松薄弱结构。革兰氏阴性菌细胞壁由于含肽聚糖较少，且有外膜保护，故溶菌酶、青霉素对革兰氏阴性菌作用甚微。

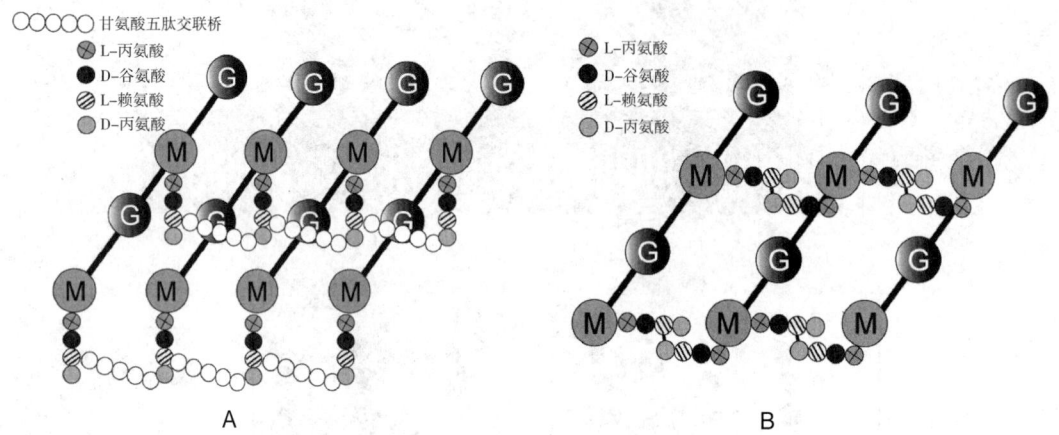

图 2-4 革兰氏阴性菌细胞壁肽聚糖结构示意图

外膜（outer membrane）是革兰氏阴性菌细胞壁的特有成分，约占细胞壁干重的 80%。外膜由脂蛋白、脂质双层和脂多糖 3 部分组成。脂蛋白由脂质和蛋白质组成，位于肽聚糖和脂质双层之间，蛋白质部分结合于肽聚糖四肽侧链上，脂质部分与脂质双层非共价结合，使外膜和肽聚糖层构成一个整体。脂质双层与细胞膜相似，其内镶嵌多种蛋白质。脂多糖（lipopolysaccharide，LPS）由脂质 A、核心多糖和 O- 特异性多糖三部分组成，是革兰氏阴性菌的内毒素，牢固结合在脂质双层上，菌体溶解时方可释放。内毒素可引起机体发热、微循环障碍、内毒素休克及播散性血管内凝血等毒性作用脂质 A 是一种糖磷脂，耐热，是内毒素的毒性成分，无种属特异性；核心多糖位于脂质 A 的外侧，具有属特异性，同一属细菌的核心多糖相同；O- 特异性多糖是 LPS 分子暴露于菌体表面的最外层部分，是由多个低糖重复单位构成的多糖链，为革兰氏阴性菌的菌体抗原，即 O 抗原，具有种特异性，借此可鉴定细菌（图 2-5）。

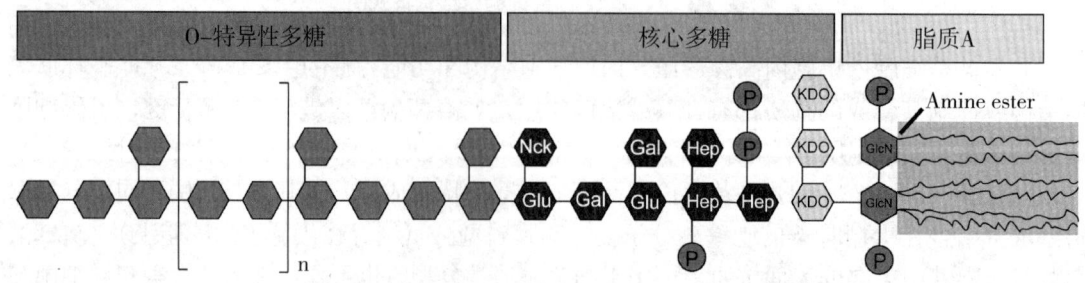

图 2-5 革兰氏阴性细菌细胞壁脂多糖结构示意图

周质间隙（periplasm）是在革兰氏阴性菌细胞膜与细胞壁外膜之间充满凝胶样物质的空间。该间隙含有多种蛋白酶、核酸酶、解毒酶及特殊结合蛋白，参与细菌营养物质的摄取和有害物质的排出等过程。

（2）细胞膜：细菌的细胞膜（cell membrane）是位于细胞壁内侧的一层致密而富有弹性的生物膜。细胞膜紧包着细胞质，由脂质双层构成，其内镶嵌着许多具有特殊功能的载体蛋白和酶蛋白。细菌细胞膜的主要功能为物质交换、生物合成、呼吸作用、分泌胞外酶等。

（3）细胞质：细胞质（cytoplasm）是细菌新陈代谢的场所，是由细胞膜包绕着的无色透明胶状物。主要成分是水、蛋白质、脂类、核酸、少量的糖和无机盐。细菌细胞质中的有形成分主要有核糖体、质粒和胞质颗粒。与真核生物不同，细菌细胞质中无线粒体、内质网和溶酶体。

1）核糖体：核糖体（ribosome）是细菌蛋白质的合成场所。细菌核糖体的沉降系数为70S，由30S与50S两个亚基组成，化学成分为RNA（70%）和蛋白质（30%）。链霉素能与其30S小亚基结合，红霉素与50S大亚基结合，从而干扰细菌蛋白质的合成，导致细菌死亡。由于人体细胞的核糖体为80S（40S与60S），故这些抗生素仅作用于细菌而对人体细胞无影响。

2）质粒：质粒（plasmid）是细菌染色体以外的遗传物质，为双股闭合环状DNA。质粒基因不是细菌生命活动的必需基因，但可控制细菌的某些特定性状。与医学密切相关的质粒有F质粒、R质粒和Col质粒，分别决定细菌的性菌毛、耐药性和产大肠菌素等。

3）胞质颗粒：胞质颗粒（cytoplasmic granules）多数为细菌储存的营养物质，包括多糖、脂类、多磷酸盐等。异染颗粒（metachromatic granule）是较为常见的一种胞质颗粒，主要成分为RNA和多偏磷酸盐，嗜碱性强，用特殊染色法可染成与细菌其他部分不同的颜色。白喉棒状杆菌的异染颗粒多在菌体两端，有助于细菌的鉴别。

（4）核质：核质（nuclear material）是细菌生命活动所必需的遗传物质。由裸露的单一闭合环状DNA分子反复卷曲盘绕而成的松散网状结构，因其无核膜和核仁，也无组蛋白包裹，故名核质或拟核。核质的功能与真核细胞的染色体相似，故习惯上亦称之为细菌染色体。

2. 细菌的特殊结构

（1）荚膜：某些细菌在生长繁殖时，可分泌一些黏液性物质包绕在细胞壁外围。当黏液性物质厚度大于0.2μm，边界明显，光镜下可见，称之为荚膜（capsule）。当厚度小于0.2μm，光镜下不可见时，称之为微荚膜（microcapsule）。荚膜不易着色，用特殊染色法可将荚膜染成与菌体不同的颜色。如用普通染色法，镜下仅可见到菌体周围有一层透明圈（图2-6）。

荚膜的成分随菌种不同而有所差异，大多数为多糖，少数为多肽。荚膜是细菌致病的重要毒力因子，它具有保护细菌抵御吞噬细胞的吞噬与消化，抵抗体液中的溶菌酶、补体及其他杀菌物质，增加细菌侵袭力的作用。致病菌失去荚膜后，其致病力也随之减弱或消失。此外，荚膜具有免疫原性，可用于鉴别或细菌分型。

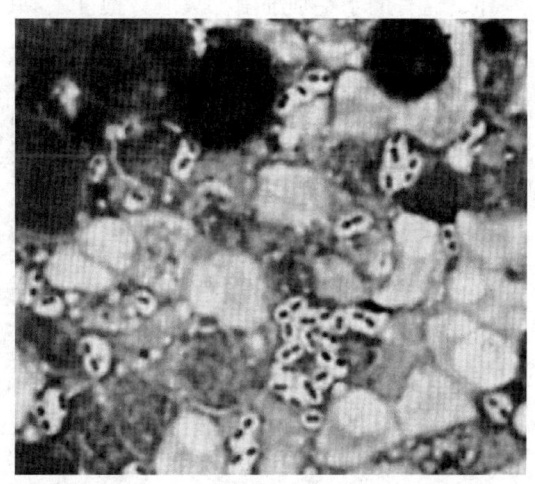

图2-6 细菌荚膜的光学显微镜照片

(2) 鞭毛：鞭毛（flagellum）是细菌细胞表面分布的波状、弯曲、细长的丝状物，是细菌的运动器官。所有弧菌、螺菌、约半数杆菌和个别球菌都有鞭毛。依据鞭毛的数目与位置可将有鞭毛的细菌分为：单鞭毛菌、两端单鞭毛菌、丛鞭毛菌、周鞭毛菌等（图2-7）。鞭毛的化学成分是蛋白质，也称鞭毛素，具有较强的免疫原性，鞭毛抗原（H抗原）可以用来鉴别细菌。霍乱弧菌、空肠弯曲菌的鞭毛与其致病性有关。

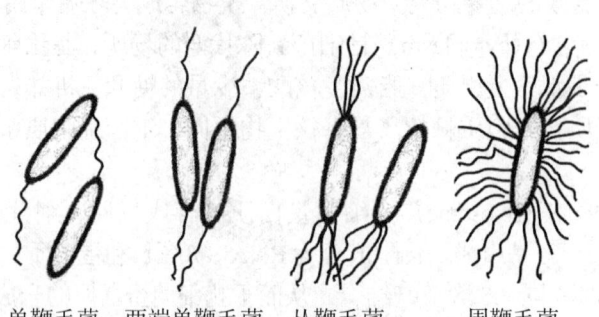

单鞭毛菌　两端单鞭毛菌　丛鞭毛菌　　周鞭毛菌

图 2-7　细菌鞭毛的排列示意图

(3) 菌毛：菌毛（pilus）是菌体上存在的比鞭毛细、短而直、数量多的丝状物，主要见于革兰氏阴性菌与少数革兰氏阳性菌。依据功能不同将菌毛分为普通菌毛和性菌毛两种。普通菌毛数量多，遍布于菌体表面，具有黏附能力，是细菌的重要侵袭因素。性菌毛仅见于少数革兰氏阴性菌，比普通菌毛长而粗，但比鞭毛短，每个菌体仅有1~4根。性菌毛由致育因子（fertility factor）即F质粒编码，故带有性菌毛的细菌称为F^+菌或雄性菌，无性菌毛的细菌称为F^-菌或雌性菌。性菌毛为中空的管状物，可经接合方式传递F质粒、R质粒等遗传物质，使受体菌获得某些相应的性状，如耐药性等。

(4) 芽孢：某些细菌在特殊环境条件下，细胞质发生脱水浓缩，在菌体内形成一个折光性强、通透性低、具有多层膜包裹的圆形或椭圆形小体，称为芽孢（spore）。芽孢含有细菌生存和繁殖所需的全部物质和能量基础，当条件适合时，可以萌发成为新的繁殖体。芽孢是细菌对营养缺乏的一种反应，是细菌的休眠状态。芽孢的大小、形态和位置随菌种不同而有差异，这有助于鉴别细菌。炭疽芽孢杆菌和破伤风梭菌是医学上重要的芽孢产生细菌。

芽孢对热、干燥、化学消毒剂和辐射等都有很强的抵抗力，耐煮沸数小时，在5%苯酚液中可存活数日，在自然界中可存活几年甚至几十年。一旦医疗器械、敷料等污染芽孢，用一般的理化方法很难将其杀死，因此临床上以杀灭细菌的芽孢作为彻底灭菌的标准。

二、细菌的生长繁殖与人工培养

（一）细菌的生长繁殖

1. **细菌生长繁殖的条件**　细菌在生长繁殖时需要从外界环境中获取营养物质，主要有蛋白质、糖类及其他含碳、氢及氧的分子等。大多数致病菌生长繁殖时所需的最适pH为7.2~7.6，最适生长温度为37℃。根据细菌对O_2的需要情况可将细菌分为专性需氧菌、微需氧菌、专性厌氧菌和兼性厌氧菌4类。

2. **细菌繁殖的方式和速度**　细菌以二分裂的方式进行无性繁殖。一个细菌生长到一定时间，在细胞中间逐渐形成横隔，将一个细胞分裂成两个相等的子细胞。细菌繁殖一代所需要的时间称为代时（generation time）。代时随细菌种类不同而异，同时又受环境条件的影响。在各种条件满足时，一般细菌如大肠埃希菌的代时为 20～30 分钟，个别细菌如结核分枝杆菌分裂较慢，繁殖一代用时为 18～20 小时。

3. 细菌群体生长繁殖的规律　细菌生长时因受到环境中各种因素的影响，不可能无限制地分裂增殖。在人工培养细菌时，将一定数量的细菌接种于适宜的液体培养基中，连续定时取样检测活菌数，以培养时间（小时）为横坐标，培养液中活菌数的对数为纵坐标，可绘制出一条描述细菌生长过程规律性的曲线——生长曲线（growth curve）。根据生长曲线，细菌的群体生长繁殖过程可分为 4 个时期（图 2-8）。

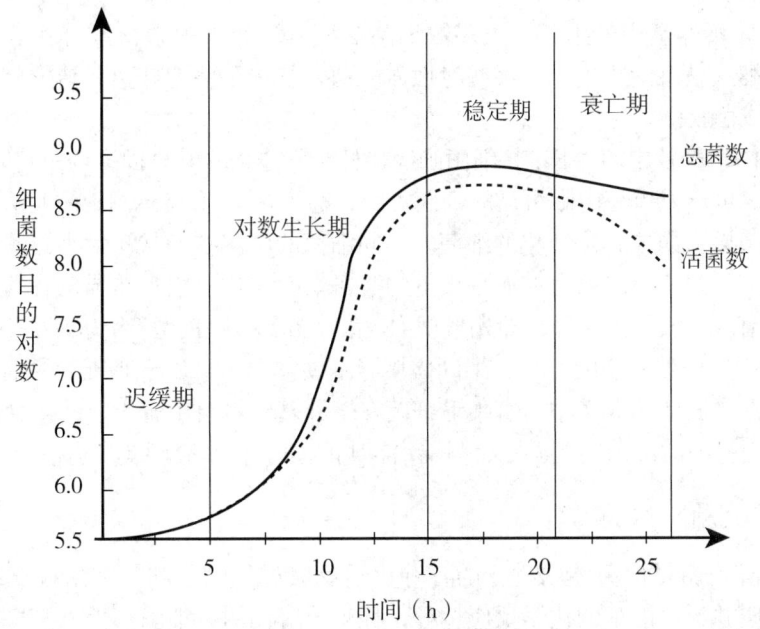

图 2-8　细菌群体生长曲线

（1）迟缓期：为最初培养的 1～4 小时，此期曲线平缓，提示无明显的细菌增殖。此期是细菌适应新环境的过程，菌体增大，代谢活跃，主要是为细菌的分裂增殖合成和储备充足的酶及能量。

（2）对数生长期：此期细菌生长迅速，活菌数以几何级数增长。细菌的形态、染色性、生理活性等都较为典型，对外界环境因素（如抗生素等）的作用敏感。一般细菌的对数生长期出现在培养后的 4～14 小时，药物敏感试验常选择对数生长期细菌。

（3）稳定期：由于培养基中营养物质消耗、毒性产物积聚及 pH 下降等，细菌繁殖速度渐趋下降，繁殖数与死亡数大致平衡，活菌数保持相对稳定。此期细菌的性状可发生改变，如革兰氏阳性菌可被染成革兰氏阴性菌。细菌的芽孢及外毒素、抗生素等代谢产物多在此期形成。

（4）衰亡期：细菌繁殖越来越慢，死菌数迅速超过活菌数。此期细菌形态显著改变，菌体变长、肿胀或扭曲，甚至菌体自溶，不易辨认。

（二）细菌的人工培养

通过提供细菌生长繁殖所需的各种条件，可以用人工方法培养细菌，为研究细菌生长繁殖的规律、感染性疾病的诊断和治疗、生物制品的研制等提供手段。

1. 培养基（culture medium） 是将适合微生物生长繁殖的各种营养物质，由人工方法配制而成的混合制品。根据培养基的物理性状不同可分为液体、固体和半固体培养基三类。根据培养基的营养组成和用途不同，可分为基础培养基、营养培养基、选择培养基、鉴别培养基、厌氧培养基等。基础培养基是由肉浸液加入适量蛋白胨、氯化钠、磷酸盐等配成，可供大多数细菌生长。

2. 培养方法 最常用的细菌培养方法有分离培养和纯培养两种。分离培养是从混杂微生物中获得单一菌株的方法，多用平板画线分离法，能在固体培养基上形成分散的单个菌落。挑取单个菌落在液体培养基中进行放大培养，即为细菌的纯培养。

3. 细菌在培养基中的生长情况

（1）在液体培养基中的生长：大多数细菌在液体培养基中生长繁殖后呈现均匀混浊状态，少数链状细菌呈沉淀样生长。某些专性需氧菌，如枯草芽孢杆菌、结核分枝杆菌等在液体表面生长形成菌膜。

（2）在固体培养基中的生长：将细菌画线接种于固体培养基表面，经一定时间（18～24小时）培养后，可形成单一肉眼可见的细菌集团，称为菌落（colony）。一般情况下，一个菌落是由一个细菌繁殖而成，是纯化的细菌。不同细菌的菌落在形状、大小、颜色、边缘整齐度、表面光滑度、凹凸情况以及在血平板上的溶血情况等均有很大差异，有助于识别和鉴定细菌。细菌的菌落一般分为3种，即光滑型（S型）、粗糙型（R型）和黏液型（M型）菌落。

（3）在半固体培养基中的生长：半固体培养基硬度低，可用于有鞭毛的细菌的鉴定。将细菌穿刺接种在半固体培养基中，有鞭毛细菌在培养基中可自由游走，使得穿刺线呈云雾状混浊生长，而无鞭毛的细菌不能游走，只能沿穿刺线生长，使穿刺线变得清晰可见。

三、细菌的新陈代谢

细菌的新陈代谢是活菌体内进行的各种化学反应过程的总和。细菌将复杂的有机物分解成简单的物质并释放能量的化学反应过程，称为分解代谢；细菌获得能量将简单的有机物合成复杂的有机分子的反应过程，称为合成代谢。由于化学反应过程伴随着能量的释放和获得，因此新陈代谢可以看作一种能量平衡的过程。

（一）细菌的分解代谢产物及生化检测

细菌能分解发酵多种单糖，产生能量和酸、醛、醇、酮、气体（CO_2、H_2）等代谢产物。临床上可以用细菌分解单糖的种类和糖代谢产物的不同，对细菌进行生化检测和鉴定。常用的检测糖分解产物的生化反应有糖发酵试验、VP试验和甲基红试验等。细菌对蛋白质的分解过程是先经胞外酶将蛋白质分解为短肽（或氨基酸），然后再经胞内酶将肽类分解为氨基酸。不同的细菌对氨基酸的分解能力不同，常用的检测蛋白质（或氨基酸）分解产物的生化试验有吲哚试验、硫化氢试验、尿素分解试验等。

（二）细菌的合成代谢产物及其意义

细菌在增殖代谢过程中，利用各种营养物质不断合成菌体自身成分。同时，合成一些医学上具有重要意义的代谢产物。

1. 毒素和毒性酶类 致病菌能合成对人和动物有毒性的物质，称之为毒素（toxin）。细菌毒素分内毒素和外毒素两种。内毒素是革兰氏阴性菌细胞壁中的脂多糖，菌体死亡或裂解后才能释放出来。外毒素是由多数革兰氏阳性菌及少数革兰氏阴性菌合成并分泌到菌体外的毒性蛋白质。某些细菌尚能产生具有损伤机体组织、促使细菌扩散的侵袭性酶，如链球菌产生的透明质酸酶与链激酶、产气荚膜梭菌产生的卵磷脂酶等。细菌产生的毒素和侵袭性酶是细菌重要的致病物质。

2. 致热原　细菌在代谢过程中能合成一种物质，注入机体可致发热反应，称为致热原（pyrogen），又称热原。致热原中最具典型特征的是内毒素，即革兰氏阴性细菌细胞壁中脂多糖成分。致热原耐热，不被高压蒸汽灭菌（121℃，20分钟）所破坏。因此，制备注射用药剂时应严格无菌操作，防止细菌致热原污染。

3. 色素　某些细菌在营养丰富、氧气充足、温度适宜等条件下，能产生不同颜色的色素。细菌产生的色素有两类：水溶性色素，能弥散至整个培养基或周围组织，如铜绿假单胞菌产生的绿色色素可使培养基、伤口或感染性的脓汁与敷料染成绿色；脂溶性色素，不溶于水，色素仅局限在菌落内，而培养基颜色不变，如金黄色葡萄球菌产生的金黄色色素。细菌的色素有助于细菌的鉴别。

此外，某些细菌还能产生抗生素和细菌素，可以抑制或杀死某些微生物。某些细菌还可自行合成维生素，除供自身需要外，也能分泌至菌体外，如人类肠道内的大肠埃希菌能合成B族维生素和维生素K等，供人体吸收利用。

四、细菌的分类

（一）细菌的分类原则和层次

1. 细菌的分类原则　细菌的分类原则上分为传统分类法和种系分类法两种。传统分类法以细菌的生物学性状为依据，由于对分类性状的选择和重视程度带有一定的主观性，又称人为分类法。种系分类法以细菌的进化关系为基础，根据细菌遗传物质的同源程度进行分类，也称自然分类法。

（1）传统分类法：选择细菌某些较为稳定的生物学性状，如菌体形态与结构、染色性、培养特性、生化反应、抗原性等作为依据，进行表观型性状的分类。随着分子生物学技术的应用，细菌的表型鉴定已从细胞水平发展到了细胞组分的分子水平，通过细菌细胞壁的化学成分分析，即氨基酸和糖的分析、全细胞水解液糖型分析、脂肪酸分析、磷酸类脂成分分析、醌类分析和光合色素成分分析等，在分子水平揭示细菌结构和生理特征，为细菌的表型分类提供了更有力的手段。

（2）种系分类法：通过对细菌DNA或RNA序列的比较分析，揭示细菌进化的信息，是最精确的分类方法。种系分类法是核酸水平的鉴定，包括DNA碱基组成（G+C mol%）、核酸分子杂交和16S rRNA同源性分析。其中16S rRNA同源性分析更为重要，因16S rRNA在进化过程中保守、稳定，很少发生变异，是一个测定细菌种系发生关系的理想依据。随着全基因组测序技术的出现和应用，已有多种代表性细菌的全基因组DNA序列被探明，基于基因组物理图谱和全基因组DNA序列分析的细菌基因组学研究已成为细菌种系分类和分子进化研究的热点。

2. 细菌的分类层次　细菌的分类层次随细菌学研究方法的发展而不断完善。1969年，Robert Whittaker提出了生物界的"五界"分类学说，将生物界分为动物界、植物界、原生生物界、真菌界和原核生物界，细菌属于原核生物界。1987年，微生物学家Carl Woese通过对16S rRNA序列的分析，提出生物由古生菌、细菌和真核生物共同构成并列的三个域，古生菌和细菌同为原核生物，核糖体均为70S。国际上最具权威的细菌分类系统专著是《伯杰氏系统细菌学手册》和《伯杰氏鉴定细菌学手册》，其中将原核生物分为古生菌域和细菌域，其后依次分为门、纲、目、科、属、种。目前尚未在古生菌中发现有致病菌。

细菌分类中常用的分类层次是属和种。种（species）是细菌分类的基本单位，目前较为广泛接受的观点是彼此间有 70% 或 70% 以上 DNA 同源性，且生物学性状基本相同的一组细菌群体构成一个菌种。细菌的"种"的定义不像高等生物那样严格，虽生物学性状基本相同，菌株之间容许有微小的差别，其中具有某种细菌典型特征的菌株称为该菌的标准菌株（standard strain）或模式菌株（type strain）。同一菌种而不同来源的细菌，称为此菌种的不同菌株（strain），例如，从不同的肺结核患者痰液中分离出 10 株结核分枝杆菌。同一菌种的各个菌株，虽生物学性状基本相同，但在某些方面仍有一定差异，差异较明显者，称为亚种（subspecies, subsp.），差异更小者，则为型（type）。例如按抗原结构不同，分为不同血清型（sero-type）。属（genus）为种的高一级分类单位，是由性状相近关系密切的若干菌种组成一个菌属。

（二）细菌的命名

细菌的命名采用拉丁双名法，每个菌名由两个拉丁文单词组成。属名在前，名词，复数并首字母大写。种名在后，形容词，小写。一般属名表示细菌的形态、发现者或有贡献者，种名表明细菌的性状特征、寄居部位或所致疾病等。中文的命名次序与拉丁文相反，为种名在前，属名在后。例如"Staphylococcus aureus Rosenbach 1884"意味着 Rosenbach 在 1884 年正式命名 Staphylococcus aureus（金黄色葡萄球菌）。属名亦可不将全文写出，只用第一个字母代表，如 M. tuberculosis（结核分枝杆菌）。

第二节　细菌的遗传与变异

细菌与其他生物一样，具有遗传和变异的生命特征。细菌在一定环境条件下进行繁殖时，可将其生物学性状相对稳定地传给子代，这种现象称为遗传（heredity）。遗传保证了细菌子代的基本特征与亲代相似，使细菌的种属性状保持相对稳定。当外界环境条件改变或细菌的遗传物质结构发生改变时，细菌原有的性状就会相应改变，这种现象称为变异（variation）。变异使得细菌在自然界不断进化并得以生存。

一、细菌的遗传物质

（一）细菌染色体

细菌染色体是细菌生命活动所必需的遗传物质，通常为一环状 DNA 分子，少数为线状 DNA。细菌染色体与真核生物染色体的不同是其 DNA 分子以紧密缠绕成的不规则形式分布于细胞质，没有核仁和核膜，故称类核或拟核。细菌基因组一般由数百万碱基组成，如大肠埃希菌基因组约 4.3 Mb，含有 4288 个基因，编码 2000 多种酶类及其他结构蛋白质。细菌基因组的结构中无内含子，也少有重复序列，具有相关功能的基因常成簇分布，即位于同一个操纵子中。

（二）质粒

质粒是细菌染色体外的遗传物质，为双股环状 DNA，可含数十至数百个基因。质粒具有可自我复制、传给子代菌、自然丢失、细菌间转移等特点。

（三）噬菌体基因组

噬菌体（bacteriophage）是一类可感染细菌、放线菌等微生物的病毒。大多数噬菌体呈蝌蚪形，由头部和尾部组成。核酸为双股DNA，存在于头部的外壳内（图2-9）。当噬菌体感染细菌时，其尾部吸附在敏感菌相应受体上，通过尾鞘收缩将头部核酸注入细菌细胞内。

根据噬菌体与宿主菌的相互关系，可将噬菌体分为两种类型：

1. 毒性噬菌体　感染细菌后，能在宿主菌内复制增殖，通过裂解细菌，释放众多子代噬菌体。

2. 温和噬菌体　感染细菌后，其基因组与宿主菌染色体整合，随细菌DNA的复制而复制，并随细菌的分裂而传代。

整合在细菌染色体上的噬菌体基因组称为前噬菌体（prophage）。带有前噬菌体的细菌称为溶原性细菌（lysogenic bacterium）。某些前噬菌体从宿主菌染色体上脱离下来时，可携带宿主菌的DNA片段；或者噬菌体在装配时，

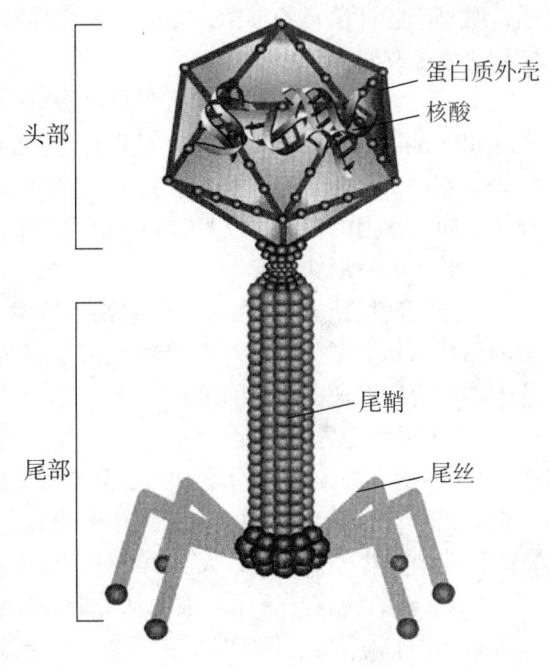

图2-9　噬菌体结构示意图

将宿主菌的DNA片段错误装入，从而产生带有宿主菌DNA的噬菌体。这些噬菌体可作为载体将宿主菌的遗传物质转移到受体菌中。

二、细菌的变异及机制

（一）细菌变异的种类

1. 形态与结构变异　细菌在生长繁殖过程中，其形态与结构受外界环境条件的影响常发生变异，常见的有细菌细胞壁缺陷型与细菌特殊结构的变异。

（1）细菌细胞壁缺陷型（细菌L型）：在某些因素如溶菌酶、青霉素影响下，细菌细胞壁肽聚糖合成受到抑制或破坏，可形成细胞壁缺陷型细菌，称为细菌L型（因在Lister研究所首先发现，故取其第一个字母"L"命名）。由于细菌L型缺乏完整的细胞壁，不能维持其固有的形态，一般多呈球形或表现为多形性。细菌L型在普通培养基中因不能承受菌体内部的高渗透压而很易胀裂死亡，因此必须用高渗培养基培养。某些细菌L型仍有致病力，可引起肾盂肾炎、骨髓炎、心内膜炎等疾病。

（2）荚膜变异：从患者标本中新分离的肺炎链球菌有较厚的荚膜，致病性强，但在普通培养基中多次传代后，荚膜逐渐消失，致病性亦随之减弱。

（3）鞭毛变异：将有鞭毛的变形杆菌接种在普通固体培养基表面，由于鞭毛的动力作用，细菌呈弥散生长，称为H菌落。若将此变形杆菌接种于含1%苯酚的培养基中培养，则鞭毛生长受抑制，形成单个菌落，称为O菌落。故将细菌鞭毛从有到无的变异称为H-O变异。

2. 菌落变异　通常情况下，从患者标本中新分离的致病菌株，其菌落多表面光滑、边缘整齐，称光滑（S）型菌落。在培养基中连续传代培养后，菌落表面变成粗糙、干燥、边缘不整齐的粗糙（R）型，称为S-R变异。S-R变异多因细菌变异失去菌体表面多糖或蛋白

质,常见于肠杆菌科的细菌。发生 S-R 变异时,细菌的毒力、生化反应能力与免疫原性等也常随之发生改变。

3. **毒力变异**　细菌的毒力变异可表现为毒力减弱或增强。用于预防结核病的卡介苗（Bacilli Calmette-Guerin，BCG）是将有毒力的牛型结核分枝杆菌置于含甘油、胆汁、马铃薯的培养基中,经过 230 次移种,历时 13 年而获得的一株毒力减弱、仍保持其免疫原性的变异株。而无毒力的白喉棒状杆菌被 β 棒状杆菌噬菌体感染时,噬菌体基因可编码产生白喉毒素,使其变成强毒株。

4. **耐药性变异**　细菌可发生对某些抗菌药物的耐药性变异,如金黄色葡萄球菌对青霉素的耐药菌株。常见易发生耐药的细菌还有结核分枝杆菌、痢疾志贺菌、铜绿假单胞菌等,这给临床治疗带来了一定困难。

（二）细菌变异的机制

1. **突变**　细菌遗传物质的突变可自然发生,也可人工诱导产生。自然突变是细菌在生长繁殖过程中自然出现的突变,发生率很低;诱发突变是用某些物理化学因素（如紫外线、X 线、亚硝酸盐等）处理,人工诱导使细菌发生突变,诱发突变可提高细菌突变的发生率。

2. **基因的转移与重组**　细菌从外源获得 DNA（如染色体 DNA、质粒 DNA、噬菌体基因等）,并与自身染色体 DNA 进行重组,导致细菌遗传性状的改变,称基因的转移与重组。在基因转移中,提供 DNA 的细菌为供体菌,接受 DNA 的细菌为受体菌。基因转移与重组有以下几种方式:

（1）转化:受体菌直接摄取供体菌游离的 DNA 片段,从而获得新的遗传性状,称为转化（transformation）。游离的 DNA 片段来自于细菌溶解后释放或人工提取,如 R 型无荚膜无毒力的肺炎链球菌摄取 S 型有荚膜、毒力强的肺炎链球菌 DNA 后,即转化为有荚膜、毒力强的 S 型肺炎链球菌。

（2）转导:以噬菌体为媒介,将供体菌 DNA 片段转移到受体菌内,使受体菌获得新的遗传性状,称为转导（transduction）。

（3）接合:细菌通过性菌毛将遗传物质（主要为质粒）从供体菌转移给受体菌,使受体菌获得新的遗传性状,称为接合（conjugation）。接合性质粒主要有 F 质粒、R 质粒等。

（4）溶原性转换:溶原性细菌因染色体上整合的前噬菌体使其获得新的遗传性状,称为溶原性转换（lysogenic conversion）。溶原性转换可使某些细菌发生毒力变异或免疫原性变异,如携带白喉毒素基因的 β 棒状杆菌噬菌体感染不产毒素的白喉棒状杆菌后,形成的溶原性白喉棒状杆菌可获得产生白喉毒素的编码基因,即可产生白喉毒素。

三、细菌变异在医学上的应用

由于细菌在形态、结构、染色、生化反应、毒力、免疫原性等方面都可能发生变异,所以在临床细菌学检查中常会遇到一些生物学性状或生化反应不典型的菌株,给实验室诊断带来一定的困难。例如,临床细菌感染患者可在大量使用青霉素、先锋霉素等抗生素治疗时,使细菌失去细胞壁变为细菌 L 型。细菌 L 型在普通培养基上不易生长,应选用高渗培养基才能分离出,故细菌感染症状明显而常规培养阴性者,应考虑细菌 L 型的可能性。由于临床上耐药性变异菌株的不断出现与增加,在选用抗菌药物进行治疗时,有必要做药物敏感试验,以选择有效抗菌药物。在制备疫苗方面,可用人工诱导方法使细菌发生变异,然后选择出毒力减弱或失去毒力而保留免疫原性的变异株,制成活疫苗。此外,凡能诱导细菌发生突变的物质都有可能是致癌物质,因此可利用致细菌突变来检测致癌物质。

第三节 细菌的感染与免疫

一、致病菌与条件致病菌

致病菌(pathogen)是指能侵入机体、生长繁殖导致疾病的细菌,亦称病原菌。有的致病菌仅引起人类的疾病,如淋病奈瑟菌;有的致病菌既可引起人类的疾病,也可引起某些动物的疾病,如炭疽芽孢杆菌、鼠疫耶尔森菌、布鲁氏菌等。

条件致病菌(conditioned pathogen)是指存在于人体的正常菌群,在正常条件下并不致病,但当在某些特定条件改变时可以引起人体致病的细菌。正常菌群成为条件致病菌所需的特定条件主要有寄居部位的改变、机体免疫功能降低、菌群失调、长期或大量应用广谱抗生素等。

二、细菌的致病物质

细菌的致病性是指细菌引起宿主致病的能力。细菌致病性的强弱程度,称为细菌的毒力(virulence)。致病菌的毒力主要表现为两个方面:一是突破机体的免疫防御机制,并在宿主生理环境中定居、生长繁殖和扩散的能力,称为侵袭力(invasiveness);二是释放损伤宿主机体组织细胞或器官引起病理变化的致病物质。

细菌的致病物质包括细菌的结构成分和有关的生物大分子物质,按照功能不同主要分为侵袭力和毒素两大类。

(一)侵袭力

1. 菌体表面结构成分

(1)黏附素:黏附是细菌与宿主接触和感染的第一步,与致病性密切相关。具有黏附作用的细菌表面物质称为黏附素,可分为菌毛和非菌毛黏附素两大类。多数革兰氏阴性致病菌如产毒性大肠埃希菌、痢疾志贺菌等均有菌毛,这些细菌可借助菌毛与宿主易感细胞表面的相应受体结合,使细菌黏附于各种黏膜上皮细胞表面。有些细菌菌体表面有非菌毛黏附素,如A群链球菌的膜磷壁酸、葡萄球菌菌体表层的血纤维蛋白原结合蛋白等,致病菌可通过这些黏附物质定植于宿主的某些部位。

(2)荚膜和微荚膜:细菌的荚膜与微荚膜有抗吞噬细胞吞噬和抵抗体液中杀菌物质的作用,利于致病菌在体内大量繁殖和扩散。金黄色葡萄球菌的A蛋白、链球菌的M蛋白、伤寒沙门菌的Vi抗原、大肠埃希菌的K抗原等均属于微荚膜。

2. 侵袭性酶 某些致病菌在代谢过程中能产生一种或多种胞外酶。这些酶一般并不损伤组织细胞,但可协助细菌抗吞噬或利于细菌在组织中扩散,称为侵袭性酶。常见的侵袭性酶有金黄色葡萄球菌产生的血浆凝固酶,A群链球菌产生的透明质酸酶、链激酶(溶纤维蛋白酶)、链道酶,产气荚膜梭菌产生的胶原酶等。

(二)细菌毒素

有些细菌在生长繁殖与代谢过程中可合成和释放多种有毒性作用的物质,即细菌的毒素。按其来源、性质和作用等不同,可分为外毒素和内毒素两类(表2-1)。

1. 外毒素 外毒素(exotoxin)是细菌在生长繁殖过程中合成并分泌到菌体外的毒性物

质。产生外毒素的致病菌主要是革兰氏阳性菌，如白喉棒状杆菌、破伤风梭菌、肉毒梭菌、金黄色葡萄球菌、A 群链球菌等；少数革兰氏阴性菌，如霍乱弧菌、产毒性大肠埃希菌、鼠疫耶尔森菌等。

外毒素的化学成分是蛋白质，性质不稳定，易被热、酸、碱及蛋白酶破坏。外毒素的毒性强或极强，如肉毒梭菌产生的肉毒毒素纯品 1mg 可杀死 2 亿只小鼠，其毒性比氰化钾强 1 万倍，是已知毒性最剧烈的毒物。外毒素的免疫原性强，用 0.3%～0.4% 甲醛处理外毒素，可使其脱去毒性，保留其免疫原性，制成无毒性的外毒素生物制品，称为类毒素（toxoid）。类毒素可用于人工主动免疫，刺激机体产生具有中和外毒素作用的抗毒素。根据对宿主细胞的亲和性及作用机制不同，外毒素分为神经毒素、细胞毒素和肠毒素三大类。

表 2-1　细菌外毒素与内毒素的主要区别

	外毒素	内毒素
产生细菌	G^+ 及少数 G^- 菌	G^- 细菌产生
释放方式	生活状态下释放	死亡裂解释放
化学组成	蛋白质	脂多糖
抗原性	强、甲醛处理后可形成类毒素	弱、甲醛处理后不能形成类毒素
抵抗力	不耐热	耐热力强
毒性作用	选择性	全身反应

2. 内毒素　内毒素（endotoxin）是革兰氏阴性菌细胞壁中的脂多糖（LPS），不能由活菌释放，只有当细菌死亡裂解后，才可释放出来。内毒素对理化因素稳定，耐热，100℃处理 1 小时不被破坏，必须用 160℃处理 2～4 小时或用强碱、强酸、强氧化剂煮沸 30 分钟才能被灭活。内毒素的毒性作用相对较弱，对组织器官无选择性，无特定的靶组织器官。内毒素可引起下列病理变化和临床症状：

（1）发热反应：极微量的 LPS 入血即可引起发热反应。LPS 可激活单核巨噬细胞及淋巴细胞分泌 IL-1、TNF、IFN 等细胞因子，作用于下丘脑使其释放中枢发热介质，进而使体温中枢的体温调定点上移而导致发热。

（2）白细胞反应：LPS 能激活毛细血管内皮细胞表达黏附分子，从而使大量白细胞黏附于微血管壁，并游出血管进入组织，使循环血液中白细胞急剧减少。数小时后，由于 LPS 诱生中性粒细胞释放因子刺激骨髓，使骨髓中的中性粒细胞大量释放入血，导致血循环中的白细胞数增高，12－24 小时达高峰。

（3）内毒素血症与休克：当血液中有革兰氏阴性菌大量繁殖、病灶内细菌释放大量内毒素入血或输入被大量内毒素污染的液体时，可导致内毒素血症，表现为全身小血管舒缩功能紊乱、有效循环血量减少、血压下降、组织器官毛细血管灌注不足、缺氧、酸中毒等。严重者可导致以微循环衰竭和低血压为特征的内毒素休克。高浓度的内毒素也可激活补体替代途径，导致弥散性血管内凝血（disseminated intravascular coagulation，DIC）。因此，内毒素所致的重症感染，如流行性脑脊髓膜炎、急性中毒性痢疾、重症伤寒、革兰氏阴性菌败血症等死亡率高。

三、细菌的感染途径与类型

致病菌在一定条件下，突破机体防御系统，侵入机体并引起不同程度的病理过程，称为细菌感染。感染的发生取决于致病菌的致病性与宿主防御系统之间的相互作用。

（一）感染的来源

细菌感染的来源主要有患者、带菌者、病畜或带菌动物，统称为传染源。引起机体感染的致病菌若来源于宿主体外，称为外源性感染；若来源于患者自身的体内或体表，称为内源性感染。患者是传染病的主要传染源，从疾病的潜伏期到病后恢复期，都可能具有传染性。带菌者因无临床症状，不易被人们察觉，在疾病的传播上危害甚于患者。

（二）感染的途径

1. 经黏膜感染　致病菌可经呼吸道、消化道、泌尿生殖道等处黏膜感染。致病菌依靠本身的侵袭因素与黏膜上皮细胞结合，定居繁殖并导致感染。

（1）呼吸道黏膜感染：患者或带菌者可通过咳嗽、喷嚏、大声说话等将含有致病菌的痰液、唾液、飞沫等分泌物散布在空气中，通过气溶胶或污染的尘埃被他人吸入，经呼吸道黏膜引起感染。常见的经呼吸道黏膜感染的致病菌有结核分枝杆菌、百日咳鲍特菌、军团菌、脑膜炎奈瑟菌、肺炎链球菌等。

（2）消化道黏膜感染：患者或带菌者排出的含有致病菌的排泄物等，可污染食物或饮用水，被他人食入消化道而致感染，构成粪-口途径传播。常见的经消化道黏膜感染的致病菌有霍乱弧菌、痢疾志贺菌、伤寒沙门菌、大肠埃希菌、幽门螺杆菌等。

（3）泌尿生殖道黏膜感染：通过与患者及带菌者的直接或间接性接触而引起的感染。各种性传播疾病均可经此途径传播，常见的致病菌有淋病奈瑟菌、梅毒螺旋体和解脲脲原体等。

2. 皮肤感染　有些致病菌可经破损或有创伤的皮肤引起感染。致病性葡萄球菌、链球菌、铜绿假单胞菌等常可引起化脓性感染及烧伤感染；破伤风梭菌、产气荚膜梭菌的芽孢进入人体深部伤口后，可在无氧微环境中繁殖，产生毒素而致病。

3. 媒介昆虫感染　节肢动物如虱子、跳蚤、蚊子等叮咬也可引起感染，如鼠疫耶尔森菌是由鼠蚤叮咬在鼠类间传播，鼠蚤再叮咬人类，引起人类感染。

（三）感染的类型

感染的发生、发展和结局是机体与致病菌在一定条件下相互作用的复杂结果，根据双方力量的对比和结局，可将感染分为以下3种类型：

1. 隐性感染　当机体的抗感染免疫力较强或侵入的致病菌数量较少、毒力较弱时，感染对机体的损害较轻，不出现或仅出现不明显的临床症状，称为隐性感染（unapparent infection）或亚临床感染。隐性感染后病原菌被彻底清除，机体可获得较强的特异性免疫力，如白喉、结核、伤寒等常有隐性感染。

2. 显性感染　当机体抗感染免疫力较弱或侵入的致病菌数量较多、毒力较强时，机体的组织细胞受到较严重的损害，生理功能发生改变，并出现一系列临床症状，称为显性感染（apparent infection）。显性感染又可根据不同的特征而分为以下几种类型。

（1）根据病情缓急、病程长短不同分类

1）急性感染（acute infection）：表现为发作突然，症状明显，病程较短，一般持续数日至数周，病愈后致病菌从体内清除。引起急性感染的致病菌常见的有脑膜炎奈瑟菌、霍乱弧菌、肠产毒性大肠埃希菌、A群链球菌等。

2）慢性感染（chronic infection）：表现为起病缓慢、病程长，可持续数周至数月。引起慢性感染的致病菌多为胞内寄生菌，如结核分枝杆菌、麻风分枝杆菌等。

（2）根据感染的部位和性质不同分类

1）局部感染（local infection）：致病菌侵入机体后，只局限在一定部位生长繁殖，引起局部病变，如化脓性球菌引起的疖、痈、甲沟炎等。

2）全身感染（generalized infection）：多见于胞外菌急性感染，感染后致病菌及其毒性代谢产物通过血液向全身扩散，引起全身性的急性感染症状。临床上全身感染常见的有下列几种情况：① 毒血症（toxemia），致病菌侵入机体后，在局部组织生长繁殖，释放外毒素进入血液，外毒素到达特定靶器官后引起特殊的毒性症状，致病菌本身一般不进入血液。如白喉棒状杆菌、破伤风梭菌所致的白喉与破伤风等。② 菌血症（bacteremia），致病菌由局部侵入血流，但未在血流中繁殖或极少量繁殖，只是一时性或间断性地经过血流到达体内适宜的组织器官，如伤寒沙门菌、脑膜炎奈瑟菌等感染的早期第一次入血时所致的菌血症。③ 内毒素血症（endotoxemia），革兰氏阴性菌侵入血液并在其中大量生长繁殖，细菌崩解后释放出大量内毒素引起的中毒症状；或是病灶内大量革兰氏阴性菌死亡裂解，释放的内毒素进入血液引起的中毒症状。如脑膜炎奈瑟菌、痢疾志贺菌所致的暴发型脑脊髓膜炎和小儿急性中毒性菌痢等。④ 败血症（septicemia），致病菌侵入血液，并在其中大量生长繁殖，产生毒性代谢产物，引起严重的全身性中毒症状，主要表现为高热、皮肤与黏膜淤血、肝脾大甚至肾衰竭等。鼠疫耶尔森菌、炭疽芽孢杆菌感染可引起败血症。⑤ 脓毒血症（pyemia），化脓性细菌侵入血液后大量繁殖，并通过血液扩散到肝、肾、肺等其他组织器官，产生新的化脓性病灶，如金黄色葡萄球菌引起的脓毒血症可导致多发性肝脓肿、皮下脓肿和肾脓肿等。

3. 带菌状态　在隐性感染或显性感染后致病菌未被及时消灭而是在机体内继续存在，并不断排出体外，称带菌状态（carrier state）；处于带菌状态的个体，称为带菌者（carrier）。带菌者在疾病的传播和流行上是重要的传染源之一。

四、机体的抗感染免疫

机体的免疫系统具有识别和清除病原微生物的免疫防御功能，机体的免疫分固有免疫和适应性免疫两种。

（一）固有免疫

固有免疫（innate immunity）并非针对某一特定抗原的免疫应答，也称非特异性免疫。正常机体均有固有免疫，主要包括物理屏障、体液作用与细胞吞噬作用。物理屏障是机体抗微生物感染的第一道防线，体液作用和细胞吞噬作用常常同时发生，而且相互影响，产生协同效应。

1. 物理屏障　主要由皮肤和黏膜（呼吸道、消化道、泌尿生殖道等）构成。健康完整的皮肤和黏膜有阻挡和排除病原微生物的作用，还可分泌多种杀菌物质。血-脑屏障能减少或阻挡病原微生物及其毒性产物从血流进入脑组织或脑脊液，从而保护中枢神经系统。妇女怀孕时的胎盘屏障可防止母体内的病原微生物进入胎儿体内，保护胎儿免受感染。妊娠早期，胎盘屏障尚不完整，如果孕妇感染，则易引起胎儿宫内感染。

2. 体液作用　皮肤表面的游离脂肪酸、胃酸、黏膜表面的溶菌酶和黏液、呼吸道的乳酸、泌尿道与女性生殖道的酸性环境等均不利于病原微生物的存活或生长。血液等各种体液中含有补体、溶菌酶、抗微生物肽和多种细胞因子等，常配合其他杀菌因素发挥作用，这些物质在固有免疫中起着重要的作用。

3. 细胞吞噬作用　病原体突破皮肤或黏膜屏障侵入人体内后，首先遭遇吞噬细胞的吞噬作用。吞噬细胞分为两大类，一类是血液中的中性粒细胞，另一类是单核巨噬细胞，包括血液中的单核细胞和各种组织器官中的巨噬细胞。外周血中的中性粒细胞和单核细胞以及肝、脾、肺、骨髓、淋巴结和血管内皮等组织中的吞噬细胞均具有识别和吞噬外源微生物的作用。外周血中的单核细胞在细胞因子或化学趋化因子的作用下，也能透过血管而进入局部受感染的组织。病原体被吞噬后，可在吞噬细胞内的溶酶体内被杀灭或消化，并将一些有效的抗原决定簇经过加工、处理、提呈给T淋巴细胞，激活机体的特异性免疫。在巨噬细胞的吞噬和杀灭过程中，由溶酶体释放的蛋白酶及杀菌物质，也能破坏临近的正常组织细胞，触发炎症反应。但也有一些胞内寄生菌虽被吞噬却不被杀死，使病原体在吞噬细胞内得到保护，此种吞噬对机体不利。

（二）适应性免疫

机体初次受某种细菌感染或抗原刺激后，能产生使机体免受同种细菌再次感染或使感染减轻的能力，即适应性免疫（adaptive immunity），也称获得性免疫或特异性免疫。适应性免疫分为体液免疫与细胞免疫两类。

1. 体液免疫（humoral immunity）　体液免疫的效应物质是免疫球蛋白（immunoglobulin，Ig），即抗体（antibody，Ab）。细菌进入机体后，巨噬细胞将其吞噬处理，一方面将抗原成分提呈给B淋巴细胞，B细胞被激活，大部分形成分泌抗体的B细胞，即浆细胞，小部分分化成免疫记忆细胞，这种细胞对同种抗原具有记忆能力，再次相遇时能迅速产生免疫应答；另一方面，巨噬细胞还能将抗原提呈给辅助性T细胞（helper T cell，Th），Th也能刺激B细胞分化，形成浆细胞和记忆细胞。

抗体的效应作用主要表现在：①中和抗体作用，某些抗体能与抗原特异性结合，中和细菌的感染性或细菌毒素的致病性；②与补体结合，激活补体系统，由补体的攻膜复合体将细菌或受感染的靶细胞溶解；③通过与吞噬细胞的Fc受体结合，使微生物或抗原容易被吞噬，即调理作用（opsonization）；④抗体依赖细胞介导的细胞毒作用，与NK细胞等效应细胞的Fc受体结合，促进NK细胞的细胞毒作用，使靶细胞变性坏死，即抗体依赖细胞介导的细胞毒作用（antibody-dependent cell-mediated cytotoxicity，ADCC）。

2. 细胞免疫　由T细胞介导的特异性免疫称细胞免疫（cellular immunity），其效应细胞为T细胞。T细胞未受抗原刺激前，并不增殖分化，为静息型T细胞。细菌进入体内后，其抗原成分经巨噬细胞或树突状细胞处理后提呈给T细胞，静息型T细胞被激活并分化，形成两类抗原特异性的效应细胞，即$CD4^+$细胞和$CD8^+$细胞，另有一部分分化成记忆细胞。

(1) $CD4^+$细胞：也称辅助性T细胞，根据其分泌的细胞因子不同，又可分为Th1和Th2。Th1能分泌IL-2，促进T细胞增殖，加强巨噬细胞的吞噬功能。Th2能分泌IL-4，激活B细胞的分化增殖。$CD4^+$细胞还能分泌其他许多细胞因子，如多种IL、IFN、CSF、TNF、TGF等，发挥一系列的生物效应。

(2) $CD8^+$细胞：也称细胞毒T细胞（cytotoxic T lymphocyte，CTL），能特异性地杀伤受细菌感染的靶细胞。$CD8^+$细胞中一部分细胞具有免疫抑制功能，称抑制性T细胞（suppressor T cell，Ts），也称调节性T细胞，当体内的细菌被清除后，Ts能调节机体的免疫反应恢复到感染前的水平。

第四节　细菌感染的实验室诊断

细菌感染的实验室诊断主要包括细菌学诊断和血清学诊断。细菌学诊断可查明含菌标本中的病原菌及其抗原、代谢产物或核酸，必要时还要进行细菌毒素检测和药物敏感性试验等，有助于对人体局部或全身性感染进行病因学诊断。血清学诊断主要检测患者血清中的特异性抗体。

一、临床标本的采集与运送原则

在进行细菌感染的病原学诊断时，临床标本的采集、运输及前期处理十分重要，应注意以下原则：

1. 早期采集　尽可能在疾病早期、急性期或症状典型时采集标本。
2. 无菌采集　细菌标本的采集应执行无菌操作，避免杂菌过多进入标本。
3. 采集适当标本　标本采集部位包括患者被感染的局部组织、血、尿液、粪便、痰、脑脊液、分泌物、呕吐物、胸腹穿刺物及解剖样品等。根据病程发展的不同阶段，采集部位也可不同，如在伤寒沙门菌感染的早期应取静脉血进行分离培养，而在中期则应取粪便和尿液进行分离培养，以提高伤寒带菌者确诊率。
4. 采集双份血清　对感染做血清学诊断时，应采集急性期和恢复期双份血清，只有当恢复期血清抗体效价比急性期的效价明显升高达4倍以上时，才具有诊断价值。
5. 规范标记　标本采集后要对标本的种类、采集时间、样本名称、采集者、送检者及检验目的等做详细记录，以保证各环节准确无误。
6. 尽快送检　标本的运输应遵循安全、快捷的原则，不能快速送检的标本应低温保存，但某些不耐低温的细菌样品，如含有脑膜炎奈瑟菌的标本除外。有些标本在检测前应做前期处理，如肺结核患者的痰标本在进行显微镜检查时，应进行标本的浓缩处理，以利于对结核分枝杆菌的检出。

二、细菌学诊断

（一）细菌的形态学检查

临床常采用标本直接涂片染色镜检的方法，观察细菌的典型菌体形态、排列、染色性等特征，从而做出初步诊断。细菌极其微小且几乎无色，无法直接用肉眼观察，普通光学显微镜可以将细菌放大800~1000倍，因此通常将涂片标本进行单染色、革兰氏染色、抗酸染色后，再进行镜下观察。革兰氏染色法是最重要的细菌鉴别染色，在细菌分类、抗菌药物选择和细菌致病性研究等方面具有重要意义。不染色标本主要用于检测细菌的动力，如在镜下观察标本有无"鱼群"样排列、运动活泼的细菌，可对霍乱弧菌进行初步诊断。除了光学显微镜，电子显微镜、荧光显微镜以及共聚焦显微镜等也已应用于细菌形态与结构的观察。

（二）细菌的分离培养与鉴定

采用分离接种技术对所有送检标本做细菌分离，培养后获得单个菌落，根据菌落的形态、大小、颜色、表面性状、透明度和溶血性等可对细菌做出初步的鉴别。将分离出来的单个菌落再进行增殖，即纯培养后，可进一步对细菌进行形态学、免疫学、生物化学、动物实验及药物敏感性试验等检测，以达到诊断感染的目的。有一些细菌感染根据临床经验即可被初步诊断，且容易治疗，可不必进行分离培养。

1. **生物化学检查**　生物化学检查是利用某些细菌在进化中形成的独特酶系统，在其培养环境中加入相应作用底物和指示剂，经一定时间培养后，细菌代谢产物呈现肉眼可见或仪器可分析的变化，根据这些变化对细菌种类进行鉴别。常用的生化反应试验包括糖发酵试验、尿素分解试验、过氧化氢酶试验等几十种单项检测试验。也可将多种单项检测试验组合在一起进行分析，如将吲哚试验、甲基红试验、V-P试验和枸橼酸盐利用试验组成一组生化反应试验，称为茵姆维克试验（IMViC tests），可鉴别大肠埃希菌和产气肠杆菌。目前细菌代谢产物的分析和鉴定已实现了全自动化，细菌培养、检测、分析、结果显示和打印等全过程可在1天之内完成。

2. **免疫学检查**　免疫学检查是利用抗原-抗体反应原理，用已知的抗体检测未知的细菌抗原成分，可直接使用临床标本或在细菌分离培养后进行。此法的优点是在细菌培养不易成功的情况下，细菌抗原仍能被检测出来。常用的免疫学检查方法有玻片凝集试验、协同凝集试验、间接血凝试验、补体结合试验和免疫标记技术等。

3. **动物实验**　动物实验主要用于细菌毒力和致病性的测定、免疫血清的制备、感染动物模型的建立以及微生物学研究中，一般不作为临床标本的细菌学常规检查技术。常用的实验动物有小鼠、豚鼠和家兔等。一般以半数致死量（median lethal dose，LD50）或半数感染量（median infective dose，ID50）来表示细菌毒力的大小，即在一定时间内，使一定体重的某种实验动物半数死亡或半数感染的最小毒素量或最少细菌数。

4. **药物敏感性检测**　不同病原菌对抗生素的敏感性不同，即使同一种细菌的不同菌株对抗生素的敏感性也存在差别。药物敏感性试验简称药敏试验，是测定抗生素或其他抗微生物制剂在体外对致病菌有无抑菌或杀菌作用的方法。药敏试验除了可鉴别细菌外，还应用于指导抗感染用药、耐药菌株的流行病学调查、耐药率监测及耐药机制研究等。药敏试验的方法有常规使用的纸片扩散法、液体稀释法、E测定法（E test）、自动化药敏测定法及分子生物学的耐药基因测定法等。

三、血清学诊断

病原菌侵入机体后，其抗原物质能刺激机体产生特异性抗体，存在于血液或其他体液中的特异性抗体，常随病程的进展而发生变化。用已知的细菌或其特异性抗原检测患者血清中的抗体及其效价变化，可作为感染性疾病的辅助诊断，称为血清学诊断。血清学诊断一般适用于抗原性较强的细菌及病程较长的感染性疾病，如伤寒、副伤寒、链球菌性风湿热、钩端螺旋体病等。

常用的血清学诊断方法有直接凝集试验、中和试验和酶联免疫吸附试验（ELISA）等。血清学诊断一般采集双份血清，如果恢复期或一周后血清抗体效价比早期升高4倍或以上时，则有诊断价值。

四、分子生物学诊断

随着分子生物学技术的发展，已经建立了多种检测病原菌核酸序列的实验技术。常用的分子生物学检测技术有核酸杂交、聚合酶链反应（PCR）、质粒指纹图谱及DNA芯片技术等。上述检测技术的应用不仅有助于感染性疾病的确诊，还能确定病原菌的基因型，使细菌感染的实验室诊断从细菌生物学检查发展到细菌基因组的鉴定。一般而言，分子生物学诊断技术常用于检测不能在体外培养或目前的培养技术不敏感、费用高昂或耗时长的病原菌。

第五节　细菌感染的防治原则

一、细菌感染的预防

对细菌感染的预防原则是使机体获得适应性免疫力。适应性免疫可通过自然免疫和人工免疫方式获得。自然免疫主要指通过患病、隐性感染等获得特异性免疫力。人工免疫（artificial immunization）是指通过给机体注射或服用某种病原微生物的抗原性物质或注射特异性抗体，使机体获得适应性免疫力的方法。根据免疫产生的方式不同，人工免疫又分为人工主动免疫和人工被动免疫。

人工主动免疫是将疫苗或类毒素等免疫原性物质接种于人体，刺激机体免疫系统主动产生免疫应答反应，从而对相应病原体产生特异性的预防作用。其特点是免疫力出现缓慢，但维持时间较长，主要应用于感染性疾病的特异性预防。

人工被动免疫是将含特异性抗体的免疫血清或纯化的免疫球蛋白等输入人体，使机体立即获得特异性免疫力的方法。其特点是可立即发挥免疫效应，但作用维持时间较短，多用于感染性疾病的治疗和紧急预防。

1. 人工主动免疫

（1）疫苗：细菌感染常用的疫苗主要有减毒活疫苗、灭活疫苗、亚单位疫苗和基因工程疫苗等。①减毒活疫苗，是通过人工培养使病原菌毒力发生变异或由自然界直接筛选出弱毒或无毒菌株制成的疫苗。减毒活疫苗一般只需接种一次，能同时产生细胞免疫和体液免疫，免疫效果较持久。常用的有预防结核病的卡介苗（BCG），以及鼠疫耶尔森菌、布鲁氏菌、炭疽芽孢杆菌减毒活疫苗。②灭活疫苗通过物理或化学方法杀死病原菌，但仍保留其免疫原性。灭活疫苗的优点是安全有效，但接种剂量较大，需多次接种，只产生体液免疫应答，且副作用较活疫苗大。常用的有预防百日咳、伤寒、霍乱、钩端螺旋体病的灭活疫苗。③亚单位疫苗，将病原菌中有效的免疫原成分用化学方法提取或经基因工程生产制备的疫苗。常用的有脑膜炎奈瑟菌、肺炎链球菌等荚膜多糖亚单位疫苗。④基因工程疫苗，利用基因工程技术将编码病原菌抗原表位的基因导入真核或原核细胞表达系统中表达后制成的疫苗。其特点是安全、经济，适于批量生产，如肠产毒性大肠埃希菌的菌毛蛋白基因工程疫苗就是由菌毛蛋白基因片段表达制成的基因工程双价疫苗。⑤核酸疫苗，也称 DNA 疫苗，是将编码病原菌保护性抗原的基因重组到真核细胞表达载体中，经肌内注射或黏膜免疫导入人体内，使其在体内细胞中表达病原菌的抗原，刺激机体产生免疫应答反应。核酸疫苗是疫苗研究领域的热点之一，但其免疫机制、安全性等诸多问题尚在深入研究中。

（2）类毒素：类毒素（toxoid）是外毒素经 0.3%～0.4% 甲醛处理后，失去毒性但仍保留免疫原性的生物制品，能刺激机体产生足量的类毒素抗体（抗毒素）。常用的类毒素有白喉类毒素、破伤风类毒素等。类毒素可以与灭活疫苗混合制成联合疫苗，如将百日咳灭活疫苗、白喉类毒素、破伤风类毒素混合制备的百白破三联疫苗，可同时预防 3 种疾病。

2. 人工被动免疫

（1）抗毒素：将外毒素或类毒素多次免疫马等大型动物后，使其产生高效价的血清抗毒素（anti-toxin），分离和提取动物血清中的免疫球蛋白，并精制成抗毒素制剂。抗毒素主要用于外毒素所致疾病的治疗和紧急预防。用马血清制备的抗毒素注射人体易产生过敏性休克、血清病及局部过敏反应等，使用时应询问过敏史并做皮肤过敏试验。常用的抗毒素有精制白喉抗毒素、破伤风抗毒素和肉毒抗毒素。

（2）血清丙种球蛋白：血清丙种球蛋白是从正常人血浆中提取的丙种球蛋白制剂。大多数成人经历过隐性感染、显性感染或疫苗接种，故血清中含有多种病原菌的特异性抗体，其血清丙种球蛋白制剂对多种病原菌的感染均有一定的预防作用。丙种球蛋白制剂临床主要用于某些疾病的紧急预防，也可用于严重烧伤患者细菌感染的预防。

二、抗菌药物

抗菌药物是一类具有杀灭或抑制病原菌作用的药物，主要包括抗生素以及化学合成的药物。抗生素原指微生物来源的抗菌药物，现将人工化学修饰或半合成的衍生物也称为抗生素。而完全由人工合成的具有抗菌活性的化合物则称作抗菌药。

（一）抗菌药物的种类

抗生素和半合成抗生素种类很多，包括β-内酰胺类、大环内酯类、氨基苷类、四环素类、氯霉素类等。人工合成的化学抗菌药包括甲硝唑与替硝唑、喹诺酮类、磺胺类、呋喃类等。

抗菌药物分为广谱抗菌药和窄谱抗菌药。广谱抗菌药的抗菌作用范围广泛，不仅对革兰氏阳性菌和革兰氏阴性菌有效，而且对衣原体、支原体和立克次氏体等也有抑制作用，如四环素和氯霉素等；窄谱抗菌药只杀死或抑制革兰氏阳性菌或革兰氏阴性菌，或只作用于某属或某种细菌，如甲硝唑和替硝唑等主要用于抗厌氧菌。

（二）抗菌药物的作用机制

细菌与人体细胞在结构、组成和代谢等方面均存在差异，针对这些差异设计的抗菌药物可有效破坏细菌结构，干扰细菌代谢，而对人则无毒性。常用抗菌药物的作用机制见图2-10。

1. 抑制细菌细胞壁的合成　青霉素类、头孢菌素类等β-内酰胺类药物能抑制细菌细胞壁肽聚糖合成，导致细菌细胞壁缺陷，使细菌裂解死亡。哺乳动物细胞没有细胞壁，因此β-内酰胺类药物对人没的毒性较小。此外，万古霉素、杆菌肽、环丝氨酸也可抑制细菌细胞壁合成的不同阶段。

2. 影响细菌细胞膜的功能　多黏菌素等药物能选择性与细菌细胞膜中的磷脂及蛋白质结合，使细胞膜通透性增加，导致细菌死亡。

3. 抑制细菌蛋白质的合成　细菌核糖体沉降系数为70S，由30S与50S两个亚基构成。氯霉素、大环内酯类（红霉素、乙酰螺旋霉素）、林可霉素等药物能抑制细菌核糖体50S亚基，而链霉素、氨基苷类、四环素等药物能抑制细菌核糖体30S亚基，从而抑制细菌蛋白质的合成。哺乳动物细胞的核糖体由60S和40S两个亚基构成，因此不受此类药物的作用。

4. 抑制细菌核酸的合成　磺胺类药物能抑制二氢叶酸合成酶，抑制叶酸的合成。由于叶酸参与细菌核苷酸和氨基酸的合成，因此磺胺类药物可以抑制细菌的核酸代谢。利福平类药物能竞争性结合细菌的DNA依赖的RNA聚合酶，抑制细菌RNA的合成；喹诺酮类药物则可抑制细菌DNA的合成，从而抑制细菌生长。

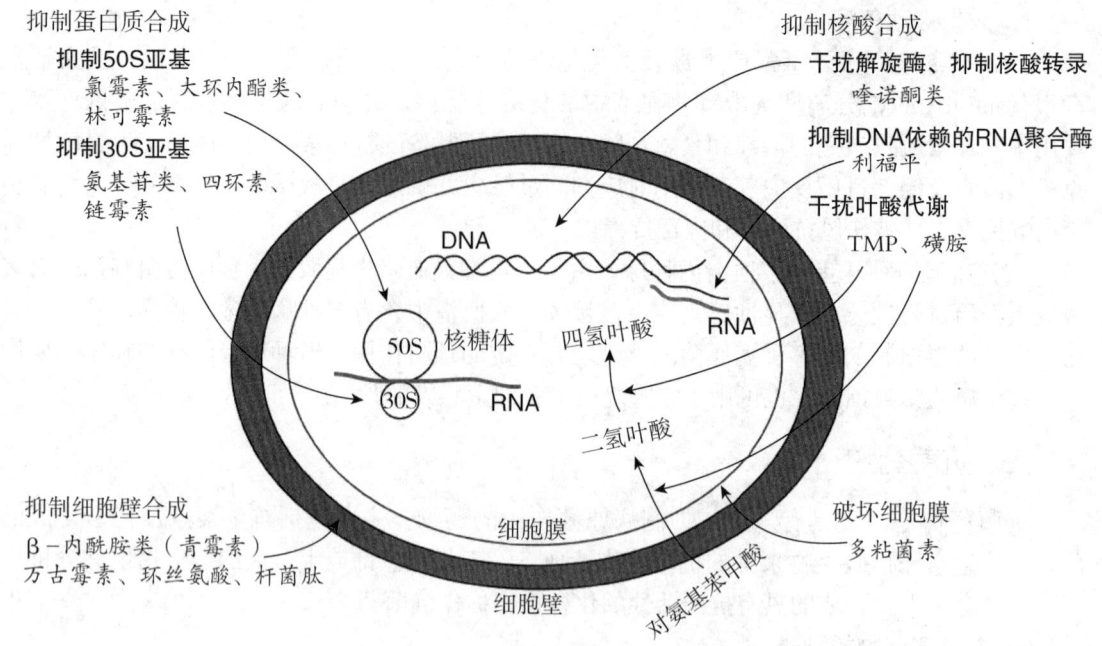

图 2-10 抗菌药物的作用机制

（三）细菌的耐药性

细菌在与抗生素对抗过程中形成了多种耐药机制，分为固有耐药性和获得耐药性。固有耐药性是指细菌对某些药物的天然不敏感，如革兰氏阴性菌有外膜屏障，使得这类细菌对抑制细胞壁合成的多种抗菌药物不敏感。获得耐药性是指细菌通过基因突变、基因的转移与重组等方式获得了耐药表型，如结核分枝杆菌产生多重耐药性与其染色体上多个独立耐药基因的突变累加有关，携带耐药性基因的 R 质粒在肠道菌中可通过接合、转导或转化的方式进行传递等。

近 20 年来，随着抗生素的广泛使用和滥用，越来越多的细菌产生了耐药性，甚至多重耐药性。目前临床上常见的耐药菌主要有金黄色葡萄球菌、大肠埃希菌、肠球菌、肺炎克雷伯菌和结核分枝杆菌等。控制耐药是临床抗菌药物治疗的关键问题，在抗感染过程中应避免滥用抗菌药物，最大限度防止耐药株的产生。

在医学实践中，可采用多种方法杀灭、去除和抑制外环境中致病微生物和其他微生物，以达到阻断传染病的传播、防止医院感染以及控制微生物污染等目的。

第六节　消毒灭菌与医院感染

一、消毒与灭菌

（一）消毒和灭菌的概念

1. 消毒（disinfection）　指杀灭或清除物体上和环境中的致病微生物，使之达到无害化的程度，但不能杀死细菌的芽胞。用于消毒的化学药物称为消毒剂。

2. 灭菌（sterilization）　指将物体上的所有微生物（包括致病微生物和其他微生物、细菌的繁殖体和芽孢)全部杀灭或清除,达到无菌程度。

(二)消毒和灭菌的方法

1. 物理法　利用物理因素杀灭或清除传播媒介上致病微生物和其他微生物的方法,称为物理消毒灭菌法。具有消毒与灭菌作用的物理因素有很多,如热力、电离辐射、微波、紫外线等。

(1) 热力消毒灭菌法:热力能破坏微生物的蛋白质与核酸,从而导致其死亡。热力消毒灭菌法包括湿热与干热两大类,在医疗实践中应根据具体情况选择有效适宜的热力消毒灭菌法。常用的热力消毒灭菌法有干烤法、巴氏消毒法、煮沸法和高压蒸汽灭菌法。①干烤法一般需加热至 160～170 ℃,2 小时,可杀灭包括芽孢在内的一切微生物,适用于玻璃器皿、瓷器等耐高温物品。②巴氏消毒法(Pasteurization)因由法国微生物学家巴斯德创用而得名,方法是 61.1～62.8 ℃加热 30 分钟或 71.7 ℃加热 15～30 秒。此法是用较低温度杀死物品中的病原菌或特定微生物,而不破坏物品中所含的不耐热物质的消毒方法,常用于牛奶和啤酒的消毒。③煮沸法主要用于一般外科器械、注射器、胶管和食具等的消毒,在 1 个标准大气压下,煮沸 100 ℃ 5 分钟可杀死细菌的繁殖体,杀死芽孢则需 1～2 小时。④高压蒸汽灭菌法是灭菌效果最好、目前应用最广泛的灭菌方法。通常在 103.4 kPa(1.05 kg/cm^2)的压力下,温度可达 121.3 ℃,维持 15～30 分钟,可杀死包括芽孢在内的所有微生物。此法适用于耐高温和不怕潮湿物品的灭菌,如普通培养基、生理盐水、手术器械、注射器、手术衣和敷料等。

(2) 辐射杀菌法:一定波长的紫外线及电离辐射可通过干扰 DNA、损伤细胞膜等作用机制,对多种微生物具有致死作用。波长为 200～300 nm 的紫外线具有杀菌作用,其杀菌机制是破坏细菌 DNA 结构,使同一条 DNA 上相邻的两个胸腺嘧啶通过共价键结合成二聚体,导致细菌的基因突变和死亡。紫外线穿透力较弱,普通玻璃、纸张等均能阻挡紫外线穿过,故紫外线只适用于手术室、传染病房、细菌实验室的空气和物体表面的消毒;电离辐射包括 γ 射线、高速电子和 X 线等,可产生游离基,破坏微生物的 DNA 和蛋白质等生物大分子,常用于一次性医用不耐热的塑料注射器、吸管、导管的灭菌。

(3) 滤过除菌法:滤过除菌是利用具有微细小孔的滤菌器除去液体中细菌的方法。该法常用于血清、抗毒素、抗生素及药液等不耐高温液体的除菌。滤菌器的种类很多,目前常用的有蔡氏滤菌器、玻璃滤菌器和薄膜滤菌器等。

2. 化学法　利用化学药物杀灭或抑制致病微生物生长繁殖的方法称为化学消毒法。化学消毒剂能影响细菌的化学组成、物理结构和生理活动,从而发挥防腐、消毒甚至灭菌的作用。化学消毒剂对人体组织细胞有害,所以只能外用或用于环境的消毒,主要用于体表、器械、排泄物或周围环境的消毒。化学消毒剂的应用主要有:

(1) 患者排泄物与分泌物:粪、尿、脓、痰等,一般用等量的 10% 漂白粉、5% 苯酚或 2% 甲酚搅拌均匀,作用 2 小时后倾去。

(2) 皮肤:2% 碘酊(消毒后用 70%～75% 乙醇脱碘)、0.5%～1% 聚维酮碘、70%～75% 乙醇、0.1%～0.5% 苯扎溴铵、2% 汞溴红等均可用于皮肤消毒。

(3) 手:一般用 2% 甲酚、0.1% 苯扎溴铵等洗手。

(4) 黏膜:口腔黏膜消毒可用 3% 过氧化氢;冲洗尿道、阴道、膀胱等可用 0.01%～0.1% 氯己定或 0.1% 高锰酸钾。

(5) 医疗器械:玻璃、搪瓷、橡胶及金属器械等常用 1∶200 稀释的"84"消毒液浸泡 30 分钟;各种内窥镜(胃镜、膀胱镜、纤维支气管镜)与不耐热的器械可用 2% 戊二醛浸泡

10~30分钟；硅胶管、锐利器械（剪刀、刀片等）与金属器械等可用2%戊二醛浸泡2~4小时；体温计、雾化吸入器及管道可用0.5%聚维酮碘或0.2%~1%过氧乙酸浸泡30分钟。

（6）空气：常用12.5%甲醛，25 ml/m³熏蒸12~24小时；或用甲醛40 ml加高锰酸钾30 g/m³熏蒸12~24小时；肝炎病房可用过氧乙酸3 g/m³熏蒸90分钟。

（三）影响消毒灭菌效果的因素

在消毒灭菌过程中，不论是物理方法还是化学方法，其效果都受多种因素的影响，如消毒灭菌处理的剂量、温度、湿度、酸碱度等，消毒剂的种类与性质，微生物的种类与污染程度等。掌握并利用这些因素，处理得当可提高消毒灭菌的效果，否则会削弱消毒灭菌的效果，在使用过程中应加以注意。

二、医院感染

医院感染也称医院获得性感染，是指患者在住院期间发生的感染，以及在住院期间获得而在出院后出现的感染。医务人员在医院内获得的感染也属医院感染。随着医院创伤性检查的增多及医疗活动的复杂化，医院感染率和死亡率居高不下，已成为当今医院面临的一个突出的公共卫生问题。

（一）医院感染的特点

1. **感染微生物** 引起医院感染的病原体以细菌为主，占90%以上，且多为革兰氏阴性杆菌。条件致病菌是引起医院感染的主要病原体，包括医院环境中的病原体和患者体内的内源性条件致病菌，如铜绿假单胞菌、金黄色葡萄球菌、表皮葡萄球菌、军团菌、大肠埃希菌等。由于广谱抗生素的不合理使用或滥用，从医院感染患者分离的细菌，大多具有耐药性，部分还是多重耐药菌株，使医院感染成为难治性感染。

2. **感染对象** 新生儿和老年人是医院感染的主要对象。此外，营养不良患者、烧伤及严重创伤患者、血液系统和全身各系统的肿瘤患者、先天性或获得性免疫缺陷病患者、慢性肝病尤其是肝硬化患者、糖尿病患者、慢性肾病患者、接受放射线照射治疗及化疗患者等免疫力低下人群，均易罹患医院感染。

3. **感染途径** 医务人员和器械是传播病原体的主要途径。患者可通过与医护人员之间的密切接触、空气飞沫、被污染的食物、饮用水、餐具等途径感染，也可通过导管、插管、内镜及使用呼吸机等损伤性医疗操作感染。此外，输液、输血、透析和器官移植等诊疗技术也易引起医院感染。

（二）医院感染的预防

控制医院感染危险因素是预防和控制医院感染的最有效措施，目前普遍认为易感人群、环境及病原微生物是发生医院感染的危险因素。各级医院均应设立医院感染控制委员会，评价和监测医院感染率、感染来源及耐药微生物株变迁，并及时指导预防措施的调整或改进。医院感染的标准预防措施有：①培训医务人员和监测其健康状况与携带微生物情况，并及时调整工作岗位；②正规施行创伤性诊疗中的无菌操作，对于患者血液、各种体液、粪、尿、痰及其他分泌物标本的检查与处理，应严格遵守消毒隔离规程；③正确使用灭菌和消毒措施，尽量应用热力或射线等可靠的物理灭菌法，正确认识与合理使用化学消毒剂，尤应注意有效时限和浓度。

三、生物安全

生物安全（biosafety）是指生物因素对社会、经济、人类健康及生物多样性和生态环境所产生的危害或潜在威胁。实验室的生物危害因素包括：①病原微生物（细菌、病毒、真菌、寄生虫）及相关毒素；②人或动物的血液、体液和组织等；③培养细胞、微生物的核酸及重组DNA等。

根据病原微生物的传染性、感染后对个体或者群体的危害程度，我国《病原微生物实验室安全管理条例》中将病原微生物分1～4四类，其中第1类和第2类病原微生物统称为高致病性病原微生物，其标本的取样、送检、保存和销毁均需严格按照生物安全的限制进行。值得注意的是，WHO的分类方法与上述分类有所不同，其将危险最高的病原微生物分为Ⅳ级。

根据实验室对病原微生物的生物安全防护水平（biosafety level，BSL）及实验室生物安全国家标准的规定，我国将实验室分为BSL-1至BSL-4级，BSL-1级防护水平最低，BSL-4级防护水平最高。我国法律法规明确规定BSL-1级、BSL-2级生物安全实验室不得从事高致病性病原微生物实验活动；BSL-3级、BSL-4级实验室必须获得上级有关主管部门批准后方可建设和从事相应的高致病性病原微生物实验活动。

小结

1. 细菌是单细胞微生物，主要有球形、杆状和螺形3种形态。细菌的基本结构包括细胞壁、细胞膜、细胞质和核质（也称拟核），某些细菌尚有荚膜、鞭毛、菌毛等特殊机构。根据革兰氏染色结果不同，将细菌分为革兰氏阳性菌和阴性菌，二者细胞壁结构不同。

2. 细菌以简单的二分裂方式进行无性繁殖，群体生长繁殖可分为迟缓期、对数期、稳定期和衰亡期四个期，对数期细菌形态、染色、生物活性都很典型，是研究细菌生物学性状的时期。利用生化试验检测各类细菌的分解代谢产物，可以对细菌进行分类和鉴别。

3. 细菌遗传物质包括细菌染色体、质粒和噬菌体。细菌的各种遗传特性主要由细菌的染色体控制，质粒可控制细菌某些生物性状，如耐药性。细菌基因可发生突变、转移与重组，从而引起细菌形态结构、菌落、毒力和耐药性的变异。细菌基因转移的方式包括转化、转导、接合和溶原性转换。

4. 细菌的致病性与其毒力、侵入机体的途径及数量密切相关。细菌的毒力取决于它们对机体的侵袭力和产生的毒素。侵袭力与其表面结构（如荚膜、菌毛等）和产生的侵袭性酶（如透明质酸酶、血浆凝固酶等）有关。细菌毒素分为外毒素和内毒素两类，二者的来源、性质和作用不同。感染是指在一定条件下，入侵的病原体与机体相互作用而产生的病理过程。感染类型包括隐性感染、显性感染、带菌状态，其中显性感染可分为局部和全身感染。全身感染的临床表现有毒血症、菌血症、败血症、脓毒血症和内毒素血症。

小结

5. 人体体表及与外界相通的腔道（口腔、鼻咽腔、肠道、生殖泌尿道）中，均存在大量微生物，称为正常菌群。正常菌群在防御外来致病菌、营养、免疫和抗肿瘤作用方面均发挥着重要的作用。当正常菌群成员离开原来定居的部位，或机体免疫功能下降时，条件致病菌也会引起感染。

6. 人工主动免疫是将疫苗或类毒素等免疫原性物质接种于人体，刺激机体免疫系统主动产生免疫应答反应，从而对相应病原体产生特异性的预防作用，主要应用于感染性疾病的特异性预防。人工被动免疫是将含特异性抗体的免疫血清或纯化的免疫球蛋白等输入人体，使机体立即获得特异性免疫力的方法，多用于感染性疾病的治疗和紧急预防。

7. 抗菌药物是一类对病原菌具有杀灭或抑制作用的药物，包括抗生素以及化学合成的药物，主要通过破坏细菌细胞壁的合成、影响细菌细胞膜的功能、抑制蛋白质和核酸的合成等机制发挥抗菌和抑菌作用。

8. 消毒和灭菌是常用的杀灭微生物的方法，主要分为物理法和化学法。物理法又分为热力灭菌法、紫外线与射线杀菌法和滤过除菌法，可以破坏微生物的核酸、蛋白质及酶系统，以及损伤细菌细胞膜等。化学法是利用化学药物杀菌或抑制病原菌生长繁殖的方法。化学消毒剂使菌体蛋白变性或凝固、干扰细菌的酶系统或改变细胞膜的通透性。

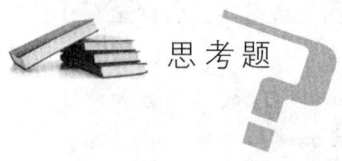

思考题

1. 比较革兰氏阳性菌与革兰氏阴性菌细胞壁结构的特征。
2. 简述构成细菌侵袭力的物质基础。
3. 比较内毒素与外毒素的主要区别。
4. 简述致病菌引起人体全身性感染后临床常见的几种情况。
5. 简述紫外线的杀菌作用机制和注意事项。

（陈香梅　李　利）

第三章

化脓性球菌

学习目标

1. 掌握化脓性球菌的生物学性状：包括化脓性球菌的形态结构、培养特性、细菌生化反应特点、细菌鉴定、抗原、细菌分类及抵抗力。
2. 熟悉化脓性球菌的致病性与免疫：包括化脓性球菌的致病物质、所致疾病、抗原性及免疫。
3. 了解化脓性球菌的实验室检查（标本采取、分离培养及鉴定），化脓性球菌的防治原则。

球菌是细菌中的一类，其中大多数为非致病菌，只有少数可引起人类疾病，称为病原性球菌。此类致病性球菌在临床上主要引起化脓性炎症，故又称为化脓性球菌。根据革兰氏染色性不同，可分为革兰氏阳性球菌和革兰氏阴性球菌两大类：①革兰氏阳性球菌，包括葡萄球菌、链球菌、肺炎链球菌。②革兰氏阴性球菌，包括脑膜炎奈瑟菌和淋病奈瑟菌。

第一节 葡萄球菌属

葡萄球菌广泛分布于自然界（空气、水、土壤、尘埃及一般物品表面）、人和动物的体表及和外界相通的腔道中，葡萄球菌属中绝大多数细菌为非致病菌，只有少数细菌具有致病性。在临床上主要引起化脓性感染。某些菌株还可引起食物中毒、皮肤烫伤样综合征、毒性休克综合征等。致病性葡萄球菌在人群中携带率很高，医护人员的带菌率可达70%，是医院内交叉感染的重要传染源。

一、生物学性状

（一）形态与结构

菌体形态为球形或椭圆形，直径为0.8～1.2 μm，平均1.0 μm左右，典型的葡萄球菌排列呈葡萄串状（图3-1）。在脓汁或液体培养基中常呈单个、呈双或呈短链状排列。葡萄球菌在结构上无鞭毛，无芽孢，在体外培养基中培养葡萄球菌一般不形成荚膜，但幼龄培养物可见荚膜。革兰氏染色阳性。在细菌生长第三、四期（稳定期和衰退期）革兰氏染色可为阴性。

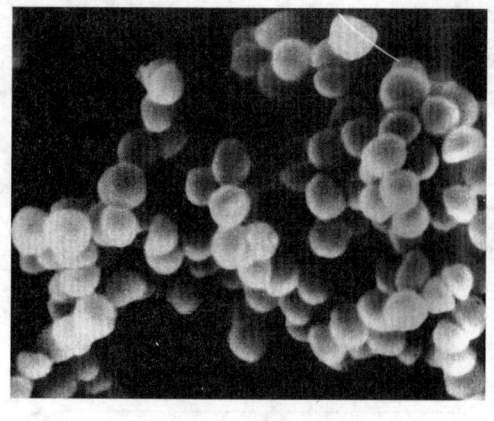 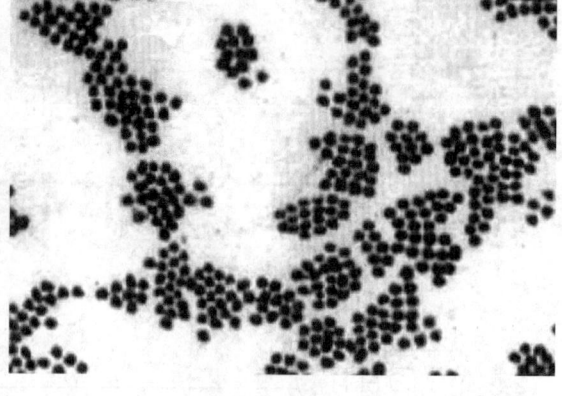

扫描电镜图　　　　　　　　　　　　　　　光学显微镜图

图 3-1　葡萄球菌形态

（二）培养特性与生化反应

葡萄球菌对营养要求不高，在普通培养基上生长良好，需氧或兼性厌氧，最佳培养温度 37 ℃，最适 pH 值为 7.6。葡萄球菌对 NaCl 的耐受性较强，能在含 10% ～ 15% NaCl 培养基中生长，故高盐培养基可作为葡萄球菌的选择培养基。

葡萄球菌接种到培养基中经 37 ℃ 24 h 培养可出现：①液体培养基中呈均匀浑浊生长。②普通琼脂平板表面形成隆起、湿润、光滑、不透明、边缘整齐并带有颜色的菌落（葡萄球菌可产生金黄色、白色和柠檬色色素）。③血琼脂平板上致病性金黄色葡萄球菌可形成透明溶血环（β 溶血环）。④半固体培养基中沿穿刺线生长。

葡萄球菌可产生过氧化氢酶（触酶实验阳性），可分解多种糖类（葡萄糖、麦芽糖和蔗糖等）产酸不产气。致病菌株可分解甘露醇。

（三）抗原构造

葡萄球菌菌体含有多种抗原，其中与医学相关的抗原主要有以下几种。

1. 葡萄球菌 A 蛋白（SPA）　存在于葡萄球菌细胞壁的一种表面蛋白质。90% 以上的金黄色球菌菌株有此蛋白质。葡萄球菌 A 蛋白的意义有：①降低吞噬细胞的吞噬能力，SPA 与吞噬细胞争夺 IgG 的 Fc 段，从而降低抗体的调理作用。②协同凝集实验，SPA 与 IgG 的 Fc 段结合，IgG 的 Fab 段仍能与相应抗原发生特异性结合而使葡萄球菌菌体发生凝集，协同凝集实验已广泛用于可溶性抗原的检测。③ SPA 对 B 细胞是良好的促分裂原。

2. 多糖抗原　葡萄球菌所含的多糖抗原具有型特异性，其化学组成为葡萄球菌细胞壁磷壁酸中的核糖醇及甘油残基。

3. 荚膜抗原　大多数致病性金黄色葡萄球菌具有荚膜抗原，荚膜抗原与葡萄球菌的致病性有关。

（四）分类

葡萄球菌根据细菌生化反应、色素及致病物质可分为金黄色葡萄球菌、表皮葡萄球菌和腐生葡萄球菌。对人有致病作用的主要是金黄色葡萄球菌。3 种葡萄球菌的主要性状见表 3-1。

表 3-1　3 种葡萄球菌的主要性状

性状	金黄色葡萄球菌	表皮葡萄球菌	腐生葡萄球菌
菌落色素	金黄色	白色	白色或柠檬色
血浆凝固酶	+	-	-
溶血素	+	-	-
甘露醇分解	+	-	-
A 蛋白	+	-	-
耐热核酸酶	+	-	-
致病性	强	弱或无	无

（五）抵抗力

葡萄球菌在无芽孢细菌中抵抗力最强。耐干燥，在干燥的脓汁、痰液中能活 2～3 个月。加热 80 ℃ 30 min 才被杀死。在 5% 苯酚、0.1% 氯化汞中 10～15 min 死亡。对碱性染料敏感，如 0.1% 的甲紫溶液能抑制葡萄球菌的生长，故临床上常用 2%～4% 的甲紫溶液治疗皮肤和黏膜的化脓性感染、白色念珠菌感染、烫伤及烧伤等。对抗生素（如青霉素、头孢类、阿莫西林、红霉素和庆大霉素等）和磺胺类药物敏感。但易产生耐药性，近年来耐药菌株逐年增多，如金黄色葡萄球菌对青霉素 G 的耐药菌株达 90% 以上，故在临床上合理使用抗菌药物非常重要。

二、致病性与免疫性

（一）致病物质

金黄色葡萄球菌可产生多种侵袭性酶和外毒素，毒力较强，是葡萄球菌属中的主要致病菌。主要包括以下几种：

1. 血浆凝固酶　是一种可以使含有抗凝剂（枸橼酸钠或肝素）的动物（人或家兔等）血浆发生凝固的酶类物质。绝大多数致病菌株（如金黄色葡萄球菌）可以产生此酶，而非致病菌（如表皮葡萄球菌、腐生葡萄球菌等）一般不产生。故血浆凝固酶可作为鉴别葡萄球菌有无致病性的重要指标。葡萄球菌产生的凝固酶根据作用特点分为两种。①游离型血浆凝固酶：游离型血浆凝固酶是在葡萄球菌菌体内合成并分泌到菌体外，故称游离型血浆凝固酶。此酶被人或家兔血浆中的协同因子激活后，可使液态的纤维蛋白原转变成固态的纤维蛋白，使血浆凝固。同时固态的纤维蛋白可沉积在病灶周围将病灶包裹起来，从而使病灶局限不易扩散。②结合型血浆凝固酶：结合型血浆凝固酶由金黄色葡萄球菌菌体内合成并不释放而存在于菌体表面，结合型血浆凝固酶可激活纤维蛋白酶原转变成固态纤维蛋白并沉积于菌体表面，沉积于细菌表面的纤维蛋白可使细菌相互粘连而形成菌栓，所形成的菌栓随血液可在全身不同部位引起多发性脓肿。此外，沉积在细菌表面的纤维蛋白可抵抗吞噬细胞的吞噬及体液中的抗菌物质的杀菌效应。

2. 葡萄球菌溶血素　致病性葡萄球菌能产生溶血素，溶血素是一种外毒素，可损伤机体的红细胞、白细胞、血小板等多种组织细胞。溶血素还可以引起小血管收缩，导致局部组织缺血并坏死。葡萄球菌溶血素抗原性强，可经甲醛处理制成类毒素，用于葡萄球菌感染的防治。

3. **杀白细胞素** 大多数致病性葡萄球菌均能产生。杀白细胞素能破坏机体的吞噬细胞，降低机体的固有免疫力，从而增强细菌病性。

4. **肠毒素** 由金黄色葡萄球菌产生的一种外毒素，可引起食物中毒。肠毒素耐热，煮沸30 min仍保持部分活性。金黄色葡萄球菌污染食物后在20～22℃经8～10 h即可产生肠毒素，食用含有金黄色葡萄球菌的食品后，可引起食物中毒。

5. **表皮剥脱毒素** 表皮剥脱毒素化学成分为蛋白质，是一种外毒素，该毒素抗原性强，可制成类毒素。表皮剥脱毒素能分离皮肤表层细胞，使表皮与真皮脱离，引起剥脱性皮炎（又称烫伤样皮肤综合征）。

6. **毒性休克综合征毒素-1** 从临床上分离金黄色葡萄球菌菌株，有20%左右的菌株可以产生毒性休克综合征毒素-1，它能引起机体发热，增强机体对内毒素的敏感性，并可诱导机体产生多种细胞因子引起休克，导致机体多器官功能紊乱及衰竭。

（二）所致疾病

金黄色葡萄球菌引起的感染主要包括由金黄色葡萄球菌侵袭引起的化脓性感染以及由金黄色葡萄球菌产生的多种外毒素所致的中毒性感染。

1. **侵袭性疾病** 主要引起化脓性炎症，包括局部化脓性感染及全身感染。①局部化脓性感染，包括皮肤软组织感染（如疖、痈、毛囊炎、脓包疮、蜂窝织炎及伤口化脓等）。②全身性感染，金黄色葡萄球菌可通过多种途经（如挤压疖、痈或切开未成熟脓肿等）进入淋巴管或血液扩散到全身，细菌在血液中大量繁殖而引起败血症，严重者细菌随血液转移到全身各组织器官引起化脓性感染，即脓毒血症。

2. **毒素性疾病** 金黄色葡萄球菌可产生多种外毒素引起机体中毒性感染。①肠毒素，进食含肠毒素的食物可引起食物中毒。食物中毒起病急，常于进食后数小时发生，先有恶心、呕吐、中上腹痛，继而腹泻，一般1～2天可自行恢复，如治疗不及时可导致脱水性休克。②表皮剥脱性毒素，表皮剥脱性毒素可引起烫伤样皮肤综合征，患者多为幼儿或免疫力低下者，开始皮肤起红斑、1～2天表皮起皱，继而出现含有无菌清亮液体的大疱，最后表皮上层大片脱落，预后不好。③毒性休克综合征毒素，可引起毒性休克综合征。主要表现为急性高热、低血压、红斑皮疹伴脱屑、肾衰竭，也可出现呕吐、腹泻及肌痛等症状。严重者可出现休克，多见与女性。常于月经期发病，死亡率高。细菌一般不进入血液，可从患者阴道、妇女月经期使用品、伤口或其他局部受感染的组织分离出金黄色葡萄球菌。

3. **菌群失调症** 金黄色葡萄球菌对多种抗生素具有耐药性，如长期滥用抗生素导致肠道内菌群失调，可引起假膜性肠炎，其病理特点是肠黏膜覆盖有一层炎性假膜，假膜由炎性渗出物、肠黏膜坏死组织和细菌组成。主要临床表现以腹泻为主，并可排出类似肠黏膜的假膜。

（三）实验室检查

1. **标本采集** 根据不同的病型采取不同的标本。化脓性病灶采取脓汁、渗出液；疑为败血症采取血液；食物中毒采取剩余食物、呕吐物和粪便等。

2. **直接涂片镜检** 取标本涂片，经革兰氏染色后镜检。一般根据细菌形态、排列和染色特性可作出初步诊断。

3. **分离培养与鉴定** 脓汁标本直接接种在血琼脂平板上。血液标本先经肉汤增菌再接种血琼脂平板，经37℃培养18～24h，挑选可疑菌落先做革兰氏染色镜检，然后做必要的鉴定试验（如细菌生化反应、血浆凝固酶试验及免疫学试验等）。

4. 葡萄球菌肠毒素检查　常用方法有动物试验，酶免疫标记试验（ELISA），间接血凝试验，琼脂扩散试验等。其中以 ELISA 最为合适，简便、快速、敏感。

（四）防治原则

注意个人卫生和消毒隔离，加强医院管理，严格无菌操作，防止医源性感染。皮肤有创伤应及时消毒处理，防止感染。对食堂和饮食行业加强卫生监督。皮肤有化脓感染者，尤其是手部感染未治愈前不宜从事食品制作或饮食服务行业。

目前对抗生素耐药的金黄色葡萄球菌菌株日益增多，因此必须根据药物敏感试验结果选用敏感抗菌药物。对反复发作的疖病者，可试用自身菌苗疗法，有一定的疗效。

第二节　链球菌属

链球菌是化脓性球菌中的另一大类常见细菌。形态为球形，成链状或成双排列，革兰氏染色阳性。在自然界及正常人体分布广泛，大多数为人体的正常菌群，一般不致病。致病性链球菌可引起人类多种化脓性感染（如猩红热、丹毒、新生儿败血症及亚急性细菌性心内膜炎等）及超敏反应性疾病（如风湿热、急性肾小球肾炎等）。

一、生物学性状

（一）形态与结构

链球菌的菌体呈球形或卵圆形，直径为 0.6～1.0 μm，呈链状排列，长短不一，菌链的长短与生长环境有关，如在液体培养基中培养成长链状，在固体培养基中培养则成短链状（图 3-2）。链球菌无芽孢，无鞭毛，有菌毛样结构，可形成成分为透明质酸的荚膜。革兰氏染色阳性，但是在陈旧培养基中衰老、死亡或被吞噬细胞后链球菌可呈革兰氏阴性。

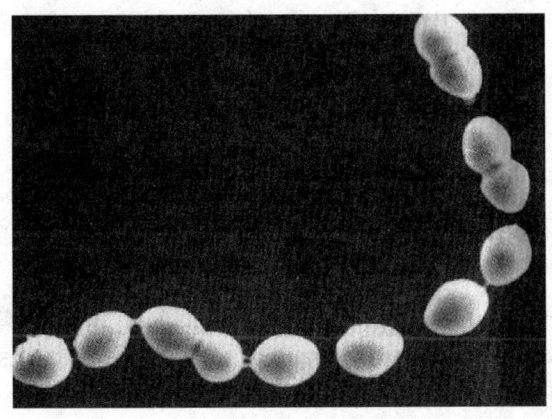
扫描电镜图

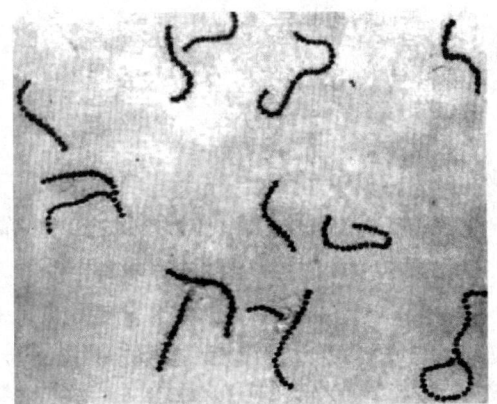
光学显微镜图

图 3-2　链球菌形态

（二）培养特性及生化反应

链球菌属于需氧或兼性厌氧。营养要求较高，须在含血液、血清、葡萄糖等的培养基中才能生长。最适生长温度为 37℃，最适 pH 值为 7.2～7.6。在血清肉汤中可形成长链，管底呈絮状沉淀，上清液清亮。在血琼脂平板上经过 18～24 h 培养，可形成灰白色、圆形、突起、表面光滑、边缘整齐、直径 0.5～0.75 mm 的小菌落。不同菌株有不同的溶血现象（如乙型溶血性链球菌在血平板上形成宽大透明的溶血环）。

链球菌可分解葡萄糖产酸不产气，对乳糖、甘露糖及山梨醇等的分解因菌株不同而有差异。不被胆汁溶解，此特点可用来鉴别甲型链球菌与肺炎链球菌。

（三）分类

1. 根据溶血现象分类　链球菌根据在血平板上出现的溶血现象分为 3 类。

（1）甲型链球菌（α）：又称草绿色链球菌，此型链球菌可在菌落周围形成 1～2 mm 宽的草绿色环，此环形似溶血环但非溶血环，是链球菌在繁殖过程中产生的过氧化氢使血红蛋白被氧化成正铁血红蛋白而出现的现象。甲型链球菌一般为条件致病菌，致病力较弱，在机体免疫力下降的情况下可引起亚急性细菌性心内膜炎及泌尿道等组织感染。

（2）乙型溶血性链球菌（β）：乙型链球菌可产生溶血素，在血平板上菌落周围形成 2～4 mm 宽、界线分明、完全透明的溶血环，溶血环中的红细胞完全被溶解，故称溶血性链球菌。乙型溶血性链球菌致病力强，可引起人和动物多种疾病（如急性化脓性感染、猩红热及超敏反应等）。

（3）丙型链球菌（γ）：丙型链球菌不产生溶血素，在血平板上菌落周围无溶血环，一般致病性很弱，偶尔在人体免疫力低下时引起感染。

2. 根据抗原构造分类　按细菌细胞壁多糖抗原的不同，可将链球菌分成 A、B、C、D、E、F、G、H、K、L、M、N、O、P、Q、R、S、T、U 及 V 共 20 个群，对人致病的链球菌 90% 属 A 群，其他群一般少见感染。在同群链球菌之间，可根据蛋白质结构的差异进行分型，如 A 群链球菌根据细菌表面蛋白质抗原的差异可分成 100 多个型。

（四）抵抗力

本菌抵抗力不强，一般不耐热，大多数链球菌经巴氏消毒法即可被杀死，对一般消毒剂敏感。乙型溶血性链球菌对青霉素、红霉素、磺胺等药物均很敏感，青霉素常作为链球菌感染的首选药物。

二、致病性与免疫

（一）致病物质

A 群链球菌（乙型溶血性链球菌）又称化脓性链球菌，有较强的侵袭力，可通过产生多种外毒素和侵袭性酶以及菌体结构而致病。

1. 菌体表面结构　链球菌某些表面结构具有致病作用，具体包括：①存在于链球菌胞壁中的脂磷壁酸可黏附于机体皮肤和黏膜等表面，是链球菌的主要侵袭因素。②存在于细胞壁中的 M 蛋白，具有抗吞噬作用，并与心肌及肾小球基底膜等组织具有共同抗原，通过交叉免疫反应可引起超敏反应导致相应组织损伤。

2. 致热外毒素　曾被称为红疹毒素或猩红热毒素，主要是由乙型溶血性链球菌产生的一种外毒素，化学性质为蛋白质，抗原性强，可刺激机体产生相应的抗体。此毒素的主要毒性作用包括：①致热作用，此毒素可促使机体的免疫细胞释放内源性致热原，内源性致热原可作用于机体的体温中枢而引起机体发热。②细胞毒作用，致热外毒素可引起机体各组织器官出现炎症反应而导致组织损伤，并可引起皮疹，故又称猩红热。

3. 链球菌溶血素　主要由乙型溶血性链球菌产生，链球菌溶血素包括两种类型：①链球菌溶血素O（streptolysin O，SLO），SLO对氧敏感，遇氧时可暂时失去溶血活性。SLO对红细胞的溶解作用最强，SLO也对中性粒细胞有破坏作用，对哺乳动物的血小板、巨噬细胞、神经细胞等有毒性作用。SLO还可引起心肌细胞损伤。SLO抗原性强，链球菌感染后2~3周至病愈后数月到一年内，85%~90%的患者血液中可出现SLO的抗体。风湿热及其活动期患者SLO抗体显著增高，故临床上可测定SLO抗体含量，作为链球菌近期感染的指标之一，并可作为风湿热及风湿热活动性的辅助诊断。②链球菌溶血素S（streptolysin S，SLS），链球菌在血琼脂平板上菌落周围的β溶血环即由SLS所致。SLS是具有磷脂酶活性的小分子糖肽、无免疫原性，对氧稳定，对热及酸敏感。SLS可引起血管内溶血及肾小管坏死。SLS也可破坏白细胞和多种组织细胞。

4. 侵袭性酶类　链球菌所产生的侵袭性酶类主要有三种，他们以不同的方式促进细菌感染过程中在组织间扩散。①透明质酸酶，又名扩散因子，能分解结缔组织基质中的透明质酸，从而使细菌更易在机体组织中扩散。②链激酶（streptokinase，SK），又称链球菌溶纤维蛋白酶。能使血浆中的纤维蛋白酶原转化成纤维蛋白酶，纤维蛋白酶可溶解血块或阻止血浆凝固，有利于细菌在组织中扩散。由于链激酶具有抗凝血作用，临床上可用来治疗血栓性疾病，如目前国内研究的重组链激酶在治疗急性心肌梗死中有很好的疗效。③链道酶（streptodonase，SD），又称链球菌DNA酶。能分解脓液中黏稠的DNA，使脓液稀薄，促进细菌在组织中扩散。由于SK和SD能致敏T淋巴细胞，引起由T淋巴细胞介导的迟发型超敏反应，所以临床上可通过此型迟发型超敏反应来检测人体的细胞免疫功能，又称SK-SD皮试。此外临床上也利用SK、SD来液化化脓性病灶中的脓液，使脓液变稀，以利于抗菌药物的治疗。

（二）所致疾病

临床上链球菌感染主要由A群链球菌引起，占90%左右，传染源主要是患者及带菌者。临床上所致疾病主要包括化脓性炎症、猩红热和超敏反应三类。

1. 化脓性炎症　链球菌可引起机体多种组织化脓性炎症，常见的有扁桃体炎、咽炎、咽峡炎、鼻窦炎、产褥感染、中耳炎、乳突炎、淋巴管炎、淋巴结炎、蜂窝织炎、痈、脓疱疮等局部及全身组织感染，由于链球菌可产生透明质酸酶、链激酶及链道酶等致病物质，所以其引起的化脓性炎症的特点是化脓病灶与周围组织界限不清，脓汁稀薄，病灶易扩散。

2. 猩红热　猩红热是由产生致热外毒素的A群链球菌所引起的，多见于儿童，成人也有发生。临床病理属中毒性反应。传染源为患者或带菌者，主要以飞沫经空气传播。临床特征为发热、咽炎及全身弥漫性鲜红色皮疹，退疹后出现明显脱屑。少数患者出现心、肾等器官损害。

3. 超敏反应　由于链球菌表面的M蛋白与机体的某些组织（如肾小球基底膜）有共同抗原，由链球菌所致的免疫应答可以与机体组织出现交叉反应，引起Ⅱ型超敏反应导致组织损伤。链球菌所产生的可溶性抗原与相应的抗体结合，形成免疫复合物，免疫复合物可沉积于如血管壁、肾小球基底膜、关节滑膜及心脏瓣膜等组织，引起由免疫复合物所致的Ⅲ型超敏反应，导致相应疾病如风湿热、风湿性关节炎、心脏瓣膜炎症及急性肾小球肾炎等。

其他链球菌在一定条件下也可致病，如甲型链球菌可通过拔牙、扁桃体手术等进入血液，引起亚急性细菌性心内膜炎。产妇分娩后如果感染链球菌，引起化脓性子宫内膜炎，又称产褥热，产妇分娩时链球菌也可感染新生儿引起新生儿肺炎、脑膜炎、败血症等。变异链球菌与龋齿关系密切。总之链球菌可引起机体多组织器官的感染。

三、实验室检查

（一）标本采集

标本的采集要根据不同的发病组织以及病情采取相应的标本，如化脓性感染取病灶的脓汁，咽喉、鼻腔等病灶用棉拭子取分泌物，败血症取血液标本等。风湿热、急性肾小球肾炎可取血液分离血清，测定血清中抗链球菌溶血素O的抗体。

（二）直接涂片染色镜检

脓汁直接涂片镜检，发现有典型球形、链状排列、革兰氏阳性球菌可做出初步诊断。

（三）分离培养与鉴定

脓汁、棉拭子取的分泌物可先接种于血琼脂平板上进行分离培养，取可疑菌落作细菌生化鉴定及免疫学鉴定。血液标本可直接接种于含葡萄糖的血肉汤中增菌培养，然后作细菌生化鉴定及免疫学鉴定。

（四）血清学检查

血清学鉴定是取血液标本，分离出血清，测定血清中抗链球菌溶血素O抗体，简称抗"O"试验，常用于风湿热、急性肾小球肾炎等的辅助诊断。患者血清中抗"O"抗体比正常人显著增高，如果效价大于500单位以上，有诊断意义。

四、防治原则

积极治疗带菌者和患者，以减少传染源。对急性咽峡炎和扁桃体炎患者应彻底治疗，防止急性肾小球肾炎和风湿热的发生。A群链球菌的感染，青霉素G为首选治疗药物，也可选用磺胺（SMZ）、红霉素等。各种医疗操作必须严格的无菌操作、防止出现医源性交叉感染。

第三节　肺炎链球菌

肺炎链球菌属，又称肺炎球菌。广泛分布于自然界，常寄居于正常人的上呼吸道中，多数不致病，少数可致病，临床上引起大叶性肺炎、中耳炎及鼻窦炎等疾病。

一、生物学性状

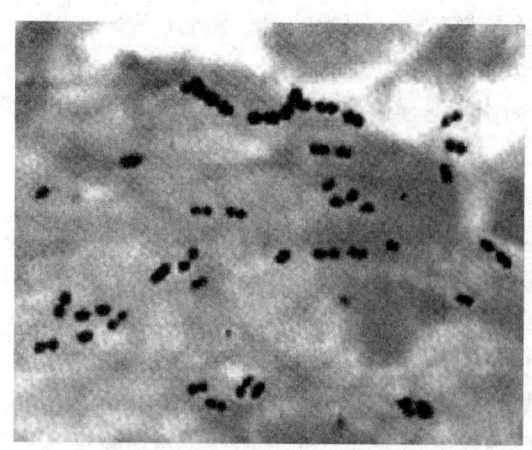

图3-3　肺炎链球菌

（一）形态与结构

肺炎链球菌形态呈球形，菌体呈矛头状，宽端相对，尖端相背，一般呈双排列，也可呈单个及短链状排列，革兰氏染色阳性（图3-3）。无鞭毛、芽孢。致病性肺炎球菌在机体内或营养丰富的培养基中可形成荚膜，荚膜是肺炎球菌的主要致病物质。

（二）培养与生化反应

肺炎球菌对营养要求较高，需在含血液或血清的培养基上才能生长，兼性厌氧。在血琼脂平板上菌落周围可形成草绿色环，与甲型链球菌菌落相似，应注意鉴别。肺炎球菌可产生自溶酶，在培养超过 48 小时后，菌落常因菌体自溶使中央下陷呈脐状，自溶酶可被胆汁或胆盐激活，使细菌加速溶解，故常做胆汁试验与甲型链球菌鉴别。

（三）抗原结构与分型

肺炎链球菌抗原有多糖抗原，按多糖抗原的差异可将肺炎链球菌分成 90 个血清型，某些型还可以分为若干个亚型。

（四）抵抗力

肺炎链球菌抵抗力较弱，用巴氏消毒法很易杀死，对一般的消毒剂均敏感。

二、致病性与免疫性

（一）致病物质

肺炎链球菌的主要致病物质是肺炎链球菌所形成的荚膜，细菌荚膜具有抗吞噬作用，有荚膜的肺炎链球菌有致病力，失去荚膜的肺炎链球菌一般无致病力。

（二）所致疾病

肺炎链球菌主要引起大叶性肺炎。肺炎球菌常寄生在正常人的口腔及鼻咽腔等上呼吸道，一般不致病，只形成带菌状态，当机体免疫力下降时才致病，肺炎后可继发胸膜炎、脓胸等。肺炎球菌也可引起中耳炎、乳突炎、败血症、脑膜炎及败血症等。

（三）免疫性

肺炎球菌感染后，机体可获得牢固的特异性免疫。故可抵抗同型肺炎球菌的再感染。

三、实验室检查

临床上可根据不同的病种取相应的标本（如痰、脓液、血液及脑脊液等），进行细菌学鉴定及免疫学鉴定。

四、防治原则

肺炎球菌对抗生素多敏感，但近年来对抗生素耐药的菌株日益增多，因此通过药物敏感试验选择抗生素治疗非常重要。预防主要用多价肺炎链球菌荚膜多糖疫苗进行特异性预防，效果较好。

第四节　奈瑟菌属

奈瑟菌属是一群革兰氏阴性双球菌。本属菌无鞭毛、芽孢，有菌毛。种类较多，有十余种，其中多数细菌无致病性，对人致病的主要有脑膜炎奈瑟菌和淋病奈瑟菌两种。

一、脑膜炎奈瑟菌

脑膜炎奈瑟菌俗称脑膜炎球菌，是流行性脑脊髓膜炎的（流脑）的病原菌。

（一）生物学性状

1. 形态与结构　本菌形态为球形、革兰氏染色阴性、常成双排列。菌体呈肾形，凹面相对。直径 0.6～0.8 μm。人工培养后呈卵圆形或球形，排列不整齐。在患者脑脊液标本中，常位于中性粒细胞之中，菌体形态典型（图 3-4）。新分离菌株大多数有荚膜和菌毛，无鞭毛、无芽孢。

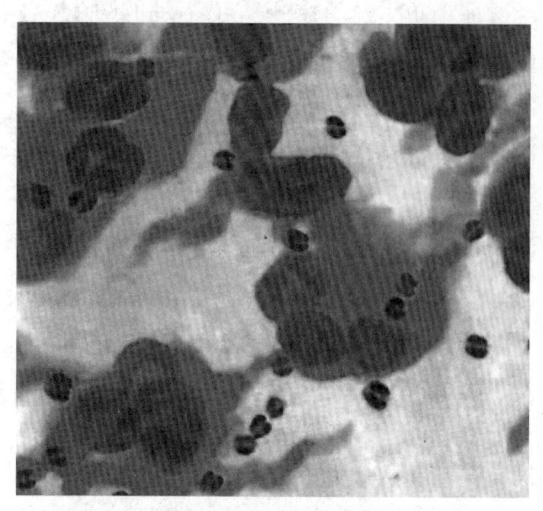

图 3-4 脑膜炎奈瑟菌

2. **培养特性与生化反应** 脑膜炎奈瑟菌对营养要求较高，在一般普通培养基中生长不良，在含有血液、血清、腹水、卵黄及肝浸液等的培养基中生长良好。最常用的培养基是巧克力血琼脂培养基（将含有血液的琼脂培养基加热 80 ℃，血液经加热后呈巧克力色，故名巧克力色培养基）。专性需氧，初次分离须加 5%～10%CO_2。在巧克力血琼脂平板上，经 37 ℃、24 h 培养后，可形成直径 1.0～1.5 mm、圆形、无色透明、似露滴状的菌落。无溶血现象。可产生自溶酶，人工培养常发生自溶而死亡。脑膜炎奈瑟菌大多数菌株可分解葡萄糖等，产酸不产气。因其能分解麦芽糖的特点可与淋病奈瑟菌区别。

3. **分类** 我国目前根据脑膜炎奈瑟菌菌体荚膜多糖抗原性的不同，将脑膜炎奈瑟菌分为 13 个血清群，对人致病的多属 A、B、C、Y 和 W135 群，其中以 C 群致病力最强。我国以 A 群为主，A 群患者占总数的 95%，近年来 B 群及 C 群的发病有上升趋势。

4. **抵抗力** 脑膜炎奈瑟菌对外界各种理化因素的抵抗力很弱，对干燥、热及寒冷等极为敏感，在室温中数小时即死亡，巴氏消毒法立即死亡，对一般消毒剂（如 75% 乙醇、0.1% 苯扎溴铵、1% 苯酚等）很敏感，可迅速被杀灭。对磺胺、青霉素、链霉素等药物敏感，但在治疗时要考虑血-脑屏障的作用。

（二）致病性与免疫性

1. **致病物质** 脑膜炎奈瑟菌的致病物质主要包括荚膜、菌毛和内毒素，其中内毒素为主要致病物质。

2. **所致疾病** 脑膜炎奈瑟菌是流行性脑膜炎的病原菌。传染源是患者及带菌者，通常在正常人体的鼻咽部可分离到该菌，脑膜炎流行期间该菌的带菌率可达 50%。脑膜炎奈瑟菌主要通过飞沫经呼吸道传播。被感染后是否发病以及疾病的发展过程主要取决于机体的免疫状态，如机体的免疫力正常一般不发病，可成为带菌者，是重要的传染源。如机体的免疫力下降则可发病，流行性脑膜炎的发病过程一般分为 3 个阶段：①病原菌首先先侵入机体的鼻咽部，根据病菌毒力、数量和机体免疫力强弱不同，病情轻重不一。大多数感染者一般无症状或表现为轻度上呼吸道炎症。②免疫力低下的患者病菌可突破鼻咽部黏膜侵入血液引起菌血症或败血症，患者可出现突然高热、恶心、呕吐、皮肤表面出现出血点或出血斑等症状。③病菌进入血液后，极少数患者病菌可突破血-脑屏障而进入脑部引起脑脊髓膜化脓性炎症，出现脑膜刺激症状，如剧烈头痛、喷射性呕吐、颈项强直等。严重者可出现由内毒素所致的相关病理变化，如微循环障碍、中毒性休克、DIC、肾上腺出血等，预后较差。

3. **免疫性** 脑膜炎奈瑟菌感染后，机体可以产生对同型病菌以体液免疫为主的牢固免疫力。二次感染发病的可能性较小或发病后症状较轻。在人群中儿童血-脑屏障发育还不完善，而且免疫力较低，所以儿童发病率远高于成年人。流脑疫苗的接种可以有效预防脑膜炎奈瑟菌的感染。

(三)实验室检查

1. 标本采集　脑膜炎奈瑟菌感染者的标本采集可取患者的脑脊液、血液,或者取刺破出血斑挤出的淤血。带菌者检查可用无菌棉拭子取鼻咽腔的黏膜渗出物。由于脑膜炎奈瑟菌的抵抗力非常低,故标本采取后应注意保暖保湿并立即送检。最好是床边接种。

2. 直接涂片镜检　取患者脑脊液离心沉淀物或刺破淤血斑挤出的淤血直接涂片,革兰氏染色后镜检,如在上述标本中检出革兰氏阴性、呈双排列的球菌,或在中性粒细胞内外查到革兰氏阴性双球菌,可作出初步诊断。

3. 分离培养与鉴定　培养基及待检标本在接种前应先放入温箱中保温,最好作床边接种以防止细菌死亡,严格无菌操作避免污染。血液或脑脊液先接种至血清肉汤培养基增菌培养,增菌培养后取细菌在经预温的巧克力色培养基上画线分离接种,然后置于 5% ~ 10% CO_2 环境中培养 18 ~ 24 h。挑取可疑菌落涂片染色镜检,并作细菌生化和免疫学鉴定。利用免疫标记技术(免疫酶标记、荧光标记等)可对该病做出快速诊断。

(四)防治原则

流行期间,因为轻度感染者和带菌者是重要的传染源,所以有必要对人群中脑膜炎奈瑟菌带菌情况进行普查,如发现带菌者可对其进行预防性治疗,成年人可短期服用磺胺类药物。对易感儿童可接种脑膜炎奈瑟菌疫苗,对患者要尽早使用磺胺、青霉素等药物治疗,因为磺胺类药物容易通过血-脑屏障,治疗效果较其他药物更好。

二、淋病奈瑟菌

淋病奈瑟菌临床上又称淋球菌,是人类淋病的病原菌。淋病是一种危害性较大的性传播疾病,是目前临床上发病率最高的性传播疾病,人是淋病奈瑟菌唯一的宿主。

(一)生物学性状

1. 形态与结构　淋病奈瑟菌为革兰氏阴性球菌,成双排列,形似一对咖啡豆,与脑膜炎奈瑟菌极为相似,鉴别要点主要是标本来源(如淋病奈瑟菌标本一般为泌尿生殖系统的脓性分泌物,而脑膜炎奈瑟菌标本一般为鼻咽分泌物、血液及脑脊液等)。脓汁标本染色镜检特点①急性淋病,标本中淋病奈瑟菌由于吞噬细胞的吞噬,病菌大多数位于中性粒细胞内,中性粒细胞外较少。②慢性淋病,慢性淋病患者标本的经染色后镜下观察结果与急性淋病相反,是吞噬细胞内少而吞噬细胞外多(图3-5)。无芽孢和鞭毛,一般无荚膜,有菌毛。

2. 培养特性与生化鉴定　淋病奈瑟菌对营养要求较高,培养时多选用巧克力色血琼脂培养基,初次分离在含有 5% ~ 10% CO_2 的环境中,经 35 ~ 37 ℃、24 ~ 48 h 培养后,可形成圆形、凸起、灰白色的光滑型群落。淋病奈瑟菌只分解葡萄糖,产酸不产气,不分解其他糖类。氧化酶试验阳性。

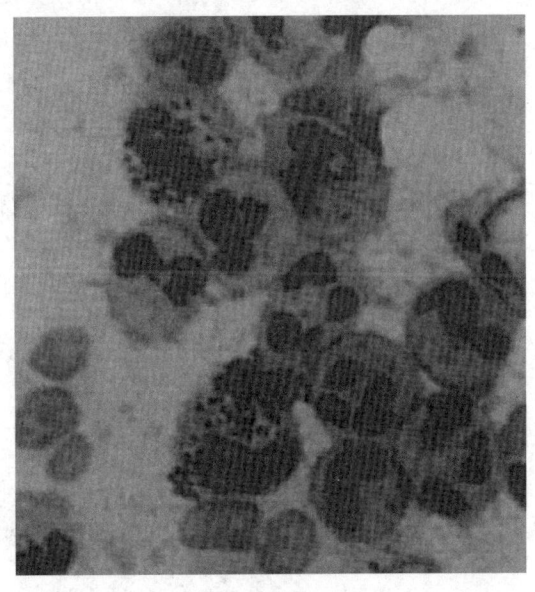

图 3-5　淋病奈瑟菌

3. 抵抗力　淋病奈瑟菌抵抗力极低，对热、冷、干燥极为敏感，在干燥环境中存活时间只有 1～2 h，湿热 55 ℃中 5～10 min 可被杀死。对多种抗生素（如磺胺、青霉素、红霉素等）敏感，但易产生耐药性，临床上应参照药敏试验选择敏感抗生素。

（二）致病性与免疫性

1. 致病物质　淋病奈瑟菌致病物质主要有菌毛、外膜蛋白、脂多糖和 IgA1 蛋白酶及内毒素等，具体表现为①菌毛，菌毛可以使菌体黏附于泌尿生殖道上皮组织细胞上，使病菌能在上皮细胞表面定居而生长繁殖。②外膜蛋白，外膜蛋白可破坏白细胞及黏膜上皮细胞，从而使机体的局部免疫力下降，病菌得以生存。③ IgA 蛋白酶，IgA 蛋白酶能破坏黏膜表面的免疫球蛋白 A（IgA），降低机体黏膜表面的免疫力，有利于细菌的黏附。④内毒素，内毒素能导致机体局部黏膜上皮细胞变性坏死。

2. 所致疾病　淋病奈瑟菌的唯一宿主是人。所致疾病俗称淋病，是临床上常见性传播疾病之一，是临床上发病率最高的一种性病。淋病患者及带菌者是主要的传染源，淋病主要通过性接触传染，也可通过间接接触被污染的物品（如卫生洁具、床单、毛巾等）而传染。淋球菌侵入泌尿道和生殖道感染。男性感染者可引起前尿道炎、前列腺炎及附睾炎等。女性感染者可引起泌尿道、阴道炎、宫颈炎、盆腔炎，可导致不孕症。若不及时治疗，可扩散到整个生殖系统，引起慢性炎症，后果严重。值得注意的是约 75% 的女性感染者感染后无明显临床症状，成为重要的传染源。如果孕妇感染淋球菌，在分娩时婴儿可被感染而引起淋菌性眼结膜炎，如不及时治疗可致角膜穿孔而失明。

（三）微生物学检查

1. 标本采集　取泌尿生殖道脓性分泌物。如需做细菌分离培养，女性患者应从宫颈部位取材，男性患者应从尿道口深入尿道 3～5 cm 处取材。

2. 直接涂片镜检　将脓汁分泌物涂片，革兰氏染色后镜检，在镜下检出革兰氏阴性双球菌可以诊断。如中性粒细胞内发现有革兰氏阴性双球菌，并且细胞内菌数较细胞外多时一般可诊断为急性淋病，如细胞内菌数较细胞外少时可诊断为慢性淋病。

3. 分离培养与鉴定　将标本（脓性分泌物）接种于巧克力色血琼脂平板（含万古霉素和多黏菌素 B 等）进行选择性分离培养，在含 5%～10% CO_2 环境下，37 ℃经 24～48 h 培养后，挑取可疑菌落进行增菌性纯培养，进一步进行细菌生化反应、免疫学等鉴定。

（四）防治原则

淋病属于性传播性疾病，所以加强卫生宣教，杜绝不正当性行为，是预防淋病的主要措施之一。要正确及时的诊断及治疗患者（包括其性伴侣），根据药敏试验选择敏感抗生素进行治疗。由于女性感染者无症状携带者较多，从安全角度出发，分娩后新生儿应立即用 1% 硝酸银眼药液滴眼，以预防新生儿淋球菌性结膜炎的发生。

知识链接

细菌耐药性

细菌耐药性及多重耐药性的问题已是一个热点问题，引起了全球医学界高度重视。近几年病原性球菌所引起的细菌性感染呈增高的趋势，而其耐药性也日趋严重，如对青霉素耐药的肺炎球菌、对甲氧西林耐药的葡萄球菌及对大环内酯类抗生素耐药的其他病原性球菌等。目前细菌耐药基因有100多种，而且有扩大的趋势。耐药性的问题已成为临床医学上的一道难题。因此，加强对细菌耐药性的监测，对致病菌耐药性、耐药种类等及时作出正确判断非常重要，可指导临床医生及时了解和掌握细菌耐药性的现状及发展趋势，合理使用抗生素，提高控制耐药菌感染治疗的疗效，降低细菌耐药性的发展速度。

案例

男性，年龄20岁，未婚。主要症状：全身无力，面部水肿，低热。

体检：血压160/100 mmHg，尿检尿蛋白++++，尿红细胞+++，管形+++。抗"O"效价800。血清循环免疫复合物阳性。

思考：
1. 该患者临床诊断为何病？
2. 该病的发病可能与何种细菌有关？
3. 发病机制及病理变化？
4. 该病的实验室检验及防治原则？

小结

1. 本章主要介绍了病原性球菌，包括革兰氏阳性球菌中的葡萄球菌、链球菌及肺炎链球菌和革兰氏阴性球菌中的脑膜炎球菌及淋球菌。

2. 致病性：

（1）化脓性感染：病原性球菌在临床上主要引起各类组织器官化脓性感染。

（2）中毒性感染：①葡萄球菌可引起食物中毒、烫伤样皮肤综合征及毒素休克综合征等。②链球菌引起的猩红热。③奈瑟菌属所致的内毒素中毒等。

（3）超敏反应：如链球菌所致的急性肾小球肾炎及风湿热等。

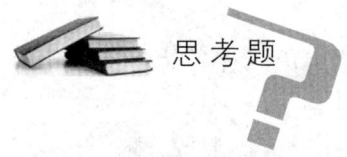

1. 病原性球菌主要包括哪些？生物学性状各有什么特点？
2. 简述病原性球菌的致病性与免疫性。
3. 简述病原性球菌所致疾病的实验室检查及防治原则。

（秦旭军）

第四章

消化道感染细菌

1. 掌握常见消化道感染病原菌的主要生物学性状、致病性和传播途径。
2. 熟悉常见消化道感染病原菌微生物检查方法。
3. 了解常见消化道感染病原菌防治原则。

消化道感染菌是指一群在胃肠道中增殖并引起胃肠道症状，或者正常定居于肠道但可引起肠外感染的病原菌。包括肠杆菌科（Enterobacteriaceae）、弧菌属（*Vibrio*）、螺杆菌属（*Helicobacter*）。肠杆菌科是指一大群居住在人和动物肠道中，生物学性状相似的革兰氏阴性短小杆菌。种类繁多，至少有44个菌属，170个以上的菌种。多数是肠道的正常菌群，少数为致病菌，如致病性大肠埃希菌（*E.coli*，简称大肠埃希菌）、伤寒沙门菌（*Salmonella typhi*）、痢疾志贺菌（简称痢疾杆菌，dysentery bacterium）等，是人类肠道传染病的最重要病原菌。传播途径主要是粪口传播。

第一节 埃希菌属

埃希菌属（*Escherichia*）有6个种，本菌属中的大肠埃希菌是临床上最常见的分离菌，人出生后数小时就进入肠道，并伴随终生，大多为正常菌群，能合成维生素B及K供机体吸收利用。当机体免疫力低下或寄居部位改变时，可引起肠外感染，以泌尿系统感染较为多见，有些菌种还可以引起腹泻。此外，大肠埃希菌在环境和食品卫生学中，具有重要意义。

一、生物学性状

（一）形态与染色

革兰氏阴性短杆菌，大小（0.5～0.7）μm×（1～3）μm，多数有周身鞭毛，能运动，致病菌株有菌毛，无芽孢（图4-1）。引起肠外感染菌株具有微荚膜。

（二）培养特性

兼性厌氧菌，营养要求不高，在普通琼脂平板经37℃培养24h即可形成圆形凸起、边缘整齐、灰白色、光滑型、直径为2～3mm大小的菌落；在肠道选择培养基（SS琼脂培养基）中，可形成红色菌落；在伊红亚甲蓝琼脂平板（EMB）上，菌落呈蓝紫色并呈金属光泽；克氏双糖铁琼脂（KIA）上斜面和底层均产酸、产气；液体培养基中呈混浊生长。

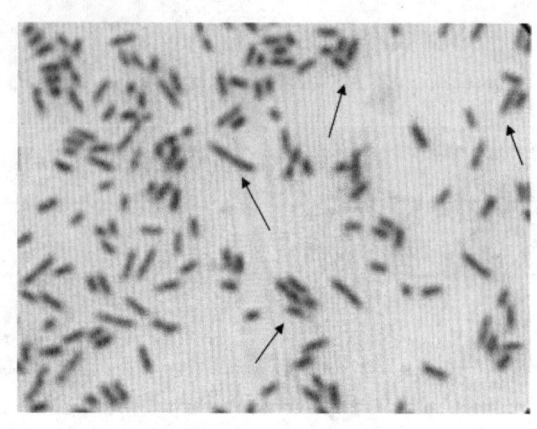

图 4-1 大肠埃希菌
（箭头所指为大肠埃希菌）

（三）生化反应

大肠埃希菌能发酵多种糖类，产酸产气。大肠埃希菌的吲哚（I）、甲基红（M）、VP（Vi）和枸橼酸盐（C）利用试验（IMViC）结果为 +、+、-、-，此为大肠埃希菌的生化特征。不产生硫化氢，尿酸氧化酶阴性。

（四）抗原构造

大肠埃希菌具有菌体（O）抗原、荚膜（K）抗原和鞭毛（H）抗原 3 种，O 抗原是血清学分型的基础，目前已知的 O 抗原有 170 多种，H 抗原 60 多种，K 抗原 100 余种。

（五）抵抗力

大肠埃希菌抵抗力不强，60 ℃ 30 min 即可被灭活，对氯霉素、链霉素、庆大霉素等广谱抗生素敏感，但容易产生耐药性。胆盐、煌绿对其有抑制作用。

二、致病性

（一）致病物质

1. K 抗原　具有抗吞噬作用，并能抵抗抗体和补体的作用。

2. 黏附素　具有很强的黏附肠黏膜细胞的能力，避免细菌被肠蠕动或肠液冲刷排出体外。无菌毛的菌株不会引起腹泻。

3. 外毒素

（1）肠毒素：肠产毒性大肠埃希菌可产生两种肠毒素。一种为不耐热肠毒素（LT），65 ℃ 30 min 即可被破坏，引起霍乱样腹泻；另一种为耐热性肠毒素（ST），100 ℃ 10～20 min 不被破坏，导致肠黏膜上皮细胞分泌亢进，肠腔积液引发腹泻。

（2）志贺毒素（SLT）：肠出血型大肠埃希菌可产生 SLT-Ⅰ和 SLT-Ⅱ。SLT-Ⅰ与痢疾志贺菌的志贺菌素基本相同，SLT-Ⅱ与耐热性肠毒素（ST）有 60% 的同源性。SLT 可引起血性腹泻。

（3）溶血素：溶血素 A 在尿路致病性大肠埃希菌所致疾病中有重要作用。

（二）所致疾病

1. 肠外感染　多数大肠埃希菌在肠道内不致病，但寄居部位发生改变时可引起肠外感染，以泌尿道感染如尿道炎、膀胱炎、肾盂、肾炎较为常见，也可引起化脓性炎症如腹膜炎、胆囊炎、手术创口感染等。免疫力低下的人群如老人、儿童可致败血症，甚至新生儿脑膜炎。

2. 肠内感染　由少数致病性大肠埃希菌引起，外源性感染，由食用污染的食品和水源引起，表现为胃肠炎。根据血清型、毒力和临床症状不同，将引起肠内感染的大肠埃希菌分为 5 种类型（表 4-1）。

表 4-1 常见致病性大肠埃希菌致病特点比较

菌名	致病机制	疾病与症状
肠产毒性大肠埃希菌（enterotoxigenic E. coli，ETEC）	LT、ST 肠毒素，大量分泌液体、电解质	婴幼儿、旅行者腹泻，表现为水样便、恶心、呕吐、腹痛、低热等
肠致病型大肠埃希菌（enteropathogenic E. coli，EPEC）	不产肠毒素，导致肠道黏膜上皮细胞结构和功能受损	婴幼儿腹泻，表现为水样便、恶心、呕吐、发热等
肠侵袭型大肠埃希菌（enteroinvasive E. coli，EIEC）	不产肠毒素，直接侵袭和破坏黏膜上皮细胞	较大儿童和成人，表现为志贺样腹泻，由水样便至脓血便、粪便还有红、白细胞和黏液、发热腹痛
肠出血型大肠埃希菌（enterohemorrhagic E. coli，EHEC）	菌毛黏附，志贺样毒素中断蛋白质合成，使肠上皮细胞死亡脱落	水样便、血便、剧烈腹痛、低热或无，可并发血小板减少性紫癜、溶血性尿毒综合征
肠集聚型大肠埃希菌（enteroaggregative E. coli，EAEC）	集聚性黏附上皮细胞，阻止液体吸收	婴儿腹泻，表现为持续性腹泻、脱水、呕吐、低热

三、微生物学检查与防治原则

（一）微生物学检查

1. **标本采集** 根据感染部位不同采集标本。肠外感染可根据不同疾病部位采集尿、血液、脓液、脑脊液等，胃肠炎者取粪便标本。

2. **细菌鉴定** ①直接染色镜检：脓汁及增菌培养发现较纯的革兰氏阴性杆菌，可初步报告形态、染色性，供临床用药参考。②分离培养：粪便、脓性分泌物标本，可用弱选择培养基进行分离培养，无菌部位标本可用血琼脂分离培养，对疑似菌落进行形态学观察及生化反应。泌尿道感染患者标本还应做细菌总数测定，尿细菌超过 10^5/ml 有诊断意义。③鉴定：主要为生化反应和血清学鉴定。可用肠杆菌科鉴定试剂盒做系列生化反应，根据反应结果做出最后鉴定。

3. **卫生细菌学检查** 大肠埃希菌常作为食品卫生检查中的检测指标，我国生活饮用水卫生标准规定大肠菌群不得检出；每 100 ml 瓶装汽水、果汁中大肠菌群数不得超过 5 个。

（二）防治原则

目前没有特异性预防致病性大肠埃希菌的方法，疫苗还在研制之中。临床上进行尿道插管和膀胱镜检查时要严格进行无菌操作，防止医源性感染。加强食品和水的卫生监督管理，养成良好的卫生习惯，有效防止肠内感染。对于患者应选择敏感药物进行治疗，针对腹泻需及时纠正水和电解质平衡。

第二节 志贺菌属

志贺菌属（*Shigella*）俗称痢疾杆菌，是引起人类细菌性痢疾最为常见的病原菌。

一、生物学性状

（一）形态与染色
志贺菌为革兰氏阴性短小杆菌，大小为（2～3）μm×（0.5～0.7）μm，无荚膜，无芽孢，有菌毛，无鞭毛是志贺菌与其他肠道杆菌的重要鉴别依据之一。

（二）培养特性
需氧或兼性厌氧，营养要求不高，易培养，绝大多数菌株不分解乳糖，故在肠道选择培养基（SS琼脂培养基）上生长的菌落呈半透明的光滑型菌落，宋内志贺菌能迟缓分解乳糖，常形成扁平、粗糙的菌落。

（三）生化反应
能分解葡萄糖，产酸不产气。除宋内志贺菌个别菌株迟缓发酵乳糖（一般需3～4d）外，其余均不分解乳糖。在克氏双糖管中，斜面不发酵，底层产酸不产气；硫化氢阴性，动力阴性，可与沙门菌、大肠埃希菌等区别。另外，志贺菌属的细菌不产生赖氨酸脱羧酶，氧化酶试验阴性。

（四）抗原构造
志贺菌有O和K抗原，K抗原在分类上无意义，但可阻止O抗原与抗体的结合。O抗原是分类的依据，分群特异抗原和型特异抗原，借此将志贺菌属分为A、B、C、D四群（种）40多种血清型（包括亚型），我国以B群最为常见。

（五）抵抗力
本菌抵抗力较其他肠道杆菌弱，怕热，日光照射30 min、加热60 ℃ 10 min即可死亡，怕酸，对化学消毒剂敏感，1%苯酚15～30 min死亡。在粪便中，常因其他肠道杆菌产酸或噬菌体的作用使本菌在数小时内死亡，因此粪便标本应及时送检。本菌易对磺胺类、链霉素、氯霉素、诺氟沙星等敏感，但易产生耐药性。

二、致病性

（一）致病物质
志贺菌致病物质由侵袭力和毒素构成。

1. 侵袭力　志贺菌通过菌毛黏附于回肠末端和结肠黏膜的上皮细胞，而后侵入上皮细胞内生长，致上皮细胞死亡，血栓形成，引起局部炎症反应。

2. 内毒素　志贺菌所有菌株均具有强烈的内毒素。内毒素作用于肠黏膜，使其通透性增加，促进内毒素吸收，引起发热、神志障碍、中毒性休克，肠黏膜溃疡，出现脓血便，肠功能紊乱，引起腹痛、腹泻、里急后重（tenesmus）等症。

3. 外毒素　A群志贺菌Ⅰ型和Ⅱ型可产生外毒素-志贺毒素（ST），该毒素具有肠毒素活性、细胞毒活性和神经毒活性，可引起神经麻痹、细胞坏死、水样腹泻、致死性感染（假性脑膜炎昏迷）。

（二）所致疾病
细菌性痢疾（bacillary dysentery）简称菌痢。人类对志贺菌普遍易感，传染源为患者和带菌者，传播途径为粪-口途径。临床上常见的志贺菌感染有4种类型：急性细菌性痢疾、中毒型细菌性痢疾、慢性细菌性痢疾和带菌状态。

1. **急性细菌性痢疾** 起病急,传染性强,常有发热、腹痛、腹泻、脓血黏液便和里急后重等症,可伴有畏寒、发热。严重者可致脱水、酸中毒、血压下降等。如及时彻底治疗,预后良好。

2. **中毒型细菌性痢疾** 儿童常见,多表现为全身中毒症状,无明显消化道症状,出现高热、惊厥、昏迷、休克、弥散性血管内凝血、多器官功能衰竭等,病死率较高。中毒性细菌性痢疾发病时间和临床表现与乙型脑炎相似,要注意区分。

3. **慢性细菌性痢疾** 病程持续2个月以上,反复发作,腹部不适,腹泻次数不定,以黏液便为主。通常是因为起病时症状不典型误诊、漏治,或急性细菌性痢疾治疗不彻底容易转为慢性。

4. **带菌状态** 带菌者有恢复期带菌者、慢性带菌者和健康带菌者3种类型,其中健康带菌者是重要传染源。特别是从事餐饮业和幼教等职业的志贺菌携带者具有更大的危害。

（三）免疫性

志贺菌感染一般局限于肠黏膜层,不侵入血流,抗感染免疫主要依靠肠黏膜表面的SIgA,病后免疫力维持时间较短。另外,志贺菌型别较多,各型间没有交叉免疫,所以痢疾病后免疫力不牢固,不能防止再感染。

三、微生物学检查与防治原则

（一）微生物学检查

1. **标本采集** 尽可能在发病早期及治疗前采集新鲜粪便,选择脓血便或黏液便,中毒性痢疾患者可用肛拭子采集,立即送检。如未能及时送检,应将标本保存于30%的甘油缓冲盐水或卡-布运送培养基送检。

2. **分离培养与鉴定** 将脓血黏液便或者肛拭子增菌液接种于肠道选择培养基内,37℃培养18~24 h,挑取无色半透明可疑菌落做生化反应、血清学试验进行鉴定,同时做药物敏感试验。也可用荧光菌球试验、协同凝集试验、PCR法快速检测。

（二）防治原则

一般性预防,加强食品、饮水卫生管理。早期隔离患者,对排泄物进行彻底消毒。特异性预防,可接种志贺菌链霉素依赖株多价活疫苗。选用敏感药物治疗。

案例 4-1

患者,男,23岁,急性腹痛2d,每天10次左右,黏液便,有明显里急后重感,肠鸣音亢进,体温38℃,血压正常,白细胞数$17×10^9$/L,中性粒细胞0.78,淋巴细胞0.15。取黏液便镜检红细胞3个,白细胞8个,未见阿米巴原虫。

思考题:
1. 可初步诊断为哪种疾病?
2. 采用哪种方法能进行快速诊断?

第三节 沙门菌属

沙门菌属（*Salmonella*）是一群寄生于人和动物肠道中，形态、生化反应和抗原构造相似的革兰氏阴性菌。目前，已知本菌属有2000多种血清型，对人致病的只是少数，如引起肠热症的伤寒、副伤寒的沙门菌。有些沙门菌对动物致病偶可传染给人，引起食物中毒或败血症，如鼠伤寒沙门菌、肠炎沙门菌、猪霍乱沙门菌等十余种。

一、生物学性状

（一）形态与染色

革兰氏阴性杆菌，大小为 $(0.6～2.0)$ μm $\times (1.0～4.0)$ μm，绝大多数有鞭毛能运动，多数有菌毛，无芽孢，无荚膜（图4-2）。

（二）培养特性

兼性厌氧，营养要求不高，易人工培养；在肠道选择培养基（SS琼脂培养基）上形成中等大小、无色半透明的光滑型菌落，产 H_2S 菌株在SS平板上形成中心黑褐色的菌落。

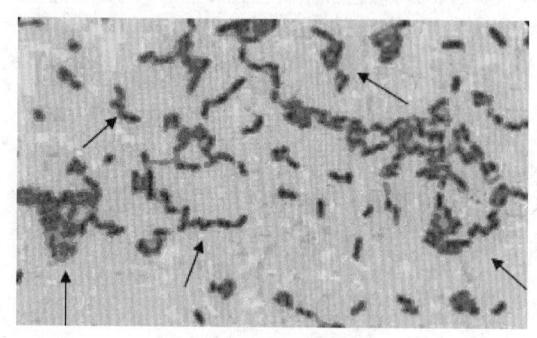

图4-2 沙门菌
箭头所指为沙门菌

（三）生化反应

不发酵乳糖和蔗糖，能发酵葡萄糖、甘露糖、麦芽糖，大多产酸产气，少数只产酸不产气。IMViC试验结果为 －、＋、－、＋，不液化明胶，不分解尿素。在克氏双糖铁管中，不发酵乳糖（斜面），发酵葡萄糖（底层）产酸产气，多数硫化氢阳性，有动力。借此可将沙门菌同大肠埃希菌或志贺菌等相区别。

（四）抗原构造

沙门菌属抗原主要有菌体（O）抗原和鞭毛（H）抗原，少数菌株有表面（毒力Vi）抗原。O抗原为沙门菌细胞壁上的脂多糖，性质稳定，可依此将本菌属分群，凡含有相同抗原组分的归为一个组，可将沙门菌属分为A、B、C、D……42组。H抗原为细菌鞭毛蛋白质，性质不稳定。Vi抗原又称为毒力抗原，具有抗吞噬和阻止O抗原和O抗体发生凝集的作用。凡具有Vi抗原的均为强毒株，一般见于新分离菌株，多次人工传代培养后易消失。

（五）抵抗力

沙门菌对热抵抗力不强，在60℃ 15～30 min可被杀死。在水中存活2～3周。粪便中可存活1～2个月。对一般消毒剂敏感，但是胆盐、煌绿和其他染料对沙门菌的抑制作用较其他肠道杆菌弱，故常添加这些物质制备选择培养基分离标本中的沙门菌。对氯霉素极敏感。

二、致病性与免疫性

（一）致病物质

沙门菌致病物质主要是侵袭力和较强的内毒素，有些菌株可产生肠毒素。

1. 侵袭力 沙门菌侵袭力强，借助菌毛吸附于肠黏膜上，最终被吞噬细胞吞噬，并在吞噬细胞内生长繁殖，随着吞噬细胞的游走到达其他部位。Vi抗原阻止吞噬细胞吞噬杀伤、补体溶菌作用，也可阻断O抗原与O抗体的结合作用，这对沙门菌的入侵有一定作用。

2. 内毒素　为沙门菌细胞壁的脂多糖，当细菌死亡裂解后释放，可引起机体发热、白细胞减少、微循环功能紊乱，大剂量时可引起中毒性休克。

3. 肠毒素　某些沙门菌如鼠伤寒沙门菌能产生肠毒素，其性质与肠产毒性大肠埃希菌肠毒素类似，可导致水样腹泻。

（二）所致疾病

沙门菌多数为人畜共患病，仅肠热症的沙门菌对人有致病作用。沙门菌感染通常分为4种类型：肠热症（typhoid fever）、胃肠炎型、败血症和无症状带菌状态。

1. 肠热症　包括伤寒沙门菌引起的伤寒，以及甲型副伤寒沙门菌、肖氏沙门菌、希氏沙门菌引起的副伤寒。典型伤寒病的病程较长。细菌由口腔进入到达小肠后，穿过肠黏膜上皮细胞侵入肠壁淋巴组织，经淋巴管至肠系膜淋巴结及其他淋巴组织并在其中繁殖，经胸导管进入血流，引起第一次菌血症。此时相当于病程的第1周，称前驱期。患者有发热、全身不适、乏力等。细菌随血流至骨髓、肝、脾、肾、胆囊、皮肤等并在其中繁殖，被脏器中吞噬细胞吞噬的细菌再次进入血流，引起第二次菌血症。此期症状明显，相当于病程的第2~3周，患者持续高热，相对缓脉，肝脾大及全身中毒症状，部分病例皮肤出现玫瑰疹。存于胆囊中的细菌随胆汁排至肠道，一部分随粪便排出体外。部分菌可再次侵入肠壁淋巴组织，出现超敏反应，引起局部坏死和溃疡，严重者发生肠出血和肠穿孔。肾中的细菌可随尿排出。第4周进入恢复期，患者逐渐康复。典型伤寒的病程3~4周。病愈后部分患者可自粪便或尿液继续排菌3周至3个月，称恢复期带菌者。约有3%的伤寒患者成为慢性带菌者。副伤寒病致病机制和临床症状与伤寒病相似，但一般较轻，病程较短，1~3周即愈。

2. 食物中毒　又称急性胃肠炎，是临床上最常见的沙门菌感染。患者因食入鼠伤寒沙门菌、猪霍乱沙门菌、肠炎沙门菌等污染的食物而发病。潜伏期短，一般4~24 h，主要症状为发热、恶心、呕吐、腹痛、水样便。沙门菌通常不侵入血流，病程较短，一般2~4 d内可完全恢复。严重者可出现脱水，导致休克、肾衰竭而死亡。

3. 败血症　主要由猪霍乱沙门菌、鼠伤寒沙门菌、肠炎沙门菌和希氏沙门菌所致。病菌进入肠道后，迅速侵入血流，导致组织器官感染，如脑膜炎、骨髓炎、胆囊炎、肾盂肾炎、心内膜炎等，表现为高热、寒战、厌食和贫血等。在发热期，血培养阳性率高。

4. 无症状带菌状态　1%~5%伤寒或副伤寒患者在症状消失一年后仍能检测到相应沙门菌。原因主要是滞留在胆囊中的病原菌间歇性的排出，成为重要传染源。

（三）免疫性

伤寒或副伤寒沙门菌为胞内寄生菌，主要依靠细胞免疫。体液免疫方面，sIgA 具有特异性防止沙门菌黏附于肠黏膜表面的能力。抗 O 和抗 Vi 抗体能抵抗病原菌的感染。伤寒或副伤寒愈后免疫力牢固，很少再感染。

三、微生物学检查与防治原则

（一）微生物检查

1. 标本采集　根据不同疾病、不同病程采集不同标本。伤寒通常第1~2周取血液，第2~3周取粪便或尿液，全程可取骨髓分离培养细菌。副伤寒病程较短，采样时间可相应提前。食物中毒取患者吐泻物和剩余食物。败血症取血液作培养。

2. 分离培养与鉴定　血液和骨髓标本应先接种胆汁肉汤增菌。粪便和经离心的尿沉渣可直接接种于肠道杆菌选择性培养基。37℃培养18~24 h后，挑选无色半透明的不发酵乳糖的菌落涂片、染色、镜检,并接种双糖铁培养基中。疑为沙门菌时,进一步做生化反应和玻片凝集试验鉴定。

3. **快速诊断法** 近年来应用葡萄球菌 A 蛋白协同凝集试验、酶联免疫吸附试验、放射免疫测定等方法进行快速诊断。临床上常用肥达反应(Widal test)作为辅助诊断的方法,即用已知的伤寒杆菌 O、H 抗原和甲型副伤寒沙门菌、肖氏沙门菌和希氏沙门菌 H 抗原与待检血做半定量凝集试验。根据抗体含量多少及其增长情况,辅助临床诊断伤寒和副伤寒。

4. **伤寒带菌者的检查** 最可靠的方法是分离培养病原菌,但检出率不高。一般可先检测可疑血清中有无 Vi 抗体,当效价＞1∶10 时,再取粪便或尿液多次分离培养,才能确定。

(二)防治原则

加强食品卫生管理,执行严格的市场准入制度。特异性预防可通过定期接种伤寒 Vi 荚膜多糖疫苗进行。严格隔离治疗患者,治疗时选用有效抗生素,同时对患者和带菌者的排泄物进行彻底消毒。

知识链接

伤寒玛丽

"伤寒玛丽"本名玛丽·马龙(1869—1938),爱尔兰人,1883 年独自移民至美国,是美国第一位被确诊的伤寒杆菌的携带者。她本人对伤寒杆菌有免疫力,却大量传播该病原菌。她身为厨师的时间内总计造成 47 人感染、3 人死亡,但她坚决否认这项事实,并且一再拒绝停止担任厨师一职,因此在当时二度由公共卫生主管机关进行隔离,并且最后于隔离期间去世。

案例 4-2

患者,女,10 岁,因持续发热 12 天,体温在 38~39℃,每天腹泻 3~4 次,肝肋下 1.0cm,脾肋下 2.0cm,血常规:白细胞 5.0×10^9/L;肥达反应结果:"O"凝集价为 1∶160,"H"凝集价为 1∶160。

思考题:

1. 可初步诊断为哪种疾病?
2. 该疾病由何种病原菌引起?致病物质有哪些?

第四节 弧 菌 属

弧菌属(*Vibrio*)细菌是一群短小、弯曲呈弧状的革兰氏阴性菌。广泛存在于自然界中,以淡水及海水中最多。该菌属根据抗原性、生化反应、DNA 同源性、致病性及耐盐性可分为 4 类:O1 群霍乱弧菌、不典型 O1 霍乱弧菌、非 O1 群霍乱弧菌和其他弧菌。本菌属多数为非病原菌,其中 12 种已被证实对人类致病,如霍乱弧菌和副溶血性弧菌。

一、霍乱弧菌

霍乱弧菌（V. cholerae）所致的霍乱，为烈性肠道传染病，曾在世界上发生过几次大流行，至今仍未平息。霍乱发病急、传染性强、病死率高被列为国境检疫的传染病，为我国甲类法定传染病。

霍乱弧菌有两个生物型：古典生物型和 El Tor 生物型。自 1817 年以来，全球共发生了七次世界性霍乱大流行，前六次均是古典型霍乱弧菌所致，第七次为 El Tor 生物型。

（一）生物学性状

1. **形态与染色**　革兰氏阴性菌，菌体弯曲呈弧状或逗点状，大小为 $(0.3～0.8)$ μm × $(1.0～3.0)$ μm，菌体一端有单根鞭毛，有菌毛，无芽孢，部分菌株有荚膜。运动极为活泼，呈流星穿梭样运动，涂片染色呈鱼群状排列。

2. **培养特性**　营养要求不高，在 pH8.8～9.0 的碱性蛋白胨水或平板中生长良好，初次分离霍乱弧菌常用碱性蛋白胨水进行增菌。在碱性琼脂平板上经 12～18 h 可形成圆形、光滑、透明的大菌落。

3. **生化反应**　霍乱弧菌过氧化氢酶阳性，能发酵葡萄糖、蔗糖和甘露醇，产酸不产气，能还原硝酸盐为亚硝酸盐，靛基质反应阳性。El Tor 型霍乱弧菌与古典型霍乱弧菌生化反应有所不同。前者 VP 试验阳性，能产生强烈的溶血素，溶解羊红细胞，在血平板上生长的菌落周围出现明显的透明溶血环，个别 El Tor 生物型霍乱弧菌株亦不溶血；而后者 VP 试验为阴性，不溶解羊红细胞。

4. **抗原构造**　根据弧菌 O 抗原不同，分成Ⅵ个血清群，第Ⅰ群包括霍乱弧菌的两个生物型。第Ⅰ群 A、B、C3 种抗原成分可将霍乱弧菌分为 3 个血清型：含 AC 者为原型（又称稻叶型），含 AB 者为异型（又称小川型），A、B、C 均有者称中间型（彦岛型）。

5. **抵抗力**　霍乱弧菌对热、干燥、日光、化学消毒剂和酸均敏感，耐低温、耐碱。湿热 55 ℃ 15 min，100 ℃ 煮沸 1～2 min，水中加 0.5 ppm 氯 15 min 可被杀死。0.1% 高锰酸钾浸泡蔬菜、水果可达到消毒目的。霍乱弧菌古典生物型对外环境抵抗力较弱，El Tor 生物型抵抗力较强。霍乱弧菌对链霉素、氯霉素和四环素敏感，对庆大霉素耐药。

（二）致病性

1. **致病物质**　霍乱弧菌致病物质有鞭毛、菌毛和霍乱肠毒素。①在一定条件下，霍乱弧菌进入小肠后，依靠鞭毛的运动，穿过黏膜表面的黏液层，以菌毛黏附于肠壁上皮细胞上，在肠黏膜表面迅速繁殖，经过短暂的潜伏期后便急骤发病。该菌仅在局部繁殖并产生霍乱肠毒素，此毒素作用于肠黏膜上皮细胞与肠腺，使肠液过度分泌，从而导致患者出现上吐下泻，泻出物呈"米泔水样"并含大量弧菌，此为本病典型特征。②霍乱肠毒素是目前已知的致泻毒素中最强烈的毒素，该毒素属外毒素，不耐热，56 ℃ 30 min 即可被破坏，对蛋白酶敏感而对胰蛋白酶抵抗。

2. **所致疾病**　引起烈性消化道传染病霍乱，为我国的甲类法定报告传染病。

人类在自然情况下是霍乱弧菌的唯一易感者，传染源为患者和带菌者，主要通过污染的水源或食物经口传染。未被胃酸杀灭的弧菌进入小肠，在碱性肠液内迅速繁殖，并通过黏液对细菌的趋化吸引作用、细菌鞭毛活动及弧菌黏蛋白溶解酶和黏附素等的作用，黏附于小肠黏膜的上皮细胞表面，并在此大量繁殖，产生霍乱肠毒素致病。感染细菌 2～3 d 后发病，表现为剧烈的腹泻和呕吐，排泄物如米泔水样，由于大量丧失水分和电解质而导致脱水、代谢性酸中毒和低碱血症、低血容量性休克及肾衰竭，如未及时治疗处理，死亡率可达60%。

病愈后，一些患者可短期带菌，一般不超过2周，个别带El Tor型患者病愈后可带菌达数月或数年之久。

3. **免疫性** 患过霍乱的人可获得牢固的免疫力。患者在发病数日，血液中即可出现特异性抗体，抗体能持续约3个月之久。病后小肠内可出现SIgA，一般认为局部SIgA可在肠黏膜与病菌之间形成免疫屏障，有阻断黏附和中和毒素的作用。

（三）微生物学检查与防治原则

1. **微生物学检查** 霍乱为烈性传染病，对首例患者的病原学诊断应快速、准确，并及时作出疫情报告。发现可疑患者应取患者米泔水样粪便或呕吐物，严密包装，派专人送疾病控制中心检查。

2. **防治原则** 必须贯彻预防为主的方针。加强水源、粪便管理，注意饮食卫生是预防霍乱的重要措施。对患者要严格隔离，必要时实行疫区封锁，以免疾病扩散蔓延。人群特异性预防，接种霍乱死疫苗，可获良好效果。治疗主要为及时快速补充液体和电解质及应用抗菌药物如链霉素、氯霉素、多西环素等。

案例 4-3

患者，女，65岁，午饭后感到头晕，腹部疼痛，随后出现2次呕吐，接着开始腹泻，短时间内出现5次腹泻、喷射状、水样便，之后便腹泻不止，隔几分钟就泻一次，家人送至医院治疗，用头孢哌酮和利巴韦林，效果不理想，隔天出现酸中毒、肾衰竭，改用氨苄西林、头孢曲松，有所好转。

思考题：
1. 你认为最可能的诊断是什么？
2. 如何防治该疾病？

二、副溶血性弧菌

副溶血性弧菌（*V. parahemolyticus*）是一种嗜盐的革兰氏阴性菌，主要栖息在海水中，是我国沿海地区引起食物中毒最常见的病原菌之一。菌体呈弧形、杆状、丝状等多形性，有单端鞭毛、运动活泼，在含有3.5% NaCl，pH 7.5～8.5的培养基中生长良好。该菌不耐热、对酸敏感，90℃加热1 min或1%乙酸5 min即死亡。

人因进食被副溶血性弧菌污染的食物，如海产品、盐腌食物后感染，潜伏期6～10 h，临床表现为上腹部阵发性绞痛、腹泻，多数患者在腹泻后出现恶心、呕吐，腹泻多为水样便，重者为黏液便和黏血便，失水过多者可引起虚脱并伴有血压下降。大部分患者发病后2～3 d恢复正常，少数严重患者因休克、昏迷而死亡。

预防副溶血性弧菌引起的食物中毒应注意：加工海产品的器具必须严格清洗、消毒；加工过程中生熟用具要分开；海产品一定要烧熟煮透；烹调和调制海产品拼盘时可加适量食醋；食品烧熟至食用的放置时间不要超过4 h。发生中毒后要立即停止食用可疑中毒食品，并到医院医治。副溶血性弧菌对氯霉素敏感。呕吐、腹泻严重者要补充水和盐。

第五节 其他消化道感染细菌

	幽门螺杆菌（*Helicobacter pylori*，HP）	空肠弯曲菌（*C. jejuni*）
生物学性状	菌体细长弯曲，呈螺旋状或弧形，大小为（2.0～3.0）μm×（0.2～0.5）μm，在胃黏膜中常呈"鱼群"样排列。一端有2～6根鞭毛，运动活泼，无芽孢	革兰氏阴性菌，菌体轻度弯曲似逗点状、S状、螺旋形或海鸥展翅状，大小（1.5～5.0）μm×（0.2～0.8）μm。菌体一端或两端有鞭毛，运动活泼，在暗视野镜下观察似飞蝇，无芽孢。
致病性	幽门螺杆菌致病与黏附素、尿素酶、蛋白酶和空泡素等多种致病物质协同作用有关。通过粪-口途径感染，主要引起胃炎、胃和十二指肠溃疡等疾病	产生内毒素能侵袭小肠和大肠黏膜引起急性肠炎，可引起腹泻的暴发流行或集体食物中毒。细菌可通过肠黏膜入血流引起败血症和其他脏器感染，如脑膜炎、关节炎、肾盂肾炎等。孕妇感染本菌可导致流产、早产，而且可使新生儿受染
微生物学检查	可用纤维胃镜采集胃、十二指肠处黏膜组织标本。可直接进行涂片镜检、或用快速诊断方法如尿素酶试验、$^{13}CO_2$呼气试验、血清学试验、PCR检测、核酸探针快速诊断	取服用抗生素前的腹泻粪便或宫颈黏液等，接种于具有高度选择性的平板培养，挑选可疑菌落，再用生化反应和血清凝集试验作出最后鉴定
防治原则	治疗该菌感染主要用铋制剂及抗生素（最常用的是阿莫西林、甲硝唑）的联合疗法，单一抗生素容易产生抗药性。人体感染后可产生特异性抗体，并可维持数年	对多种抗生素敏感，常用红霉素、氨基糖苷类抗生素、氯霉素等治疗。感染后能产生特异性血清抗体，可增强吞噬细胞功能

小结

1. 大肠埃希菌为G^-短杆菌，周身鞭毛，无芽孢。在SS琼脂培养基中，可形成红色菌落。致病物质有K抗原、定植因子、外毒素。主要引起肠外感染，如尿道炎、膀胱炎、肾盂、肾炎等。少数可引起肠内感染，表现为胃肠炎。

2. 志贺菌无鞭毛，无荚膜，无芽孢，有菌毛。在SS琼脂培养基上生长的菌落呈半透明的光滑型菌落。致病物质有侵袭力和毒素，引起细菌性痢疾。特异性预防可接种志贺菌链霉素依赖株多价活疫苗。

3. 沙门菌为G^-杆菌，绝大多数有鞭毛、菌毛，无芽孢，无荚膜。在SS琼脂培养基上形成中等大小、无色半透明的光滑型菌落。致病物质主要是侵袭力和较强的内毒素。感染常见肠热症、败血症、胃肠炎型和无症状带菌状态4种类型。特异性预防可接种伤寒Vi荚膜多糖疫苗。

4. 霍乱弧菌为G^-菌，菌体弯曲呈弧状或逗点状，菌体有单根鞭毛，有菌毛，无芽孢。在碱性琼脂平板上形成圆形、光滑、透明的大菌落。致病物质有鞭毛、菌毛和霍乱肠毒素，引起烈性消化道传染病霍乱。注意饮食卫生是预防霍乱的重要措施。人群特异性预防接种霍乱死疫苗。

5. 副溶血性弧菌是 G^- 菌，嗜盐，菌体呈弧形、杆状、丝状等多形性，有单端鞭毛、运动活泼。人因进食被副溶血性弧菌污染的食物如海产品、盐腌食物后感染。

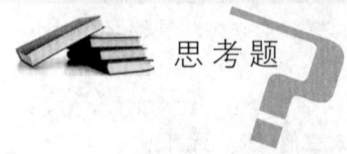 思考题

1. 常见的致病性大肠埃希菌有哪些？
2. 沙门菌有哪些致病因？引起哪些疾病？
3. 志贺菌有哪些致病因素？引起哪些疾病？采集粪便标本时应注意什么？

（罗秀针）

第五章

呼吸道感染细菌

学习目标

1. 掌握结核分枝杆菌的生物学特性、致病性和免疫性，白喉棒状杆菌的生物学特性和致病性。
2. 熟悉结核分枝杆菌的微生物学检查方法。
3. 了解麻风分枝杆菌、百日咳鲍特菌、嗜肺军团菌、流感嗜血杆菌的主要生物学性状及致病性。

呼吸道感染细菌是一类主要经呼吸道传播引起呼吸道器官感染或呼吸道以外器官病变的细菌。主要包括结核分枝杆菌、白喉棒状杆菌、嗜肺军团菌、百日咳鲍特菌、流感嗜血杆菌等。

第一节 结核分枝杆菌

结核分枝杆菌（*M.tuberculosis*），是结核病的病原菌。可侵犯全身各器官，以肺结核最为常见。随着抗结核药物的不断发展和卫生状况的改善，结核病的发病率和死亡率已经大幅下降，但近几年由于 AIDS、吸毒、免疫抑制剂的应用等原因，全球结核病发病率呈上升趋势。结核病仍是亟待解决的全球性公共卫生问题。

一、生物学性状

（一）形态与染色

结核分枝杆菌细长（图 5-1），略带弯曲，大小约（1~4）μm×0.5 μm，常聚集成团，有荚膜，无芽孢和鞭毛。在陈旧培养物中或药物治疗后可变为 L 型，呈丝状或颗粒状。本菌细胞壁中含有大量脂质，包围在肽聚糖的外面，通常难以着色，要经过加热和延长染色时间来促使其着色。但其细胞壁中的分枝菌酸一旦与染料结合，就很难被酸性脱色剂脱色，故名抗酸杆菌。常用的染色方法是

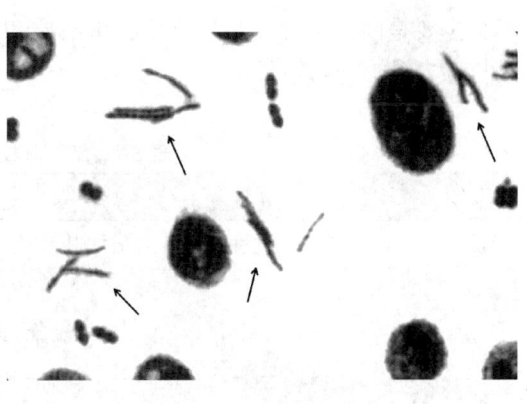

图 5-1 结核分枝杆菌
箭头所指为结核分枝杆菌

齐-内抗酸染色法（Ziehl-Neelsen acid-fast stain）染色。此方法是在加热条件下使分枝菌酸与苯酚复红牢固结合成复合物，用盐酸乙醇处理也不脱色，当再加碱性亚甲蓝复染后，结核分枝杆菌仍然为红色，而其他细菌及背景中的物质为蓝色。

（二）培养特性

结核分枝杆菌专性需氧，营养要求较高，分离培养常用罗氏（Lowenstein-Jensen）培养基，内含蛋黄、甘油、马铃薯、无机盐和孔雀绿等。该菌生长缓慢，繁殖一代需18～24小时。一般4周后才可出现肉眼可见的粗糙型菌落。菌落表面干燥呈颗粒状，不透明，乳白色或淡黄色，如菜花样。在液体培养基中培养需1～2周，由于专性需氧，形成有皱褶的菌膜浮于液面。

（三）抵抗力

由于细胞壁含有大量类脂，结核分枝杆菌对理化因素抵抗力较强。耐干燥、耐酸碱、耐染料。在干燥的痰中可存活6～8个月；在空气尘埃中，其传染性可保持8～10天。在6% H_2SO_4 或 4% NaOH 中30分钟仍有活力，故常用酸碱处理痰标本以杀死杂菌并消化标本中的黏稠物质。对孔雀绿或结晶紫等染料有抵抗力，在培养基中加入上述染料可抑制杂菌生长。结核分枝杆菌对湿热、紫外线、乙醇比较敏感。在液体中加热62～63℃15分钟，直接日光照射数小时或75%乙醇作用数分钟即可被杀灭。

（四）变异性

结核分枝杆菌可发生形态、菌落、毒力、免疫性及耐药性的变异。菌落可由粗糙型变为光滑型，毒力相应的由强变弱。1908年，Calmette 和 Guérin 二人将有毒的牛型结核分枝杆菌在含甘油、胆汁、马铃薯的培养基中经13年传代230次，获得减毒的变异株，称为卡介苗（Bacillus Calmette-Guérin，BCG）。卡介苗对人无致病性，而仍保持良好的免疫原性，预防接种后可使人获得对结核分枝杆菌的免疫力，现在广泛用于结核病的预防。近年来，结核分枝杆菌的耐药性越来越强烈，已对异烟肼、链霉素、利福平等抗结核药物产生耐药性。

二、致病性

结核分枝杆菌不含内毒素，也不产生外毒素和侵袭性酶类。其致病性主要与细菌在组织细胞内大量繁殖引起的炎症、菌体成分及代谢产物的毒性、机体对菌体成分产生的免疫病理反应有关。

（一）致病物质

主要是菌体成分，包括脂质、蛋白质和多糖。详见表5-1。其中细胞壁中脂质成分的含量与毒力强弱密切相关。

表5-1 结核分枝杆菌的主要致病物质

菌体成分	作用
荚膜	抗吞噬，有助于黏附、侵入，抑制吞噬体与溶酶体结合
脂质	
磷脂	刺激单核细胞增生，引起结核结节与干酪样坏死
索状因子	破坏线粒体膜、影响细胞呼吸、引起慢性肉芽肿
蜡质D	具有佐剂作用，可激发机体产生迟发型超敏反应

续表

菌体成分	作用
硫酸脑苷脂	抑制吞噬细胞中吞噬体与溶酶体融合，使结核分枝杆菌长期存活
分枝菌酸	与抗酸性相关
蛋白质	有抗原性，刺激机体产生相应抗体。有的与迟发型超敏反应有关，导致组织坏死和全身中毒，参与结核结节形成
多糖	引起局部病灶细胞浸润

（二）所致疾病

结核分枝杆菌可通过呼吸道、消化道和破损的皮肤黏膜进入机体，侵犯多种组织器官，引起相应器官的结核病。人类结核病主要有两种表现类型，以肺部感染最为常见。

1. 肺部感染　由于感染菌的毒力、数量和机体的免疫状态不同，肺结核可有原发感染和继发感染两种类型。①原发感染：是首次感染结核分枝杆菌引起的，多发生于儿童及未受过感染的成人。结核分枝杆菌随飞沫和尘埃通过呼吸道进入肺泡，被巨噬细胞吞噬，由于菌体含有大量脂质，从而能抵抗巨噬细胞的杀菌作用而大量繁殖，导致巨噬细胞裂解，释放出大量细菌，在肺泡内引起渗出性炎症病灶，称为原发灶。初次感染因机体缺乏特异性免疫，原发灶内的结核分枝杆菌可经淋巴管扩散至肺门淋巴结，引起淋巴管炎和淋巴结肿大，X线胸片出现哑铃状阴影，称为原发复合征。随着特异性免疫的建立，90%原发感染可经纤维化和钙化而自愈。有些钙化灶内仍有一定量结核分枝杆菌长期潜伏，成为日后内源性感染的来源。约5%可发展成为活动性肺结核，其中极少数患者因免疫力低下，结核分枝杆菌可经血和淋巴系统播散至骨、关节、肾及其他部位，引起全身粟粒性结核或结核性脑膜炎等。②继发感染：多发生于成年人，病菌可以是原来就潜伏在病灶内的也可以是外来的。继发感染时由于机体已有特异性细胞免疫，因此病灶多局限，一般不累及邻近淋巴结，也不易全身播散，主要表现为结核结节，可发生纤维化和干酪样坏死。被纤维包围的干酪样坏死可钙化而痊愈，也可发生破溃，形成空洞，释放大量结核分枝杆菌随痰排出体外，传染性强。

2. 肺外感染　部分患者，结核分枝杆菌可经血液、淋巴液扩散侵入肺外组织器官，如脑、肾、骨、关节、生殖器官等，引起相应脏器的结核。部分免疫力极度低下的患者如艾滋病患者等，严重时可出现全身播散性结核。

三、免疫性与超敏反应

（一）免疫性与超敏反应

感染结核分枝杆菌或接种卡介苗后，机体可产生对该菌的特异性免疫。此种免疫随结核分枝杆菌或其组分在体内的存在而存在，一旦体内结核分枝杆菌或其组分完全消失，抗结核免疫力也随之消失。这种免疫称为有菌免疫或感染免疫（infection immunity）。

结核分枝杆菌属胞内寄生菌，机体的抗结核免疫主要是细胞免疫，包括致敏的T淋巴细胞和被激活的巨噬细胞。致敏的T淋巴细胞可直接杀死带有结核分枝杆菌的靶细胞，同时释放多种淋巴因子，增强NK细胞、巨噬细胞等直接或间接的杀菌活性。巨噬细胞被激活后对结核分枝杆菌的吞噬消化、抑制繁殖以及消灭结核分枝杆菌的能力大大增强。

结核分枝杆菌在诱导机体获得特异性免疫力的同时，一些成分如蛋白质和蜡质D等也可刺激T淋巴细胞形成致敏状态；当致敏的T淋巴细胞再次遇到结核分枝杆菌时，即释放出淋巴因子，引起强烈的迟发型超敏反应，形成以单核细胞浸润为主的炎症反应，容易发生干酪样坏死，液化形成空洞。

在结核分枝杆菌感染时，细胞免疫与迟发型超敏反应同时存在。近年来的实验研究表明，抗结核分枝杆菌细胞免疫与迟发型超敏反应是由不同的结核分枝杆菌抗原诱导，是独立存在的两种反应。

（二）结核菌素试验

由于机体感染结核分枝杆菌后免疫与超敏反应同时存在，可以用结核菌素来测定机体能否产生迟发型超敏反应，以判断机体对结核分枝杆菌有无细胞免疫。

1. 原理和试剂　结核菌素试剂有两种，一种是旧结核菌素（old tuberculin，OT），另一种是纯蛋白质衍生物（purified protein derivative，PPD）。前者是结核分枝杆菌加热处理的粗制品，主要成分是结核分枝杆菌蛋白，副作用大，已少用。后者是OT用三氯醋酸沉淀后的纯化物，有两种，即PPD-C和BCG-PPD，分别由人结核分枝杆菌和卡介苗制成。

2. 方法　结核菌素试验的方法是分别取PPD-C和BCG-PPD各5个单位分别注射于左、右前臂皮内，48～72小时后局部皮肤红肿硬结≥5 mm者为阳性，≥15 mm为强阳性，有助于临床诊断。两侧红肿中，若PPD-C侧大于BCG-PPD侧则为感染，反之则可能为卡介苗接种所致。小于5 mm者为阴性。

3. 结果分析　结核菌素试验阳性表明机体已感染过结核分枝杆菌或卡介苗接种成功，对结核分枝杆菌有迟发型超敏反应，并说明有特异性免疫力。强阳性者可能有活动性感染，需进一步追查病灶。阴性反应表明受试者可能未感染过结核分枝杆菌或未接种过卡介苗，对结核分枝杆菌无免疫力。但需排除以下因素：①原发感染早期；②老年人；③严重结核病患者；④患其他严重疾病（麻疹、恶性肿瘤等）或细胞免疫力低下（AIDS患者）、使用免疫抑制剂的患者。

4. 应用　结核菌素试验可用于：①选择卡介苗接种对象和测定卡介苗接种后的免疫效果；②作为婴幼儿（尚未接种卡介苗者）结核病诊断的参考；③测定肿瘤患者的细胞免疫功能；④对未接种卡介苗的人群做结核分枝杆菌感染的流行病学调查。

四、微生物学检查与防治原则

（一）微生物学检查

1. 标本采集　根据感染类型采集不同标本，如痰、胸腔积液、腹水、粪便、脑脊液等。含菌量少的标本需先离心集菌，以提高检测的阳性率。

2. 涂片染色镜检　标本直接涂片或集菌后涂片，进行抗酸染色。若找到抗酸染色阳性的杆菌，结合临床症状可做出初步判定。也可用金胺染色，在荧光显微镜下结核分枝杆菌呈金黄色。此方法灵敏度较高，能提高镜检阳性率。

3. 分离培养　脑脊液、胸腹水等无杂菌污染的标本可直接接种，痰和其他有杂菌污染的标本，一般用酸或碱处理以杀死标本中的杂菌，经中和后接种于罗氏固体培养基上。37℃培养8周，每周观察一次，根据细菌生长繁殖的速度、菌落特点以及菌落涂片抗酸染色结果，进一步鉴定、分型和进行药敏试验。

4. 快速诊断　绝大多数结核分枝杆菌DNA中含有多个拷贝的6110插入序列，可用

PCR对其检测，做出早期和快速诊断。但操作过程中应注意污染等问题。

（二）防治原则

1. 预防接种　广泛接种卡介苗能大大降低结核病的发病率。接种对象主要是新生儿和结核菌素试验阴性的儿童。接种后获得的免疫力可维持6～10年。由于结核分枝杆菌不断变异，近年卡介苗的保护率逐渐下降；加之耐药以及多重耐药结核菌株的流行等因素，结核分枝杆菌对人类的威胁加剧，迫切需要研制更有效的疫苗。目前新型疫苗如亚单位疫苗、重组卡介苗、DNA疫苗等正在研制中。

2. 治疗　抗结核治疗应该早期、联合、足量、规范、全程用药，尤以联合和规范用药最为重要。常用药物有利福平、异烟肼、对氨基水杨酸、乙胺丁醇、链霉素等。常以利福平和异烟肼联合用药，可减少耐药性产生。鉴于目前耐药菌株日益增多，在治疗过程中应定期做药物敏感试验，指导临床合理用药。

知识链接

肺结核的治疗研究进展

结核病在历史上是患病率及死亡率极高的疾病之一。如在20世纪初的英国，1/4的人死于结核。此时期对结核病的治疗是一个不可逾越的障碍，治疗主要是休息、呼吸新鲜空气、增强营养等间接疗法，疗效不足25%，死亡率很高。40年代采用人工气胸、人工气腹、胸廓改形术等疗法，疗效提高到40%。1944年链霉素首次用于治疗结核病患者，获得很好的效果，患者迅速康复。随后对氨柳酸（PAS）、异烟肼、利福平相继问世，开辟了结核病化疗的新纪元，疗效提高到90%。但20世纪下半叶，结核病又呈现上升趋势。20世纪90年代后，世界卫生组织在全球推广直接面视下的督导化疗（DOTs）使得结核病患者在6～8个月的治疗期间接受规范的治疗管理，进一步提高了结核病治愈率。

案例

患者，女，32岁，因发热、胸痛、咳嗽、血痰一周入院。半年来有明显厌食、消瘦、夜间盗汗。查体见患者面色潮红，体温38.3℃。胸部X线平片检查见右下肺有片状阴影，边缘模糊。痰涂片抗酸染色见红色细长杆菌。

思考：

1. 该患者应初步诊断为何种疾病？如何进一步做微生物学检查来确诊？
2. 该疾病是如何传播的？该如何防治？

第二节 其他呼吸道感染细菌

其他呼吸道感染细菌主要有麻风分枝杆菌、白喉棒状杆菌、嗜肺军团菌、百日咳鲍特菌和流感嗜血杆菌。麻风分枝杆菌可引起麻风病，该病是一种慢性传染病，在世界各地均有流行。病菌侵犯皮肤、黏膜和外周神经组织，晚期还可侵入深部组织和脏器，形成肉芽肿病变。白喉棒状杆菌是棒状杆菌属中致病性最强的细菌，可在患者鼻、咽、喉等部位繁殖并产生强烈外毒素，导致人类白喉。军团菌属的细菌是一类革兰氏阴性杆菌，广泛分布于自然界，尤其是温暖潮湿地带的天然水源及人工冷、热水管道系统中。通过微风或阵风传播，被吸入呼吸道后主要引起军团病。百日咳鲍特菌俗称百日咳杆菌，是人类百日咳的病原菌。人类是百日咳鲍特菌的唯一宿主。流感嗜血杆菌俗称流感杆菌，是嗜血杆菌属中对人有致病性的最常见细菌。可引起小儿急性脑膜炎、鼻咽炎、中耳炎等化脓性疾病。关于这些细菌的生物学性状、致病物质、传播途径、所致疾病及防治原则详见表5-2。

表5-2 其他呼吸道感染细菌的生物学性状、致病性和防治原则

菌名	生物学性状	致病物质	传播途径	所致疾病	防治原则
麻风分枝杆菌	形态与结核分枝杆菌难以区别。无芽孢，无荚膜，无鞭毛。尚不能在人工培养基中生长。敏感动物是犰狳	菌体成分	传染源主要为患者，通过呼吸道、直接接触破损的皮肤黏膜等方式传播，以家庭内传播多见	瘤型麻风：侵犯皮肤、黏膜、内脏、神经，形成肉芽肿病变，面部病变犹如狮面。结核样型麻风：常为自限性，较稳定，损害可自行消退	目前尚无特异性疫苗。因与结核分枝杆菌有共同抗原，用卡介苗预防有一定效果
白喉棒状杆菌	G⁺杆菌，一端或两端膨大呈棒状。用亚甲蓝短时间染色，菌体着色不均匀，出现染色较深的颗粒，称为异染颗粒	白喉外毒素：使细胞蛋白质合成受阻，造成细胞死亡	患者和带菌者是主要传染源，经飞沫传播，也可经污染物品直接接触传播	白喉：细菌最常侵犯咽、喉、气管和鼻腔黏膜，形成咽白喉、气管白喉、鼻白喉等	人工主动免疫可用白百破三联疫苗
嗜肺军团菌	G⁻杆菌，无芽孢，有鞭毛、菌毛和微荚膜	菌毛、微荚膜、内毒素、多种酶类和细胞毒素	传染源主要是各种污染的水源，形成飞沫、气溶胶经呼吸道传播	军团菌病：主要有流感样型、肺炎型和肺外感染型3种临床类型	目前尚无特异性疫苗
百日咳鲍特菌	G⁻短小杆菌。无鞭毛，无芽孢，有毒株有荚膜和菌毛	荚膜、菌毛、内毒素、多种生物活性物质，包括百日咳毒素、丝状血凝素、腺苷酸环化酶毒素、气管细胞毒素等	传染源为早期患者和带菌者，通过飞沫经呼吸道传播	百日咳：临床病程分为三期，卡他期、痉咳期、恢复期。以咳嗽为主，病程较长，故名百日咳	接种百白破三联疫苗进行人工主动免疫

续表

菌名	生物学性状	致病物质	传播途径	所致疾病	防治原则
流感嗜血杆菌	G^-小杆菌，有荚膜和菌毛，无鞭毛，无芽孢。培养时需要加入新鲜血液提供X和V因子	荚膜、菌毛、内毒素和IgA蛋白酶	传染源是患者和带菌者，主要由呼吸道经气溶胶、飞沫或经手传播	原发性化脓性脑膜炎、肺炎、鼻咽炎、关节炎、心包炎等以及急性呼吸道感染的继发性感染	B型流感嗜血杆菌的荚膜多糖疫苗具有良好的免疫预防效果

小结	1. 结核分枝杆菌细长略弯曲，抗酸染色阳性。营养要求高，生长缓慢。细胞壁的脂类及蛋白质成分诱发的超敏反应是造成机体损伤的主要原因。主要引起肺结核，可通过接种卡介苗进行预防。 2. 麻风分枝杆菌尚无法人工培养，可经密切接触传播，导致瘤型和结核样型麻风。 3. 白喉棒状杆菌有异染颗粒，导致白喉，可用百白破三联疫苗进行预防。 4. 军团菌病常见感染来源为污染的空调和供水系统。有三种临床类型。 5. 百日咳鲍特菌为G^-短小杆菌，是百日咳的病原体。 6. 流感嗜血杆菌为G^-小杆菌，导致原发急性化脓性感染和继发感染。

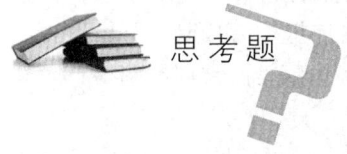

思考题

1. 结核分枝杆菌主要生物学特点有哪些？
2. 白喉棒状杆菌的致病物质是什么？可导致何种疾病？
3. 军团菌经什么途径传播？军团菌病有哪些临床类型？

（邹清华）

第六章

厌氧性细菌

> **学习目标**
> 1. 掌握破伤风梭菌、产气荚膜梭菌、肉毒梭菌生物学性状、感染条件、致病性和防治原则。
> 2. 熟悉破伤风梭菌、产气荚膜梭菌、肉毒梭菌微生物学检查方法。
> 3. 了解无芽孢厌氧菌致病性和感染特点。

厌氧性细菌（anaerobic bacteria）是一大群在有氧环境下不能生长，必须在无氧环境中才能生长繁殖的细菌。厌氧性细菌种类繁多，根据能否产生芽孢可分为厌氧芽孢梭菌（clostridium）和无芽孢厌氧菌。绝大多数厌氧菌为体内的正常菌群，广泛存在于人及动物的皮肤、口腔、上呼吸道、肠道和泌尿道等处。正常情况下，机体内菌群保持相对平衡，如长期使用广谱抗生素、激素、免疫抑制剂等，发生菌群失调，或机体抵抗力减退，可导致内源性厌氧菌感染。约60%的临床感染有厌氧菌参与，临床上许多疑为感染而常规细菌检查阴性的病例，很可能是厌氧菌感染。

第一节 厌氧芽孢梭菌

有芽孢的厌氧性细菌分类学上只有一个菌属，即厌氧芽孢梭菌属，包含118个种，均为革兰氏阳性大杆菌，所产芽孢圆形或椭圆形，位于菌体中央、顶端或偏端，比菌体粗，使菌体膨大呈梭状，由此得名。除产气荚膜梭菌无鞭毛、有荚膜外，其他菌种均有鞭毛、无荚膜。此菌属主要分布于土壤、人和动物肠道。大部分为腐生菌，少数为致病菌，如破伤风梭菌、产气荚膜梭菌、肉毒梭菌，致病菌产生外毒素致病，病情严重。

一、破伤风梭菌

破伤风梭菌（*C. tetani*）是破伤风的病原菌。该菌广泛存在于土壤、人和动物肠道中，其芽孢可在土壤中存活多年。一般通过深部创伤感染，造成厌氧环境，本菌大量繁殖，产生外毒素，引起机体强直性痉挛、抽搐、可因窒息或呼吸衰竭而死亡。如未及时防治，病死率很高。在发展中国家，新生儿破伤风死亡率可高达90%。

（一）生物学性状

1. 形态与染色　革兰氏阳性细长杆菌，菌体大小为（0.5～1.7）μm×（2.1～18.1）μm，大多数周身鞭毛，能运动，无荚膜。细菌繁殖体可形成圆形芽孢，位于菌体一端，粗于菌体，使菌体呈鼓槌状（图6-1）。

2. 培养特性　专性厌氧菌，适宜温度37℃，营养要求一般。在普通平板上不易生长，在较潮湿的血琼脂平板上移行生长，形成中心紧密，周边不整齐呈锯齿状的菌落，菌落周边伴有β溶血。常用疱肉培养基进行厌氧培养，部分肉渣被消化，微变黑，并产生腐败臭味。

3. 抵抗力　其菌繁殖体抵抗力与普通细菌相似，但形成芽孢后对外界因素的抵抗力

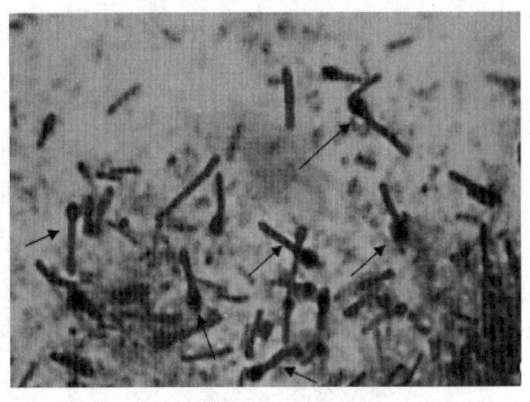

图6-1　破伤风梭菌
箭头所指为破伤风梭菌

强，在干燥的土壤和尘埃中可存活数年，高压蒸汽121.3 ℃ 15～30 min、干烤160～170 ℃ 1～2 h才可将其杀死，其繁殖体对青霉素敏感，磺胺类有抑菌作用。

（二）致病性

1. 致病条件　破伤风梭菌芽孢可由伤口入侵，在局部繁殖，不侵入血流，产外毒素致病。其引起感染的主要条件是伤口需形成厌氧微环境。伤口窄而深（如刺伤），伴有泥土或异物污染；大面积创伤、烧伤，坏死组织多、局部组织缺血，有需氧菌或兼性厌氧菌混合感染的伤口易形成厌氧环境，有利于破伤风梭菌的繁殖。

2. 致病物质和所致疾病　破伤风梭菌为外毒素致病，所产外毒素包括对氧敏感的破伤风溶血毒素和破伤风痉挛毒素。破伤风溶血毒素能溶解红细胞，但与破伤风的致病性似无关系；破伤风痉挛毒素是引起破伤风的主要致病物质。

破伤风痉挛毒素是一种神经毒，毒性极强，对人致死量＜1 μg。不耐热，可被蛋白酶破坏，65 ℃ 30 min即可灭活。毒素在局部产生后，可由运动神经终板吸收，上达脑干；也可经淋巴吸收，通过血流到达中枢神经。毒素能与神经组织中的神经节苷脂结合，阻止释放抑制冲动的传递介质甘氨酸和γ-氨基丁酸，从而破坏上下神经元之间的正常抑制性冲动的传递，导致肌肉发生强直性痉挛。

破伤风潜伏期不定，几天至几周，平均7～14 d。潜伏期越短，病死率越高。发病早期有发热、头痛、不适、肌肉酸痛等前驱症状，局部肌肉抽搐，出现张口困难，咀嚼肌痉挛，患者牙关紧闭，呈苦笑面容。继而颈部、躯干和四肢肌肉发生强直收缩，身体呈角弓反张、面部发绀、呼吸困难，最后可因窒息而死。病死率约50%，新生儿和老年人尤高。

3. 免疫力　破伤风免疫属外毒素免疫，主要是抗毒素发挥中和作用。抗毒素能结合游离毒素从而阻断毒素入侵易感细胞，但毒素一旦与中枢神经组织结合，非抗毒素所能中和。由于破伤风痉挛毒素毒性极强，能引起破伤风临床症状的毒素量尚不足以引起有效的免疫应答，故病后不会获得牢固免疫力，愈后仍需要注射类毒素，使其获得免疫力。

（三）微生物学检查与防治原则

1. 微生物学检验　一般不进行涂片镜检和分离培养，根据典型的症状和病史即可作出诊断。必要时可做涂片镜检或分离培养。

2. 防治原则　①非特异性预防：正确处理伤口，及时清创、扩创并用过氧化氢冲洗创面以消除厌氧环境。②特异性预防：注射破伤风类毒素进行人工主动免疫，刺激机体产生相应

抗毒素，可有效预防破伤风的发生。我国目前采用白百破三联制剂对3～6月龄的婴儿进行计划免疫，可同时获得对白喉、百日咳、破伤风3种疾病的免疫力。特殊情况，如伤口污染严重，又未进行计划免疫者，应注射破伤风抗毒素（tetanus antitoxin，TAT）1500～3000U作为紧急预防，同时可注射类毒素进行主动免疫。③特异性治疗：早期足量使用抗毒素及抗生素。抗毒素使用前应先做皮肤过敏试验，防止超敏反应的发生；抗生素治疗可选用青霉素、红霉素等。

案例 6-1

患者，男，30岁，3周前不慎将右足拇指指甲压伤，甲未脱落，未经医生处理，自行包扎。

两周后一日晚上张嘴后感觉下颌关节不利，疑似下颌关节脱臼，多处就医未能奏效，曾在一诊所肌内注射青霉素（用量不详），后下肢走路不稳，病情加重，前来就诊。

体检：T 36.5℃，P 96次/分，R 20次/分，BP 120/80 mmHg。

思考题：
1. 可初步诊断为哪种疾病？其致病条件是什么？
2. 采用哪种方法能进行快速诊断？
3. 简述该疾病的致病机制及临床特点。

二、肉毒梭菌

肉毒梭菌（*C. botulinum*）是一种厌氧性腐生寄生菌，广泛分布于土壤和动物粪便中。食物被本菌污染后，在厌氧条件下产生肉毒毒素，毒性极强，食后引起肉毒毒素中毒，出现特殊的神经中毒症状，病死率极高。

（一）生物学性状

1. **形态与染色** 肉毒梭菌为革兰氏阳性短粗杆菌，菌体大小为（4.0～6.0）μm×（1.0～2.0）μm，芽孢呈椭圆形，粗于菌体，位于次极端，使细胞呈汤匙状或网球拍状，无荚膜，有鞭毛（图6-2）。

2. **培养特性** 严格厌氧，营养要求不高，可在普通琼脂平板和血平板上生长。在血琼脂平板上形成白色、粗糙的较大菌落，伴有β溶血环。在疱肉培养基中可消化肉渣，使肉渣变黑，有腐败恶臭味。

3. **抵抗力** 肉毒梭菌芽孢抵抗力很强，干热180℃ 2 h，湿热100℃ 1 h以上，高压蒸汽121.3℃ 30 min，才能杀死芽孢。肉毒毒素不耐热，56℃ 30 min即可灭活，但其对酸的

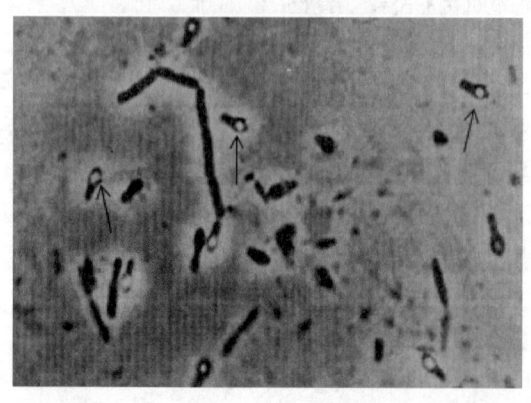

图6-2 肉毒梭菌
箭头所指为肉毒梭菌

抵抗力特别强，胃酸溶液 24 h 内不能将其破坏，故可被胃肠道吸收，损害健康。

（二）致病性

1. 致病物质　肉毒梭菌主要以外毒素致病，所产肉毒毒素是已知最剧烈的毒素，其毒性是氰化钾的 1 万倍，对人的致死量为 0.1～1.0 μg。根据所产生毒素的抗原性不同，肉毒杆菌分为 A、B、C_1、C_2、D、E、F、G 共 8 个型，能引起人类疾病的有 A、B、E、F 型，其中以 A、B 型最为常见。肉毒毒素不耐热，煮沸 1 min 即可被破坏。

肉毒毒素为嗜神经外毒素，肠道吸收后作用于外周神经肌肉接头处，抑制外周神经介质乙酰胆碱的释放，影响神经冲动的传递，导致肌肉弛缓性麻痹。

2. 所致疾病　可引起食物中毒、婴儿肉毒中毒、创伤型肉毒中毒。①食物中毒：肉毒梭菌可污染密封保存或腌制的食品，如罐头、腊肠、火腿、豆制品等，在厌氧环境下繁殖并产生肉毒毒素，人因食用未经加热含有肉毒毒素的食物而引起食物中毒。其临床表现多为神经末梢麻痹（松弛型），少见胃肠道症状。最初表现为乏力、头痛，继而眼肌麻痹，出现复视、斜视、眼睑下垂，咽部肌肉麻痹出现吞咽、咀嚼困难、口齿不清，进而出现膈肌麻痹、呼吸困难，甚至窒息死亡。整个病程患者神志清楚，病死率高。②婴儿肉毒中毒：主要由于婴儿摄入了肉毒梭菌芽孢污染的食物后，肉毒梭菌在肠道内繁殖，产生的毒素经肠道吸收而致病。当前已公认蜂蜜是本病征的重要媒介，故许多学者竭力反对给 1 岁以内的婴儿饲喂蜂蜜。症状表现为便秘、吸乳、啼哭无力、眼睑下垂、全身肌张力减退，进行性呼吸困难，甚至窒息死亡。③创伤型肉毒中毒：在皮损处感染肉毒梭菌并产生外毒素，创面局部吸收外毒素后引起中毒。此型偶尔见于机体抵抗力低下的成人、儿童。

（三）微生物学检查与防治原则

1. 微生物学检查　肉毒梭菌广泛分布于自然界中，检出本菌并无诊断价值。肉毒毒素的检出是肉毒中毒的诊断主要依据。及时采集食物、早期患者的呕吐物或胃液、粪便及血清等制成悬液，沉淀后取上清液注射小鼠腹腔，若有毒素，多于 1～2 d 发病，出现眼睑下垂、四肢麻痹等症状。同时应将加入多价抗毒素的上清液给小鼠腹腔注射作为对照。在检出毒素的同时做细菌分离培养，并检测分离细菌产生毒素的能力和性质。在怀疑婴儿肉毒中毒的粪便中检出本菌，并证实可产生毒素，则具有较大诊断意义。

> **知识链接**
>
> ### 肉毒杆菌毒素除皱法
>
> 　　肉毒杆菌毒素除皱法，也称为生物素除皱，是一项全新概念的除皱方法。本法正是利用肉毒杆菌对面部表情肌肉的麻痹作用来达到减少皱纹的目的的。
>
> 　　去除动态皱纹的原理，是将收缩造成皱纹的肌肉麻痹掉，使肌肉不收缩，连带的也去除了皱纹。一般在注射后三四天就可以看到效果，一周后效果更明显。效用期约 3～6 个月，平均 4 个月。若皱纹再出现，视个人需要，可重复施打。
>
> 　　肉毒杆菌毒素除皱有一定的并发症和副作用，如注射局部有头痛；抬头纹处注射不当时会发生睑下垂；鱼尾纹处注射不当时会发生复视及闭眼不全；因注射剂量不准确，会发生不对称的结果；进针刺破血管偶尔发生出血或血肿等。所以肉毒杆菌毒素除皱有风险，选择需谨慎。

2. 防治原则　最根本的预防方法是加强食品的卫生监督和管理；注意低温保存食品，以防芽孢成为繁殖体；80 ℃ 加热食品 20 min 破坏毒素，鼓盖或胀袋肉制品，切勿食用！治疗肉毒病应尽早注射多价肉毒抗毒素，同时对症处理，以降低病死率。

三、产气荚膜梭菌

产气荚膜梭菌（C. perfringens）广泛分布于自然界、人和动物消化道中，可引起人和动物的多种疾病。根据本菌产生外毒素种类之不同，可将产气夹膜梭菌分成 A、B、C、D、E 5 个毒素型。对人致病的主要是 A 型和 C 型，A 型最常见，引起气性坏疽和胃肠炎型食物中毒，C 型能引起坏死性肠炎。

（一）生物学性状

1. 形态与染色　革兰氏阳性菌，两端平切粗大杆菌，大小为（3.0 ~ 5.0）μm ×（1.0 ~ 1.5）μm。芽孢位于菌体中央或次极端，呈椭圆形，直径不大于菌体横径，在组织和培养基中很少形成芽孢，为本菌的特点之一。在体内有明显的荚膜，无鞭毛，不能运动。单个或成双排列，偶见链状。

2. 培养特性　本菌厌氧，但厌氧程度不太严格，在有少量氧的环境中也能生长。在血平板上形成中等大小、圆形、表面光滑、边缘整齐的菌落，多数菌株可形成双层溶血环，内环完全溶血，是由于 θ 毒素的作用；外环不完全溶血则是由 α 毒素所致。本菌代谢十分活泼。在疱肉培养基中培养数小时即可见到生长，产生大量气体，肉渣或肉块不被消化，变为略带粉色。在牛乳培养基中分解乳糖产酸使酪蛋白凝固，同时产生大量气体将凝固的酪蛋白冲成蜂窝状，气势汹涌，称为"汹涌发酵现象"，为本菌的特征之一。

（二）致病性

1. 致病物质　产气荚膜梭菌既能产生强烈的外毒素，又有多种侵袭性酶，并有荚膜，构成其强大的侵袭力，引起感染致病。外毒素种类多，有 α、β、γ、δ、ε、η、θ、ι、κ、λ、μ、ν 12 种。致病物质主要有：①卵磷脂酶（α 毒素），可分解细胞膜的磷脂，破坏细胞膜，引起溶血，组织坏死与血管内皮的损伤，使血管通透性增强，导致组织水肿，在气性坏疽的形成中起到重要作用。② β、ε、ι 素，引起坏死损伤和血管通透性增加。③透明质酸酶，分解细胞间质中的透明质酸，使局部组织疏松，有利于细菌的进一步扩散。④胶原酶，可分解肌肉及皮下组织中的胶原蛋白，使局部组织崩解。⑤ DNA 酶，使细胞 DNA 分解，降低坏死组织的黏稠程度。⑥肠毒素，部分菌株产生肠毒素，不耐热，可引起食物中毒。

2. 所致疾病　①气性坏疽，主要由 A 型产气荚膜梭菌引起，是严重的创伤感染性疾病。潜伏期可短至 6 ~ 8 h，但一般为 1 ~ 4 d，以组织坏死、气肿和全身中毒为特征，发展迅速，病情险恶，死亡率高。致病条件与破伤风梭菌相同，多见于战伤、伤口污染或各种严重的外伤。细菌在伤口局部生长繁殖产生各种侵袭性酶和毒素，导致组织崩解、细胞坏死、出血、炎症、水肿并伴随气肿，触摸时有捻发音，造成局部组织内压力增高，从而影响肢体血液循环，加速远端肢体坏死。毒素入血形成毒血症、休克，如未能及时治疗，常导致患者死亡。②食物中毒，主要由 A 型菌产肠毒素引起。当食入被大量细菌污染的食物（多为肉类）时，引起感染性食物中毒。临床表现主要为腹痛、腹胀、水样腹泻，一般可自愈。③坏死性肠炎，由 C 型产气荚膜梭菌产生的 β 肠毒素引起肠黏膜出血性坏死。此病起病急，有腹痛、腹泻、血便，可并发腹膜炎。要注意与细菌性痢疾、出血性肠炎区分。

(三)微生物学检查与防治原则

1. 微生物学检查 ①标本采集:一般采取创伤深部的分泌物、脓汁或坏死组织;菌血症取血液;食物中毒者取可疑食物、呕吐物及粪便。及时送检。②涂片镜检:对气性坏疽的快速诊断极有价值。取深部创口的分泌物、脓汁或坏死组织进行涂片、革兰氏染色镜检。镜检结果如见革兰氏阳性大杆菌,有荚膜,伴有其他杂菌,白细胞少且不典型,可作初步诊断。③分离培养:将标本直接接种于血平板或先在疱肉培养基进行增菌培养 8~10 h 后,接种于血平板和卵黄琼脂平板。厌氧环境下培养 18 h,即可挑取菌落进行鉴定。如怀疑产气荚膜梭菌引起的食物中毒,在分离培养时需同时做定量培养,如在发病后一日内,检出大于 10^5 病菌/克食品或 10^6 病菌/克粪便可确立诊断,也可用 ELISA 法直接检查肠毒素。

2. 防治原则 ①预防:及时清创扩创伤口,局部用 H_2O_2 冲洗、湿敷,破坏和消除厌氧微环境。②治疗:对局部感染部位实施手术,去除坏死组织,并使用大剂量青霉素杀死病原菌及其他混合感染菌,早期诊断能避免患者最终截肢或死亡。感染早期可注射多价抗毒素血清。近年来迅速发展的高压氧舱疗法有抑制厌氧菌生长、繁殖和产生毒素的作用。

案例 6-2

患者,女,70岁,因车祸致右下肢开放性骨折,简单清创包扎。随后患者突然感觉右下肢沉重、胀痛难忍,伴体温升高、血压下降,急诊入院。

体检:T 39.5 ℃,P 122次/分,R 22次/分,BP 86/57 mmHg,下肢肿胀明显,创面有大量恶臭味分泌物渗出,周围有捻发感;皮肤呈紫黑色,局部肌肉组织发黑、坏死。

思考题:
1. 可初步诊断为哪种疾病?其致病条件是什么?
2. 如何预防该疾病的发生?

第二节 无芽孢厌氧菌

无芽孢厌氧菌包括多种革兰氏阴性厌氧菌,如卟啉单胞菌属、普雷沃氏菌属、梭杆菌属、放线菌属及韦荣球菌属等细菌,和革兰氏阳性厌氧菌,如乳杆菌属、口腔链球菌属等细菌。它们大多属于人体正常菌群重要组成部分,其致病力不强,为条件致病菌。常因手术、拔牙、肠穿孔等原因,使屏障作用受损,致细菌侵入非正常寄居部位,或因长期应用抗生素治疗使正常菌群失调;机体免疫力减退;局部组织供血不足、组织坏死或有异物及需氧菌混合感染,形成局部组织厌氧微环境等情况下会引起感染。

一、无芽孢厌氧菌种类

无芽孢厌氧菌的主要种类及其生物学性状和分布及致病见下表。

细菌种类	生物学性状	分布及致病
消化球菌属	革兰氏阳性球菌，成单个、双个、四联或小堆排列。无鞭毛，专性厌氧菌	条件致病菌，在菌血症、手指感染、乳腺脓肿、前列腺炎、肺部感染、中耳炎和各种化脓性感染时均可分离到消化球菌。在一些口腔感染性疾病中，如牙髓感染时也可分离出消化球菌
消化链球菌	革兰氏阳性，易变为革兰氏阴性菌，圆形或卵圆形，大小不等，专性厌氧，成双、短链状，无鞭毛	为口腔、上呼吸道、肠道、女性生殖道正常菌群。可引起与诺非氏芽孢杆菌相似的急性坏疽，脓恶臭，产气较少而水肿严重。口腔、上呼吸道、肺胸膜感染中可出现此菌，微小消化链球菌寄生于口腔牙缝
韦荣球菌属	革兰氏阴性厌氧性微小球菌，成双、短链或团块，无荚膜，无鞭毛	为口腔、咽部、呼吸道、消化道、阴道的正常菌群。产生内毒素，在各种混合感染中起作用。推测此菌可能有使龋齿减少的作用
脆弱类杆菌	革兰氏阴性杆菌，两端钝圆而浓染，中间有不着色部分。专性厌氧、无动力	分布于结肠和口腔中。可产生肝素酶，有利于形成血栓性静脉炎和迁徙性脓肿。还分泌透明质酸酶、DNA 酶、神经氨酸酶等，均与其侵袭力有关。在临床上的无芽孢厌氧菌感染中占有重要的地位
产黑色素类杆菌	革兰氏阴性多形性杆菌，专性厌氧，有荚膜与菌毛，无动力	为口腔、肠道等部位的正常菌群，常与其他细菌混合感染。能产生胶原酶、蛋白酶，能水解胶原组织，能侵袭胶原组织，以建立厌氧病灶，其代谢过程中还产生 DNA 酶、硫化氢、吲哚及大量的氨，能溶解黏膜上皮。这些有害代谢产物在厌氧感染中起着关键作用
不分解糖的类杆菌	革兰氏阴性杆菌或球杆菌，为卟啉菌属，专性厌氧，无动力。	卟啉菌与牙髓感染、牙源性脓肿和牙周炎有特殊关系
梭杆菌属	革兰氏阴性，菌体延伸成梭形，无鞭毛，无荚膜	梭杆菌可与螺旋体混合感染，引起急性溃疡性龈炎，急性坏死龈炎等。在人类严重炎症性牙周病中此二菌大为增加，而疾病减轻时则减少，常为牙周疾病治疗效果观察指标之一
普雷沃菌属	革兰氏阴性专性厌氧，无动力的多形性杆菌	口腔正常菌群成员，可引起牙周疾病、上呼吸道感染、肺部和脑脓肿，亦可同其他厌氧菌一起引发混合性感染
丙酸杆菌属	革兰氏阳性、多形性杆菌，无动力	为皮肤正常菌群成员。临床常见的是痤疮丙酸杆菌，可因外伤、手术引起皮肤软组织感染

二、感染特点

1. 致病条件　无芽孢厌氧菌是寄生于人体体表及与外界相通腔道中的正常菌群，当其寄居部位改变，宿主免疫力低下和菌群失调等情况下，伴有局部厌氧微环境形成，如因烧伤、放化疗、肿瘤压迫等组织缺氧易引起内源性感染。

2. 感染特征　无芽孢厌氧菌感染多为慢性感染过程，其感染特征有：

（1）口腔、颌面部、鼻咽腔、胸腹腔、盆腔及肛门会阴部等处的慢性深部脓肿。

（2）感染部位的分泌物或脓液呈血性或黑色或乳白色混浊液，有恶臭，有时有气体产生。

(3) 所引起的脓肿分泌物，用直接涂片染色常可见革兰氏阴性或阳性杆菌，不能用普通培养基培养该类细菌，所致败血症、心内膜炎及脓毒性血栓性静脉炎等，常规血培养亦为阴性，必须使用特殊培养基，才能培养出细菌。

(4) 长期使用氨基糖苷类抗生素如链霉素、卡那霉素及庆大霉素等治疗无效。

三、防治原则

无芽孢厌氧菌为人体正常菌群，属于条件致病菌，其感染为内源性感染，故缺乏特异有效的预防方法。外科清创引流是预防厌氧菌感染的一个重要措施。大多数无芽孢厌氧菌对青霉素、氯霉素、克林霉素、头孢菌素敏感，均可用于治疗，而对氨基糖苷类抗生素不敏感，对四环素亦大多耐药。脆弱类杆菌能产生 β-内酰胺酶，破坏青霉素和头孢菌素，故对此类药物耐药，在治疗时须注意。应选氯霉素和克林霉素。此外，甲硝唑对厌氧感染也有很好的疗效。由于厌氧菌常与其他需氧或兼性厌氧菌混合感染，在选用药物时应有全面考虑，二者兼顾。

小结

1. 破伤风梭菌为革兰氏阳性细长杆菌，可形成圆形芽孢，菌体呈鼓槌状。破伤风痉挛毒素是引起破伤风的主要致病物质。注射破伤风类毒素进行特异性预防，特异性治疗应早期足量使用抗毒素及抗生素。

2. 肉毒梭菌是革兰氏阳性短粗杆菌，芽孢呈椭圆形，菌体呈汤匙状或网球拍状。严格厌氧，营养要求不高，在血琼脂平板有 β 溶血环。所产肉毒毒素是已知最剧烈的毒素，可引起食物中毒、婴儿肉毒中毒、创伤型肉毒中毒。最根本的预防方法是加强食品的卫生监督和管理。治疗肉毒病应尽早注射多价肉毒抗毒素，同时对症处理，以降低病死率。

3. 产气荚膜梭菌为革兰氏阳性菌，两端平切粗大杆菌，芽孢呈椭圆形，直径不大于菌体横径。在血平板上形成双层溶血环。在牛乳培养基中有"汹涌发酵现象"。致病物质有外毒素、多种侵袭性酶和荚膜。可引起气性坏疽、食物中毒、坏死性肠炎。目前尚无有效类毒素用于人工主动免疫。

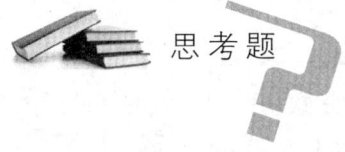 思考题

1. 怎样特异性防治破伤风？
2. 简述产气荚膜梭菌主要致病物质及所致疾病的类型。
3. 简述肉毒梭菌引起食物中毒的临床表现。

（罗秀针）

第七章

动物源性细菌

> **学习目标**
>
> 1. 掌握动物源性细菌的致病特点。
> 2. 熟悉动物源性细菌的防治原则。
> 3. 了解动物源性细菌的生物学特性。

动物源性细菌是一类既感染人又感染动物的病原菌，又称人畜兽共患病病原菌。人畜共患病是指由相同病原菌引起的人类和动物的某些传染病的总称。常见的人畜共患病病原菌主要包括炭疽芽孢杆菌、鼠疫耶尔森菌和布鲁菌等。人主要通过密切接触患病或带菌动物及其分泌物，或因昆虫叮咬等多种途径而感染。

第一节 炭疽芽孢杆菌

炭疽芽孢杆菌（B. anthracis）属于需氧芽孢杆菌属（Bacillus），是引起动物和人类炭疽病的病原体。芽孢杆菌属是一大类在有氧环境下能形成芽孢的革兰氏阳性大杆菌，大多数细菌广泛分布于空气、土壤、尘埃及腐烂物中，少数寄生于动物或昆虫体内对人类及动物致病。

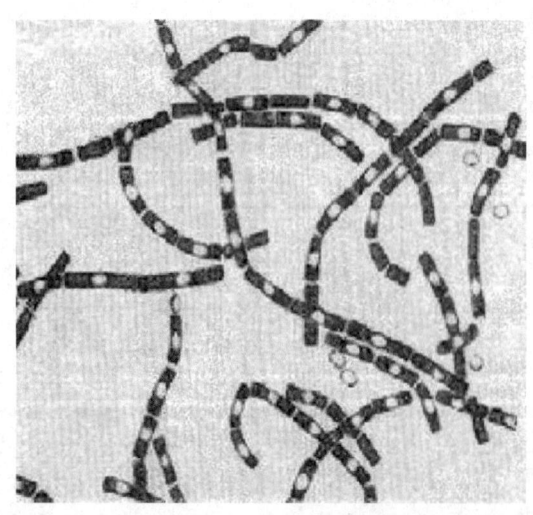

图 7-1 炭疽芽孢杆菌

一、生物学性状

（一）形态染色

炭疽芽孢杆菌是致病菌中最大的细菌，大小（4~8）mm×（1~2）mm，革兰氏阳性，两端平齐，形如竹节。在液体培养基中培养后可呈链状排列，在含血清的培养基中或动物体内可形成荚膜，在氧气充足、温度适宜（25~32℃）的外界环境或人工培养基中易形成芽孢，芽孢位于菌体中央，椭圆形，小于菌体宽度（图7-1）。

（二）培养特性

专性需氧。普通培养基上生长后形成表面

无光泽、不透明、边缘不整齐、灰白色的粗糙型菌落，在低倍镜下观察，呈卷发状。血琼脂平板上24小时后可形成轻微溶血环。有毒菌株在含 $NaHCO_3$ 的血琼脂平板上、5% CO_2 环境中培养48小时可产生荚膜，因此菌落可由粗糙型变为黏液型。无毒菌株不形成荚膜。

（三）生化反应

能分解葡萄糖、麦芽糖产酸不产气，能水解淀粉。不分解乳糖，不产生靛基质。能迟缓液化明胶，沿穿刺线向四周扩散，形如倒松树状。触酶试验阳性。

（四）抗原构造

抗原复杂包括菌体多糖抗原、荚膜多肽抗原、芽孢抗原和炭疽毒素复合物抗原。其中荚膜和毒素都由质粒编码。

（五）抵抗力

炭疽芽孢杆菌繁殖体抵抗力与一般细菌相似，但芽孢抵抗力极强，在室温干燥环境条件下可存活20年，在皮毛中常温下能存活数年。草场一旦被炭疽芽孢杆菌污染，其传染性可维持20年以上。1%过氧乙酸10～60 min及1:2500碘液10 min可破坏芽孢。干热140℃ 3小时及高压蒸汽灭菌法1.05 kg/cm^2、121.3℃、15 min是杀灭炭疽芽孢最可靠的方法。

二、致病性

（一）致病因素

炭疽芽孢杆菌的致病因素主要为荚膜和炭疽毒素。

1. 荚膜　是重要的侵袭性物质，具有抗吞噬作用，有利于细菌在体内生长、繁殖和扩散。

2. 炭疽毒素　是由保护性抗原、致死因子和水肿因子3种蛋白质组成的复合物。水肿因子、致死因子均须与保护性抗原结合后才能致实验动物出现水肿和坏死。3种成分单独不能发挥毒性作用，混合后能损伤实验动物微血管内皮细胞，增强血管壁的通透性，导致组织水肿，有效循环血量下降，引起微循环障碍，最终因出现弥散性血管内凝血导致休克、死亡。

（二）所致疾病

炭疽是一种急性人畜共患传染病，死亡率高。主要在草食动物牛、马、羊之间传播，为食草动物的传染病。炭疽芽孢杆菌毒力强，人接触后也易感染，根据感染的途径不同，人类炭疽有3种不同临床类型。

1. 皮肤炭疽　最常见，10～50个细菌即可引起感染。病菌经破损皮肤侵入，12～36小时后感染局部出现小疖，继而形成水疱、脓疱，最后中心出现黑炭色坏死，形成焦痂，故名炭疽。患者常伴有高热、寒战等全身症状，如不及时治疗，可发展成败血症。轻症2～3周治愈，重症可致死亡。

2. 肺炭疽　吸入1万～2万个炭疽芽孢或繁殖体即可感染。初期为感冒样症状，伴有胸痛或腹痛，继之出现严重支气管肺炎。病情发展迅速，可在2～3天内死于中毒性休克。

3. 肠炭疽　食入25万～100万个细菌可感染。由食入未煮熟的病畜肉、内脏及未经巴氏消毒的乳制品等所致。细菌随食物进入胃肠道引起恶心、呕吐、腹痛、腹泻、血水样便，可伴有连续性呕吐及中毒性肠麻痹。严重的出现全身中毒症状，2～3天内死于毒血症。

上述3种感染类型细菌均可侵入血液引起败血症，并发急性出血性脑膜炎等，死亡率极高。炭疽病后可获得持久的免疫力，很少再次感染。这与机体产生特异性抗体和吞噬细胞的吞噬作用增强有关。

三、微生物学检查与防治原则

（一）微生物学检查

炭疽的快速病原学诊断在流行病学上具有重要意义。临床根据病型不同可采取不同标本如渗出液、血液、痰液、粪便等。死于炭疽的动物尸体严禁解剖以防芽孢污染；必要时一般在严格无菌操作条件下割取病畜耳尖或舌尖组织送检。可先作涂片，但要用 1∶1000 氯化汞固定 5 min 杀死芽孢，然后染色镜检，如果镜下见到两端平齐、形如竹节、有荚膜的革兰氏阳性粗大杆菌，结合临床症状可初步诊断。也可分离培养进行鉴定。把炭疽芽孢杆菌接种在含青霉素（0.05～0.5 U/ml）的培养基中，因细胞壁被破坏可发生形态变异，菌体由杆状变为球形、链状排列形似串珠，称串珠试验阳性。此外还可做动物试验，常用动物为小鼠或豚鼠，将可疑标本或培养物接种动物后如果在 2～3 天内发病或死亡，可解剖检查炭疽芽孢杆菌。

（二）防治原则

1881 年法国学者 Pasteur 首次成功研制出炭疽芽孢杆菌减毒活疫苗。预防人类炭疽病的关键在于有效控制动物炭疽，对炭疽疫区的牲畜应当接种疫苗。加强对病畜的管理，一旦发现病畜，应当立即隔离、处死、焚烧或加大量石灰深埋于地下 2 米。对疫区牧民、兽医、皮毛工人等相关人员可进行炭疽减毒活疫苗接种。治疗可选用青霉素等抗生素。

> **知识链接**
>
> **罗伯特-柯霍与路易-巴斯德**
>
> 罗伯特-柯霍（Robert Koch）与路易-巴斯德（Louis Pasteur）是 19 世纪德国的两位著名科学家，对炭疽病的研究使两人紧紧联系在一起，后人称他们是现代医学的开创者。1875 年罗伯特-柯霍首先从患炭疽病的人和动物体内鉴定出炭疽芽孢杆菌，为疾病的细菌学理论提供了直接的证据。第二年柯霍发表论文，得到学术界认可并于 4 年后获得奖励。在历史上这一发现同时也记录了人类首次发现微生物能够致病的事实，即炭疽芽孢杆菌是炭疽病病原体。6 年后，巴斯德把炭疽芽孢杆菌在温度为 42～43℃的鸡汤中培养、传代发现一株毒力减弱株炭疽杆菌，给牛注射后虽然发病但症状轻微，并使牛产生了对炭疽的免疫力。巴斯德发明了炭疽疫苗并以公开实验的方式证明疫苗的有效保护作用，造成了当时医学界极大轰动。巴斯德是世界上最早地成功研制出炭疽病减毒活性疫苗的人。

> **案例 7-1**
>
> 患者，男，36岁，因恶心、呕吐、腹痛、腹泻、血水样便入院。自述3日前家养奶牛死亡曾食其肉。查体见患者手臂出现多处小疖，体温39.1℃。胸部X线未见异常。粪便涂片未见异常。
>
> 思考：
> 1. 该患者应初步诊断为何种疾病？如何进一步做微生物学检查来确诊？
> 2. 该疾病是如何传播的？该如何防治？

第二节　鼠疫耶尔森菌

鼠疫耶尔森菌（*Y. pestis*）属于耶尔森菌属（*Yersinia*），俗称鼠疫杆菌，是烈性传染病鼠疫的病原菌。鼠疫是自然疫源性传染病，通过直接接触患病动物或由节肢动物叮咬而感染。病死率极高。在历史上曾发生多次鼠疫大流行，其中有记载发生于公元6～8世纪、14～17世纪、19世纪末～20世纪初，引起上亿人死亡。

一、生物学性状

（一）形态与染色

鼠疫耶尔森菌为革兰氏阴性小杆菌，短而粗，两端钝圆，两极浓染，称异染颗粒（图7-2）。大小为（1.0～2.0）μm×（0.5～0.8）μm。有荚膜，无鞭毛，不形成芽孢。陈旧培养物或3%氯化钠琼脂培养基上呈球形、哑铃形等明显多形性。

（二）培养特性

需氧或兼性厌氧，普通培养基上能生长。最适pH为6.9～7.1，最适生长温度是28～30℃。在含血清的营养培养基上培养

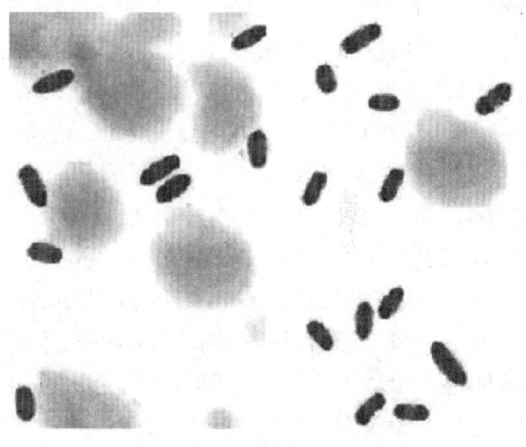

图 7-2　鼠疫耶尔森菌

16～18 h，显微镜下可见一层形状不一的浅灰色小菌落，这是鼠疫耶尔森菌培养初期的菌落特征，有鉴定意义。培养24～48 h后可形成直径0.1～0.2 mm的圆形、半透明、浅灰色、中心厚而突出、边缘薄而不整齐的粗糙型细小菌落。若继续培养72 h后菌落直径可达4 mm。在肉汤培养基中生长良好，初期肉汤底部可形成絮状沉淀，48 h肉汤表面形成一层菌膜。轻轻晃动菌膜及絮状沉淀呈"钟乳石"状下降，有鉴别意义。

（三）生化反应

在双糖铁培养基上可分解葡萄糖，少数菌株可分解乳糖，不产生硫化氢，不产生靛基质，尿素酶试验阴性。

（四）抗原构造

1. F1 抗原　由质粒编码产生，属于荚膜抗原，具有抗吞噬作用。
2. V/W 抗原　由质粒编码产生，两者总是同时出现，有抗吞噬作用，与局部肉芽肿的形成及促进细菌在细胞内存活有关。
3. 鼠毒素（murine toxin，MT）属于外毒素，主要对鼠类致病，阻断线粒体电子传递反应，抑制细胞呼吸。
4. 外膜蛋白　促进细菌在宿主体内扩散繁殖，有抗吞噬作用。

（五）抵抗力

鼠疫耶尔森菌对理化因素抵抗力较弱，湿热 70～80 ℃ 10 min 或 100 ℃ 1 min 可被杀死。5% 甲酚或苯酚 20min 可杀死痰液中的细菌。但在蚤粪或土壤中可存活一年左右。

二、致病性

（一）致病物质

鼠疫耶尔森的致病物质主要包括内毒素、外毒素、荚膜和一些抗原性物质。毒力极强，几个细菌即可使人致病。因为有毒力因子的存在，细菌被吞噬细胞吞噬后也不能被杀死。一般认为在人群中或鼠间检出 F1 抗体，则认为有鼠疫发生的可能。

（二）所致疾病

鼠疫是自然疫源性疾病，鼠疫耶尔森菌可感染多种啮齿类动物，传播媒介主要是鼠蚤。鼠疫一般先在鼠间传播流行，大批病鼠死亡后，鼠蚤失去宿主转向人间，引起人类鼠疫流行。人类鼠疫多由鼠蚤叮咬引起。临床常见腺鼠疫、败血型鼠疫和肺鼠疫 3 种类型。

1. 腺鼠疫　最常见，以急性淋巴结炎为特征。鼠蚤叮咬传播，患者局部淋巴结肿胀，多见于腹股沟和腋下，继而出现化脓、溃疡和坏死。
2. 肺鼠疫　吸入病菌可引起肺部感染。患者出现高热、咳嗽、痰中带血并含大量鼠疫杆菌。如不及时治疗，因休克、心力衰竭等于 2～3 日内死亡。临终前患者皮肤呈高度发绀，故有"黑死病"（Black Death）之称。
3. 败血型鼠疫　多继发于腺鼠疫或肺鼠疫，此型最严重。由于机体抵抗力低，病菌侵入血流所致。患者发病初期体温即可高达 39～40 ℃，皮肤黏膜出现小出血点，全身中毒症状明显，抢救不及时，一般数小时至数天内因呼吸困难或多器官衰竭、休克而死亡。病后获得持久的免疫力，再次感染少见。

三、微生物学检查与防治原则

（一）微生物学检查

鼠疫为法定甲类传染病，传染性强，标本采集、运送和分离培养必须严格无菌操作。实验室要求有防鼠、防蚤的隔离设施和严密的个人防护措施，用过的实验器材及物品应随时消毒处理。

1. 标本采集　主要采集患者血液、痰液和淋巴结穿刺液。
2. 直接涂片镜检　疑似患者标本或病死鼠的组织材料必须做显微镜检查。

（1）制片：一般制两张片子，淋巴结渗出液、骨髓和痰液等可直接涂片，血液做成厚血滴片，干燥后用蒸馏水溶解红细胞。

（2）固定及染色：标本自然干燥后，用 95% 乙醇与乙醚混合固定液固定 10 分钟，干燥后分别做革兰氏染色和亚甲蓝染色。

3. 分离培养与鉴定　分离培养时未污染标本可直接接种血平板，污染标本则需接种选择培养基，如甲紫亚硫酸钠琼脂。经28～30℃培养24～48小时后，挑选可疑菌落进行鉴定。根据菌落特征，尤其是在含3%的氯化钠琼脂上细菌生长后形态呈多形性，肉汤培养基中生长形成菌膜，震荡后呈"钟乳石"状下降。利用生化反应可进行初步鉴定。最后的鉴定用以下实验方法：噬菌体裂解试验、动物试验、血清学试验、核酸检测。

（二）防治原则

预防鼠疫的关键是控制动物鼠疫，加强疫区鼠疫监测工作，密切注意动物鼠疫流行动态，防止人间鼠疫的发生。预防的根本措施是灭鼠、灭蚤切断传播途径。流行区可接种鼠疫疫苗。我国目前采用EV无毒活疫苗，经皮内、皮下接种或皮肤划痕接种，免疫力可维持一年。对可疑患者要早确诊，早隔离。早期使用足量氨基糖苷类抗生素及磺胺类药物治疗可降低患者死亡率。

> **知识链接**
>
> ### 鼠疫世界大流行
>
> 人类历史记载曾经有3次鼠疫世界大流行。第一次鼠疫大流行爆发于公元6～8世纪，公元6世纪东罗马帝国的君士坦丁堡的鼠疫导致20多万人死亡。后传到欧洲及地中海地区。这次鼠疫流行长达两个世纪之久，使欧洲南部1/5人口丧命，估计总死亡人数可达1亿。第二次大规模鼠疫流行于公元14～17世纪，14世纪20年代的中亚细亚的戈壁最开始流行，10年之内蔓延到中国的中原大部分地区，以后开罗、中东、德国、意大利、俄罗斯、英国等欧洲的很多地区也都变成了鼠疫流行区。并在以后的几百年间频繁爆发流行。流行期间开罗每天死亡7000多人；整个中东地区的人口有1/3死于鼠疫，其中城市人口有1/2死于鼠疫；佛罗伦萨城里95000人死亡55000人。据估计1347～1350年仅在欧洲就有2000万人死于鼠疫。直到16世纪末，欧洲每10年就会发生一次大规模鼠疫流行。16至17世纪期间鼠疫是威胁欧洲人生命的头号杀手，这期间至少死亡2500万人。"黑死病"就来源于这次大流行中伦敦所爆发的鼠疫。第三次鼠疫大流行发生于19世纪90年代至20世纪30年代，中国的云南省最先流行。师道南的《死鼠行》生动地描述了这次发生的疫情。以后传至贵州、广州、香港、福州、厦门等地，鼠疫还逐渐蔓延到印度、美国、欧洲和非洲等60多个国家，死亡人数达千万以上。

第三节　布鲁菌

布鲁菌属于布鲁菌属（*Brucella*），布鲁菌可引起动物和人患布鲁菌病。1887年英国医师David Bruce首先在马耳他岛从一名马耳他热死者脾内分离出该菌，故名布鲁菌，布鲁菌病亦称马耳他热。布鲁菌属细菌共有6个生物种，全世界分布广泛，我国流行的是羊、牛和猪布鲁菌，以羊布鲁菌最常见。2000年以来布鲁菌病流行明显回升，目前全世界每年新增病例可达50万，我国内蒙古、黑龙江和山西等省新发病例累计上万。

一、生物学性状

（一）形态染色

布鲁菌为革兰氏阴性小杆菌，大小为（0.4～0.8）μm×（0.4～1.5）μm。无鞭毛，不形成芽孢，光滑型菌株有荚膜（图7-3）。

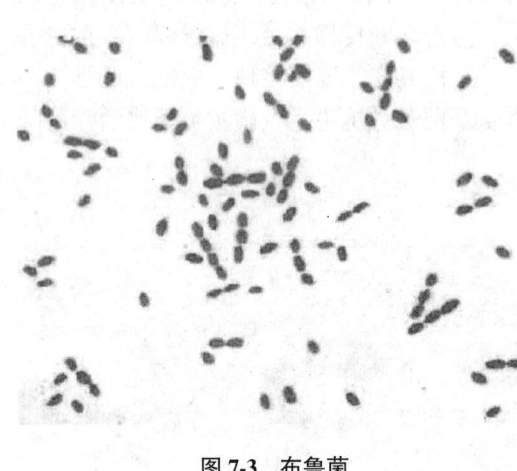

图7-3 布鲁菌

（二）培养特性

布鲁菌为专性需氧菌。营养要求较高，在含血液、血清或肝浸液的培养基中生长良好，初次分离时需提供5%～10%CO_2环境，生长缓慢，最适生长温度34～37℃，最适pH值6.6～6.8，初次分离培养需一周左右才形成无色透明、中央凸起、细小的光滑型菌落。传代培养48h后可形成菌落。多次传代后菌落由光滑型转变为粗糙型。

（三）生化反应

多数布鲁菌能分解尿素产生H_2S。能利用葡萄糖，硝酸盐还原试验阳性。

（四）抗原构造

布鲁菌抗原结构复杂，重要的有牛布鲁菌抗原（A）和羊布鲁菌抗原（M）两种。不同菌株两种抗原含量不同。

（五）抵抗力

布鲁菌在自然界中抵抗力较强，在干燥的土壤、病畜的脏器、皮毛、肉和乳制品中能存活数周至数月。对湿热、紫外线和化学消毒剂敏感。牛奶中的布鲁菌可用巴氏消毒法灭菌。

二、致病性

（一）致病物质

布鲁菌的致病因素主要是内毒素、荚膜及侵袭性酶如透明质酸酶和过氧化氢酶等。与细菌的侵入、扩散有密切关系。布鲁菌侵袭力强，可通过完整的皮肤黏膜侵入宿主机体。

（二）所致疾病

布鲁菌动物宿主广泛，最易感染牛、羊、猪等动物。人类感染与职业有关，一般为畜牧兽医、屠宰工人、皮毛加工者等。动物感染局限于其腺体组织和生殖器官，这些组织尤其孕期动物胎盘、羊水中富含的赤藓醇是布鲁菌的生长因子，能促进布鲁菌大量生长繁殖，引起母畜流产。对畜牧业造成严重危害。

人对布鲁菌普遍易感，主要是通过接触病畜及其分泌物或接触被布鲁菌污染的畜产品感染，细菌可经皮肤、消化道、呼吸道、眼结膜及生殖道等途径侵入机体，潜伏期1～6周。侵入机体的细菌被吞噬细胞和树突细胞吞噬，并随淋巴循环到达局部淋巴结生长繁殖形成感染灶，当病菌繁殖到一定数量可侵入血流引起菌血症。血液中的细菌崩解死亡，患者出现发热、寒战、乏力、关节痛等症状。此后病菌进入肝、脾、骨髓、淋巴结等器官形成新的感染灶，而此时血液中细菌则逐渐消失，发热也随之消退，体温趋于正常。当细菌在新的感染灶中繁殖到一定数量时，再次入血形成菌血症，体温也再次升高。如此反复形成的菌血症使患者重复发热呈波浪式，故布鲁菌病又称为波浪热。病程一般持续数周至数月，患者常表现全身器官受累。病后可获得一定的免疫力。布鲁菌为胞内寄生菌，机体感染后产生的免疫力主要为细胞免疫，巨噬细胞发挥主要的杀菌作用。

三、微生物学检查与防治原则

（一）微生物学检查

布鲁菌病的实验室诊断依靠病原体分离鉴定、血清学试验及皮肤试验。

1. 标本采集　急性期常采集血液标本，细菌培养阳性率高达70%。其他时期也可取骨髓、淋巴结分离布鲁菌。

2. 分离培养　将标本接种于肝浸液培养基培养，5%～10%CO_2环境，37℃培养4～7天后形成菌落。根据菌落特征，涂片染色镜检。

3. 血清学试验

（1）凝集反应：发病7日以后血清中开始出现抗体，3个月时达高峰。检测时将待检血清做倍比稀释，与已灭活的S型标准菌进行玻片凝集试验，在规定时间内如出现凝集现象且抗体效价在1∶200以上有诊断意义。

（2）ELISA试验：可检测IgM、IgG和IgA抗体，抗原为菌细胞质蛋白。此法操作简单、特异性和敏感性均较高。

4. 皮肤试验　又称布鲁菌素试验，用布鲁菌素或布鲁菌蛋白提取物做皮内注射，24～48小时后观察结果。注射局部出现红肿浸润直径达2～3 cm为阳性。

（二）防治原则

控制和消灭病畜、切断传播途径和疫苗接种是预防布鲁菌病的3项主要措施。预防采用减毒活疫苗，接种对象主要以畜群为主。对疫区人群、相关职业人群和布鲁菌素皮肤试验阴性者可采用减毒活疫苗皮上划痕法接种。

治疗以抗生素为主，WHO推荐首选治疗方案是利福平和多西环素联合用药，或利福平和四环素联合用药。

> **小结**
>
> 1. 动物源性细菌主要包括炭疽芽孢杆菌、鼠疫耶尔森菌和布鲁菌等。均属常见的人畜共患病病原菌。
>
> 2. 炭疽芽孢杆菌是引起人类炭疽病的病原体。人类炭疽的传染源主要是患病动物，根据感染的途径不同人类炭疽分为皮肤炭疽、肺炭疽和肠炭疽3种临床类型。预防人类炭疽的关键是有效控制动物炭疽，对疫区的动物和易感人群应当接种疫苗。治疗首选青霉素。
>
> 3. 鼠疫耶尔森菌是鼠疫的病原菌。鼠疫因其传播途径广、传染性强、病死率高而被定为甲类传染病。鼠疫的传播媒介主要是鼠蚤。人类鼠疫流行多由鼠蚤叮咬引起。临床常见腺鼠疫、败血型鼠疫和肺鼠疫3种类型。感染后可获得持久的免疫力。

小结	4. 布鲁菌是引起人类、家畜和其他动物布鲁菌病的病原体。全世界分布广泛，2000年以来布鲁菌病流行明显回升并逐年有增加的趋势。布鲁菌可经多种途径侵入机体，传染性强，致病因素复杂，致病性特殊。动物感染造成的严重危害是引起母畜流产。人感染后布鲁菌反复入血形成菌血症使患者重复发热呈波浪式，故布鲁菌病又称为波浪热。

思考题

1. 简述炭疽芽孢杆菌的致病物质及所致疾病。
2. 简述鼠疫耶尔森菌的致病物质及所致疾病。
3. 简述布鲁菌对动物和人的主要危害。

（潘凤兰）

第八章

支原体、衣原体、立克次体和螺旋体

学习目标

1. 掌握支原体、衣原体、立克次体和螺旋体所引起的临床疾病。
2. 熟悉支原体、衣原体、立克次体和螺旋体所引起临床疾病的防治原则。
3. 了解支原体、衣原体、立克次体和螺旋体的典型生物学性状和微生物学检查方法。

第一节 支 原 体

支原体（mycoplasma）是一类没有细胞壁，高度多形性，能通过滤菌器，可在无生命培养基中生长繁殖的最小的原核细胞型微生物，因可形成有分枝的长丝而得名。

一、生物学性状

1. **形态与结构** 支原体体积微小，直径 0.2～0.3 μm，长 1～10 μm，可通过一般滤菌器。因缺乏细胞壁，呈高度多形性，有球形、丝状、环状、星状和螺旋形等。革兰氏染色阴性，但不易着色，Giemsa 染色呈淡紫色。电镜下可见细胞膜由 3 层结构组成，内、外层主要为蛋白质和糖类，中间层为脂质，主要为磷脂。胆固醇位于磷脂分子之间，对保持细胞膜的完整性具有一定的作用。凡能与胆固醇作用的物质，如皂素、两性霉素 B、毛地黄苷等，均可破坏支原体的细胞膜，使之死亡。有的支原体细胞膜外有一层多糖组成的荚膜，有毒性，与支原体致病有关。

2. **培养特性** 支原体的营养要求比一般细菌高，培养基中必须加入 10%～20% 人或动物血清，pH 值为 7.8～8.0。支原体以二分裂繁殖为主，也可见出芽、分枝或由球体延伸成长丝，然后分节段成为许多球状或短杆状的颗粒。支原体生长缓慢，在琼脂含量较低（<1.5%）的固体培养基上培养 2～3 天后出现小的"油煎蛋"状的菌落。

3. **抵抗力** 支原体因无细胞壁，故对理化因素的影响比较敏感。支原体对可干扰细胞壁合成的抗生素耐药，但对可干扰蛋白质合成的抗生素如多西环素、氯霉素、红霉素、螺旋霉素、链霉素等敏感，对交沙霉素高度敏感。

二、致病性

支原体广泛分布于自然界及人、家禽、家畜及实验动物等体内,大多不致病。对人致病的主要有肺炎支原体、溶脲脲原体、人型支原体和生殖器支原体等。

1. **肺炎支原体** 是人类原发性非典型肺炎的病原体,约占非细菌性肺炎的50%。本病由呼吸道传播,多发生在5～19岁的青年人群中,以夏末秋初多见。受染者多数无症状或出现头痛、发热、咳嗽等较轻的呼吸道症状,X线检查肺部有明显浸润。个别患者可伴有呼吸道以外的并发症,如心血管神经症状和皮疹。有的患者感染后出现Ⅰ型超敏反应,促使哮喘病急性发作。由于支原体肺炎有传染性,应注意隔离。

2. **溶脲脲原体** 是引起泌尿生殖道感染的重要病原体之一,是非淋球菌性尿道炎(NGU)的主要病原体,检出率达13%～50%。本病主要通过性接触传播,还可引起前列腺炎、附睾炎、尿道炎、阴道炎、盆腔炎等,可通过胎盘感染胎儿,引起流产、早产和新生儿呼吸道感染。溶脲脲原体还可吸附于精子表面,阻碍精子与卵子的结合,导致不育症的发生。

3. **其他致病性支原体** 人型支原体和生殖器支原体的致病性与溶脲脲原体相似,因可引起泌尿生殖道感染,均被列为性传播疾病的病原体。

支原体感染后,可诱发机体产生体液免疫和细胞免疫。分泌型IgA及特异性细胞免疫在防止支原体再感染上有一定作用。

三、微生物学检查与防治原则

(一)微生物学检查

1. **分离培养** 取可疑患者的痰或咽拭子,接种于含血清或酵母浸膏的琼脂培养基。用青霉素、醋酸铊抑制杂菌的生长,多次传代后可变为典型的"油煎蛋"样菌落,并能吸附多种动物红细胞和气管上皮细胞、HeLa细胞等,且此类吸附可被特异性抗体所抑制。分离的支原体经形态、溶血与生化反应做初步鉴定。

2. **血清学试验** 用特异性抗血清做生长抑制试验和代谢抑制试验。用患者血清与支原体脂质抗原做补体结合试验,恢复期较急性期效价高4倍以上具有诊断价值。另外,患者的血清可与人O型红细胞在4℃时产生非特异性凝集,称为"冷凝集试验",37℃时消失。

3. **PCR检测** 以特异性引物通过PCR技术从患者痰中检测肺炎支原体DNA;也可用特异性引物扩增尿素酶基因来检测溶脲脲原体,快速、敏感、特异。

案例 8-1

患者,男性,3岁,主因咳嗽5天、发热3天入院。3天前无诱因出现刺激性干咳,服用急支糖浆、阿奇霉素3天,无好转。查体:体温38℃,心率98次/分,扁桃体充血,双肺呼吸音粗,无明显干湿啰音。血常规:白细胞12.8×10^9/L,中性粒细胞75%。X线显示双肺纹理增强,中下可见密度增高阴影。

思考:

1. 该患者应初步诊断为何种疾病?仍需做何微生物学检查来进一步确诊?
2. 该疾病是如何传播的?应怎样防治?

（二）防治原则

肺炎支原体可诱导相应的适应性免疫，故已有疫苗问世，可预防。泌尿生殖道支原体感染的预防，应加强宣传教育，注意性卫生，切断传播途径。支原体感染者可选用左氧氟沙星、氯霉素、红霉素、螺旋霉素、链霉素、四环素等药物治疗。

第二节 衣 原 体

衣原体（chlamydia）是一类严格寄生在真核细胞内，具有独特的发育周期，能通过细菌滤器的原核细胞型微生物。衣原体的共同特征是：①大小为 250～500 nm，具有细胞壁，革兰氏染色阴性，呈圆形或椭圆形；②具有独特的发育周期，仅在活细胞内以二分裂方式繁殖；③有 DNA 和 RNA 两种类型的核酸；④含有核糖体和较复杂的酶类，但缺乏代谢所需要的能量来源，必须由宿主细胞提供，因而表现严格的细胞内寄生性；⑤对多种抗生素敏感。

一、生物学性状

1. 形态与结构　普通光学显微镜下，在宿主细胞中可见到两种不同的衣原体颗粒结构，即原体和始体。原体是发育成熟的衣原体，为细胞外形式，具有感染性；始体又称网状体，是衣原体发育周期中的繁殖型，为细胞内形式，无感染性。衣原体在宿主细胞内生长繁殖时具有独特的发育周期。

衣原体有其独特的生活周期，原体在宿主细胞外较为稳定，但具有高度的感染性。当与易感细胞接触时，以吞饮的方式进入细胞内，由宿主细胞膜包围原体而形成空泡，在空泡内的原体增大，发育成为始体。始体在空泡以二分裂形式繁殖，在空泡内形成众多的子代原体，构成各种形态的包涵体。包涵体的形态、在细胞内存在的位置、染色性等特征，有鉴别衣原体的意义。成熟的子代原体从宿主细胞中释放出来，再感染其他的宿主细胞，开始新的发育周期。每个发育周期约需 48～72 h。始体是衣原体周期中的繁殖型，而不具有感染性。

2. 培养特性　衣原体为专性细胞内寄生，不能在人工培养基上生长。绝大多数能在 6～8 天龄鸡胚或鸭胚卵黄囊中生长繁殖，并可在卵黄囊膜中找到包涵体、原体及始体颗粒。某些衣原体可用动物接种培养，如鹦鹉热衣原体经腹腔接种，性病淋巴肉芽肿经脑内接种，均可使小白鼠受感染。组织细胞培养（如 HeLa 细胞、人羊膜细胞等）衣原体生长良好。

3. 抵抗力　衣原体对热敏感，55～60 ℃仅存活 5～10 min。常用的化学消毒剂也能迅速杀灭衣原体。对红霉素、四环素、氯霉素、螺旋霉素、利福平等抗生素敏感。

二、致病性

衣原体广泛寄生于人、哺乳动物及禽类，对人致病的主要有沙眼衣原体、肺炎衣原体和鹦鹉热衣原体。衣原体侵入机体后，借助其表面脂多糖和蛋白质的作用吸附并被吞入易感细胞内，所致疾病主要有：

1. 沙眼　由沙眼衣原体引起，主要通过眼-眼或眼-手-眼的途径传播，感染眼结膜上皮细胞引起局部炎症。发病缓慢，早期出现眼睑结膜急性或亚急性炎症，表现为流泪、有黏液脓性分泌物、结膜充血等。后期移行为慢性，出现结膜瘢痕、眼睑内翻、倒睫、角膜血管翳等引起角膜损害，以致影响视力，最后导致失明。据统计沙眼居致盲病因的首位。

2. 包涵体结膜炎　由沙眼衣原体引起，包括婴儿及成人两种。前者是婴儿经产道感染，引起急性化脓性结膜炎（亦称包涵体脓漏眼），不侵犯角膜，能自愈；后者为成人经眼-手-眼的途径或者接触污染的游泳池水而感染，引起滤泡性结膜炎。病变类似沙眼，但不出现角膜血管翳，亦无结膜瘢痕形成，一般经数周或数月痊愈，无后遗症。

3. 泌尿生殖道感染　由沙眼衣原体引起，经性接触传播。男性多表现为非淋菌性尿道炎，未经治疗者转变成慢性感染，可合并附睾炎、前列腺炎等。女性能引起尿道炎、宫颈炎、输卵管炎、盆腔炎等，输卵管炎反复发作可引起不孕症或宫外孕等严重并发症。

4. 性病淋巴肉芽肿　由沙眼衣原体引起，主要通过性接触传播。在男性主要侵犯腹股沟淋巴结，引起化脓性淋巴结炎和慢性淋巴肉芽肿。在女性可侵犯会阴、肛门、直肠，形成肠皮肤瘘管，亦可引起会阴-肛门-直肠组织狭窄或梗阻。

5. 呼吸道感染　主要由肺炎衣原体和鹦鹉热衣原体引起，经飞沫或呼吸道分泌物传播，可引起肺炎、支气管炎、咽炎、鼻窦炎等。此外，沙眼衣原体还可引起婴幼儿肺炎。近年来发现，肺炎衣原体慢性感染可能是冠心病的致病因素之一。

衣原体感染后能诱导机体产生特异性细胞免疫和体液免疫，但保护性不强，维持时间短，故常表现为持续感染、反复感染和隐性感染。免疫应答还可造成免疫病理损伤。

三、微生物学检查与防治原则

（一）微生物学检查

多数衣原体引起的疾病可根据临床症状和体征确诊，但对早期或症状不明显的患者，须进行微生物学检查来辅助诊断。

1. 直接涂片镜检　沙眼急性期患者取结膜刮片，Giemsa 或碘液及荧光抗体染色镜检，查上皮细胞质内有无包涵体。包涵体结膜炎及性病淋巴肉芽肿，也可从病损局部取材涂片，染色镜检，观察有无衣原体或包涵体。

2. 分离培养　用感染组织的渗出液或刮取物，接种鸡胚卵黄囊或传代细胞，分离衣原体，再用免疫学方法鉴定。

3. 血清学试验　主要用于性病淋巴肉芽肿的辅助诊断。常用补体结合试验，若双份血清抗体效价升高 4 倍或以上者，有辅助诊断价值。也可用 ELISA、凝集试验等。

4. PCR 检测　设计不同的特异性引物，应用聚合酶链反应可特异性诊断沙眼衣原体，具有敏感性高，特异性强的特点，现被广泛应用。

案例 8-2

患者，女性，12 岁，主因有异物感，畏光流泪，眼内有很多黏液性分泌物而就诊。查体：耳前淋巴结肿大，结膜充血，精神欠佳。血常规：白细胞 11.8×10^9/L，中性粒细胞 78%。衣原体包涵体（+）。

思考：
1. 该患者应初步诊断为何种疾病？
2. 该疾病是如何传播的？应怎样防治？

（二）防治原则

预防沙眼关键在于做好个人卫生和服务性行业的卫生管理。不使用公共毛巾和脸盆，避免直接或间接接触传染源。泌尿生殖道感染的预防应加强性病知识宣传，避免不洁性行为，积极治愈患者和带菌者。鹦鹉热衣原体感染的预防主要避免与病鸟的接触。

沙眼治疗常用的药物有磺胺醋酰钠液、利福平、酞丁胺液或新霉素液等。泌尿生殖道感染与其他性病的预防相同，治疗可选用利福平、诺氟沙星、多西环素、四环素及红霉素等。

第三节　立克次体

立克次体（Rickettsia）是一类严格细胞内寄生、以节肢动物为传播媒介、革兰氏阴性原核细胞型微生物。在形态结构、化学组成及代谢方式等方面均与细菌类似。立克次体病多数是自然疫源性疾病，呈世界性或地方性流行，人类多因节肢动物吸血而受到感染。我国发现的立克次体病主要有斑疹伤寒、恙虫病、Q热等。

立克次体的共同特点是：①大多为人畜共患病的病原体；②以节肢动物为传播媒介，寄生于宿主或储存宿主；③大小介于细菌和病毒之间，具有多种形态，主要为球杆状，革兰氏染色阴性；④含有DNA和RNA两类核酸；⑤专性活细胞内寄生，以二分裂方式繁殖；⑥对多种抗生素敏感。

> **知识链接**
>
> ### 立克次体的发现
>
> 立克次体得名自年轻的美国病原生物学专家Howard Taylor Ricketts。Ricketts毕业于西北大学医学院，毕业后参加了洛杉矶斑疹热的流行病学研究，取得了令人瞩目的成就。1909年，他前往墨西哥城参加那里爆发的斑疹伤寒研究，不幸在1910年患斑疹伤寒去世，终年39岁。在他去世之前，他已经确定斑疹伤寒的病原体就在染病动物的血液和吸血的节肢动物体内，且和洛杉矶斑疹热的病原体类似。1915年，在德国工作的巴西热带病学家Henrique da Rocha-Lima和捷克动物学家Stanislaus Josef Mathias von Prowazek奉命一起来到位于波兰边境的科特布斯，调查当地俄军战俘营中爆发的斑疹伤寒，两人同时感染上了斑疹伤寒。Prowazek不幸身亡，而Rocha-Lima躲过了一劫，第二年Rocha-Lima终于发现了斑疹伤寒的病原体，于是他决定将这种病原体命名为普氏立克次体（Rickettsia Prowazekii）以纪念两位为研究斑疹伤寒而献出生命的科学家。

一、生物学性状

1. 形态与结构　立克次体为多形态性，以球杆状或杆状多见。大小为（0.3~0.6）μm×（0.8~2）μm。革兰氏染色阴性，但不易着色，常用Giemsa和Gimenez染色，前者将立克次体染成紫色或蓝色，后者将立克次体染成红色。立克次体在感染细胞内排列不规则，可单个、成双或聚集成团块。立克次体的结构及化学组成与革兰氏阴性菌类似。

2. 培养特性　大多数立克次体只能在活细胞内生长，以二分裂方式繁殖，生长速度较慢。培养立克次体常用的方法有动物接种、鸡胚接种和细胞培养，孵育的最适宜温度为 32～35℃。一般在宿主细胞代谢较低时立克次体繁殖较好。

3. 抵抗力　除贝纳柯克斯体外，立克次体对理化因素的抵抗力与细菌繁殖体相似。对低温、干燥的抵抗力较强，如在干燥的虱粪中立克次体能保持传染性半年以上。对氯霉素、四环素等敏感。磺胺类药物不仅无抑制作用，反而能促进其生长繁殖。

二、致病性

由立克次体引起的疾病统称为立克次体病，多数是自然疫源性疾病，且人畜共患。主要通过节肢动物如人虱、鼠蚤、蜱或螨的叮咬或含有立克次体的粪便引起伤口污染而传播。早期病变主要由内毒素引起，晚期病变主要由免疫病理损伤造成。所致疾病如下：

1. 流行性斑疹伤寒　由普氏立克次体引起，人虱为媒介，在人与人之间传播，冬春季流行。除高热、头痛、皮疹外，可伴有神经系统、心血管系统的损伤。特异性的外斐实验可用于确诊此病。

2. 地方性斑疹伤寒　由斑疹伤寒立克次体引起，以鼠蚤为媒介由鼠传给人。病情极轻，且很少累及神经系统和心血管系统。

3. 恙虫病　由恙虫病立克次体引起，以恙螨为传播媒介。主要特征是先出现红色丘疹，再变成水疱并破裂，溃疡中央呈黑色结痂。

4. Q热　由贝纳柯克斯体引起，在动物间传播媒介是蜱，感染动物的尿、粪便后污染环境，经呼吸道或消化道使人受染，患者出现发热、头痛、腰痛等临床症状。

立克次体感染后，机体一般可获得较强的免疫力。抗感染免疫以细胞免疫为主，体液免疫为辅。

三、微生物学检查与防治原则

（一）微生物学检查

因立克次体特别容易引起实验室感染，因此必须严格遵守实验室操作规程，注意防止感染。

1. 标本采集　主要采集患者血液，以供病原体分离或做免疫学试验。流行病学调查时，采集野生小动物和家畜的器官以及节肢动物等。

2. 直接检出　脏器标本切片用荧光抗体染色或常规染色镜检；也可用 PCR 和核酸探针技术作快速诊断。

3. 分离培养与鉴定　将标本接种至易感动物腹腔进行分离培养。若接种后动物出现腹胀、腹水、活动减少、厌食，或豚鼠体温高于 40℃，同时有阴囊红肿，表示有立克次体感染，应进一步将分离出的毒株进行鸡胚或细胞培养，用免疫荧光试验加以鉴定。

4. 血清学试验　取血清标本做外斐反应试验，该试验是诊断伤寒和恙虫病的常用方法。变形杆菌 OX_{19} 能与斑疹伤寒患者血清中相应的抗体发生凝集，变形杆菌 OX_K 能与恙虫病患者血清中相应的抗体发生凝集，当抗体的效价≥1∶160 或病程中效价明显增高时，即有诊断意义。由于该试验为非特异性，必须同时结合流行病学和临床症状才能作出正确判断。

（二）防治原则

预防立克次体病的重点是灭虱、灭蚤、灭鼠、灭螨，防止节肢动物叮咬及注意个人卫生。

特异性预防多采用灭活疫苗，如预防斑疹伤寒的鼠肺疫苗、鸡胚疫苗等。治疗采用氯霉素、四环素类抗生素（包括多西环素）。磺胺类药物不能抑制立克次体生长，反而可促进其繁殖。

案例 8-3

患者，男性，38岁，主诉：持续高热5天，体温39～42℃，伴剧烈头痛，全身肌肉酸痛，顽固性呃逆，精神状况不稳定，经治疗无效后入院。查体：体温42℃，心率27次/分，精神萎靡。全身皮肤可见散在的米粒大小皮疹。血常规：白细胞7.3×10^9/L，中性粒细胞77.7%。外斐反应（OX19）1:2000。

思考：
1. 该患者应初步诊断为何种疾病？
2. 该疾病是如何传播的？应怎样防治？

第四节 螺 旋 体

螺旋体（spirochete）是一类细长、柔软、弯曲呈螺旋状、运动活泼的原核细胞型微生物。其基本结构及生物学性状与细菌相似，其运动依靠位于外膜与肽聚糖层之间的有"内鞭毛"之称的轴丝。

螺旋体分布广泛，种类繁多，其中对人致病的主要有梅毒螺旋体和钩端螺旋体。

一、梅毒螺旋体

梅毒螺旋体是引起梅毒的病原体，因其透明，不易着色，故又称苍白螺旋体。梅毒是一种广泛流行的性病，近几年在我国发病率有所升高。

1. 生物学性状　梅毒螺旋体细长，平均有8～14个致密规则的螺旋，两端尖直，运动活泼。普通染料不易着色，Fontana镀银染色法染成棕褐色。梅毒螺旋体的人工培养至今尚未成功，近年来有研究证明，有些梅毒螺旋体株能在家兔睾丸或眼前房内缓慢生长，但培养条件高，难于推广。

2. 致病性　人是梅毒的唯一传染源，因其感染方式不同可分为先天性梅毒和后天性梅毒。

（1）先天性梅毒：又称胎传梅毒，是梅毒螺旋体经胎盘进入胎儿血循环，引起胎儿全身感染，造成流产或死胎，或出生后出现皮肤梅毒瘤、骨膜炎、锯齿形牙、神经性耳聋等症状。

（2）后天性梅毒：又称获得性梅毒，是出生后感染的，其中95%是由性接触感染，少数通过输血等间接途径感染。临床表现复杂，依其传染过程可分为三期：①一期（初期）梅毒，表现为局部的无痛性硬结及溃疡，称硬性下疳，多发生于外生殖器，其溃疡渗出物含有大量梅毒螺旋体，传染性极强。下疳常可自然愈合，2～3个月无症状的潜伏期后进入第二期。②二期梅毒，主要表现为全身皮肤黏膜出现梅毒疹，全身淋巴结肿大，有时亦累及骨、关节、眼及其他器官。一般可在3周～3个月后自然消退，若因治疗不当，经过5年或更久的反复发作而进入第三期。③三期（晚期）梅毒，主要表现为皮肤黏膜的溃疡性损害或内脏器官的肉芽肿样病变（梅毒瘤），严重者在经过 10～15 年后引起心血管及中枢神经系统损害，导致动脉瘤、脊髓痨及全身麻痹等。

一、二期梅毒又统称为早期梅毒，此期传染性强而破坏性小。三期梅毒又称为晚期梅毒，此期传染性小，但病程长、破坏性大。

抗梅毒的免疫是传染性免疫，以细胞免疫为主。

3. 微生物学检查与防治原则　梅毒的微生物学检查除了直接在暗视野显微镜下检查标本中的螺旋体外，还常用两类血清学试验：第一类是查反应素，方法有不加热的血清反应素试验和快速血浆反应素纸片试验，常用于初筛；第二类是查特异性抗体，方法有荧光密螺旋体抗体吸收试验和梅毒螺旋体制动试验。

预防梅毒的主要措施是加强卫生宣传教育和社会管理，目前尚无有效疫苗。对患者应早期诊断、早期治疗，现多采用青霉素治疗 3 个月～1 年，以血清中抗体转阴为治愈指标。对其他药物如红霉素、四环素、砷剂等也较敏感。

知识链接

梅毒的起源和传播

梅毒在 15 世纪从美洲传播到了欧洲，并随着战争和商业贸易活动散布至全世界。1492 年，意大利探险家哥伦布带领船队第一次航行到美洲，船队回到欧洲时，将梅毒传播到意大利、西班牙。1494 年法兰西远征意大利，当时梅毒正在意大利国内蔓延，法兰西军营中发生了梅毒大流行。1495 年士兵回国后，引起欧洲梅毒流行，同年第一例梅毒病例得到确认。1500 年前后，随着商业贸易的发展，梅毒进入了我国，1505 年在我国广东省首先发现第一个梅毒病例，此后，梅毒便在我国广泛传播开来。哥伦布的地理大发现，给人们带回全新的地理认识，也带回了梅毒在欧亚大陆广泛的传播和感染，并造成大量的人员死亡。

二、钩端螺旋体

钩端螺旋体简称钩体，能引起人和动物的钩端螺旋体病，简称钩体病，是在世界各地都广泛流行的一种人畜共患传染病。我国绝大多数地区都有不同程度的流行，尤以南方各省最为严重，对人体健康危害很大，是我国重点防治的传染病之一。

1. 生物学性状　钩端螺旋体菌体细长呈丝状，螺旋盘绕，细密规则，一端或两端呈钩状，常使菌体呈 C、S 或 8 字形。革兰氏染色阴性，但不易着色。常用 Fontana 镀银染色法，菌体被染成棕褐色。钩端螺旋体是唯一可用人工培养基培养的螺旋体。营养要求复杂，常用柯索夫（Korthof）培养基培养。生长缓慢，接种 3～4 天后开始繁殖，1～2 周后液体培养基呈半透明云雾状混浊生长。

2. 致病性　钩端螺旋体病是一种人畜共患传染病，以鼠类和猪为主要传染源和储存宿主，带菌率高且长期排菌，黑线姬鼠终生带菌。钩端螺旋体随动物尿排出，污染水源和土壤等周围环境，当人类与污染的水或土壤接触时被感染，出现高热、乏力、全身酸痛、眼结膜充血、腓肠肌压痛、表浅淋巴结肿大等典型临床表现。钩端螺旋体在血中存在约一个月,随后侵入肝、脾、肾、肺、心、淋巴结和中枢神经系统等,引起相应脏器和组织的损害。

钩端螺旋体隐性感染或病后可获得对同型钩端螺旋体的持久免疫力,以体液免疫为主。

3. 微生物学检查与防治原则　微生物学检查关键在早期,可根据病程取不同标本,直接进行镜检或分离培养。近年已建立了快速、敏感的PCR法来诊断钩体病。此外,也可通过血清学试验来检测抗体产生情况,常用的方法有显微凝集试验和补体结合试验。

预防钩端螺旋体病应做好防鼠、灭鼠工作,加强对带菌家畜的管理。保护好水源,避免或减少与疫水接触。对易感人群进行钩端螺旋体血清型多价疫苗的接种。钩端螺旋体对多种抗生素敏感,但以青霉素效果最好,过敏者可用庆大霉素、多西环素或金霉素等。

三、回归热螺旋体

回归热螺旋体以人虱为传播媒介,自然宿主是人,引起流行性回归热。回归热是一种以周期性反复发作为特征的急性传染病。

1. 生物学性状　菌体呈波浪形,有3～10个不规则的疏螺旋,形似烫卷的头发丝,运动活泼。

2. 致病性　回归热螺旋体的最大特点是抗原极易发生变异。不仅由不同地区、不同患者、不同节肢动物分离的菌株,其特异性抗原常各不相同,甚至在同一患者的各次发热期中分离出的菌株抗原性也有明显的差异,故可逃逸初次感染所产生的特异性抗体的攻击而使人反复发热。螺旋体进入人体后,经1周左右潜伏期进入血中,患者出现发热、头痛、肝脾大,发热持续1周左右骤退,血中螺旋体也消失。间隔1～2周,又再次发烧,血中又出现螺旋体,但菌数较少,症状较轻。如此反复发作与缓解可达3～10次,故名回归热。病后免疫力不持久,主要靠体液免疫。

3. 微生物学检查与防治原则　微生物学检查必须在发热期间由耳垂或指端取血1～2滴,制片后在暗视野显微镜下观察或Giemsa染色后观察,如见有细如卷发的疏螺旋体即可诊断。必要时做小白鼠试验。

预防回归热主要是提高卫生水平,消灭虱子,注意避免蜱虫叮咬。治疗可用金霉素、多西环素等。

案例 8-4

患者,男性,30岁,因全身皮疹就医。主述经常出入于娱乐场所,发病前数月有过多次嫖娼史,后在躯干、四肢出现不痛不痒的红色皮疹,两个月前,其生殖器有过不痛的溃疡,未经治疗,一个月后自愈。查体:胸、背、腹、臀及四肢泛发红斑及红色斑丘疹,其表面有少许皮屑,皮疹排列无规律。手掌、足底处见有硬性脓疱,其边缘有鳞屑,颈、腋等处淋巴结肿大,外生殖器检查未见皮损。梅毒螺旋体血凝试验(TPHA)阳性,快速血浆反应素环状卡片实验(RPR)阳性。

思考:
1. 该患者应初步诊断为何种疾病?
2. 该疾病是如何传播的?应怎样防治?

小结	1. 支原体是一类没有细胞壁的原核细胞型微生物。形态呈多形性，能通过滤菌器，以二分裂方式繁殖。对人致病的主要有肺炎支原体和溶脲脲原体，分别引起原发性非典型肺炎和泌尿道感染。 2. 衣原体是一类严格寄生在真核细胞内、具有独特的发育周期、能通过细菌滤器的原核细胞型微生物。广泛寄生于人、哺乳动物及禽类，对人致病的主要有沙眼衣原体、肺炎衣原体和鹦鹉热衣原体，引起沙眼、包涵体结膜炎、性病淋巴肉芽肿、泌尿生殖道感染、呼吸道感染等。 3. 立克次体是一类严格细胞内寄生，生物学性状与细菌相似，有细胞壁，以二分裂方式繁殖，可引起人和动物疾病的原核细胞型微生物。主要引起流行性斑疹伤寒、地方性斑疹伤寒以及恙虫病等。 4. 螺旋体是一类弯曲呈螺旋状的原核细胞型微生物。其生物学性状与细菌相似，有细胞壁和原始核质，以二分裂方式繁殖，对多种抗生素敏感。螺旋体分布广泛，种类繁多，其中对人致病的主要有梅毒螺旋体和钩端螺旋体，可引起梅毒、钩端螺旋体病等。

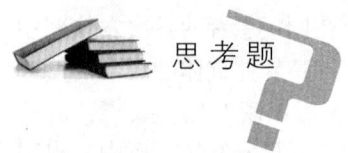

思考题

1. 简述衣原体的生活周期。
2. 后天性梅毒根据其传染过程可分为几期，哪期传染性最强？

（燕　杰）

第九章

病毒学总论

> **学习目标**
>
> 1．掌握病毒的基本概念、基本性状及生物学特性。
> 2．熟悉病毒的感染、免疫。
> 3．熟悉病毒性疾病的诊断方法及病毒性疾病的防治原则。
> 4．了解病毒的遗传与变异、病毒的分类。

　　病毒（virus）属于非细胞型微生物，病毒的主要生物学特性包括：①病毒大小，病毒体积微小（测量单位是纳米），可通过滤菌器。普通光学显微镜无法观察到绝大多数病毒颗粒，需借助电子显微镜或超高倍光学显微镜才能观察到病毒颗粒。②病毒结构，病毒结构简单，一般病毒结构只包括衣壳及一种核酸（DNA 或 RNA），某些病毒还有包膜。③病毒增殖，由于病毒结构简单，缺乏产生能量的酶系统，只能在活细胞内以复制的方式增殖，属于非细胞型微生物。④对抗生素不敏感，由于病毒无完整的细胞结构及代谢系统，所以抗生素类药物对病毒不起作用。

　　病毒可以寄生于人类与动植物等体内而引起相关的疾病。病毒性感染涉及临床各科，危害极大，根据现有资料，人类的传染病约有75%由病毒引起。病毒性疾病的特点主要包括：①传染性强，病毒性疾病的传染性很强，可造成流行甚至大流行，如流行性感冒曾引起数次世界性大流行。②病死率高，某些病毒性疾病病死率极高，如狂犬病、乙型脑炎、埃博拉出血热等。③会有后遗症，有些病毒性疾病病后有明显的后遗症，如脊髓灰质炎、乙型脑炎等。④导致胎儿畸形，怀孕早期感染风疹病毒、单纯性疱疹病毒、巨细胞病毒等极易引起胎儿畸形。⑤与肿瘤有关，目前认为乙型肝炎病毒与原发性肝癌、人乳头瘤病毒与宫颈癌、EB病毒与鼻咽癌等有着高度的相关性。⑥其他，一些过去认为是非传染性的疾病，如糖尿病、高血压、心肌病等，现发现与病毒感染有关并具有传染性。一些新病毒不断被发现，如埃博拉病毒等。由于目前人类还没有找到能有效杀死病毒的药物，防治病毒性感染行之有效的方法主要还是通过免疫，所以目前认为病毒性疾病是可防而难以治疗的。目前通过特异性免疫预防措施的实施，有许多病毒性疾病得到了有效的控制，今后随着计划免疫的推进，人类将会有效地控制病毒性疾病的发生与流行。

第一节 病毒的基本性状

一、病毒的大小与形态

病毒体积非常微小，其大小以纳米（nm）为测量单位，故需用电子显微镜观察。各种病毒的大小差别非常悬殊，根据大小将病毒大致分为大、中（中大、中小）、小三型，其范围为 20～300nm。病毒的形态有球形、砖形、弹形和蝌蚪形等（图9-1）。人类病毒多为球形。

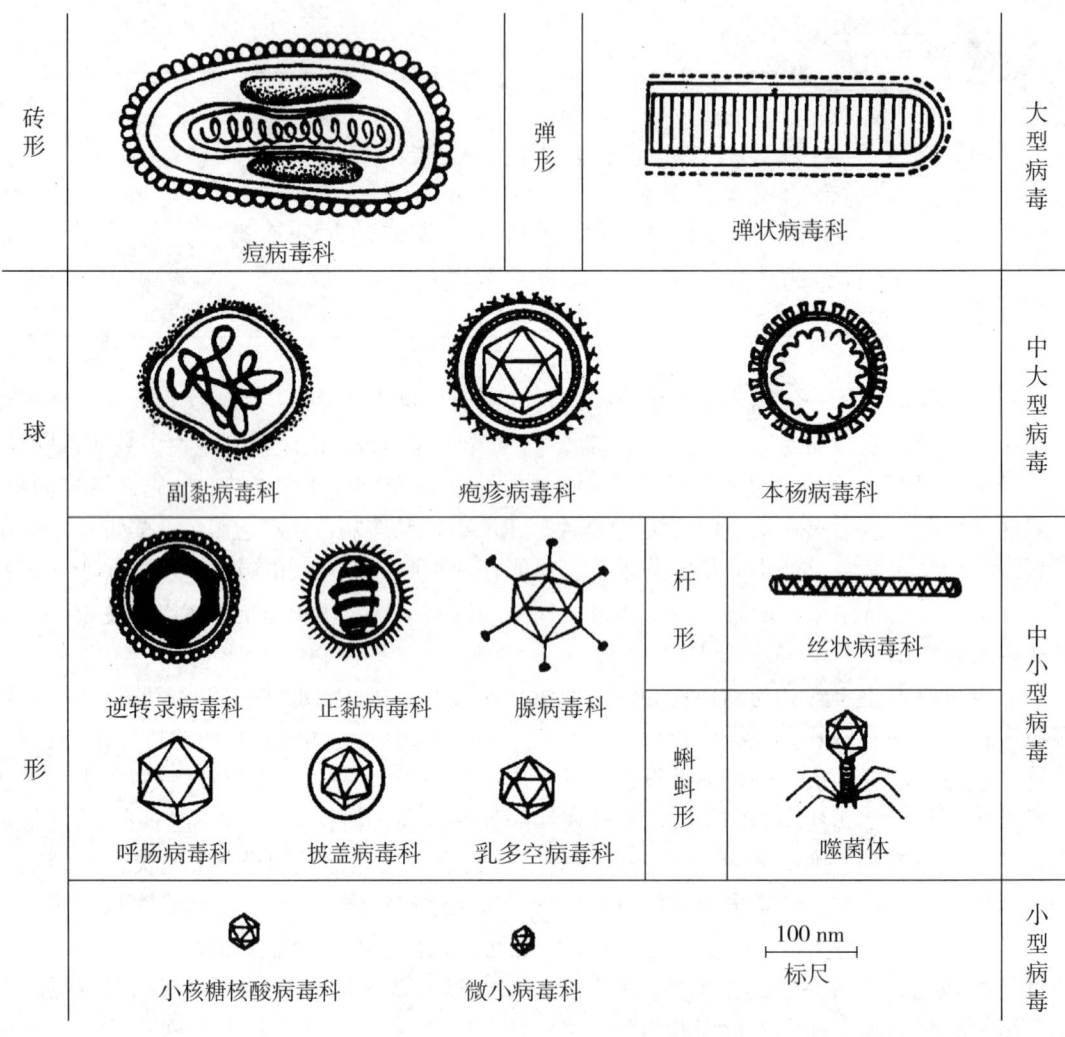

图 9-1　病毒的主要形态与结构

二、病毒的结构与化学组成

病毒为非细胞型微生物，其基本结构由核心与外围的衣壳构成，即核衣壳。部分病毒在核衣壳外还包有一层包膜，在核衣壳外及包膜外镶有突出物（包膜子粒或刺突），这些结构统称为辅助结构。病毒主要由一种核酸（DNA或RNA）与蛋白质组成，有的还有少量脂类与糖类。病毒的基本结构与辅助结构组成具有传染性的病毒颗粒，统称为病毒体（virion）（图9-2）。

（一）基本结构

1. 核心　病毒的核心含有一种核酸（DNA或RNA），根据病毒所含核酸不同，将病毒分为DNA型病毒及RNA型病毒。核酸构成了病毒的基因组，包含了病毒的所有遗传信息，是病毒增殖、遗传、变异和感染的物质基础。由于核酸决定病毒的感染性，通过某些方法去除衣壳后所获得的核酸称感染性核酸，感染性核酸进入宿主细胞后也能引起增殖，但易被体液中的核酸酶等破坏，故其感染性比完整病毒体感染性要低。但其不受相应病毒受体的限制，所以其感染宿主的范围比病毒体广泛。除核酸外某些病毒还有一些病毒基因编码的非结构蛋白，主要是病毒增殖过程中需要的一些功能蛋白质，如核酸聚合酶、逆转录酶等。

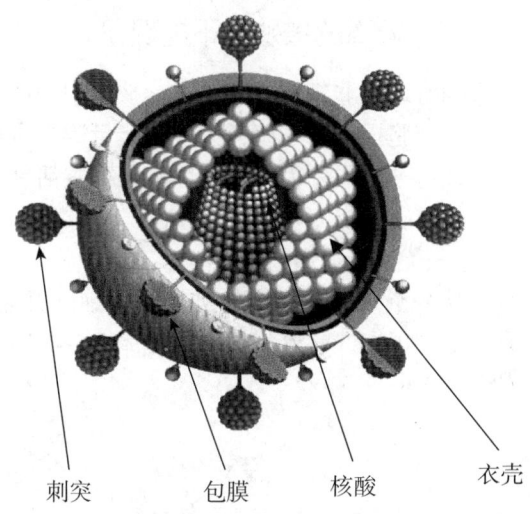

图9-2　病毒结构示意图

2. 衣壳　是包绕在病毒核酸外的一层蛋白质（也称外壳或核壳），由一种相同的多肽或少数不同的多肽单位（衣壳子粒）重复排列组成。球形病毒衣壳形态呈二十面体对称和螺旋体对称两种构型。病毒衣壳的作用包括：①保护病毒核酸，衣壳可以保护病毒核酸免受核酸酶或其他理化因素的破坏。②与感染宿主细胞有关，在宿主细胞表面具有某些病毒的受体，病毒衣壳蛋白可与宿主细胞膜上受体特异性结合，从而使病毒能够进入宿主细胞并增殖，这种结合具有一定的特异性，如乙型脑炎病毒对神经细胞的亲嗜性。③与机体的免疫有关，病毒衣壳具有抗原性，能诱导机体发生特异性免疫应答，并产生免疫球蛋白、细胞因子等免疫物质而清除病毒，在防治病毒性感染方面具有重要作用。④临床诊断，由病毒刺激机体产生的免疫球蛋白能与相应的病毒发生特异性结合，在对病毒性疾病的诊断方面可以用已知的抗体检测相应的病毒性抗原，也可以用已知的病毒性抗原检测机体内相应的抗体来对病毒性疾病进行诊断。

（二）辅助结构

病毒的结构除以上的核衣壳外，某些病毒在核衣壳外还包裹一层由双层脂质分子所组成的包膜。双层脂质分子包膜来自于宿主细胞的细胞膜或核膜，是病毒在宿主细胞内复制成熟后以出芽的方式释放时，在穿过宿主细胞的细胞膜或细胞核核膜时获得的，包膜表面含有宿主细胞膜的某些物质如脂类、多糖及蛋白质。在病毒包膜上有由病毒基因编码的突起状结构，称病毒包膜子粒或刺突。刺突嵌入双层磷脂分子层内或在包膜表面以一定的间隔形成突起。在机体某些细胞膜表面有病毒包膜刺突的受体，病毒进入机体后可以通过包膜刺突与宿主细胞表面的相关受体结合并侵入细胞而使宿主细胞被感染，当包膜破坏时，病毒可丧失侵入细胞的能力，从而丧失传染性。包膜刺突也构成病毒体的表面抗原，能刺激机体发生特异性免疫应答。

三、病毒的增殖与干扰现象

病毒属于非细胞型微生物，缺乏一般的细胞结构，结构简单，酶系统不完整，必须借助于宿主细胞提供酶系统、原料及能量等来合成病毒体，因此病毒必须寄生在特定组织的活细胞内，这种性质称为亲组织性。在宿主活细胞内由病毒核酸基因控制合成病毒的核酸和蛋白质，然后装备成完整的病毒颗粒。

（一）病毒的增殖周期

从一个感染性病毒体进入宿主细胞开始到子代病毒的合成并释放的过程，称为一个病毒的复制周期。病毒复制周期大体上分为吸附、穿入、脱壳、生物合成、装配与释放等步骤（图9-3）。

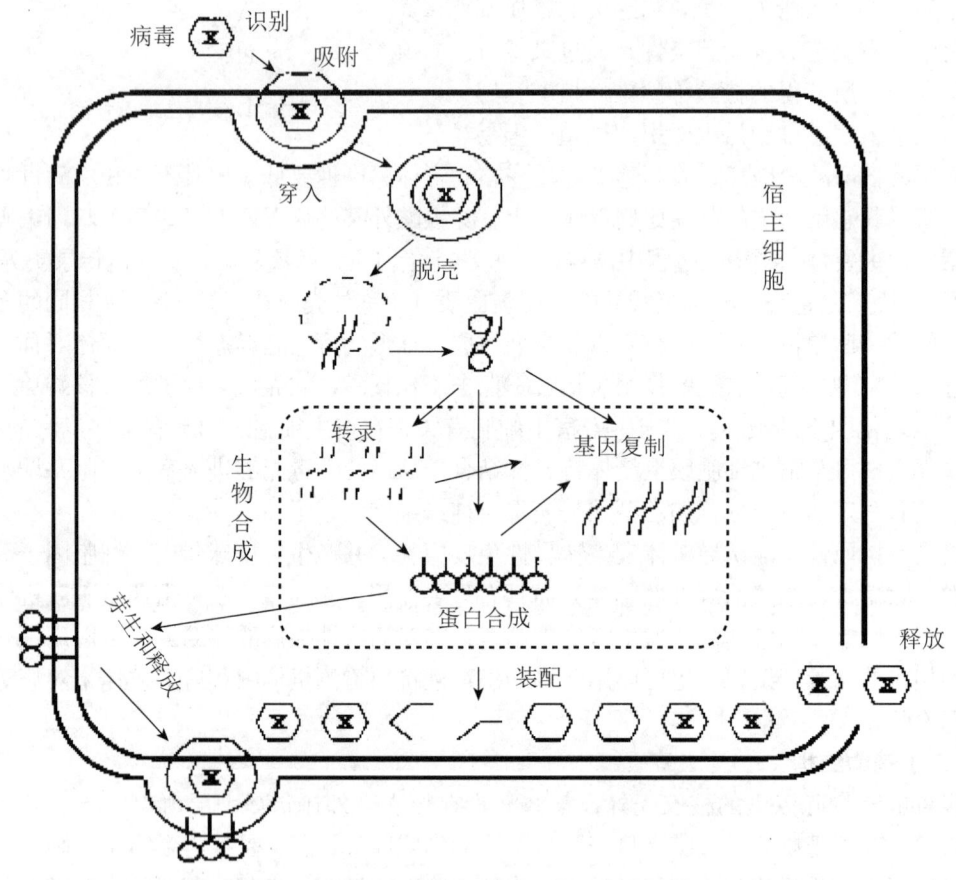

图9-3 病毒增殖过程示意图

1. 吸附　病毒必须在活细胞内增殖，所以病毒先要吸附于宿主细胞表面。病毒体与宿主细胞接触后，可以通过病毒体表面的相关配体蛋白质与宿主细胞表面的相关受体发生特异性结合，不同细胞表面有不同病毒的受体，因此病毒只感染具有受体的敏感宿主细胞。

2. 穿入　病毒吸附于宿主细胞膜后，通过病毒包膜与宿主细胞膜融合、宿主细胞对病毒的吞饮等方式，进入宿主细胞。

3. 脱壳　病毒进入宿主细胞后必须脱去衣壳并释放出病毒核酸，通过病毒核酸所含基因指导合成病毒相关蛋白质等。

4. 生物合成　进入宿主细胞内的病毒脱壳后释放出病毒核酸,开始病毒的生物合成,利用宿主细胞内所含的原料和能量等在病毒核酸基因的指导下合成子代病毒核酸以及结构蛋白等。

5. 装配　当子代病毒核酸及相关蛋白质合成完成后,核酸与相关结构蛋白组装成病毒的核衣壳。

6. 释放　在宿主细胞内装配完的核衣壳一般通过两种方式释放出宿主细胞,一是通过核衣壳与宿主细胞膜相结合,以出芽的方式释放到宿主细胞外,此类病毒具有包膜如乙型肝炎病毒等。另一种病毒释放方式是以破胞的方式释放,即子代病毒合成成熟后,宿主细胞破裂,子代病毒体释放出,此类病毒无包膜,如脊髓灰质炎病毒等。

（二）病毒的异常增殖

1. 顿挫感染　病毒只有进入合适的宿主细胞才能增殖,如果某些病毒进入了非适合其增殖的细胞内,非适合增殖细胞不能为病毒增殖提供其所需的酶、原料等物质。不能复制子代病毒,或者合成后也不能组装及释放,这种感染称顿挫感染。

2. 缺陷病毒　由于病毒在复制过程中发生偏差使其基因组不完整或发生改变,不能复制出完整的具有感染性的病毒体,这种病毒称缺陷病毒。缺陷病毒所缺少的物质可以由其他病毒提供,提供缺陷病毒所需物质的病毒称辅助病毒。如丁型肝炎病毒为缺陷病毒,而乙型肝炎病毒为丁型肝炎病毒的辅助病毒,所以丁型肝炎病毒感染必须同时感染乙型肝炎病毒。

（三）干扰现象

当两种病毒或同种异株病毒同时感染同一细胞时,一种病毒可以抑制另一种病毒的增殖,此现象称为病毒的干扰现象。干扰现象在病毒增殖过程中比较常见,可发生在不同种病毒之间、同种不同型之间、灭活病毒与活病毒之间等。干扰现象发生的原因可能与下列因素有关：①受体的影响,当一种病毒与宿主细胞受体结合后可破坏宿主细胞表面相应受体的结构或改变宿主细胞的代谢途径,影响其他病毒对相应宿主细胞的吸附、穿入及生物合成。②干扰素,当病毒感染宿主细胞后,可诱导宿主细胞产生干扰素,而干扰素可非特异性的抑制其他病毒的增殖,目前临床上干扰素已广泛用于病毒性疾病的防治。病毒之间的干扰现象可阻止病毒的感染或终止病毒感染,使宿主康复。但是干扰现象也可发生在病毒与病毒性疫苗之间,或发生在病毒性疫苗之间,所以在病毒性疫苗的使用上要注意避免发生干扰现象而影响疫苗接种的效果。例如不应同时接种具有干扰作用的两种活疫苗,两者间隔时间必须在1个月以上。有时宿主体内存在的病毒也可对疫苗产生干扰作用,所以当宿主患病毒性疾病时应暂停接种病毒性疫苗。

四、病毒的抵抗力与病毒的变异性

由于各种环境因素导致病毒失去感染性称为病毒的灭活。破坏病毒的包膜、使病毒蛋白质变性及破坏病毒核酸等方法都可使病毒灭活。灭活后的病毒还保留着病毒的抗原性,故可用其制备相应的疫苗。受环境因素的影响病毒还有可能发生毒力及抗原性方面的变异,从而导致新型病毒的出现而引起病毒性疾病的流行。

（一）病毒的抵抗力

1. 物理因素　①温度,病毒一般耐冷不耐热。加温60℃ 30分钟,除肝炎病毒外,多数病毒即被灭活。在室温下,多数病毒只能存活很短时间,温度越低保存病毒活力越久,

在 -20℃以下或经冷冻真空干燥，可保存数月至数年。②酸碱度，大多数病毒在 pH 5～9 比较稳定，如果环境中 pH 偏离此范围病毒易被灭活。③射线；X 线、γ 射线及紫外线等对病毒均有一定的灭活作用。

2. 化学因素　甲醛能灭活病毒，经甲醛灭活后的病毒仍保留抗原性，故常用于制备灭活疫苗。一些常用化学药物均能灭活病毒。具体包括：①脂溶剂，乙醚、氯仿、去氧胆酸钠等。②化学消毒剂，苯酚、甲醇、乙醇、碘及碘化物等。③其他，某些中药（如板蓝根、大青叶、大黄及七叶一枝花等）对病毒有一定的抑制作用。

此外，抗生素对病毒无抑制作用，但可在病毒的培养时用于抑制病毒标本中的细菌，以利于病毒的培养。

（二）病毒的变异性

病毒体积微小，只含有一种核酸（DNA 或 RNA），其基因组非常简单，基因数很少，只有几个或十几个基因。病毒增殖速度极快，所以病毒在自然条件下或人工实验条件下很容易发生多方面的变异，主要包括基因突变、基因重组及基因整合等，从而导致某些病毒抗原性或毒力方面的变异。病毒的变异可以使其更易适应环境的变化而生存，其抗原性的变异可以使其逃避宿主的免疫而导致感染及流行。病毒的变异在预防医学上有着非常重要的意义，可利用病毒的变异株（减毒株）制备病毒性疫苗进行病毒性疾病的防治。

五、病毒的分类

病毒的分类历史较短，一般采用非系统、多原则、分等级的分类法。国际病毒分类委员会（International Committee on Taxonomy of Viruses，ICTV）2011 年公布的报告及 2013 年对该报告的修订中将病毒分为 7 个目、103 个科、22 个病毒亚科、455 个病毒属。ICTV 大约每隔三年发布一次新的病毒分类命名系统，每次均有适当的修改和调整。

病毒的分类依据有多种：①病毒的形态、大小、基因组核酸类型及特征（如单链或双链、线状或环状、正链或负链、分节段或不分节段）等；②有无包膜；③衣壳的对称性和壳粒的数目；④抗原性；⑤对理化因素的敏感性；⑥繁殖方式、宿主范围、传播途径、致病机制等生物学特性。

病毒命名不采用拉丁文双名法，病毒科、亚科和属的英文名称均用斜体，后缀分别是 -viridae，-virinae 及 -virus，病毒科名的第一个英文字母要大写。病毒种名不用斜体字，除非以地名或人名命名的种名字头，才使用英文大写字母，一般使用正体小写。

第二节　病毒的致病性与免疫性

病毒可通过各种途径侵入机体，通过相应的受体进入宿主细胞的过程称病毒的感染。病毒的感染过程包括侵入机体并侵入宿主细胞的过程，病毒与易感细胞相互作用而使受感染的细胞产生相应的病理变化。病毒感染的方式与其他微生物大致相同，但在某些方面也有其特殊性，其中最大的特点是病毒必须进入宿主细胞增殖（即严格的细胞内寄生性），从而使宿主细胞出现相应的病变、坏死等病理变化。

一、病毒的感染方式与类型

病毒必须经过一定的途径（如经皮肤、血液、组织液、消化道、呼吸道及媒介节肢动物等)侵入机体,并侵入宿主易感细胞,才能引起宿主感染。病毒侵入机体的方式及途径决定了病毒感染的发生、发展及类型。

(一)感染方式与途径

1. 水平感染(后天感染) 是指出生后在日常生活中个体之间的感染。有以下几种途径。①呼吸道感染,如流行性感冒病毒、鼻病毒、腮腺炎病毒、呼吸道合胞病毒及麻疹病毒等。②消化道感染,如脊髓灰质炎病毒、柯萨奇病毒、埃可病毒、轮状病毒及甲型肝炎病毒等。③媒介昆虫叮咬感染,如乙型脑炎病毒、森林脑炎病毒、登革热病毒等。④动物咬伤感染,如狂犬病毒。⑤其他,病毒感染也可通过医源性(如注射、输血、拔牙、手术、器官移植)等感染,如乙型肝炎病毒、丙型肝炎病毒及人类免疫缺陷病毒等。

2. 垂直感染(先天感染) 一般是指病毒由母体传给胎儿的感染方式。主要有以下两种方式:①通过胎盘感染,如风疹病毒、巨细胞病毒、人类免疫缺陷病毒及疱疹病毒等数十种病毒均可通过胎盘感染胎儿,从而导致胎儿畸形或死亡。②通过产道感染,在分娩过程中某些病毒(如单纯性疱疹病毒2型、乙型肝炎病毒、HIV等)可通过产道感染新生儿。

(二)感染类型

病毒侵入机体后可通过细胞与细胞、血液及神经等途径进行播散。由于病毒种类、毒力和受病毒感染个体免疫力等不同,可呈现不同的感染类型。根据是否出现临床症状,可将病毒感染分为隐性感染与显性感染。根据病毒感染持续的时间不同,又可将感染分为急性感染和持续性感染,持续性感染又分为慢性感染、潜伏感染和慢发感染。

1. 隐性感染 当机体感染病毒后,如果机体的免疫力强或病毒株的毒力弱,机体则不出现任何临床症状,称隐性感染或称亚临床感染,隐性感染虽不出现临床症状,但可刺激机体产生免疫力。有些隐性感染可发展成慢性病毒携带者(如HIV)并最终发展成显性感染,隐性感染和病毒携带者是重要的病毒传染源,在流行病学上具有重要意义。

2. 显性感染 显性感染是机体感染病毒后或经过一定的潜伏期后,被感染者出现明显的临床症状。显性感染又可分为急性感染与持续性感染两类。

(1)急性感染:病毒感染机体后,经过短暂的潜伏期后,迅速发病。急性感染病程较短,病程仅数日或数周。急性感染一般临床表现较重,例如流行性感冒、甲型肝炎、风疹、腮腺炎、脊髓灰质炎等均属急性感染。急性感染病后一般可获得牢固的特异性免疫,从而大幅降低了二次感染的可能性。

(2)持续性感染:持续性感染是指病毒感染机体后,在宿主体内持续很长一段时间,但最终机体产生特异性免疫而使病毒被清除。持续性感染一般病程较长,病毒持续存在于宿主体内,可出现症状,也可不出现症状而长期带毒,当机体免疫力下降时而使机体发病。持续性感染者是重要的传染源。根据临床特点,持续感染可分为慢性感染、潜伏感染和慢发病毒感染三种类型:①慢性感染,慢性病毒感染性疾病呈慢性进行性过程,病程长达数月至数年。慢性病毒性感染一般为显性或隐性感染后,机体的免疫力不强,导致病毒在机体内并未完全清除,病毒可持续缓慢增殖,与机体的免疫力形成动态平衡。当机体免疫力正常时可不出现任何临床症状,而当机体免疫力下降时,病毒大量增殖而导致机体出现明显及严重的病理变化,如乙型肝炎病毒、人类乳头状病毒等。②潜伏感染(latent infection),潜伏感染一般是当急性感染后,机体的免疫力没有将病毒清除,病毒长期潜伏在特定细胞中。潜伏感染时病毒与宿主免疫处于平衡状态,病毒基本上不增殖,机体的免疫力也不能将病毒清除,机体也不出现任何临床症状。若这种平衡被某些因素破坏(如机体的免疫力突然下降)等,病毒可迅速增殖而发展成显性感染，如水痘-带状疱疹病毒、单纯疱疹病毒等。③慢发病毒感染，慢发病毒感染是指病毒感染后，病毒在宿主体内长期潜伏，可达数年或数十年之久，病毒增殖特点为亚急性进行性，感染初期机体可无任何症状，一旦出现症状多表现为进行性过程，预后不良。如人类免疫缺陷病毒感染所致的获得性免疫缺陷综合征（acquired immune deficiency syndrome，AIDS）。少数麻疹病毒感染者在急性感染后，病毒没有被清除，在机体内缓慢增殖，经若干年后逐渐出现亚急性硬化性全脑炎（SSPE）。

二、病毒致病的机制

病毒感染机体导致机体发生疾病的能力称病毒的致病性。病毒性疾病的感染是从病毒侵入机体开始，但病毒感染后是否导致宿主发病则取决于病毒是否进入宿主的组织细胞，如果病毒通过宿主细胞表面的特殊受体而侵入宿主细胞并在细胞内增殖，受病毒感染的宿主细胞由于病毒的增殖会发生一系列的病理变化，从而导致相应的组织器官出现病变。此外，病毒感染引起机体产生特异性免疫应答的同时，免疫应答也可导致机体损伤。

（一）病毒对受感染宿主细胞的致病作用

1. 受感染细胞裂解死亡　病毒感染宿主细胞后在细胞内增殖，病毒增殖过程中可产生抑制宿主细胞的代谢、损伤溶酶体及细胞器等效应，导致宿主细胞发生多种病理变化，从而导致宿主细胞裂解死亡，称为杀细胞效应。杀细胞性感染是病毒感染的较严重的类型。由于宿主细胞大量破坏死亡，引起相应组织器官出现功能障碍，所以当靶器官的细胞破坏死亡到一定程度，机体就会出现严重的病理生理变化。若病毒侵犯重要组织器官（中枢神经、心脏、肾及肺）等，则会危及生命或造成严重的后遗症。

病毒在组织细胞中培养时，被病毒感染的细胞可出现变圆、聚集、融合、裂解或脱落等现象，称为病毒的致细胞病变效应（cytopathic effect，CPE）。一般体外CPE的产生与体内感染产生的溶细胞作用一致。

2. 宿主细胞细胞膜的结构及功能改变　此类感染多见于包膜病毒引起的稳定状态感染。病毒感染宿主细胞整个过程中，都可能引起细胞膜发生改变，这种改变是多种多样的，如病毒感染时病毒蛋白质插入宿主细胞细胞膜，使细胞膜表面出现病毒蛋白质抗原，或细胞膜损伤后自身隐蔽抗原的出现等均可引起相应的免疫应答导致细胞损伤。此外，被病毒感染细胞的细胞膜与邻近细胞的细胞膜发生融合，形成多核巨细胞，有利于病毒的扩散。

3. 受感染细胞内形成包涵体　某些病毒感染细胞后，在显微镜下可见细胞质或细胞核内出现嗜酸性或嗜碱性的圆形、椭圆形或不规则形的斑块结构，称包涵体。包涵体可破坏宿主细胞的结构而影响其功能。

4. 基因整合及细胞转化　某些病毒（如乙型肝炎病毒等）侵入宿主细胞后，其全部或一部分病毒核酸可以与宿主细胞的染色体整合，这种现象可能导致宿主细胞遗传性状发生改变，引起细胞转化。如果宿主细胞发生转化现象，则其生长繁殖可能失控，可以无限制地生长繁殖，从而导致肿瘤的发生。

5. 细胞凋亡　某些病毒（如疱疹病毒、痘病毒等）感染细胞后，通过病毒基因的表达可激活宿主细胞凋亡基因，引起细胞的凋亡或细胞转化。

（二）病毒感染所致免疫病理损伤

病毒感染机体后可刺激机体产生特异性免疫应答，由此引起的超敏反应可导致机体组织损伤。主要表现为：①Ⅱ型超敏反应，病毒感染后导致细胞表面出现新抗原（如病毒蛋白质及宿主细胞的自身隐蔽抗原），新抗原与相应的抗体结合引起Ⅱ型超敏反应导致组织损伤。②Ⅲ型超敏反应，当病毒感染机体后，病毒性抗原与相应的抗体结合形成免疫复合物，免疫复合物沉积于相应的组织引起Ⅲ型超敏反应，导致组织损伤。③Ⅳ型超敏反应，致敏的T淋巴细胞通过破坏被病毒感染的靶细胞而使靶细胞损伤。综上所述病毒感染可通过Ⅱ、Ⅲ、Ⅳ型超敏反应导致组织细胞坏死。此外，有些病毒可直接侵犯免疫细胞或免疫器官，破坏机体的免疫功能，导致机体的免疫力下降而引起严重的疾病，如人类免疫缺陷病毒（HIV）所致的获得性免疫缺陷综合征（AIDS）。

三、机体的抗病毒免疫

机体抗病毒免疫主要包括固有免疫应答（非特异性免疫应答）和适应性免疫应答（特异性免疫应答）。

（一）固有免疫应答

病毒感染后首先由机体的固有免疫发挥抗病毒作用，固有免疫应答是机体在进化过程中逐渐形成的一种自然抵抗能力，由许多因素组成，主要包括机体的屏障功能、吞噬细胞及免疫分子。

（二）适应性免疫应答

机体感染病毒后可形成适应性免疫应答，根据病毒性抗原的抗原性强弱，所形成的适应性免疫力有强有弱，但大多数可获得较持久的免疫力。一般认为，病毒感染后出现病毒血症、该病毒抗原性强及病毒抗原结构单纯且稳定，则病后免疫力较强，反之免疫力差。适应性免疫应答主要包括体液免疫应答和细胞免疫应答。

1. 体液免疫 体液免疫应答主要是以抗体为主的免疫应答。在机体内抗病毒抗体主要为IgG和IgM，称中和抗体。其能与相应病毒颗粒结合，阻止病毒吸附和穿入易感细胞体内，并能促进吞噬细胞对病毒体的吞噬而消灭病毒。而在黏膜表面有分泌型IgA，分泌型IgA在局部黏膜免疫中有重要作用，能在黏膜局部阻止病毒的侵入。

2. 细胞免疫 细胞免疫在抗病毒感染中的作用主要通过破坏靶细胞及抑制病毒增殖而发挥免疫作用。当病毒侵入细胞后，机体通过杀伤性T细胞（CTL）破坏被病毒感染的靶细胞，使病毒从靶细胞中释放出，然后由抗体及吞噬细胞将其清除。辅助性T细胞（Th细胞）释放的细胞因子（如干扰素、白介素及肿瘤坏死因子等）抑制病毒的增殖。NK细胞发挥的ADCC作用也有抗病毒效应。

第三节 病毒性疾病的微生物学检查与防治原则

一、病毒性疾病的微生物学检查

（一）病毒标本的采集

1. 病原学检验 病毒性疾病的实验室诊断结果的准确与否和标本采取的部位、时间及方法密切相关。具体方法为：①采集样本，根据病毒的组织定位特点，采取不同的标本，如血液、粪便、鼻咽洗液、脑脊液以及病灶组织等检查材料。②无菌操作，标本采集必须严格无菌操作，对本身就带有杂菌的标本，应使用高浓度抗生素处理。③标本保存，采集的标本应及时送检。如不能及时送检，标本应注意冷藏或用50%甘油盐水保存，并尽快送检。④详细登记，所采集标本必须注明患者的详细信息，如姓名、性别、年龄、采样时间、科室、病房及床号、标本名称、采集部位、检验项目等，并要有病程记录及治疗情况等说明。

2. 血清学检验　血清学检验的标本采集应在进院时采集一份血清标本，病后1～2周采取第二份血清标本，观察双份血清中抗体效价的动态变化，如果第二份血清标本中抗体效价比初次血清标本中的抗体效价增高4倍以上，即可确诊。

（二）显微镜检查

显微镜检查是采集被病毒感染的组织细胞，制成涂片或组织切片，经染色后用光学显微镜观察细胞中是否有病毒包涵体或多核巨细胞来判断是否有病毒感染。也可将标本置于电子显微镜下直接观察病毒的形态及其超微结构。

（三）病毒的分离培养

病毒属于非细胞型微生物，缺乏完整的细胞结构，只能在活细胞内增殖，所以病毒的培养只能在活细胞中进行，具体有以下几种方法。

1. 动物接种　根据病毒种类不同，选用敏感动物如小白鼠、家兔或者其他动物等，尽量模拟自然感染方式，选择恰当的接种途径接种培养，如乙脑病毒选用小白鼠脑内接种法。

2. 鸡胚培养　受精卵经孵化后形成鸡胚，鸡胚细胞可用来分离培养病毒，按病毒不同种类，选择适宜的接种途径进行接种，如将流行性流感病毒接种于鸡胚的羊膜腔或尿囊腔进行培养。

3. 组织细胞培养　是目前最常用的病毒培养方法。细胞培养是将病毒接种于敏感的经人工培养出的某型单层细胞上，观察细胞的病变情况、干扰现象或红细胞吸附等现象来判断有无病毒增殖，然后可用抗体进一步做病毒种的鉴定。

（四）病毒性疾病的抗原-抗体检查

根据抗原-抗体特异性结合的原理，常用已知的抗体检测未知的病毒抗原或用已知的病毒抗原检测相应的抗体来诊断病毒性疾病。由于免疫标记技术（如免疫荧光技术、免疫酶标技术、免疫同位素技术、免疫金标记技术及免疫发光体技术）及核酸检测技术的发展，在很短时间内即可作出病毒感染的病原学诊断，这些方法具有敏感、特异、快速的优点，给病毒性疾病的临床诊治工作带来了极大的方便。

二、病毒性疾病的防治原则

目前由于缺乏特别有效的抗病毒药物，所以病毒性疾病的防治主要还是应用特异性免疫的方法，特异性免疫力的形成包括给机体注入相应的病毒疫苗使机体产生抗体的人工主动免疫，或给机体注入相应抗体的人工被动免疫。具体包括以下几种方法。

（一）病毒感染的预防

1. 人工主动免疫　通过人工的方法给机体接种病毒疫苗（包括灭活疫苗、活疫苗、基因工程疫苗、亚单位疫苗及人工合成肽疫苗等）使机体产生相应的抗体而使机体获得相应的免疫力，此方法是目前预防和控制病毒性疾病最有效的措施之一。

2. 人工被动免疫　人工被动免疫是向机体输入现成的免疫物质（如抗体、细胞因子及免疫细胞）等，使机体临时获得针对某类病毒的相应免疫力或提高机体整体免疫力。人工被动免疫起效快，效果好，但是维持时间短，需要反复多次注射。人工被动免疫是目前临床上针对常见病毒性疾病的紧急预防及治疗的有效措施。

（二）病毒性疾病的治疗

病毒属于非细胞型微生物，具有严格的细胞内寄生的特点，利用被寄生的活细胞提供病毒增殖所需要的各种细胞器、相关酶系统及原料才能得以增殖。由于病毒在宿主细胞内复制的特点，抗病毒药物难以进入宿主细胞，所以寻找一种既能抑制病毒增殖或杀死病毒又不使宿主细胞受损伤的药物非常困难。因此，与抗其他微生物的药物相比，抗病毒药物的研发非常缓慢，而且种类也很少，抗病毒化疗进展缓慢。目前临床所使用的抗病毒药物主要包括：①化学制剂，如拉米夫啶、恩替卡韦、恩夫韦肽、金刚烷胺、阿糖腺苷、阿昔洛韦及奥司他韦等。②细胞因子，如干扰素（IFN）、肿瘤坏死因子（TNF）、白介素2（IL2）、集落刺激因子（CSF）等，以及细胞因子诱生剂（如卡介苗、短小棒状杆菌及胞壁酰二肽等）。③中草药与植物多糖，多种中草药（如人参、黄芪、枸杞等）、植物糖（如香菇多糖、黄芪多糖）等，均能有效地提高机体的免疫力而达到抗病毒的效果。

> **知识链接**
>
> ### 病毒性疾病的研究进展
>
> 自从1892年伊凡诺夫斯基发现了病毒后，人们陆续发现了很多引起人类疾病的病毒，如流行性感冒病毒、乙脑病毒、肝炎病毒、艾滋病病毒、埃博拉病毒等。病毒所引起的各种疾病给人类带来了巨大灾难。病毒性疾病以发病率高、传染性强、病死率高、可导致后遗症及胎儿畸形、与肿瘤发生有关等为其特点。人类在和病毒性疾病的抗争过程中获得了很多行之有效的方法，其中抗病毒性药物的研制取得了巨大的成就，目前临床应用的抗病毒药物达60多种，包括近些年研发的抗艾滋病的地瑞那韦、马拉韦罗、替拉那韦等，抗乙型肝炎病毒的替比夫定、克拉夫定等，抗丙型肝炎病毒的新型干扰素等，抗流行性感冒病毒的奥司他韦等。但是目前临床上所使用的各种抗病毒药物还存在很多问题，如这些药物只能抑制病毒增殖而不能直接杀死病毒，在使用过程中存在着很多不良反应及病毒的耐药性等。所以目前亟待解决的是研发高效低毒、作用于新靶点、改进药理特性及抗耐药性的新型抗病毒药物。

小结

1. 病毒属于非细胞型微生物。
2. 病毒体积微小（测量单位为纳米），结构简单（包括核酸、衣壳、包膜），无任何细胞器。
3. 严格的活细胞内增殖，对抗生素不敏感。
4. 病毒对机体的致病机制主要包括：
（1）病毒直接破坏组织细胞。
（2）通过免疫应答导致组织损伤。
5. 病毒性疾病的实验室检验主要有通过免疫学方法针对病毒性抗原检测和血清中相应抗体的检测。
6. 病毒性疾病的防治原则，以及免疫学防治及相关抗病毒药物防治方法。

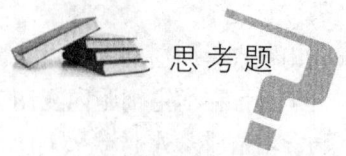 思考题

1. 病毒的基本性状特点有哪些?
2. 病毒性疾病的发病机制有哪些?
3. 列举病毒性疾病临床诊断方法。
4. 病毒性疾病的防治原则是什么?

（秦旭军）

第十章

呼吸道病毒

学习目标

1. 掌握流行性感冒病毒分型与变异。
2. 熟悉流行性感冒病毒的形态结构、传播方式、致病性和免疫性以及预防原则。
3. 了解其他呼吸道病毒的致病特点和预防原则。

呼吸道病毒是指一类通过呼吸道侵入机体可引起呼吸道局部感染,或主要以呼吸道为入侵门户引起呼吸道以外组织器官产生病变的病毒。呼吸道病毒并非病毒分类学名词,主要包括正黏病毒科的流感病毒、副黏病毒科的副流感病毒、腮腺炎病毒、麻疹病毒和呼吸道合胞病毒,以及其他病毒科中能引起呼吸道感染的病毒,如腺病毒、鼻病毒、风疹病毒和冠状病毒等。人类急性呼吸道感染90%以上均由病毒引起。

第一节 流行性感冒病毒

流行性感冒病毒(influenza virus),简称流感病毒,是引起人和动物(如猪、禽类等)的流行性感冒(简称流感)的病原体,包括甲(A)、乙(B)、丙(C)三型流感病毒,均属于正黏病毒科(Rthomyxoviridae)。流感发病率高、传播迅速,其中甲型流感病毒最重要,在历史上曾有过数次世界性大流行。

一、生物学性状

(一)形态与结构

流感病毒呈球形或丝状,直径80~120 nm,病毒结构由内向外依次由核衣壳、包膜和刺突3部分组成(图10-1)。

1. **核衣壳** 位于病毒结构的最内层,由核酸、RNA聚合酶及核蛋白构成。核酸为分节段的单股负链RNA,甲型和乙型流感病毒分8个节段,丙型分为7个节段,每一节段为病毒的一个基因,分别编码不同蛋白质。病毒进入细胞后分节段的核酸分别复制,装配时常发生不同节段间基因重排而导致变异,形成新的病毒株,这是流感病毒容易发生变异并引起流行的重要原因。每个RNA节段外包绕核蛋白(nucleoprotein, NP),核蛋白构成病毒的衣壳,呈螺旋对称。NP和RNA一起组成核糖核蛋白(ribonucleoprotein, RNP),即核衣壳。病毒

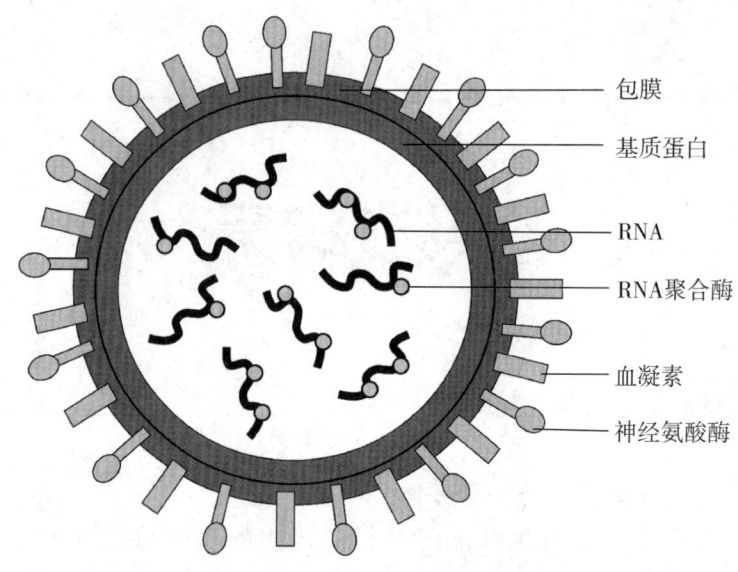

图 10-1 流感病毒结构示意图

核蛋白抗原性稳定，具有型特异性，是流感病毒分型的依据。

2. 包膜 流感病毒包膜分内外两层。内层是病毒基因编码的基质蛋白（matrix protein，M蛋白），抗原性稳定，亦具有型的特异性。外层为来源于宿主细胞膜的脂质双层膜。

3. 刺突 病毒的包膜上镶嵌有两种由病毒基因编码的糖蛋白刺突，即血凝素（hemagglutinin，HA）和神经氨酸酶（neuraminidase，NA）。两者免疫原性极易发生变异，是流感病毒划分亚型的重要依据。①血凝素：呈柱状突起，可与人类呼吸道黏膜上皮细胞的黏蛋白或糖蛋白受体发生结合而使病毒吸附细胞，因此 HA 与病毒吸附和穿入宿主细胞有关；HA 还能与鸡、豚鼠等多种红细胞表面的黏蛋白结合，出现红细胞凝集现象。HA 是流感病毒主要的中和抗原，也是保护性抗原，可刺激机体产生中和抗体，也称血凝抑制抗体。中和抗体和血凝抑制抗体可阻止病毒对细胞的吸附并抑制流感病毒的血凝现象。②神经氨酸酶：呈蘑菇状突起，可水解受感染细胞膜表面糖蛋白末端 N-乙酰神经氨酸，有利于成熟的流感病毒从细胞膜上以出芽方式释放。NA 刺激机体产生的抗体不能中和病毒的感染性，但可阻止病毒的释放与扩散。

（二）分型与变异

流感病毒的抗原容易发生变异。根据核蛋白和 M 蛋白的不同可将流感病毒分为甲、乙、丙三型。其中甲型流感病毒最易发生变异，根据糖蛋白刺突 HA 和 NA 免疫原性不同，可再将甲型流感病毒分为若干亚型（表 10-1）。

流感病毒抗原变异有两种形式：

1. 抗原漂移（antigenic drift） 是流感病毒每 3~5 年由于发生基因点突变造成免疫原性改变，其变异幅度小，属于量变，引起的亚型内变异，形成的新病毒变异株只引起甲型或乙型流感病毒小规模流行。这种变异与人群免疫力选择有关。

2. 抗原转变（antigenic shift） 是流感病毒每隔十年左右由于不同亚型之间基因重排或动物与人之间流感病毒基因重排造成了免疫原性改变，变异幅度大，属质变，导致形成新亚型。新亚型形成后，由于人群普遍缺少免疫力，所以易引起变异株大范围流行，甚至引起世界性大流行。

表 10-1　甲型流感病毒抗原变异及流行

亚型名称（抗原结构）	旧名	流行年代
H0N1	原甲型	1918—1919
H1N1	亚甲型	1946—1957
H2N2	亚洲甲型	1957—1968
H3N2	香港甲型	1968—1977
H3N2、H1N1	香港甲型与新甲型	1977—
H5N1/H7N9、H1N1	高致病性禽流感/禽流感，猪流感	1997—

（三）培养特性

流感病毒能在鸡胚羊膜腔或尿囊腔中增殖，也能采用人羊膜、猴肾、鸡胚等细胞进行细胞培养。流感病毒在鸡胚和细胞中均不引起明显的病变，但可以通过血凝试验和血凝抑制试验来鉴定病毒是否增殖及判断其型别。

（四）抵抗力

流感病毒抵抗力较弱，对干燥、日光、紫外线及一般化学消毒剂如酸类、醛类等均敏感。病毒耐冷不耐热，56 ℃ 30 min 即可被灭活。0～4 ℃ 能存活数周，–70 ℃ 以下可长期保存。

二、致病性

流行性感冒，简称流感。传染源主要是患者尤其是急性期患者，人群对流感病毒普遍易感。患者发病初期鼻咽分泌物中含有大量病毒，可随飞沫经呼吸道进入机体，病毒在呼吸道黏膜上皮细胞内大量复制增殖，以出芽方式释放，最终导致细胞坏死脱落、黏膜局部充血水肿，引起患者鼻塞、流涕、打喷嚏、咽痛、干咳等上呼吸道感染症状。流感病毒一般不入血，只局限于呼吸道黏膜内增殖，但病毒复制时产生的毒素样物质可释放入血，引起发热、寒战、头疼、乏力、全身肌肉酸痛等全身中毒症状。患者抵抗力低时病毒可向下扩散引起下呼吸道感染，年老体弱者可继发细菌感染引起细菌性肺炎，这是流感患者死亡的主要原因。感染后可产生针对血凝素的中和抗体和 sIgA，对同型流感病毒再次感染有短暂的免疫力，一般能维持 1～2 年。

三、微生物学检查与防治原则

（一）微生物学检查

流感流行期间根据临床症状，一般可做出初步诊断。但要监测病毒的抗原变异和流行情况，则必须进行病毒分离与鉴定、血清学诊断和快速诊断。

1. 病毒分离和鉴定　取发病 3 日内患者咽喉含漱液或鼻咽拭子，经抗生素处理后接种 9～11 日龄鸡胚羊膜腔，33～35 ℃ 孵育 3～4 天，收集羊水做红细胞凝集试验，判断是否有病毒增殖，试验阳性说明可能有流感病毒生长。也可将含病毒的标本接种于易感细胞如原代猴肾细胞进行分离培养和鉴定。鉴定病毒的亚型和种用已知免疫血清进行红细胞凝集抑制试验。

2. 血清学诊断　主要方法有红细胞凝集抑制试验，将流感患者急性期（发病5天内）和恢复期（发病2～4周）双份血清同时进行试验，恢复期血清抗体效价升高4倍或4倍以上有诊断意义。

3. 快速诊断　多采用直接免疫荧光或间接免疫荧光法，取患者鼻咽拭子涂片，干燥固定后，滴加特异性荧光抗体染色，经冲洗、干燥后置荧光显微镜下观察，如果看到在细胞表面多处发出荧光即为阳性。此法简便、实用、快速。

（二）防治原则

流感病毒传染性强，传播快，尤其是甲型流感病毒，可在短期内引起世界性流感大流行。流行期间应避免人群聚集，对公共场所用化学消毒剂如醋酸水溶液 5～10 ml/m³ 进行空气消毒可降低发病率。目前尚无有效治疗药物，因此接种疫苗对控制发病和减轻症状起重要作用。目前使用的疫苗包括两种，全病毒灭活疫苗和减毒活疫苗。灭活疫苗经皮下接种，可刺激机体产生大量IgG，副作用小，但接种次数较多，黏膜局部不能产生足够的sIgA。减毒活疫苗采用鼻咽腔喷雾接种，黏膜局部可产生较多的sIgA，但疫苗株减毒成功后，常因流行株已发生变异，所以预防效果不够理想。国外已有使用亚单位疫苗HA和NA的报道。甲型流感的预防和早期治疗可用金刚烷胺及其衍生物，作用机制是抑制病毒穿入和脱壳，但对乙型及丙型流感无效。我国的中草药如板蓝根、大青叶等对预防和治疗流感有一定的疗效。目前对流感的治疗尚无有效方法，除对症治疗外，重症患者继发细菌感染时需用抗生素治疗。加强体育锻炼，增强个人体质，对预防和控制流感的传播有重要作用。

案例

某女20岁，2009年5月从美国回国休假，到家1天后出现发热、体温超过38℃、咳嗽、喉痛、身体疼痛、肌肉酸痛、头痛等症状。朝阳医院住院治疗，一周后康复出院。

思考：

1. 该患者应初步诊断为何种疾病？如何进一步做微生物学检查来确诊？
2. 该疾病是如何传播的？该如何防治？

第二节　其他呼吸道病毒

其他呼吸道病毒包括副流感病毒、腮腺炎病毒、麻疹病毒、呼吸道合胞病毒、腺病毒、风疹病毒和冠状病毒。其中副流感病毒、腮腺炎病毒、麻疹病毒和呼吸道合胞病毒属于副黏病毒科（Paramyxoviridae），其共同特征是病毒为球形，直径150～300 nm，有包膜，核衣壳螺旋对称，核酸为单股负链RNA、不分节段。腺病毒是一群可侵犯呼吸道、消化道、淋巴组织、眼结膜和泌尿道的DNA病毒，属腺病毒科，因首先在健康人扁桃体中分离到，故名腺病毒。风疹病毒是风疹的病原体，属披膜病毒科。病毒多为球形，有包膜，核酸为单股正链RNA。风疹病毒只有一个血清型。儿童是主要易感者，表现为发热、出疹，症状较轻。冠状病毒（coronavirus）是一类有包膜的单股正链RNA病毒，属于冠状病毒科，因包膜上有类似日冕或皇冠状的突起而得名。其他呼吸道病毒主要特征见表10-2。

表 10-2 其他呼吸道病毒主要特征

病毒	生物学性状	致病性	微生物学检查与防治原则
副流感病毒	包膜刺突为 HN 蛋白和 F 蛋白，HN 有 HA 和 NA 的作用。F 蛋白可引起细胞融合	可引起所有人上呼吸道感染，小儿哮喘、细支气管炎和肺炎等严重呼吸道疾病	可用细胞培养分离鉴定病毒。也可用免疫荧光检测鼻咽腔脱落细胞中的病毒抗原。疫苗正在研制中
腮腺炎病毒	包膜刺突为 HN 蛋白和 F 蛋白。病毒只有一种血清型	少儿感染多见。病毒经飞沫由呼吸道侵入机体，形成病毒血症，引起一侧或双侧腮腺肿大。并发症多为睾丸炎或卵巢炎等。病后可获牢固免疫力	根据典型临床症状即可确诊。无需实验室检查。预防可接种单价减毒活疫苗或麻风腮三联疫苗（MMR）。可产生长期免疫保护作用
麻疹病毒	包膜刺突是 HA 和 F 蛋白。只有一个血清型，抗原性稳定	传染源为急性期患者，通过飞沫或直接接触病毒污染玩具传播。麻疹传染性极强，初次接触者发病率几乎 100%，隐性感染少见。极少患儿在病后若干年出现迟发并发症 - 亚急性硬化性全脑炎（SSPE）	根据患者口腔柯氏斑和皮肤斑丘疹即可确诊。特异性预防应接种麻疹减毒活疫苗，免疫力可维持 10 年。也可用丙种球蛋白进行紧急预防，能有效地阻止发病或减轻症状
呼吸道合胞病毒	包膜刺突是 G 蛋白和 F 蛋白，G 蛋白能介导病毒穿入细胞	是婴幼儿急性下呼吸道感染的主要病因之一，表现为细支气管炎和肺炎。多在冬季流行，传染性强。病后免疫力不强，可再次感染	必须进行病毒分离和抗体检查才可确诊。目前尚无安全有效的疫苗
腺病毒	病毒直径 70～90 nm，无包膜，基因组为双链 DNA，衣壳 20 面体立体对称	能引起呼吸道和消化道黏膜上皮细胞溶解坏死	必须进行分离培养或检测病毒成分和相应抗体才可确诊。无有效疫苗，勤洗手是预防腺病毒感染的最好方法
风疹病毒	包膜刺突具有血凝素样活性。只有一个血清型	孕妇感染风疹病毒可导致胎儿畸形或先天性风疹综合征。出生后婴儿表现为先天性心脏病、先天性耳聋及先天白内障等	可疑孕妇早期确诊重要，用血清学方法检测孕妇血中风疹病毒的特异性抗体。有效预防措施是接种风疹减毒活疫苗或麻风腮三联疫苗。感染后可获得持久免疫力
冠状病毒	病毒的外形不规则，直径 60～220 nm。包膜上有刺突蛋白、包膜蛋白和膜蛋白。刺突蛋白与细胞受体结合，介导细胞融合	主要引起呼吸道感染，是成人普通感冒的主要病原之一，也是儿童普通感冒和咽喉炎等常见病因。SARS-CoV 引起人类严重急性呼吸道综合征（SARS）	可用免疫荧光和酶联免疫吸附试验检测患者血清中的 IgG 与 IgM 抗体，也可应用逆转录-聚合酶链反应（RT-PCR）快速检测 SARS 病毒的 RNA。目前尚无有效的疫苗进行预防

> **知识链接**

猪流感（甲型 H1N1）和禽流感（H7N9）

1. 2009 年 5 月墨西哥首先报道猪流感病例。猪流感是由甲型流感病毒引起的猪的急性呼吸道传染病。早在 1918 年国内外就有关于猪流感的报道，这与同年西班牙大流感时间一致。猪流感呈世界性分布，但主要以地方性流行为主。

猪流感病毒不仅严重危害猪体健康，对人类健康也具有潜在的威胁。病毒主要通过空气飞沫和接触传播，因此咳嗽或者打喷嚏时应该遮掩口鼻。由于流感病毒可在一些日常用品表面上存活一段时间，因此勤洗手以及正确洗手至关重要。

2. 2013 年春天，我国各地陆续有禽流感（H7N9）病例的报道。禽流感病毒属甲型流感病毒，可分为 15 个 H 亚型（H1～H15）和 9 个 N 亚型（N1～N9）。由 H5 和 H7 亚型毒株引起的禽类流感称高致病性禽流感，由于人类对大多数 H 和 N 亚型没有免疫力，因此禽流感病毒具有启动人类新的流感大流行的潜在威胁。

禽流感的传染源主要为患病家禽特别是鸡，其分泌物、排泄物、组织器官和禽蛋均可带有病毒。病毒可经病禽的呼吸道、眼鼻分泌物和粪便排出，禽类通过消化道和呼吸道途径感染发病。人感染禽流感主要是密切接触活禽，发病后一旦误诊，死亡率高、危害大。目前不能完全排除禽流感在人之间相互传播的可能性。高致病性禽流感病毒毒力强，可引发传染性超敏反应（Ⅳ型超敏反应），是导致肺炎、急性呼吸窘迫综合征和多器官功能障碍综合征等的根本原因。

> **知识链接**

SARS 病毒

2002 年 11 月，我国广东首先发现并报告一例不明原因的传染性非典型肺炎，这种疾病迅速传播到北京等其他地区。2003 年 3 月 12 日，世界卫生组织（WHO）向全球发出警告，这种肆虐全球的传染病被命名为严重急性呼吸综合征（severe acute respiratory syndrome，SARS）又称为传染性非典型肺炎。同年 4 月 8 日我国卫生部宣布将 SARS 列为法定传染病。2003 年 4 月 16 日，WHO 正式宣布引起 SARS 的病原体是冠状病毒（coronaviruses）发生变异后形成的一种新型冠状病毒，称为 SARS 冠状病毒（SARS-CoV），简称 SARS 病毒。

预防传染性非典型肺炎的主要措施是勤洗手、保持环境卫生和空气流通，流行期间避免到人群聚集、空气不流通的地方，避免到医院探视患者。目前尚无有效疫苗和药物。

小结	1. 呼吸道病毒中流行性感冒病毒最为重要。流感病毒结构由核衣壳、包膜和刺突3部分组成。其核酸分7或8个节段，分别编码不同蛋白质。其中甲型流感病毒包膜刺突血凝素（HA）和神经氨酸酶（NA）免疫原性极易发生变异，是流感病毒分亚型的重要依据，也是引起流感多次大流行的主要原因。疫苗接种和增强自身免疫力，对预防和控制流感作用重要。 2. 麻疹病毒只有一个血清型，抗原性稳定，麻疹传染性极强，初次接触者发病率几乎100%，接种麻疹减毒活疫苗后，免疫力可维持数年。 3. 腮腺炎病毒主要引起流行性腮腺炎，可并发睾丸炎或卵巢炎，病后及疫苗接种都可获牢固免疫力。 4. 呼吸道合胞病毒是婴幼儿急性细支气管炎和肺炎的主要病因。 5. 孕妇感染风疹病毒可导致胎儿畸形或先天性风疹综合征，危害严重。

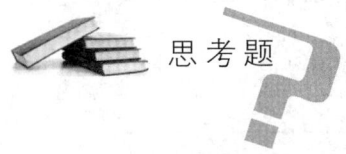

思考题

1．简述流感病毒分型和分亚型的依据及流感曾多次引起世界大流行的原因。
2．其他呼吸道病毒的种类有哪些？
3．其他呼吸道病毒所致疾病有哪些？

（潘凤兰）

第十一章

消化道病毒

学习目标

1. 掌握脊髓灰质炎病毒的分型、致病性、疫苗的种类及优缺点。
2. 熟悉柯萨奇病毒、埃可病毒、新型肠道病毒引起的一些重要临床疾病；轮状病毒的结构特点及致病性。
3. 了解杯状病毒、星状病毒及肠道腺病毒的致病性。

消化道病毒是指通过粪-口途径在人群中传播，即通过粪便排出后污染周围环境、食物或饮水，再由手、饮食及器皿等经口进入机体，在肠道中繁殖，引起消化道或消化道外感染的病毒。其种类繁多，本章重点介绍小RNA病毒科的肠道病毒属以及引起急性胃肠炎的相关病毒。肠道病毒属成员根据病毒宿主范围及致病性，可分为4个亚组，即脊髓灰质炎病毒（poliovirus）、柯萨奇病毒（Coxsackie virus）、埃可病毒（enterocypathogenic human orphan virus，ECHO virus）和新型肠道病毒（new enterovirus）；急性胃肠炎病毒包括轮状病毒、杯状病毒、肠道腺病毒、星状病毒等。

第一节 脊髓灰质炎病毒

脊髓灰质炎病毒（poliovirus）属于小RNA病毒科肠道病毒属，是引起脊髓灰质炎的病原体。病毒主要侵犯脊髓前角运动神经细胞，导致肢体肌肉迟缓性麻痹，甚至终身残疾。此病多发生于小儿，故又称小儿麻痹症。脊髓灰质炎流行于全世界，曾严重威胁人类健康，疫苗的应用为预防和最终消灭脊髓灰质炎奠定了坚实的基础。脊髓灰质炎病毒有望成为继天花病毒之后第二个在全球范围内被彻底消灭的病毒。

一、生物学性状

1. 形态结构　脊髓灰质炎病毒具有典型的肠道病毒形态，病毒呈球形，直径为27～30 nm，无包膜。衣壳呈20面体立体对称，由60个壳粒组成，每个壳粒由4个蛋白质分子组成，即VP1、VP2、VP3及VP4。暴露于病毒衣壳表面的主要是VP1，其次是VP2和VP3，这3种蛋白质均带有可诱导中和抗体产生的中和抗原位点。其中VP1蛋白上至少有4个抗原决定簇可诱导产生中和抗体，而VP2和VP3蛋白分别含有1个可产生中和抗体的抗原决定簇。VP1是与宿主细胞受体相结合的部位，也是中和抗体的主要结合点，与病毒吸附相关。VP4 位于衣壳内部，与 RNA 相连接，在维持病毒构型中起重要作用，但与中和试验无关。

2. 基因组结构　核酸为单股正链 RNA，线性，长约 7.4 kb。基因组两端为保守的非编码区，中间为连续可读框。病毒 RNA 为感染性核酸，进入细胞后，可直接起 mRNA 的作用，翻译出大分子前体蛋白，经酶切后形成病毒结构蛋白 VP1～VP4 和各种功能蛋白质。此外，RNA 分子的 5′ 末端有一共价结合的小分子蛋白质 VPg，为病毒 RNA 的引物，与病毒 RNA 合成和基因组装配有关；3′ 末端带有 poly A 尾序列，长约 50 bp，可增强病毒的感染性。

3. 型别与抗原性　应用 ELISA 或补体结合试验可将脊髓灰质炎病毒分为 3 个血清型，这 3 个型别脊髓灰质炎病毒核苷酸序列同源性可达 71% 左右，但由于编码区内的核苷酸序列都不同，3 个型别间中和试验无交叉反应。用补体结合试验可查出病毒有两种抗原，一种称为 D（致密）抗原，另一种称为 C（无核心）抗原。D 抗原存在于成熟的、有感染性的病毒颗粒中，是该病毒的中和抗原，具有型特异性。C 抗原存在于经 56 ℃灭活或者未成熟的空心病毒颗粒中，是一种耐热的抗原成分，与 3 个型别病毒的抗血清均呈补体结合阳性反应。

4. 抵抗力　脊髓灰质炎病毒在自然环境中抵抗力较强，在胃肠道中能耐受胃酸、蛋白酶和胆汁的作用；常温下，在污水和粪便中可存活数月；对乙醚和去污剂不敏感。病毒对紫外线、干燥、湿热敏感，加热 56 ℃ 30 min 可迅速破坏病毒，各种强氧化剂如高锰酸钾、过氧化氢、漂白粉等均可灭活病毒。

5. 培养特性　脊髓灰质炎病毒仅能在灵长类动物细胞中增殖，常用猴肾、人胚肾及人羊膜细胞等进行培养。病毒在胞质内增殖后出现典型的溶细胞型病变，细胞圆缩、坏死、脱落，病毒从溶解破坏的细胞中大量释放。

二、致病性

1. 传染源　脊髓灰质炎一年四季均可发生，但大都流行在夏、秋季，一般以散发为主。患者、无症状带毒者以及隐性感染者是脊髓灰质炎病毒的传染源。据流行病学调查，每发现 1 例麻痹型脊髓灰质炎患者，其周围可能有 100 个以上的非麻痹型患者及隐性感染者，而后二者不易被识别，因而对本病的散布和流行起着重要作用。

2. 传播途径　脊髓灰质炎是一种传染性很强的疾病。病毒传播速度极快，尤其在居住环境拥挤和卫生条件差的情况下，当一个家庭里出现第一个患者时，所有体内没有特异抗体的家庭成员都可能受到感染。据目前所知，人类是脊髓灰质炎病毒的唯一天然宿主，主要通过粪-口途径传播的方式传染给其他人。在发病前 3～5 日，患者鼻咽分泌物及粪便内已可排出病毒。咽部主要在病初 1 周内排出病毒，故通过飞沫传播的时间较短，而粪便中排出病毒不仅时间早（病前 10 天）、量多且可持续 2～6 周，甚至长达 3～4 个月，因此粪便污染饮食，经口摄入为本病的主要传播途径。直接或间接污染病毒的双手、用品、玩具、衣服等皆可成为传播媒介，饮水污染常引起暴发流行。也有报道通过空气飞沫传播者，但很少见。

3. 致病性　凡未被感染者或未预防接种者均易感，儿童为主要易感者。脊髓灰质炎病毒的细胞受体为组织特异性细胞黏附分子，是免疫球蛋白超家族成员。能表达这类受体的细胞仅限于脊髓前角细胞、背根神经节细胞、运动神经细胞、骨骼肌细胞和淋巴细胞等，因而限制了病毒的感染范围。

脊髓灰质炎病毒从上呼吸道、咽喉和肠道侵入机体后，先在咽喉部、扁桃体、肠黏膜及肠系膜淋巴结中初步增殖，并向局部排出病毒。若此时人体产生大量特异性抗体，可将病毒控制在局部，形成隐性感染。90%以上患者表现为隐性感染，感染后病毒仅限于肠道，不进入血流。在少部分患者中病毒侵入血流，形成第一次病毒血症，在第3天到达各处非神经组织，如呼吸道、肠道、皮肤黏膜、心、肾、肝、胰、肾上腺等处繁殖，在全身淋巴组织中尤多，并于第4日至第7日再次大量进入血循环，形成第二次病毒血症，如果此时血循环中的特异抗体已足够将病毒中和，则疾病发展至此为止，形成顿挫型脊髓灰质炎，仅有上呼吸道及肠道症状，而不出现神经系统病变。少部分患者可因病毒毒力强或血中中和抗体不足，病毒可随血流经血-脑屏障侵犯中枢神经系统，感染脊髓前角运动神经元、脑干、脑膜等，导致非麻痹型脊髓灰质炎或无菌性脑膜炎，出现颈项强直、肌肉痉挛等症状。极少数（0.1%~0.2%）患者可发展为瘫痪型脊髓灰质炎，由于病毒的快速增殖导致靶细胞损伤坏死而出现暂时性肢体麻痹或永久性弛缓性麻痹，表现为四肢无力、下肢瘫痪，甚至发展为延髓麻痹，导致呼吸、心力衰竭而死亡。

本病的麻痹特点是不对称、不规则的弛缓性麻痹，最常见于四肢，尤以下肢麻痹居多，可单侧或双侧。近端大肌群如三角肌、胫前肌等较远端手足小肌群受累较重，四肢同时瘫痪者极少见。

人体血循环中是否有特异抗体，其出现的时间早晚和数量是决定病毒能否侵犯中枢神经系统的重要因素。多种因素可影响疾病的转归，如受凉、劳累、局部刺激、损伤、手术（如预防注射、扁桃体摘除术、拔牙等），以及免疫力低下等，均有可能促使瘫痪的发生，孕妇如感染易发生瘫痪，年长儿和成人患者病情较重，发生瘫痪者多。儿童中男孩较女孩易患重症，多见瘫痪。

4. 免疫性　显性或隐性感染后可获得对同型病毒的牢固免疫力，血清中最早出现特异性IgM，2周后出现IgG（中和抗体），唾液及肠道局部可出现特异性sIgA。血清中中和抗体水平在起病后2~3周达到高峰，1~2年内逐渐下降，但一直保持一定水平，可中止病毒血症，阻止病毒进入中枢神经系统并将病毒清除，防止麻痹的产生。中和抗体不仅可保护患者免遭同型病毒感染，对异型病毒也具有低保护力。唾液及肠道产生的sIgA能阻止咽喉部或肠道内病毒的吸收和增殖，发挥局部抗感染作用。

三、微生物学检查与防治原则

（一）微生物学检查

脊髓灰质炎的麻痹病例，根据临床表现易于诊断。但因其他肠道病毒的某些型（如柯萨奇病毒A7型等）也可引起麻痹，所以仍需进行病毒分离或血清学诊断方能做出正确的病原学诊断。

1. 病毒分离　早期可取患者咽漱液、粪便等标本加抗生素处理后，接种于人胚肾或猴肾细胞，37℃培养7~10天，逐日观察细胞病变，出现细胞病变者表明有可疑病毒，需用已知Ⅰ、Ⅱ、Ⅲ型免疫血清做中和试验进一步鉴定其型别。近年应用转脊髓灰质炎受体基因的小鼠La细胞做病毒分离，因此细胞对其他肠道病毒不敏感，适用于混有多种肠道病的脊髓灰质炎病毒分离,可减少病毒型别确定的复杂性。

2. 血清学诊断　取发病早期及恢复期双份血清,用中和试验、补体结合试验、ELISA等方法检测血清中特异性抗体,血清抗体水平增高4倍或4倍以上具有诊断意义。

3. 快速诊断　RT-PCR及核酸杂交等技术可直接检测病毒核酸,并可区别其疫苗株或野毒株,具有快速诊断的价值。

（二）防治原则

脊髓灰质炎的一般预防措施包括隔离患者、消毒排泄物,以及加强饮食卫生管理、保护水源等。在流行期间,避免对易感者做扁桃体摘除手术或其他各种疫苗接种,以减少麻痹型病例的发生。

预防脊髓灰质炎最有效的方法是接种脊髓灰质炎疫苗。目前使用的疫苗有两种,一种是20世纪50年代中期由Salk研制的脊髓灰质炎灭活疫苗（inactivated polio vaccine, IPV）,又称Salk疫苗；另一种是由Sabin研制的脊髓灰质炎减毒活疫苗（oral polio vaccine, OPV）,又称Sabin疫苗。IPV是将3个型别的脊髓灰质炎病毒经甲醛灭活后混合制成,肌内注射可在血清中诱导产生中和抗体,但不能在咽部、肠道产生局部免疫。因而疫苗接种者虽可依靠中和抗体清除侵入血流中的病毒,防止病毒侵犯中枢神经系统,但不能阻止病毒在肠道中增殖及从肠道随粪便排出。此外,IPV接种量大,需多次免疫接种,使用不方便。其优点是稳定,易保存及运输,不存在毒力返祖的危险,还可与其他疫苗如白百破三联疫苗联合接种。

OPV是将脊髓灰质炎病毒低温连续快速在猴和人二倍体细胞中传代获得的减毒变异株。OPV能在肠道细胞中增殖,类似于自然感染,但不产生病毒血症,既可诱导产生血清中和抗体,又可刺激肠道产生sIgA发挥抗感染作用,此点优于灭活疫苗。此外,OPV可在咽部保存1~2周,从粪便中排出数周,可在周围人群形成疫苗病毒的传播,使接触者形成间接免疫,扩大了免疫接种的效果。世界上多数国家应用OPV作为控制和消灭脊髓灰质炎的手段。我国将此疫苗制成糖丸型便于幼儿口服,自1986年开始实行2个月、3个月、4个月连续3次口服脊髓灰质炎减毒活疫苗（"糖丸"）,4岁加强1次,效果良好。OPV的缺点是极少数人用后产生疫苗相关麻痹型脊髓灰质炎,其临床特征与脊髓灰质炎野病毒感染相似,但麻痹多为短暂的。少数会发生疫苗衍生脊髓灰质炎病毒感染,可发生人与人之间的持续传播,并出现成群病例,常为永久性麻痹,与脊髓灰质炎野病毒引起的病例难以区别。

IPV和OPV,尤其是OPV在全球的应用迅速降低了脊髓灰质炎的发病率。自1988年世界卫生大会发起全球消灭脊髓灰质炎行动倡议以来,全球脊髓灰质炎的发病已经减少了99%以上,有脊髓灰质炎流行的国家也从125个减少到了3个。2012年世界卫生组织总干事制定了一个综合性的消灭脊髓灰质炎的最后阶段战略计划（2013—2018）。该计划同时追求两个平行目标：消灭脊髓灰质炎野病毒和消灭疫苗衍生脊髓灰质炎病毒,同时也计划将抗击脊髓灰质炎的主要力量用于向世界上最弱势儿童提供其他医疗服务。

> **知识链接**
>
> ### 疫苗相关与疫苗衍生脊髓灰质炎病毒
>
> 维持疫苗高免疫覆盖率是阻断脊髓灰质炎野病毒流行的唯一有效措施，但 OPV 疫苗衍生脊髓灰质炎病毒可引起免疫缺陷患者发生慢性感染，包括疫苗相关脊髓灰质炎病毒（vaccine-associated poliovirus，VAPV）和疫苗衍生脊髓灰质炎病毒（vaccine-derived poliovirus，VDPV）。VAPV 主要发生在服 OPV 人群及其易感的接触者中，在流行病学上与服 OPV 疫苗有关，一般于服疫苗后 4～30 天内出现麻痹，少数可出现急性弛缓性麻痹，临床特征与脊髓灰质炎野病毒感染相似，但麻痹多为短暂的，从患者粪便中分离的脊髓灰质炎病毒核苷酸序列与 Sabin 株差异小于 1%。VDPV 主要发生在未免疫的人群中，与是否服 OPV 无关，可发生人与人之间的持续传播，并出现成群病例，常为永久性麻痹，与脊髓灰质炎野病毒引起的病例难以区别。从患者粪便中分离的 VDPV 核苷酸序列与 Sabin 株差异大于 1%、但小于 15%，其神经毒力已恢复。因此，WHO 消灭脊髓灰质炎证实委员会认为，对感染 VDPV 病例应与脊髓灰质炎野病毒引起的病例一样对待，不仅要消灭脊髓灰质炎野病毒，也要消灭 VDPV 引起的脊髓灰质炎。

第二节 其他消化道感染病毒

其他消化道病毒包括柯萨奇病毒、埃可病毒、新型肠道病毒、轮状病毒、杯状病毒、星状病毒和肠道腺病毒等，其主要生物学性状、致病性及防治原则见表 11-1。

表 11-1 其他消化道感染病毒主要生物学性状、致病性及防治原则

病毒	生物学性状	致病性	防治原则
肠道病毒			
柯萨奇病毒	与脊髓灰质炎病毒相似。对乳鼠敏感，根据感染乳鼠产生的病灶，可以分为 A、B 两组。A 组病毒感染乳鼠可引起骨骼肌的广泛肌炎，导致松弛性麻痹；B 组病毒则产生灶性肌炎、脑炎和坏死性脂肪炎	病毒可侵犯呼吸道、胃肠道、肌肉、关节、中枢神经系统等多器官，导致临床表现多样化。较重要的有类脊髓灰质炎麻痹、无菌性脑膜炎、出疹性发热病、急性心肌炎和心包炎、流行性肌痛、疱疹性咽峡炎、手足口病等。B 组中某些型别可经胎盘传给胎儿，引起新生儿心肌炎或先天性心脏病	目前尚无有效的疫苗用于预防，也没有特效的治疗药物
埃可病毒	病毒形态以及细胞培养特性和脊髓灰质炎病毒相似。对实验动物不致病，只能在人及灵长类动物组织细胞中增殖，并可产生细胞病变	类似于柯萨奇病毒，多为隐性感染，严重感染者少见。较重要的有无菌性脑膜炎、类脊髓灰质炎等中枢神经系统疾病，部分型别导致出疹性发热病、呼吸道感染及婴儿腹泻	目前尚无有效的疫苗用于预防，也没有特效的治疗药物

续表

病毒	生物学性状	致病性	防治原则
新型肠道病毒	包括肠道病毒68、69、70、71型。EV71为目前肠道病毒中最晚发现的病毒	EV71感染主要引起手足口病，以手、足、口腔等部位发生丘疱疹为主要特征，在临床上与柯萨奇A16病毒感染所引起的手足口病难以区别，只能依靠实验室的病毒检验技术来鉴别。此外，还可引起无菌性脑膜炎、脑炎、脑干脑炎、脊髓灰质炎样麻痹等多种神经系统疾病，甚至导致患者死亡或永久性麻痹	目前尚无特异性抗病毒药物和疫苗用于治疗和预防
急性胃肠炎病毒			
轮状病毒	属于呼肠病毒科轮状病毒属。病毒呈球形，基因组为双股RNA，分11个节段。具有双层衣壳，内衣壳子粒呈放射状排列，如车轮状，故名轮状病毒	A～C组轮状病毒能引起人和动物腹泻，D～G组仅引起动物腹泻。A组感染最为常见，呈世界性分布，是引起6个月～2岁婴幼儿严重胃肠炎的主要病原体，是导致婴幼儿死亡的主要原因，年长儿和成人常呈无症状感染。B组可引起成人急性胃肠炎。C组对人的致病性类似A组，但发病率很低	口服减毒活疫苗目前已进入临床试验阶段
杯状病毒	类似于小RNA病毒，但病毒颗粒稍大，球形，核酸为单股正链RNA病毒，衣壳呈二十面体立体对称，无包膜。电镜观察，病毒表面有杯状凹陷，故名杯状病毒。引起人类胃肠炎的包括诺如病毒和沙波病毒	诺如病毒是世界上引起急性病毒性胃肠炎暴发流行最主要的病原体之一。沙波病毒主要引起5岁以下小儿腹泻，但发病率低	尚无有效疫苗和治疗药物
星状病毒	病毒呈球形，无包膜，单股正链RNA。电镜下表面呈特征性的星状结构，故名	是引起婴幼儿、老年人、免疫功能低下者腹泻的重要病原体之一，也可引起医源性腹泻	尚无有效疫苗和治疗药物
肠道腺病毒	指腺病毒40、41型。病毒呈球形，二十面体立体对称，无包膜，基因组为双链DNA。形态、结构、基因组成、复制特点及致病性与其他腺病毒基本一致	主要侵犯5岁以下儿童，症状以腹泻为主，很少有发热或呼吸道症状	尚无有效疫苗和治疗药物

知识链接

肠道病毒感染与手足口病

手足口病是由肠道病毒感染引起的传染病，其中以柯萨奇病毒A16型（Cox A16）和肠道病毒71型（EV71）最为常见。该病多发生于5岁以下儿童，可通过人群密切接触、呼吸道飞沫传播，也可通过玩具、食具、奶具以及床上用品等间接接触传播。手足口病发病初期会出现类似感冒症状，发烧可持续4~5日。手掌、脚掌及口腔黏膜出现米粒大小的散在疱疹，有时会累及臀部。口腔内会有疼痛的溃疡，导致吞咽困难，食欲缺乏。该病为自限性疾病，多数预后良好，不留后遗症。少数患儿可引起心肌炎、肺水肿、无菌性脑膜脑炎等并发症。个别重症患儿病情发展快，导致死亡。目前对于手足口重症患者只能采取支持疗法，包括退烧、卧床休息、预防与治疗脱水等。对于少数有并发症的患者，则采取对症疗法，如脑膜脑炎需降脑压药物，心肌炎需积极严密的观察及治疗。针对中枢神经系统及重症感染的幼儿，可注射免疫球蛋白。

小结

1. 脊髓灰质炎病毒是脊髓灰质炎的病原体，90%以上为隐性感染。少数患者病毒侵犯脊髓前角运动神经细胞，导致迟缓性肢体麻痹。接种脊髓灰质炎疫苗可进行特异性的预防。

2. 柯萨奇病毒、埃可病毒和肠道病毒71型的生物学性状以及感染、免疫过程与脊髓灰质炎病毒相似。很少引起肠道疾病，主要导致无菌性脑膜炎、脑炎和轻瘫、疱疹性咽峡炎、手足口病、流行性胸痛、心肌炎和心包炎等。

3. 轮状病毒因内衣壳子粒呈放射状排列而得名，可引起幼儿及成人腹泻。诺如病毒是世界上引起急性病毒性胃肠炎暴发流行最主要的病原体之一。沙波病毒主要引起5岁以下小儿腹泻，但发病率低。星状病毒主要引起儿童和老年人腹泻。肠道腺病毒主要引起婴幼儿腹泻。

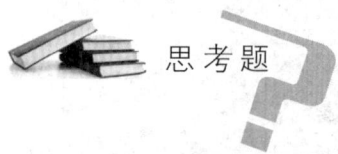
思考题

1. 简述脊髓灰质炎病毒的致病性与免疫性。
2. 脊髓灰质炎病毒的防治措施有哪些？
3. 试述人类轮状病毒的生物学性状以及致病性。

（邹清华）

第十二章

肝炎病毒

学习目标

1. 掌握5种肝炎病毒的生物学性状、致病性、流行病学特征及防治措施。
2. 熟悉5种肝炎病毒的微生物学检查方法。
3. 了解5种肝炎病毒的临床表现。

肝炎病毒（hepatitis virus）是指一组侵害肝并引起病毒性肝炎的病原体，肝细胞为其感染和复制的主要靶细胞，有明显的嗜肝特性。目前公认的肝炎病毒至少有5种，即甲型肝炎病毒（HAV）、乙型肝炎病毒（HBV）、丙型肝炎病毒（HCV）、丁型肝炎病毒（HDV）和戊型肝炎病毒（HEV）。其中HDV是缺陷病毒，只能感染HBV阳性者。

肝炎病毒感染所致病毒性肝炎，特别是乙型肝炎和丙型肝炎流行广泛，严重威胁人类健康，是一个严重的社会卫生问题。因此，如何有效防治病毒性肝炎是当前医学研究的热点之一。本章重点介绍各型肝炎病毒的生物学特性、致病性、流行病学特征、临床表现及微生物学检查方法（表12-1）。

表12-1 各型肝炎病毒的比较

病毒	HAV	HBV	HCV	HDV	HEV
分类	小RNA病毒科 嗜肝病毒属	嗜肝DNA病毒科 正嗜肝DNA病毒属	黄病毒科 丙型肝炎病毒属	未确定 丁型肝炎病毒属	肝炎病毒科 戊型肝炎病毒属
大小	直径27 nm	直径42 nm	直径55～65 nm	直径35 nm	直径32～34 nm
包膜	无	有，HBsAg	有	有，HBsAg	无
基因组	单股正链RNA，7.5kb	不完全双链环状DNA，3.2kb	单股正链RNA，9.5kb	环状单负链RNA，1.7kb	单股正链RNA，7.6kb
传播途径	粪-口	母婴/血液/性	血液/母婴/性	同HBV	粪-口
转为慢性	否	多	多	多	否，但免疫抑制人群会慢性化
致癌性	否	是	是	不明确	否
免疫性	持久	同型免疫力持久	可再感染	可再感染	可再感染
疫苗	减毒活疫苗 灭活疫苗	基因工程疫苗	无	HBV疫苗	基因工程疫苗

第一节 甲型肝炎病毒

甲型肝炎病毒（hepatitis A virus，HAV）是甲型肝炎的病原体。1973年Feinstone应用免疫电镜技术在急性期肝炎患者粪便中首次发现了HAV颗粒。1982年国际病毒分类委员会将其分类为小RNA病毒科肠道病毒属72型。但由于HAV的某些特性异于肠道病毒，1993年被单列为小RNA病毒科（Picornaviridae）嗜肝病毒属（*Hepatovirus*）。

一、生物学性状

（一）形态与结构

HAV为球形颗粒，直径27nm，无包膜，衣壳呈二十面体立体对称。HAV的核酸为单股正链RNA（ssRNA），由约7500个核苷酸组成。根据核苷酸序列差异，可将HAV分为Ⅰ～Ⅶ个基因型，大多数HAV毒株为Ⅰ型，我国分离的毒株多为ⅠA亚型。

（二）抵抗力

HAV对乙醚、酸和热的抵抗力较强。经高压、煮沸、干热、紫外线照射、甲醛、氯及次氯酸盐等处理可灭活HAV。HAV在水源、海水、土壤以及毛蚶类水产品中可存活数天至数月。鉴于HAV抵抗力强，在处理甲型肝炎患者的排泄物时应进行严格消毒处理。

（三）培养

HAV的自然宿主主要是人、黑猩猩和恒河猴等灵长类动物。HAV可在非洲绿猴肾细胞（vero）、人胚肾细胞等多种细胞中培养，但增殖缓慢且不引起细胞病变。HAV临床标本分离培养较困难。

二、致病性

（一）传染源与传播途径

HAV主要流行于发展中国家，以秋冬和早春发病率高，多为散发。HAV的主要传染源为甲型肝炎患者和HAV隐性感染者。患者潜伏末期及急性期的粪便有传染性，主要经粪-口途径传播。HAV通常由患者粪便排出体外，通过污染食物、水源、水产品（如毛蚶等）及食具等传播而引起散发或暴发性流行。HAV病毒血症持续短暂，故经输血或注射传播的可能性极小。

（二）致病机制

HAV主要侵犯儿童和青少年，且多为隐性感染。显性与隐性感染均可使机体产生抗-HAV IgM和IgG。HAV经口侵入人体后首先在口咽部或唾液腺中增殖，但HAV如何进入消化道及侵犯肝目前尚不明确。HAV在肝细胞内增殖而致病，HAV并不直接造成肝细胞损害，其对肝的损伤作用可能与机体的免疫应答过程有关，如巨噬细胞和NK细胞可非特异性杀伤HAV病毒感染的肝细胞，细胞毒性T淋巴细胞（CTL）及其产生的细胞因子也可选择性杀伤病毒感染的肝细胞，引起肝的损伤。

甲型肝炎的潜伏期平均为30天（15～50天），发病急，多出现黄疸、发热和肝大、肝区疼痛等症状，并伴有血清转氨酶升高。发病2周后血清和肠道中出现抗-HAV。甲型肝炎为自限性疾病，预后良好，一般不转为慢性。

(三)免疫性

HAV 感染早期血清中出现抗-HAV IgM,感染 4～6 周达高峰,3 个月后降至检测水平以下。在 IgM 出现的同时,粪便中可检出抗-HAV sIgA。恢复期血清出现抗-HAV IgG,并可持续多年。机体感染 HAV 后对其产生持久免疫力。

三、微生物学检查与防治原则

(一)微生物学检查

目前甲型肝炎的实验室诊断主要以血清学检查为主,常用放射免疫(RIA)或酶联免疫(EIA)法检测患者血清中的抗-HAV。抗-HAV IgM 可作为 HAV 急性感染的指标,有助于早期诊断。抗-HAV IgG 不能用于区分急性和既往感染,主要用于流行病学调查。此外,还可采用免疫电镜法检测粪便中的 HAV 颗粒,或应用 RT-PCR 技术检测粪便中的 HAV RNA,但一般不作为常规诊断用。

(二)防治原则

甲型肝炎主要采取以切断传播途径为主的综合性预防措施,如加强卫生宣传,改善饮食及饮水卫生,防止病从口入,并对患者排泄物、食具、床单和衣物等进行严格消毒处理。接种甲肝疫苗也是控制 HAV 感染最为有效的措施,我国已于 2008 年将甲肝疫苗接种纳入国家扩大计划免疫,目前常用的甲肝疫苗有减毒活疫苗和灭活疫苗两种。

对密切接触甲型肝炎患者的高危人群,应在暴露后 2 周内接种人丙种免疫球蛋白,可在短期内保护接触者不感染 HAV,其保护率可达 80%～90%。

甲型肝炎一般采取对症支持治疗,以休息、适当营养为主,根据患者病情酌情给予保肝药物,多可完全康复。

第二节 乙型肝炎病毒

乙型肝炎病毒(hepatitis B virus,HBV)是乙型肝炎的病原体。HBV 的发现源于 1963 年美国医生 Blumberg 在澳大利亚土著人血清中发现的一种新抗原,称为澳大利亚抗原(简称"澳抗"),即今天我们所熟知的乙肝表面抗原(hepatitis B surface antigen,HBsAg)。澳抗的发现及其与病毒性肝炎关系的确定,开启了人类认识病毒性乙型肝炎的历程。1970 年,Dane 和同事在肝炎患者血清中发现了具有传染性的完整病毒颗粒,称为 Dane 颗粒(Dane's particle),进而将 HBV 确定为乙型肝炎的病原体。1983 年,HBV 被归为嗜肝 DNA 病毒科(Hepadnaviridae)正嗜肝 DNA 病毒属,目前该科病毒还有土拨鼠肝炎病毒、鸭乙型肝炎病毒等,只有 HBV 感染人类。

一、生物学性状

(一)形态与结构

血清中的 HBV 在电镜下观察存在 3 种形态,即 Dane 颗粒、管形颗粒和小球形颗粒(图 12-1)。

1. Dane 颗粒 Dane 颗粒也称大球形颗粒,是具有感染性的完整 HBV 颗粒。Dane 颗粒呈球形,直径为 42 nm,具有双层核壳结构。外壳为包膜,内壳为病毒衣壳。包膜由脂质双层与蛋白质组成,表面有 S(HBs)、前 S1(PreS1)和前 S2(PreS2)抗原。用非离子去垢剂处理 Dane 颗粒破坏外层后，可暴露出病毒的核心结构，即核衣壳。核衣壳呈二十面体立体对称，其表面为病毒衣壳，由乙肝核心抗原（hepatitis B core antigen，HBcAg）组成。HBcAg 由于包裹在病毒外膜之内，一般在血清中检测不到。Dane 颗粒核心内部含有 HBV 的不完全双链环状 DNA 和 DNA 聚合酶。

2. 小球形颗粒 小球形颗粒是血液里最多的病毒颗粒，直径 22 nm，成分主要为 HBsAg，不含 HBV DNA 和 DNA 聚合酶。

3. 管形颗粒 一般认为管形颗粒直径 22 nm，长度为 50～500 nm。小球形和管形颗粒均不是完整的 HBV 颗粒，而是 HBV 在感染肝细胞中合成分泌的过剩衣壳蛋白，无感染性。

（二）基因结构

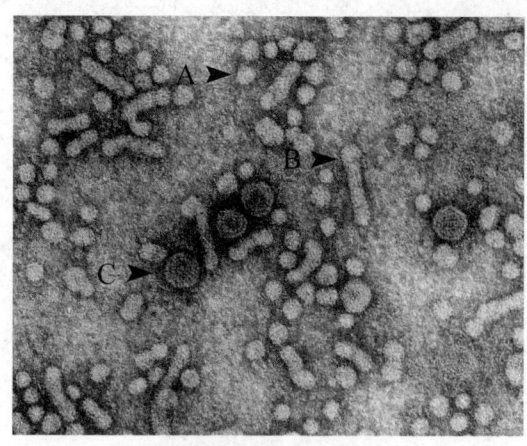

图 12-1　HBV 形态电镜图
A．小球形颗粒　　B．管形颗粒　　C．Dane 颗粒
×80000（日本阿部贤治教授提供）

1. HBV 基因组 HBV 基因组是由不完全双链组成的环状 DNA。长链（负链）DNA 全长约 3.2 kb，短链（正链）的长度可变，为长链的 50%～80%。长链和短链 DNA 的 5′端以互补的黏性末端固定，黏性末端的两侧各有 1 个由 11 个核苷酸构成的顺向重复序列（direct repeat sequence，DR），分别称为 DR1 和 DR2（图 12-2）。DR 区是病毒 DNA 成环与复制的关键序列。

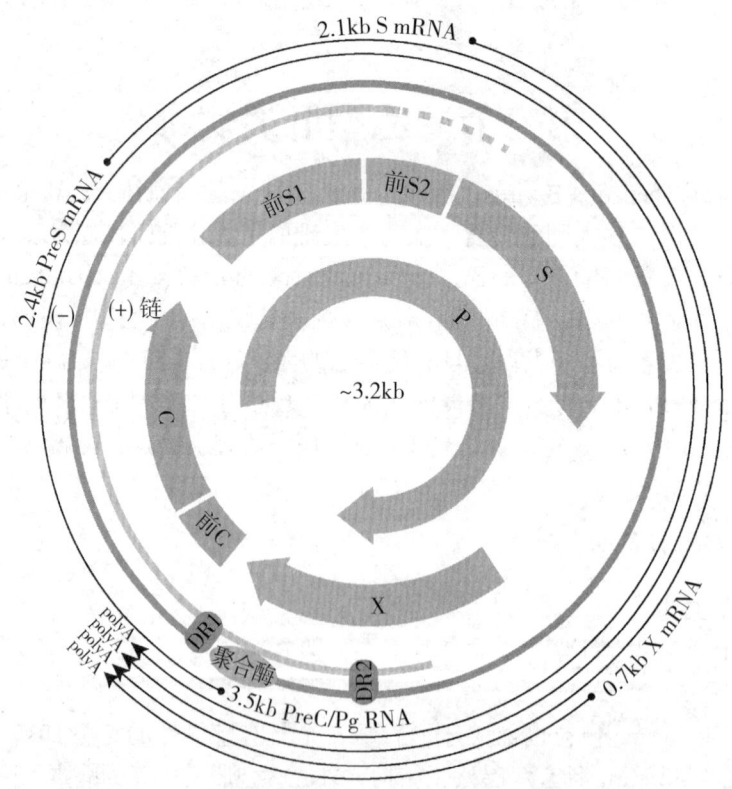

图 12-2　HBV 基因结构模式图

HBV 基因组含有 4 个可读框（open reading frame，ORF），分别为 S 区、C 区、P 区和 X 区（图 12-2）。各基因编码区连接紧密，P 区与 C 区 3′ 端、S 区和 X 区 5′ 端重叠。S 区包括 *PreS1*、*PreS2* 和 *S* 三个基因，分别编码包膜上 PreS1、PreS2 和 HBsAg 抗原，三者合称表面抗原大蛋白（LHBs），PreS2 和 HBsAg 合称中蛋白（MHBs），HBsAg 抗原也称小蛋白或主蛋白。C 区包括 PreC 和 C 两个基因，二者有各自的翻译起始密码子，但共用一个终止密码子，分别编码乙肝病毒 e 抗原（HBeAg）和核心抗原（HBcAg）。HBcAg 是病毒的结构蛋白，构成病毒的核衣壳。P 区基因最长，编码产物为 DNA 聚合酶（polymerase），具有逆转录酶活性。X 区是 4 个 ORF 中最小的一个，编码 X 蛋白（HBxAg），HBx 蛋白功能尚未明确，可能与 HBV 的致癌作用有关。

2. HBV 基因分型　根据 HBV 全基因序列差异 ≥ 8% 或 S 基因序列差异 ≥ 4%，将 HBV 分为 A～I 9 个基因型。HBV 基因型有明显的地区分布特点，在我国以 C 型和 B 型为主，而美国和西欧则主要是 A 型。

（三）抗原组成

HBV 的抗原主要有 3 种，分别是表面抗原（HBsAg）、核心抗原（HBcAg）和 e 抗原（HBeAg）。

1. HBsAg　HBsAg 存在于 HBV 病毒颗粒表面，血清 HBsAg 阳性是机体受 HBV 感染的主要标志之一。HBsAg 有 3 种形式：

（1）S 抗原：狭义的 HBsAg，即表面抗原小蛋白。由 *S* 基因编码，含有 226 个氨基酸，其中第 124～147 位氨基酸组成了抗原性很强的序列，称为"a"抗原决定簇。HBsAg 刺激机体产生中和抗体（抗 -HBs），可抵抗 HBV 的再感染。

（2）PreS2 抗原：由 *PreS2* 基因编码，含有 55 个氨基酸。

（3）PreS1 抗原：由 *PreS1* 基因编码，含有 108～119 个氨基酸。

根据 HBsAg 的抗原性差异，HBV 可分为 adr、adw、ayr 和 ayw 4 种血清型。我国汉族以 adr 多见，少数民族多为 ayw。

2. HBcAg　HBcAg 是构成 HBV 核衣壳的病毒蛋白，由 *C* 基因编码。由于外面包裹有病毒外膜，故 HBcAg 甚少游离于血液循环中，一般在血清中不易被检出。HBcAg 抗原性很强，能刺激机体产生抗 -HBc，但抗 -HBc 无中和作用。血清中检出高效价的抗 -HBc IgM 表示 HBV 在肝内复制，是 HBV 急性感染的标志。抗 -HBc IgG 出现较迟，见于急性感染恢复期和慢性感染期。

3. HBeAg　HBeAg 由 *Pre C* 基因编码，是 HBV 病毒释放的一种可溶性蛋白质。HBeAg 能刺激机体产生抗 -HBe，该抗体有一定保护作用。HBeAg 是 HBV 复制活跃及血清具有传染性的标志，当机体出现 HBeAg 消失和抗 -HBe 产生时，称之为 HBeAg 血清学转换，提示 HBV 复制减弱，传染性下降。

（四）HBV 复制

HBV 的复制尚未完全阐明，其主要过程如下（图 12-3）：

1. 病毒的吸附和进入　目前认为，肝细胞膜表面的钠离子 - 牛磺胆酸共转运多肽（sodium taurocholate cotransporting polypepetide，NTCP）是介导 HBV 进入宿主细胞的功能性受体，与 HBV 特异性感染肝细胞有关。NTCP 可以和 HBV 病毒包膜上的表面抗原大蛋白的 PreS1 氨基端序列结合，帮助 HBV 核衣壳进入肝细胞内。核衣壳在细胞核孔附近脱去衣壳并释放 HBV DNA，HBV DNA 进入肝细胞核内。

2. 脱衣壳和 cccDNA 的形成　进入细胞质内的病毒衣壳脱去衣壳，并释放其内的 HBV DNA，即松散环状 DNA（relaxed circular DNA，rcDNA）。rcDNA 通过核孔进入肝细胞核内，在细胞 DNA 聚合酶的催化下，以负链 DNA 为模板，延长修补正链 DNA 裂隙区，使形成完整的环状双链 DNA，即共价闭合环状双链 DNA（covalently closed circular double-stranded DNA，cccDNA）。cccDNA 半衰期较长，很难从体内彻底清除，这也是慢性乙肝难以治愈的主要原因。

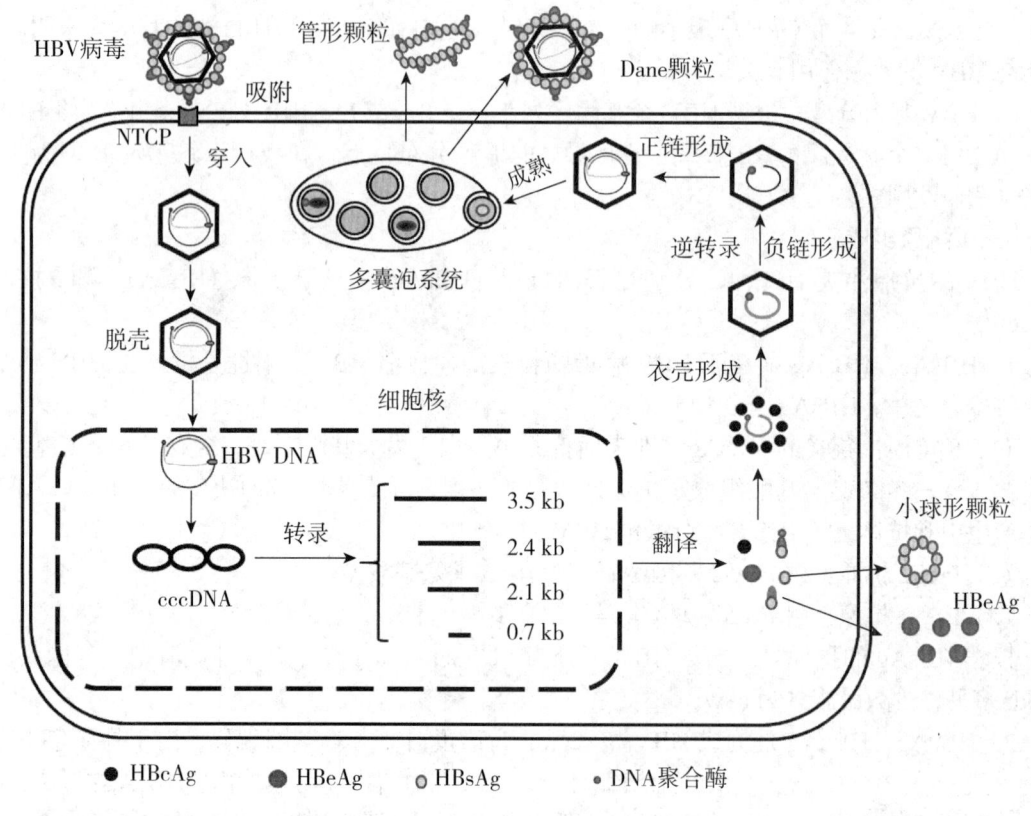

图 12-3　HBV 的复制过程

3. 病毒基因的转录和翻译　在细胞 RNA 聚合酶作用下，以 cccDNA 负链为模板进行转录，形成 3.5 kb、2.4 kb、2.1 kb 和 0.7 kb mRNA。mRNA 进入胞质内翻译蛋白质，其中 3.5 kb mRNA 翻译合成 HBeAg、HBcAg 和 DNA 聚合酶；2.4 kb mRNA 翻译合成 LHBs 蛋白；2.1 kb mRNA 翻译合成 MHBs 和 HBs 蛋白；0.7 kb mRNA 翻译合成 X 蛋白。其中，3.5 kb RNA 还可作为病毒逆转录合成 HBV DNA 的模板，被称为前基因组 RNA（pregenomic RNA，pgRNA）。

4. 病毒衣壳的形成　病毒的 pgRNA、DNA 聚合酶和一些宿主辅助因子被核心蛋白包裹组装成病毒核心颗粒。

5. 逆转录　在病毒衣壳内，病毒 DNA 聚合酶发挥逆转录酶活性，以 pgRNA 为模板，逆转录出全长的 HBV DNA 负链，再以新合成的负链 DNA 为模板，在 DNA 聚合酶的作用下复制互补的正链 DNA。

6. 病毒的成熟和释放　启动了正链 DNA 合成的核衣壳进入多囊泡小体而获得病毒包膜，装配成子代完整病毒颗粒，释放至肝细胞外。部分核衣壳包裹的 rcDNA 可以直接返回细胞核内补充 cccDNA 池。由于核衣壳内正链 DNA 的复制尚未完成即可获得包膜释放，因此 HBV 病毒颗粒中正链 DNA 长短不等。

HBV 在复制过程中，有小部分形成的病毒核酸可整合到宿主细胞基因组中，被认为是 HBV 致癌的重要机制。最近的研究还发现，少部分核衣壳内的 pgRNA 可在未完成逆转录时直接获得外包膜，以 pgRNA 病毒样颗粒的形式释放到乙肝患者血清中。pgRNA 病毒样颗粒能否完成后续的病毒复制周期及是否有感染性还需进一步证实。

（五）培养

HBV 感染具有明显的种属性，人 HBV 仅可感染人类和黑猩猩。原代培养的人肝细胞虽对 HBV 易感，但效率极低，且病毒复制维持时间很短。随着 HBV 功能性受体 Na^+-牛磺胆酸共转运多肽的发现，外源表达 NTCP 的肝癌细胞系，如 HepG2-NTCP 和 Huh7-NTCP 已成为研究 HBV 体外感染相对高效的细胞模型。

（六）抵抗力

HBV 对理化因素的抵抗力较强，对低温、干燥和紫外线均能耐受。在室温血痂中可存活 7 天，在血清中可存活 6 个月，在 $-20℃$ 可存活 15 年。70% 乙醇等一般消毒剂不能使其灭活，但 65℃ 10 h、煮沸 10 min 或高压蒸汽灭菌法均可灭活 HBV。环氧乙烷、戊二醛和过氧乙酸对 HBV 也有较好的灭活效果。

二、致病性

（一）传染源和传播途径

HBV 感染呈世界性流行，全球约有 2.57 亿慢性 HBV 感染者，主要分布在非洲、亚洲及西太平洋地区。目前我国一般人群 HBsAg 流行率为 5%~6%，慢性 HBV 感染者约 7000 万，其中慢性乙型肝炎患者 2000 万~3000 万。

HBV 的主要传染源是乙型肝炎患者及 HBV 携带者。处于潜伏期、急性期和慢性期乙型肝炎患者的血液均有传染性。

HBV 主要经血液、母婴和性接触途径传播。凡含有 HBV 的血液或体液直接入血或通过破损的皮肤、黏膜进入体内皆可造成传播。

1. 血液传播　输入血液、血浆及各种血制品均可传播 HBV。由于对献血员实施严格的 HBsAg 筛查，经血液传播的 HBV 感染已较少发生。通过注射、手术、采血、内镜检查、预防接种、针刺、文身等也可通过破损的皮肤、黏膜传播 HBV。

2. 母婴传播　HBV 感染的妊娠妇女将 HBV 传播给胎儿或新生儿的过程，称母婴传播。母婴传播主要发生在围产期，多为分娩时接触了 HBV 阳性母亲的血液、羊水或阴道分泌物而被感染。HBV 宫内感染的发生率很低。

3. 性传播　异性或同性性行为均可传播 HBV，因此有些国家将乙型肝炎列为性传播疾病（sexually transmitted disease，STD）之一。与 HBV 阳性者发生无防护的性接触，特别是有多个性伴侣者，其感染 HBV 的危险性增高。

HBV 不经呼吸道和消化道传播，因此日常学习、工作或生活接触、握手、拥抱等无血液暴露的接触，一般不会传染 HBV。流行病学和实验研究亦未发现 HBV 能经吸血昆虫

(蚊、臭虫等)传播。

(二) 致病与免疫机制

HBV 的致病机制较复杂。一般认为，HBV 不直接损害肝细胞，但其在肝细胞内的复制会产生大量的病毒抗原，并可表达在肝细胞表面，引起机体的免疫应答，在清除病毒的同时造成受感染肝细胞的损伤。HBV 引起的免疫病理损伤机制主要包括以下两种：

1. **细胞免疫** 细胞免疫是机体清除 HBV 的主要机制，也是引起肝损伤的主要原因。细胞免疫以 CTL 的应答为主，当 CTL 识别出肝细胞表面的 HBV 特异性抗原后，即可分泌穿孔素、颗粒酶和淋巴毒素等直接杀伤这些靶细胞而使其溶解死亡，也可通过 Fas/Fas 配体途径诱导肝细胞凋亡。此外，特异性 T 细胞可产生多种炎性细胞因子，导致肝组织炎症和变性坏死。

2. **体液免疫** 机体感染 HBV 后，可产生一系列抗体，如抗 -HBs、抗 -HBe 和抗 -HBc 等。在急、慢性乙型肝炎患者的血液中，可检出多种抗原抗体复合物。这些复合物可沉积于周围组织的小血管壁，引起Ⅲ型超敏反应及各种肝外症状，如短暂性发热、肾小球肾炎、皮疹、多发性关节炎及小动脉炎等，其中肾小球肾炎最为常见。如果免疫复合物大量沉积于肝内，可引起毛细血管栓塞，并诱导产生肿瘤坏死因子，导致急性重型肝炎，临床表现为重症肝炎。

(三) HBV 感染的自然转归

乙型肝炎的潜伏期为 45～180 天，平均 2～3 个月。HBV 可导致急、慢性肝炎和亚临床型感染。急性乙型肝炎与其他型急性肝炎相似，有乏力、食欲减退、恶心、厌油、ALT 和 AST 升高等症状。人感染 HBV 后，病毒持续 6 个月仍未被清除者称为慢性 HBV 感染。慢性 HBV 感染典型的自然进程可分为免疫耐受期、免疫清除期、免疫抑制或低病毒复制期及再活动期。HBV 感染时的年龄是影响慢性化的最主要因素。在围产期和新生儿时期感染 HBV 者中，超过 90% 将发展成慢性感染，表现为有较长的免疫耐受期。婴幼儿时期感染 HBV 者有 25%～30% 发展成慢性感染；青少年和成人感染多无免疫耐受期，而直接进入免疫清除期，且 90%～95% 的感染者可自发清除 HBV，仅有 5%～10% 发展为慢性感染。

在慢性 HBV 感染者中，HBV 很难从肝细胞中完全清除。由于病毒感染持续，肝反复的炎症坏死导致细胞外基质异常沉积引起肝纤维化，最终可导致肝硬化，甚至发展为失代偿性肝硬化和肝细胞肝癌。据统计，慢性乙型肝炎进展为肝硬化的年发生率为 0.1%～10%。进入肝硬化阶段以后，每年的失代偿率约为 10%，肝癌的发生率为 3%～6%，最终有 15%～25% 的慢性 HBV 感染可进展为肝硬化或肝癌。

三、微生物学检查与防治原则

(一) 微生物学检查

HBV 感染的实验室诊断通常采用血清学方法检测患者血清中的 HBV 抗原及抗体。近年来，临床上也常采用 PCR 技术方法检测 HBV DNA，对慢性乙型肝炎的抗病毒正链进行疗效监测。

1. **HBV 抗原和抗体的检测** 检测血清 HBV 抗原和抗体最常用的方法有酶联免疫吸附试验 (ELISA) 和基于磁颗粒的化学发光法，主要检测血清 HBsAg、抗 -HBs、HBeAg、抗 -HBe 和抗 -HBc 等 5 项 (俗称"两对半")。HBcAg 在血清中难以检出，故不作为常规检测项目。HBV 抗原和抗体在急、慢性感染者体内的消长情况与临床表现相关 (图 12-4)。综合分析 HBV 抗原和抗体的检测结果有助于临床诊断。

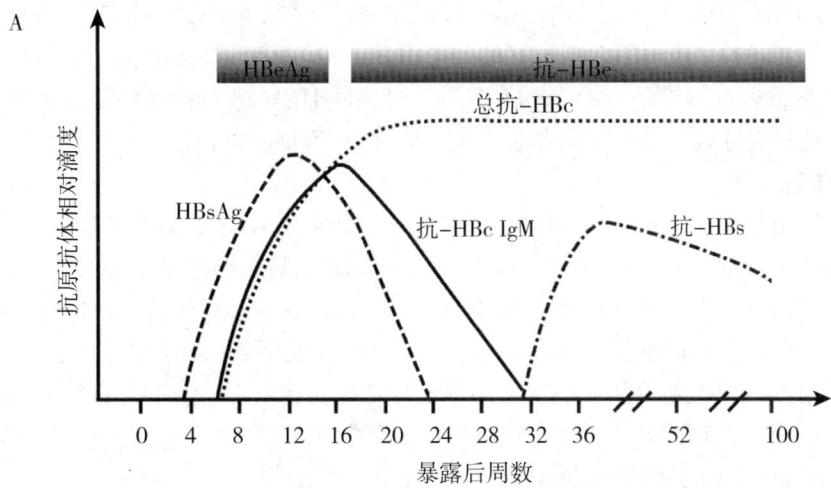

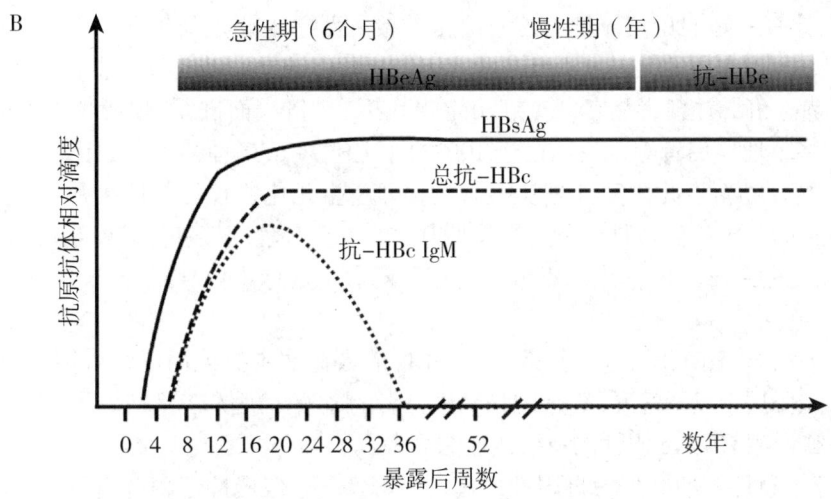

图 12-4 乙型肝炎的典型血清学动态变化

A. 急性乙型肝炎；B. 慢性乙型肝炎

（1）HBsAg 和抗 -HBs：HBsAg 是 HBV 感染后出现最早的血清学标志。HBsAg 阳性提示机体感染了 HBV，常见于急性乙型肝炎的潜伏期和急性期、无症状携带者、慢性乙型肝炎等。急性乙型肝炎恢复后，HBsAg 可在 1～4 个月内消失，若持续 6 个月以上即为慢性感染。抗 -HBs 为中和抗体，其阳性表示机体已获得针对 HBV 的免疫力，见于乙型肝炎恢复期及乙肝疫苗接种者。

（2）抗 -HBc：包括抗 -HBc IgM 和抗 -HBc IgG。抗 -HBc IgM 出现于 HBV 感染早期或慢性乙型肝炎急性发作期。抗 -HBc IgG 比抗 -HBc IgM 出现晚但持续时间长，见于急性感染恢复期和慢性感染期。只要感染过 HBV，不论病毒是否被清除，抗 -HBc IgG 抗体多为阳性。

（3）HBeAg 和抗 -HBe：HBeAg 也是病毒复制的重要指标。急性感染时，HBeAg 出现的时间晚于 HBsAg，HBeAg 阳性是体内 HBV 复制活跃和血液传染性强的标志。Pre-C/C 区的某些突变可使 HBeAg 呈阴性，但病毒 DNA 仍可复制。抗 -HBe 见于急性乙型肝炎的恢复期，此时，血清 HBeAg 消失，表示机体已产生一定免疫力，血液传染性降低。

2. 血清 HBV DNA 检测　　血清 HBV DNA 阳性是 HBV 在体内复制和血清具有传染性的直接标志。HBV DNA 检测的方法包括核酸杂交及 PCR 技术。临床上，已采用荧光定量 PCR 技术定量检测患者血清中的 HBV DNA 载量，可反映 HBV 感染者病毒复制水平，是抗病毒治疗适应证选择及疗效判断的重要指标，用于临床诊断和药物疗效监测。

（二）防治原则

1. 一般预防措施　　采取切断传播途径为主的综合性措施可以减少 HBV 水平传播的风险。对乙型肝炎患者及 HBV 携带者的血液、分泌物和用具等要严格消毒；严格筛选献血员，防止经血液传播；提倡使用一次性注射器及输液器，对手术过程中使用的医疗器械等必须严格消毒；服务行业所用的理发、刮脸、修脚、穿刺和文身等器具也应严格消毒；注意个人卫生，不和任何人共用剃须刀和牙具等用品；进行正确的性教育，若性伴侣为 HBsAg 阳性者，应接种乙型肝炎疫苗或采用安全套；对 HBsAg 阳性的孕妇，应避免羊膜腔穿刺，并缩短分娩时间，保证胎盘的完整性，尽量减少新生儿暴露于母血的机会。

2. 主动免疫　　乙肝疫苗接种是预防 HBV 感染的最有效方法。乙肝疫苗的成分是纯化的 HBsAg，具有良好的免疫原性。乙肝疫苗的接种对象主要是新生儿，其次为婴幼儿，15 岁以下未免疫人群和高危人群。乙肝高危人群包括医务人员、器官移植患者、经常接受输血或血液制品者、静脉注射毒品者、免疫功能低下者、乙肝表面抗原阳性者的家庭成员、男性同性恋或有多个性伴侣者等。我国已于 1992 年将乙肝疫苗接种纳入计划免疫，2002 年将乙肝疫苗免疫纳入到新生儿国家计划免疫管理，即新生儿免费且强制性接种乙肝疫苗。乙肝疫苗初次免疫时，全程需接种 3 针，即按照 0、1、6 个月程序接种。若母亲为 HBsAg 阳性，应在新生儿出生后 12 小时内用乙型肝炎疫苗和乙肝免疫球蛋白（hepatitis B immunogloblin，HBIG）联合免疫。

3. 被动免疫　　HBIG 从含有高效价抗 -HBs 的人血清中提纯而成，可用于 HBV 暴露的紧急预防。主要用于以下情况：①被 HBV 感染者的血液污染伤口者；②母亲为 HBsAg 阳性的新生儿；③误用 HBsAg 阳性的血液或血制品者。

4. 治疗　　急性乙型肝炎为自限性疾病，多可恢复，但慢性乙型肝炎目前尚很难实现治愈。临床上常用的抗乙肝药物有聚乙二醇干扰素和核苷（酸）类似物两类。核苷（酸）类似物的作用机制是抑制 HBV 的逆转录过程，可强效抑制病毒复制，改善肝的炎症，安全性较好。聚乙二醇干扰素具有抗病毒和免疫调节双重功能。由于聚乙二醇干扰素和核苷（酸）类似物都不是直接靶向 cccDNA，所以均很难完全清除 HBV，实现临床治愈。但规范的抗病毒治疗可以有效抑制 HBV 复制，延缓和减少肝硬化、肝癌及终末期肝癌的发生。

> **知识链接**
>
> 1. 乙型肝炎病毒受体 NTCP 的发现　　钠离子 - 牛磺胆酸共转运多肽（sodium-taurocholate cotransporting polypeptide，NTCP）是分布在肝细胞基底膜上的一种胆汁酸转运多肽，是调控胆汁酸肠肝循环的关键因子。2012 年 11 月，我国学者李文辉教授首次确定 NTCP 是 HBV 进入肝细胞的功能受体。HBV 通过病毒 LHBs 蛋白的 PreS1 区与肝细胞表面 NTCP 特异结合，介导 HBV 进入肝细胞。NTCP 的发现促进了 HBV 体外细胞感染模型的建立，同时为抗 HBV 新药研发提供了新靶点。

知识链接

2. 乙肝母婴传播的阻断措施：我国《慢性乙型肝炎防治指南》建议，对HBsAg阳性母亲的新生儿，应在出生后12 h内尽早注射乙肝免疫球蛋白（HBIG），同时在不同部位接种10 μg重组酵母，在1个月和6个月时分别接种第2和第3针乙肝疫苗，可显著提高阻断母婴传播的效果。在接种第3针乙肝疫苗后1～2个月进行HBsAg和抗-HBs检测，若HBsAg阴性、抗-HBs < 10 mIU/mL，可按0、1、6月免疫程序再接种3针乙肝疫苗。联合使用HBIG和乙肝疫苗的HBV母婴阻断效率可达95%～97%。我国学者近期研究发现，孕晚期妊娠妇女运用替诺福韦抗病毒治疗，能够将乙肝母婴传播的概率降至更低。

案例

患者，男性，35岁。因乏力、食欲缺乏、恶心、呕吐、厌油、腹泻及腹胀等症状就诊。查肝功能：血清丙氨酸转氨酶（ALT）187 IU/L，天门冬氨酸转氨酶（AST）129 IU/L，碱性磷酸酶（ALP）204 IU/L，谷氨酰转移酶（GGT）155 IU/L，其余指标未见异常。查体：体温36.9 ℃，巩膜无黄染，未见肝掌、蜘蛛痣，全身浅表淋巴结未触及。腹平软，无压痛，无反跳痛及肌紧张，未触及包块，肝脾肋下未及，肝、肾区叩痛（−）。家族史：母亲死于肝病，具体病因不详。HBV标志物检测：HBsAg、HBeAg、抗-HBc和HBV DNA均阳性。

问题：
1. 该患者可能患哪种疾病？依据是什么？
2. 该疾病的传染源及其传播途径有哪些？
3. 该疾病应如何进行防治？

第三节　丙型肝炎病毒

丙型肝炎病毒（hepatitis C virus，HCV）是引起丙型肝炎的病原体。由于HCV生物学性状及基因结构与黄病毒相似，1991年，国际病毒命名委员会将其归于黄病毒科（Flaviviridae）丙型肝炎病毒属（*Hepacivirus*）。丙型肝炎的临床表现和流行病学特点与乙型肝炎类似，但症状较轻，起病隐匿，更易发展为慢性肝炎，部分患者可发展为肝硬化或肝癌。HCV主要经血液或血制品传播，目前占输血后肝炎的80%～90%。我国的丙型肝炎感染流行率约为0.43%，慢性HCV感染者约为1000万。

一、生物学性状

（一）形态结构

HCV病毒呈球形，有脂蛋白包膜，直径为55～65 nm。

（二）基因组结构

HCV 基因组为单股正链 RNA，长约 9.5kb，仅有一个可读框，编码一条由 3010～3033 个氨基酸组成的多聚蛋白前体。该前体蛋白在病毒蛋白酶及宿主信号肽酶作用下，裂解为病毒的结构蛋白及非结构蛋白。HCV 基因组 5′端非编码区对病毒复制及病毒蛋白转录有重要的调节作用，其基因序列最为保守，毒株间差异小，可用于 HCV 基因诊断。

（三）基因分型

根据 HCV 基因组核苷酸序列的差异程度，HCV 共分为 6 个基因型及不同亚型。根据 2005 年达成的 HCV 基因型命名规则共识，以阿拉伯数字表示 HCV 基因型，以小写的英文字母表示基因亚型（如 1a、2b 和 3c 等）。HCV 基因型及亚型的分布存在人种及地理差异，其中北美和北欧地区以 1a 型为主，其次为 2b 和 3a 型。我国以 1b 和 2a 型较为常见，其中以 1b 型为主，2a 型次之，少量为 3a、3b 和 6a 型。

（四）易感动物及抵抗力

黑猩猩是目前 HCV 感染的唯一理想模型动物。体外细胞培养仅有 2a 型 HCV 的 JFH1 毒株获得成功，其他基因型至今尚未获得满意结果。HCV 对氯仿和乙醚等有机溶剂敏感，紫外线照射、煮沸、20% 次氯酸、甲醛溶液（1∶1000）均可使 HCV 失活。

二、致病性

（一）传染源及传播途径

HCV 的传染源包括急、慢性丙型肝炎患者和无症状 HCV 感染者。HCV 主要经输血或血制品传播，也可经性接触和母婴垂直传播，引起急性或慢性丙型肝炎。

（二）致病机制

丙型肝炎的潜伏期为 2～17 周，平均为 10 周。HCV 可导致急、慢性肝炎和亚临床型感染。急性丙型肝炎与其他型急性肝炎相似，有恶心、呕吐、黄疸和血清丙氨酸转氨酶（ALT）升高等症状。50%～85% 的 HCV 感染者可转变为慢性感染，10%～15% 的患者可逐渐发展为肝硬化或肝癌。

目前认为，HCV 的主要致病机制包括病毒对肝细胞的直接损害和病理性免疫应答对肝细胞的间接损伤。病毒在肝细胞内大量复制造成肝细胞损伤，引起肝细胞病变，致使 ALT 升高。CTL 可通过释放穿孔素等直接杀伤 HCV 感染的肝细胞，也可通过 Fas 系统介导的细胞凋亡引起肝细胞损伤，CTL 攻击 HCV 感染的靶细胞是造成肝细胞免疫病理损害的重要原因。

（三）免疫性

HCV 感染过程中，抗-HCV IgM 出现较早，在 HCV 感染后 1～4 周便可检出，检出率达 50%～85%。抗-HCV IgG 出现较迟，一般在 HCV 感染后 2～4 个月才呈阳性。由于 HCV 易于变异，抗-HCV 的保护作用不强，对 HCV 变异株亦无保护作用。

三、微生物学检查与防治原则

（一）微生物学检查

1. HCV 抗体检测　应用 ELISA 和化学发光法检测血清中的抗 HCV 是目前 HCV 实验室诊断中最常用的方法，可用于献血员筛选和丙型肝炎诊断。HCV 感染后，约有 20% 的感染者能够自发清除病毒，抗 HCV 可持续阳性，因此血清抗 HCV 阳性并不一定表示 HCV 现症感染，应予注意。

2. 核心抗原检测　HCV 病毒颗粒的核心抗原被病毒包膜所包裹，通过预处理释放核心抗原后，可通过 ELISA 或化学发光方法检测 HCV 核心抗原，作为病毒感染的标志。

3. HCV RNA 检测　暴露于 HCV1~3 周后，血清中即可检测到 HCV RNA。HBV RNA 检测采用 RT-PCR 技术，分定性和定量两种方法。对于抗 -HCV 持续阳性的 HCV 感染者，可通过 HCV RNA 定性检测来确证。定量检测多采用实时荧光定量 PCR 法，具有较高的灵敏度和特异度，可作为抗病毒治疗疗效评估的观察指标。

（二）防治原则

丙型肝炎的预防措施主要是严格筛选献血员和加强血制品的管理。1998 年 10 月 1 日，我国开始实施义务献血法，并明确规定对献血员以及血制品进行抗 -HCV 检测，以最大限度降低输血后肝炎（乙型肝炎和丙型肝炎）的发生。

由于 HCV 的高度变异性给疫苗制备带来困难，至今尚无疫苗预防 HCV 感染。

近年来丙型肝炎的治疗取得了巨大突破。凡是 HCV RNA 阳性、无治疗禁忌症的慢性丙肝患者均应考虑抗病毒治疗。聚乙二醇干扰素联合利巴韦林方案曾作为标准治疗方案应用于临床。2012 年，直接作用于 HCV 的直接抗病毒药物（DAA）在欧美国家上市，2017 年 DAA 在中国正式上市。DAA 为口服药物，使用方便，副作用小，疗效好，治愈率可达 98% 以上。因此，对于丙型肝炎，应做到早发现、早诊断和早治疗。

第四节　丁型肝炎病毒

1977 年，Rizzetto 用免疫荧光法检测严重乙型肝炎患者的肝组织切片时，发现肝细胞内除 HBcAg 外，还有一种新抗原，当时称为 δ 抗原或 δ 因子。此后通过黑猩猩等实验证实这是一种不能独立复制的缺陷病毒，必须在 HBV 等嗜肝 DNA 病毒辅助下才能复制，现已正式命名为丁型肝炎病毒（hepatitis D virus），归类于丁型肝炎病毒属（*Deltavirus*）。

HDV 呈球形，有包膜。核衣壳由 HDV 抗原（HDAg）和病毒核酸组成，基因组为一单负链环状 RNA，长度仅 1.7kb。HDV RNA 只编码一种蛋白质即 HDV 抗原（HDAg）。HDV 颗粒的包膜含有 HBV 表面抗原（HBsAg），与乙肝病毒一样，HDV 也是通过其包膜表面的大表面抗原 N 端结构域与肝细胞表面的 NTCP 受体结合，介导核衣壳进入肝细胞。

HDV 与乙型肝炎病毒的传播方式相似，主要经血液传播。流行病学调查表明，全球 3.5 亿 HBV 携带者中有 1500 万已感染 HDV，我国以四川等西南地区较多见。由于 HDV 是缺陷病毒，故 HDV 只能感染 HBV 阳性者，其感染形式有两种：HDV 与 HBV 的同时感染称为联合感染；发生在 HBV 先感染基础上的 HDV 感染称为重叠感染。联合感染表现为急性过程，可恢复，但有时表现为重症肝炎，病情严重或短期内转为肝硬化。重叠感染常导致 HBV 感染者的症状加重与病情恶化，可导致急性重型肝炎。

HDV 感染后 2 周产生抗 -HDV IgM，1 个月达到高峰，随之迅速下降。抗 -HDV IgG 产生较迟，在恢复期出现。抗 -HDV 不能清除病毒，如持续高效价，可作为慢性丁型肝炎的指标。迄今，对 HDV 感染尚无特效治疗药物，切断 HBV 的传播途径也是预防 HDV 感染的主要措施之一。

第五节 戊型肝炎病毒

戊型肝炎病毒（hepatitis E virus，HEV）是戊型肝炎的病原体。1978年，曾被称为肠道传播的非甲非乙型肝炎病毒。1989年Reyes等应用分子克隆技术获得本病毒的基因克隆，并正式命名为戊型肝炎病毒。HEV曾被认为是小RNA病毒，后发现其基因组的结构与序列与小RNA病毒科的甲型肝炎病毒和脊髓灰质炎病毒不同。2002年ICTV将HEV归类于戊型肝炎病毒科（Hepeviridae）戊型肝炎病毒属（*Hepevirus*）。世界上首次有记载的戊型肝炎流行发生在1955年12月—1956年1月，在印度新德里因自来水被粪便污染而引起戊肝流行。1986年，我国新疆南部地区发生了一次戊型肝炎大流行，发病患者数约12万，死亡700余例，是迄今最大的一次流行。

一、生物学性状

（一）形态与结构

HEV呈圆球状，无包膜，直径为32～34 nm。HEV有空心和实心两种颗粒：实心颗粒内部致密，为完整的HEV颗粒，有感染性；空心颗粒内部含电荷透亮区，为含不完整HEV基因的病毒颗粒，无感染性。

（二）基因组

HEV基因组为单股正链RNA，全长约7.6kb，由编码区和非编码区两部分组成。编码区共有3个重叠的ORF，分别编码病毒的非结构蛋白，如RNA依赖的RNA聚合酶和RNA解链酶等，以及病毒的衣壳蛋白。HEV的非编码区（UTR）较短，位于编码区的两端，包括5'端非编码区和3'端非编码区。

根据HEV核苷酸序列的差异，目前将HEV分为8个基因型。基因型1～4可感染人类，基因型3和基因型4除感染人类以外，还可感染猪、马、鹿和兔子等不同动物，属于动物源性病原体。基因型5～8只感染野猪和骆驼。我国主要流行HEV基因4型。

（三）抵抗力

HEV对高盐、氯化铯和氯仿均敏感，100 ℃ 5 min可灭活。病毒于 –70～80 ℃下保存不稳定，反复冻融可导致活性下降，但在液氮中可长期保存。

（四）动物模型与细胞培养

HEV可感染多种动物，如食蟹猴、黑猩猩、猕猴、家兔及乳猪等。HEV的细胞培养尚不成熟，不能实现病毒的大量培养。

二、致病性

目前其他发展中国家HEV的传染源主要是戊型肝炎患者，其潜伏末期和急性期早期传染性最强。我国和欧美国家的HEV传染源主要是家猪。HEV主要经粪-口途径传播，其中以水源性流行较为多见，主要因水源被粪便污染所致。经食物和日常生活接触传播也有报道。

HEV感染的潜伏期为10～60天，平均为40天。病毒经胃肠道进入血液，在肝内复制后释放到血液和胆汁中，并随粪便排出体外，污染水源、食物和周围环境而发生传播。

HEV的致病机制尚不完全清楚，可能与甲型肝炎相似。人感染HEV后，由于病毒对肝细胞的直接损伤和免疫病理作用，引起肝细胞炎症或坏死。临床上成人感染后以临床型多见，儿童则以亚临床型为主。临床型表现为急性戊型肝炎，可发生黄疸型肝炎或无黄疸型肝炎，也可表现为重症肝炎及胆汁淤积性肝炎。多数患者于病后 6 周即好转痊愈，不发展为慢性肝炎。戊肝的病死率较高，一般为 1%～2%，最高达 12%。孕妇感染后临床表现严重，常发生流产或死胎，病死率高达 10%～20%。近年研究表明，慢性肝病患者重叠感染戊肝易导致重症肝炎，病死率可达 70%。部分免疫抑制人群，如艾滋病和器官移植者感染 HEV 后会发展成慢性戊型肝炎，并进一步导致肝硬化。

HEV 感染后可获得一定免疫力，机体可产生保护性中和抗体，即抗 -HEV IgM 和 IgG，但免疫力持续时间较短。

三、微生物学检查与防治原则

（一）微生物学检查

1. 病毒颗粒及成分检测　HEV 感染的病原学诊断可用免疫电镜检测戊型肝炎患者粪便中的 HEV 颗粒，也可用免疫荧光法检测肝活检组织中的病毒抗原。通过 RT-PCR 法检测患者血清、粪便和胆汁中的 HEV RNA 也是常用的实验室诊断方法。上述检查结果阳性者表示体内有 HEV 感染和复制，具有传染性。

2. HEV 抗体检测　目前针对戊型肝炎的临床实验室诊断方法是采用 ELISA 法检测患者血清中的抗 -HEV IgM 和（或）IgG 抗体。抗 -HEV IgM 出现时间比抗 -HEV IgG 早，但其持续时间较短，可作为急性 HEV 感染的诊断指标。抗 -HEV IgG 出现时间相对较晚，抗 -HEV IgG 不仅可作为既往感染的指标，在病毒载量较高的情况下，也可作为 HEV 急性感染的诊断指标之一。

（二）防治原则

HEV 的预防主要采取以切断传播途径为主的综合性预防措施，包括保证安全用水、防止水源被粪便污染、加强食品卫生管理和教育、讲究个人卫生和提高环境卫生水平等。

我国采用基因工程技术，研制成功世界上第一支戊型肝炎疫苗，大规模的临床试验证实戊肝疫苗可有效预防戊型肝炎。

目前尚无有效针对 HEV 的抗病毒治疗药物。

小结

1. 肝炎病毒是一组主要侵害肝并引起病毒性肝炎的病毒，目前确认的肝炎病毒有 5 种，分属于不同的病毒科。

2. 甲型肝炎病毒属于 RNA 病毒科嗜肝病毒属，无包膜，主要经过粪 - 口途径传播，感染后一般不转为慢性。

3. 乙型肝炎病毒属嗜肝 DNA 病毒科正嗜肝 DNA 病毒属。完整的 HBV 颗粒称 Dane 颗粒，呈球形，包膜表面含有大、中、小 3 种包膜蛋白。HBV 基因组是不完全双链环状 DNA，全长约 3.2 kb，含有 4 个可读框。HBV 复制时，PgRNA 逆转录形成 HBV DNA。cccDNA 在肝细胞内的长期存在是病毒难以清除、导致慢性感染的重要机制。综合分析血清中 HBV 抗原和抗体的检测结果有助于临床诊断。HBV 主要经输血、注射、性行为和母婴传播，接种乙肝疫苗是预防乙肝病毒感染最有效的措施。抗病毒治疗虽不能完全清除病毒，但可以抑制 HBV 复制，减轻肝细胞炎症坏死及肝纤维化、肝硬化和 HCC 发生。

小结	4. 丙型肝炎病毒属黄病毒科丙型肝炎病毒属，主要经血液、性接触和母婴传播，感染后易发展为慢性肝炎，目前尚无疫苗，但治愈率高。 5. 丁型肝炎病毒是一种缺陷病毒，必须在HBV辅助下才能复制，其传播方式也与HBV基本相同。 6. 戊型肝炎病毒属戊型肝炎病毒科戊型肝炎病毒属，主要经粪-口途径传播，以水源性流行较为多见，一般不发展为慢性，但孕妇感染后临床表现严重。

 思考题

1. 比较5种肝炎病毒在生物学性状、致病性和免疫性、微生物学检查及预防措施等方面的异同。
2. 简述乙型肝炎病毒基因组的结构特点及功能。
3. 简述乙型肝炎病毒的血清学主要抗原抗体标志物在疾病诊断中的意义。

（鲁凤民）

第十三章

逆转录病毒

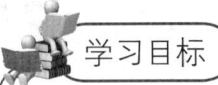学习目标

1. 掌握人类免疫缺陷病毒和人类嗜T细胞病毒的传播途径及致病机制。
2. 熟悉人类免疫缺陷病毒和人类嗜T细胞病毒所引起临床疾病的主要症状。
3. 了解人类免疫缺陷病毒和人类嗜T细胞病毒的典型生物学性状、微生物学检查方法及防治原则。

知识链接

逆转录病毒的发现

人类对于逆转录病毒的认识可以追溯到100年前，以Rous命名的劳斯肉瘤病毒是病毒学史上第一个发现的逆转录病毒。1964年，Howard Temin观察到属于RNA病毒的逆转录病毒的复制可被放线菌素抑制，而放线菌素D只能抑制DNA合成，由此提出了逆转录与前病毒概念（这些概念的提出不仅促进了微生物学发展，而且也促进了整个生命科学领域的观念性革命）。1979年，Gallo及其同事们发现了第一个人类逆转录病毒——人类嗜T细胞病毒Ⅰ型（HTLV-1）。1983年，Francoise Barre-Sinoussi与Luc Montagnier发现了另一种重要的人类逆转录病毒——人类免疫缺陷病毒（human immunodeficiency virus，HIV），并因此于2008年分享了诺贝尔生理学或医学奖。

第一节 人类免疫缺陷病毒

人类免疫缺陷病毒（human immunodeficiency virus，HIV）是获得性免疫缺陷综合征（acquired immunodeficiency syndrome，AIDS）即艾滋病的病原体，有HIV-1和HIV-2两个血清型，世界各地主要流行的是HIV-1，HIV-2主要流行在西非和西欧地区。艾滋病已成为全球重要的公共卫生问题之一。

一、生物学性状

1. 形态与结构　HIV 呈球形，直径为 100～120 nm，有包膜，其上嵌有 gp120 和 gp41 两种病毒特异性糖蛋白，基质蛋白（p17）衬在包膜内侧。病毒内部有一致密的圆柱体病毒核心，内含有两条单股正链 RNA 和包裹其外的核衣壳蛋白（p7）、衣壳蛋白（p24），并携带有逆转录酶、整合酶和蛋白酶（图 13-1）。

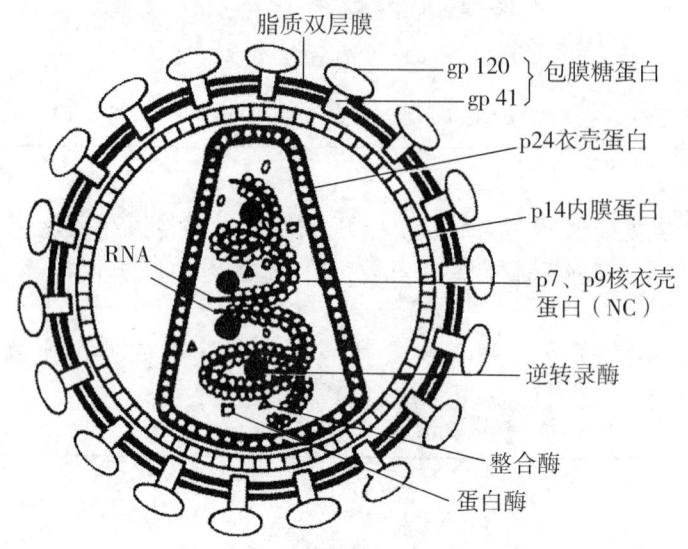

图 13-1　HIV 结构模式图

gp120 构成包膜表面的刺突，能与细胞膜上的 CD4 分子结合，与 HIV 吸附、穿入易感细胞有关，在慢性感染中，易发生变异，有利于病毒产生免疫逃逸。gp41 为跨膜蛋白，介导病毒包膜与宿主细胞膜的融合。

2. HIV 的复制　首先 HIV 表面的 gp120 与靶细胞膜上的特异受体 CD4 分子结合，在辅助受体作用下，gp120 发生构象改变，被 gp120 掩蔽的 gp41 得以暴露，介导病毒包膜与细胞膜发生融合，病毒核衣壳进入细胞内脱壳，释放病毒 RNA。在逆转录酶的作用下，以 RNA 为模板形成负链 DNA，形成 RNA：DNA 中间体。然后 RNA 酶水解去除中间体中 RNA，再以负链 DNA 为模板产生正链 DNA，形成双链 DNA，在病毒整合酶的作用下，病毒双链 DNA 整合入细胞染色体中，被称为前病毒。当前病毒活化进行转录时，在宿主细胞 RNA 聚合酶催化下，由前病毒 DNA 转录形成病毒 RNA。有些病毒 RNA 拼接成病毒 mRNA，转译病毒的结构蛋白和非结构蛋白；有些病毒 RNA 形成病毒子代基因组 RNA，与病毒蛋白组合成核心，最后以出芽方式从宿主细胞膜获得包膜，组成完整的子代病毒颗粒。

3. HIV 的抗原变异　HIV 逆转录酶介导的 DNA 合成有很高的突变率，所产生的突变包括替代、缺失和添加等。其中编码包膜蛋白的 *env* 基因最易发生突变，导致其编码的包膜糖蛋白 gp120 抗原变异。gp120 抗原变异有利于病毒逃避机体的免疫清除，形成持续感染，也给疫苗研制及抗病毒药物治疗造成困难。

4. 抵抗力　HIV 对理化因素的抵抗力较弱。0.5% 次氯酸钠、5% 甲醛、70% 乙醇、0.3% H_2O_2 等处理 10～30 min，均能灭活病毒。含病毒的液体或血清加热 56 ℃ 10 min 即可灭活病毒，但冻干的血制品需加热 68 ℃ 72 h 才能确保灭活病毒。室温也可保存活性达 7 天，37 ℃可存活 10～15 天。

二、致病性

1. 传染源与传播途径　AIDS 的传染源是 HIV 无症状携带者和 AIDS 患者，HIV 主要存在于血液、精液、阴道分泌物中，在感染者的其他体液及各种组织中均可分离到 HIV。HIV 主要传播方式有 3 种：

（1）性接触传播：是 HIV 的主要传播方式，包括异性、同性间的性行为。AIDS 是重要的性传播疾病之一。

（2）血液传播：通过输血、血制品、器官移植、注射等方式传播，静脉药物依赖者因共用污染的注射器，是 HIV 感染的高危人群。

（3）母婴垂直传播：包括通过胎盘、产道、哺乳等传播，其中胎儿经胎盘感染最多见。

2. 致病机制　HIV 感染最重要的特征就是破坏 $CD4^+$ T 淋巴细胞和单核-巨噬细胞，引起免疫系统进行性损伤。$CD4^+$ T 细胞是 HIV 感染的主要细胞，HIV 损伤 $CD4^+$ T 细胞的机制复杂。HIV 感染的 $CD4^+$ T 细胞被溶解破坏，T 细胞数目减少、功能丧失，导致免疫功能缺陷。单核-巨噬细胞也表达 CD4 分子，HIV 也能感染单核-巨噬细胞，但单核-巨噬细胞能抵抗 HIV 的溶细胞作用，可长期携带病毒，并使病毒游走播散到肺、脑等组织中。感染的巨噬细胞丧失吞噬和诱发免疫应答的功能。在 HIV 感染早期以单核-巨噬细胞感染为主，以后逐渐转至以 $CD4^+$ T 细胞感染为主，造成 $CD4^+$ T 细胞的大量破坏。

3. AIDS 的临床表现　AIDS 潜伏期长，平均 2～10 年。典型的病程演变分为 4 期：急性感染期、无症状潜伏期、艾滋病前期、典型 AIDS 期。

然而 HIV 感染者病程进展的个体差异很大，约 10% 的感染者在感染后 2～3 年就可发展成 AIDS；约 80% 的感染者在 10 年以上显示病情恶化的征象，其中 50% 最终发展成艾滋病；另有 10%～17% 的感染者十几年后病情没有很大发展，被称为长期病情不恶化者。

（1）急性感染期：HIV 感染后，病毒在体内大量复制，感染者可表现出类似流感样症状，如发热、头痛、咽炎、淋巴结肿大等。一般 2～3 周，症状自行消失，进入无症状潜伏期。

（2）无症状潜伏期：患者一般无临床症状或症状轻微，有无痛性淋巴结肿大。机体对 HIV 的免疫已充分形成，但又不能彻底清除病毒，病毒数量维持在相对很低的水平。此期时间较长，可达 10 年左右。

（3）艾滋病前期：潜伏期后开始出现与艾滋病有关的症状和体征，直至发展成典型艾滋病的一段时间。主要的临床表现有：全身不适、肌肉疼痛、淋巴结肿大，经常出现各种特殊性或复发性的非致命性感染等，症状逐渐加重。

（4）典型 AIDS 期：此期是 HIV 感染的最终阶段。患者血液中检出高水平 HIV，$CD4^+$ T 细胞水平明显下降，引起严重的免疫缺陷，合并发生各种致命性机会性感染和恶性肿瘤。此期患者血液中病毒的数量剧增，抗感染能力显著下降，一些对正常人无明显致病作用的病毒（如巨细胞病毒、单纯疱疹病毒）、细菌（如结核分枝杆菌、李斯特菌）、真菌（如白假丝酵母菌和肺孢子菌），常可造成致死性感染。部分患者还可并发 Kaposi 肉瘤（与 HHV-8 感染有关）和恶性淋巴瘤等恶性肿瘤。神经系统疾病包括无菌性脑膜炎、肌肉萎缩、运动失调以及艾滋病痴呆综合征。患者免疫功能全面崩溃，出现各种严重的综合病症，直至死亡。

HIV 的感染可诱导机体产生特异性体液免疫和细胞免疫，感染细胞内的病毒主要依靠细免疫清除。研究显示，细胞免疫可限制病毒感染，但不能完全清除病毒，并随疾病的进展而逐渐下降。患者体内的中和抗体与 HIV 结合可诱导 ADCC 作用，细胞因子可以抑制病毒的复制。然而由于 $CD4^+$ T 细胞首先被病毒感染使得功能在早期就丧失，导致 $CD8^+$ T 细胞功能障碍或因 HIV 病毒抗原的变异而逃避机体免疫清除，使得免疫应答在阻止疾病进展中变得无效。

三、微生物学检查与防治原则

（一）微生物学检查

HIV 感染的微生物学检查方法有两大类：一类是检测抗体，是目前常应用的方法；另一类是检测病毒及其组分。

1. 检测抗体　ELISA 法用于 HIV 感染的常规初筛检测及筛选献血员。该方法敏感性弱，有假阳性反应。因此，此法阳性者必须再用蛋白质印迹法或 RIA 法进行确诊试验。

2. 检测病毒及其组分

（1）病毒分离培养：取新鲜分离的正常人淋巴细胞与患者的单核细胞混合培养。经培养细胞病变出现后，可用间接免疫荧光法检测培养细胞中的病毒抗原，或用生化方法检测培养液中的逆转录酶活性，以确定 HIV 的存在。

（2）检测病毒抗原：常用 ELISA 夹心法检测 HIV 的核心蛋白 p24，这种抗原通常出现于病毒的急性感染期，在无症状期中常为阴性，待发病期时，可重新被检出并伴抗 p24 抗体的消失。

（3）测定病毒核酸：目前常采用逆转录聚合酶链反应（RT-PCR）定量检测血浆中的 HIV RNA，用于监测 HIV 慢性感染者的病情发展，评价抗 HIV 药物治疗效果。

（二）防治原则

1. HIV 感染的控制措施　目前尚无有效的药物和疫苗可控制 HIV 的感染，健康教育及必要的控制措施是预防艾滋病的关键。包括：①开展预防艾滋病的宣传教育，建立 HIV 感染防控体系；②禁止共用注射器、牙刷、剃须刀等，提倡安全性生活；③对献血员、器官捐献者必须进行 HIV 抗体检测；④HIV 抗体阳性的妇女应避免怀孕或避免母乳喂养婴儿等；⑤严格消毒医疗器械，以防医源性感染。

> **知识链接**
>
> ### 人类免疫缺陷病毒流行现状
>
> 联合国艾滋病规划署 2014 年报告显示，截至 2013 年底，全球现存活的艾滋病病毒感染者和艾滋患者约 3500 多万，平均每天新增 6000 人感染，2013 年新发感染 210 万人，艾滋病相关死亡 150 万人。HIV 感染最严重的地区仍然是南非地区，其次是南亚与东南亚，但东亚、东欧和中亚地区目前涨幅最快。我国所有省、自治区、直辖市均有 HIV 感染者，截至 2013 年 9 月 30 日，我国共报告现存活艾滋病病毒感染者和艾滋患者约 43.4 万人。针对艾滋病的流行情况，联合国艾滋病规划署设定到 2020 年实现"90-90-90"目标，具体为 90% 的艾滋病病毒携带者自身知情，90% 知情的携带者获得治疗及 90% 接受治疗的人体内病毒受到抑制。而到 2030 年，各项具体目标的完成比例将提高至 95%。

2. 抗病毒药物治疗　目前艾滋病的治疗尚无特效药物。临床用于治疗艾滋病的药物有逆转录酶抑制剂以及蛋白酶抑制剂等。为防止病毒的耐药性，目前治疗 HIV 感染可联合使用多种抗病毒药物，能大大延长病毒产生耐药性的时间，这一治疗方案被称为高效抗逆转录病毒治疗。

第二节　人类嗜 T 淋巴细胞病毒

人类嗜 T 淋巴细胞病毒（human T-cell lymphotropic viruses，HTLV）是人类 T 淋巴细胞白血病及淋巴瘤的病原体，又称为人类 T 淋巴细胞白血病病毒。为 20 世纪 80 年代初，从 T 淋巴细胞白血病患者的外周血淋巴细胞中分离出的一种人类逆转录病毒，属于 RNA 肿瘤病毒亚科。分为 HTLV-Ⅰ和 HTLV-Ⅱ两种亚型，且 HTLV-Ⅰ和 HTLV-Ⅱ基因组的同源性接近 50%。

大多数 HTLV 为球形颗粒，直径约为 100 nm。病毒包膜表面的刺突嵌有病毒特异的糖蛋白（gp120），能与细胞表面的 CD4 受体结合，与病毒的感染、侵入细胞有关。内衣壳含两种结构蛋白（p18、p24），中心含 RNA 及逆转录酶。

HTLV 感染以 HTLV-Ⅰ为主，主要通过性接触、输入污染的血液和血制品以及共用注射器等方式传播，哺乳也是母亲将病毒传给婴儿的主要途径。HTLV-Ⅰ和 HTLV-Ⅱ仅感染 $CD4^+$ T 淋巴细胞并在其中生长，致使受染的 T 细胞发生转化，最后发展为 T 淋巴细胞白血病。T 淋巴细胞白血病主要表现为 T 淋巴细胞大量增生、转化、癌变，淋巴结及肝、脾大，并发高钙血症，皮肤红斑、皮疹、结节等，预后不良。HTLV-Ⅰ还可引起 HTLV-Ⅰ型相关脊椎病及热带下肢痉挛性瘫痪。HTLV-Ⅰ型相关脊椎病以女性居多，主要症状为慢性进行性步行障碍和排尿困难，有时伴有感觉障碍。HTLV-Ⅱ可引起毛细胞白血病和慢性 $CD4^+$ 细胞淋巴瘤。

HTLV-Ⅰ和 HTLV-Ⅱ引起细胞恶变的机制尚不完全清楚。目前认为，两种病毒所致的 T 淋巴细胞白血病可能是一个多阶段的演变过程。病毒首先吸附 $CD4^+$ T 淋巴细胞并使其激活，细胞膜上出现 IL-2 受体，继而病毒基因组经逆向转录并以前病毒形式整合于细胞 DNA 上。在病毒复制过程中，通过 tax 基因产物的反式激活作用，$CD4^+$ T 淋巴细胞大量增生，但并不引起细胞破坏。由于 HTLV 前病毒 DNA 在 T 淋巴细胞染色体上的整合并无特定细胞基因的限制，可以整合于不同的细胞 DNA 上，并使细胞转化成不同的克隆。当这些细胞继续增殖时，某一克隆中个别细胞的 DNA 如果发生突变，突变细胞就会演变成白血病细胞，随后由其不断增殖形成 T 淋巴细胞白血病的细胞克隆。从 HTLV 感染 $CD4^+$ T 淋巴细胞到形成白血病细胞克隆，一般约需 3～6 周时间。受 HTLV 感染的 T 淋巴细胞除引起细胞增殖、转化及癌变外，其正常免疫功能亦受影响，主要引起免疫缺陷和多克隆性 B 细胞激活。

HTLV 感染的诊断主要是检测患者血液中的抗-HTLV 抗体，PCR 法可用来检测病毒的核酸。目前尚无抗 HTLV 的特效药物和疫苗。加强对血液及血制品的抗-HTLV 筛检，对易感的高危人群进行健康教育是有效的预防措施。应用 AZT 治疗 HTLV 感染有一定的效果。

案例

患者，男性，30岁，因发热、乏力、消瘦半年来诊。查体：T 37.5 ℃，P 84次/分，R 18次/分，BP 120/80 mmHg。略消瘦，皮肤未见皮疹和出血点，右颈部和左腋窝各触及1个2cm×2cm大小淋巴结，活动无压痛。实验室检查：Hb 120 g/L，WBC $3.5×10^9$/L，N 70%，L 30%，PLT $78×10$ g/L；血清抗HIV（+）。

思考：
1. 该患者应初步诊断为何种疾病？如何进一步做微生物学检查来确诊？
2. 该疾病是如何传播的？该如何防治？

小结

1. 人类免疫缺陷病毒（HIV）是获得性免疫缺陷综合征（AIDS）即艾滋病的病原体。其主要传播途径为性接触、血液传播、母婴传播等，传染源多为无症状的HIV携带者和艾滋病患者。HIV感染最重要的特征就是破坏$CD4^+$T淋巴细胞和单核-巨噬细胞，引起免疫系统进行性损伤，使患者的免疫功能全面崩溃，出现各种严重的综合病症，直至死亡。

2. 人类嗜T淋巴细胞病毒（human T-cell lymphotropic viruses，HTLV）是人类T淋巴细胞白血病及淋巴瘤的病原体，分为HTLV-Ⅰ和HTLV-Ⅱ两种亚型。

3. HIV和HTLV感染的检查主要有血清学诊断和病毒分离培养两类方法，临床诊断一般检测相应抗体。目前尚无理想的特异性预防方法，临床多采用多种药物综合治疗。

思考题

1. 简述人类免疫缺陷病毒的传染源、传播途径以及艾滋病的主要临床表现。
2. 试述人类嗜T淋巴细胞病毒的主要致病机制。

（燕 杰）

第十四章 其他感染人类的病毒

1. 掌握单纯疱疹病毒、汉坦病毒、非洲出血热病毒的致病性和防治原则。
2. 熟悉单纯疱疹病毒、汉坦病毒、非洲出血热病毒、流行性乙型脑炎病毒的生物学性状。
3. 了解水痘-带状疱疹病毒、流行性乙型脑炎病毒、EB病毒、巨细胞病毒、狂犬病病毒、人乳头瘤病毒的致病性和防治原则。

第一节 疱疹病毒

疱疹病毒（herpes viruses）是一群中等大小、有包膜的DNA病毒。根据基因组、复制周期、宿主范围、受感染细胞病变及潜伏感染等特点，可将疱疹病毒分为α、β、γ三个亚科，可分别引起人和动物的多种疾病。人类疱疹病毒（human herpes virus，HHV）主要感染外胚层来源的组织，包括皮肤、黏膜和神经组织。感染部位和引起的疾病多种多样，一般有潜伏感染现象。

一、单纯疱疹病毒

单纯疱疹病毒（herpes simplex virus，HSV）是疱疹病毒的典型代表，有HSV-1和HSV-2两个血清型。单纯疱疹病毒感染宿主范围广、复制周期短、常破坏感染的细胞，易在神经细胞中建立潜伏感染。

（一）生物学性状

病毒呈球形，直径约150 nm，有包膜，核酸为双股线状DNA。包膜表面有11种糖蛋白（gB、gC、gD、gE、gG、gH、gI、gJ、gK、gL、gM）。HSV-1和HSV-2基因组有50%的同源性。HSV基因按照其转录的时间顺序可分为α基因、β基因及γ基因，分别编码即刻早期蛋白（α）、早期蛋白（β）及晚期蛋白（γ）。HSV能在多种细胞中增殖。常用人胚肺、人胚肾、地鼠肾等细胞分离培养，感染细胞很快发生细胞肿胀、变圆，出现嗜酸性核内包涵体。

（二）致病性

HSV在人群中感染很普遍，传染源多为患者和健康带菌者。病毒主要通过密切接触与性接触传播，亦可经飞沫传播。病毒经呼吸道、生殖道黏膜、破损皮肤等侵入人体。

1. 原发感染　多发生于半岁以后的婴幼儿和学龄前儿童，大多数为隐性感染。原发感染常局限在口腔、牙龈、咽部，病变部位出现疱疹，疱疹破裂后形成溃疡，病灶中含大量病毒。还可引起疱疹性角膜结膜炎、脑炎等。HSV-2 则主要引起生殖器疱疹。

2. 潜伏感染　此感染类型是 HSV 的一个重要特征。HSV 原发感染后，机体迅速产生特异性免疫将大部分病毒清除，而少数病毒则长期潜伏于神经细胞内，与机体处于相对平衡状态。HSV-1 潜伏于三叉神经节和颈上神经节，HSV-2 潜伏于骶神经节。当机体情绪紧张、劳累、感冒、其他微生物感染等非特异性刺激时，潜伏的病毒被激活而重新增殖。病毒随感觉神经元轴突下行抵达感觉神经末梢并在所支配的上皮细胞内增殖，引起复发性局部疱疹，复发病变往往是在原发感染的同一部位。

3. 新生儿先天感染　HSV 可通过胎盘引起胎儿宫内感染，诱发胎儿流产、早产、死胎或畸形。患生殖器疱疹的孕妇分娩时，婴儿可通过产道感染 HSV-2，引起新生儿疱疹。

4. 与宫颈癌的关系　近年来研究认为，HSV-2 与宫颈癌的发生有较密切的关系。一般认为，HSV-2 在宫颈癌发病中主要起协同作用，HSV-2 感染可显著增加 HPV-16/18 引发宫颈癌的概率。

（三）微生物学检查与防治原则

1. 病毒分离培养和鉴定　病毒分离培养是临床诊断单纯疱疹病毒感染的可靠方法。可采集疱疹液、唾液、脑脊液、结膜及角膜刮取物、阴道拭子等标本，接种人胚肺、人胚肾、地鼠肾等细胞，观察细胞病变，再用 HSV-1 和 HSV-2 单克隆抗体做免疫荧光染色鉴定。

2. 抗体检测　急性感染诊断，应采集急性期和恢复期双份血清，检测 IgG 和 IgM。

3. DNA 检测　取病变组织或细胞提取 DNA，与标记的 HSV DNA 探针杂交或应用 PCR 检测 HSV-1 和 HSV-2 的 gB 糖蛋白基因，判断是否有 HSV 感染。

4. 快速诊断　可用炎症部位标本用电子显微镜直接检查病毒颗粒，或用免疫荧光法或免疫酶标记法直接特异性地检测疱疹病毒。

目前对于 HSV 的感染尚无特异性预防方法。应注意避免有害因素对机体的刺激，避免和患者接触而减少感染机会。孕妇产道有 HSV-2 感染，可行剖宫产或给新生儿注射丙种球蛋白作紧急预防。阿昔洛韦（ACV）对 HSV 有抑制作用，对生殖器疱疹、疱疹性脑炎、复发性疱疹有较好的疗效，但不能防止潜伏感染的再发。

二、水痘-带状疱疹病毒、EB 病毒、巨细胞病毒

（一）生物学性状

水痘-带状疱疹病毒（varicella-zoster virus，VZV）只有一个血清型，其基本特性与 HSV 相似。在人胚成纤维细胞中缓慢增殖，产生核内嗜酸性包涵体和多核巨细胞，人是唯一的自然宿主。

EB 病毒（Epstein-Barr virus，EBV）形态与其他疱疹病毒相似。B 淋巴细胞是 EBV 的靶细胞。目前尚不能用常规培养即体外培养母细胞方法培养 EBV。一般用人脐血淋巴细胞培养。通常不产生 CPE，也不形成其他疱疹病毒感染后所形成的特征性核内包涵体。

巨细胞病毒（cytomegalovirus，CMV）形态、基因组结构与其他疱疹病毒相同。CMV 宿主范围狭窄，对宿主或培养组织均有高度的种属特异性，即人 CMV 只能感染人，体外培

养只能在人成纤维细胞中增殖，其增殖缓慢，复制周期长，初次分离时常需 2～6 周才出现细胞病变。其特点是细胞肿胀、变圆、核变大，形成巨核细胞，核内产生周围绕有一"晕"轮的嗜酸性包涵体，也称"猫头鹰眼状"包涵体。

（二）致病性

人是 VZV 的唯一自然宿主。传染源为水痘患者，主要经呼吸道传播，多在冬春季流行，皮肤是病毒的主要靶器官。幼儿在初次感染（原发感染）后，约经 2 周的潜伏期，在全身皮肤引起斑丘疹、水疱疹，呈向心性分布，以躯干较多，可在 1 周内痊愈，即水痘。如水痘患者恢复后有少数病毒潜伏于脊髓后根神经节或颅神经的感觉神经中，中年以后，当机体受各种因素如疲劳、饮酒、接受放射治疗等有害因素刺激或机体的免疫力下降时，潜伏于神经节细胞中的病毒被激活，沿感觉神经轴突到所支配的皮肤细胞内增殖，引起带状疱疹。

EBV 在人群中感染非常普遍，感染率高达 90% 以上，但多为隐性感染。主要通过唾液传播，偶见经输血传播。感染后，EBV 可能先在口咽部上皮细胞内增殖，形成增殖性感染，然后感染淋巴细胞，进入血液循环造成全身性感染。病毒亦可以非增殖感染形式长期潜伏于被其感染的 B 细胞内，当免疫力下降时，潜伏的病毒活化形成再发。

人群中 CMV 感染非常广泛，多为隐性或潜伏感染。初次感染者大多在 2 岁以下，常呈隐性感染，少数感染者有临床症状，多数成为潜伏感染。潜伏部位主要是外周血单核细胞、T 淋巴细胞、内皮血管组织、肾上皮细胞、唾液腺及乳腺细胞。感染类型包括先天性感染、围产期感染、输血感染、免疫缺陷人群感染、接触感染。

（三）微生物学检查与防治原则

水痘-带状疱疹临床症状典型，一般不需要依赖微生物学检查。必要时可以从疱疹基底部查找抗原或嗜酸性包涵体，也可用免疫荧光法检查 VZV 抗原。儿童接种 VZV 减毒活疫苗，可防止水痘感染和传播。阿昔洛韦、干扰素可限制病情发展，缓解局部症状。

EBV 分离培养较困难，一般用血清学方法做辅助诊断。免疫荧光法或免疫酶染色法检测 EBV 的 VCA-IgA 型抗体或 EA-IgA 型抗体，抗体滴度在 1：5～1：10 以上或滴度持续上升者，对鼻咽癌有辅助诊断意义。目前 EBV 疫苗尚在研制及试用中，应尽量避免与患者接触，养成良好的卫生习惯。阿昔洛韦可抑制病毒的复制。

通过 Giemsa 染色观察巨大细胞及细胞核内嗜酸性包涵体，可初步诊断 CMV 感染。也可取患者尿液、唾液、生殖道分泌物等标本，接种于人成纤维细胞中培养，观察细胞病变。还可用血清学方法检查 CMV-IgM 抗体，核酸杂交法和 PCR 方法检查病毒的核酸。目前对 CMV 尚无较好的疫苗，CMV 包膜糖蛋白亚单位疫苗或基因工程疫苗是疫苗的研究方向。主要预防措施为加强卫生宣教，认识病毒的传播方式，减少传播机会。丙氧鸟苷有一定效果。

第二节　狂犬病病毒

狂犬病病毒（rabies virus）是一种嗜神经性病毒，属弹状病毒科（Rhabdoviridae）狂犬病毒属（*Lyssavirus*）。该病毒可引起犬、猫及多种野生动物自然感染，通过动物咬伤、抓伤及密切接触等形式在动物间和动物-人之间传播导致狂犬病（rabies）。目前对狂犬病尚无有效的治疗方法，一旦发病，死亡率几乎为 100%。

一、生物学性状

狂犬病病毒呈子弹状，长 100～300 nm，直径为 60～85 nm，由包膜和核衣壳组成，核心为单负链 RNA，长 12 kb，主要编码 5 种蛋白：①核蛋白（nucleoprotein，NP），是病毒属特异性抗原；②包膜表面糖蛋白（glycoprotein，GP），构成糖蛋白刺突，能与神经细胞表面的病毒受体结合，与病毒的感染性、血凝性和毒力相关，可诱导宿主产生中和抗体和细胞免疫应答；③病毒衣壳基质蛋白（matrix protein 1，M1），是狂犬病病毒群特异性抗原；④包膜基质蛋白（matrix protein 2，M2），为病毒表面抗原；⑤大蛋白（large protein，L），也称转录酶蛋白，位于核衣壳内，为依赖 RNA 的 RNA 聚合酶。

狂犬病病毒的动物宿主范围很广，可感染所有的温血动物。在易感动物或人的中枢神经细胞（主要是大脑海马回的锥体细胞）中增殖时，可在胞质内形成一个或多个嗜酸性、圆形或椭圆形及直径 20～30 nm 的包涵体，称为内基小体（Negri body），具有诊断价值。病毒在鸡胚、地鼠肾细胞中能够增殖，一般不引起细胞病变。

二、致病性

人对狂犬病病毒普遍易感，80% 以上病例是由病犬传播，有时也可因猫、狼、狐狸、吸血蝙蝠等其他带毒动物咬伤而感染。患病动物唾液中含大量病毒，发病前 5 天就具有传染性。人被患病动物咬伤后发病率为 30%～60%，潜伏期一般为 1～3 个月，但也有短至 1 周或长达数年的。被咬伤部位距离头部越近、伤口越深及伤者年龄越小，则潜伏期越短。此外，还与伤口内感染的病毒数量、宿主免疫力等有关。

狂犬病病毒对神经组织亲和力强，病毒在咬伤部位的肌纤维细胞中增殖后，通过神经肌肉接头侵入周围神经，沿传入神经轴索上行至中枢神经系统，在神经细胞内大量增殖并引起中枢神经系统损伤，以脑干、小脑为主，此时患者出现以神经症状为主的临床表现，如幻觉、神经错乱、痉挛及麻痹等。病毒再从中枢神经系统沿传出神经侵入全身各组织和器官，如唾液腺、舌部味蕾、泪腺、肺及肾上腺等，引起迷走神经、舌咽神经核及舌下神经核受损，导致呼吸肌、吞咽肌痉挛，出现呼吸困难、吞咽困难等症状，甚至听见流水声，也出现特有的喉头肌痉挛症状，视水生畏，故狂犬病又称恐水症（hydrophobia）。患者的早期症状有不安、发热、头痛、乏力、流泪及流涎等，继而出现的典型症状为极度兴奋、狂躁不安及恐水症，典型症状持续 3～5 天后转入麻痹、昏迷状态，最后因呼吸及循环衰竭而死亡。

三、微生物学检查与防治原则

根据动物咬伤史和典型的临床症状可以临床诊断狂犬病，但对于发病早期或咬伤不明确的可疑患者，应及时进行微生物学检查进行确诊。

1. 显微镜检查 死亡患者可制备脑组织印片和病理切片，HE 染色观察内基小体，阳性率为 70%～80%。

2. 分离培养与鉴定 取患者唾液、脑脊液或死后脑组织接种易感动物分离病毒，经中和试验鉴定可确诊，该法时间长，阳性率低。

3. 抗原检测 通过荧光抗体染色技术检测患者唾液、尿沉渣、角膜印片及皮肤切片（含毛束）中的病毒抗原，也可以应用 ELISA 法检测脑脊液、唾液标本中的病毒核蛋白。

4. 抗体检测 病毒感染 1 周左右，患者血清中的中和抗体效价开始上升，采用 ELISA

检测患者血清中的中和抗体。接种过疫苗的可疑患者中和抗体效价必须超过 1 ∶ 5000 才能诊断。

5. 核酸检测　应用 RT-PCR 法检测标本中狂犬病病毒 RNA，此法敏感、快速且特异性高。

第三节　虫媒病毒

虫媒病毒（arbovirus）是指可通过吸血节肢动物（昆虫）传播的一组病毒，可引起人和动物脑炎、出血热等多种疾病。我国流行的主要有流行性乙型脑炎病毒、登革热病毒及森林脑炎病毒等。

一、流行性乙型脑炎病毒

流行性乙型脑炎病毒（epidemic type B encephalitis virus）属黄病毒科、黄病毒属，是流行性乙型脑炎（简称乙脑）的病原体，简称乙脑病毒。病毒通常在蚊→猪→蚊等动物间循环，多在夏秋季节流行，主要侵犯中枢神经系统。我国除西部地域外，大部分地区都有乙脑的流行史。

（一）生物学性状

乙脑病毒呈球形，直径为 30～40 nm，有包膜，核衣壳为 20 面体立体对称，病毒核酸为单正链 RNA。病毒在复制过程中，首先转译一个由 3432 个氨基酸组成的多聚蛋白前体，然后经切割加工形成 3 种结构蛋白和至少 7 种非结构蛋白。3 种结构蛋白分别是衣壳蛋白 C、膜蛋白 M 及包膜蛋白 E。M 蛋白位于病毒包膜内层，C 蛋白在衣壳中，E 蛋白是镶嵌在病毒包膜上的糖蛋白。E 蛋白具有血凝活性，在 pH 值 6.0～6.5 范围内能凝集雏鸡、鸽及鹅红细胞。

乙脑病毒能在白纹伊蚊 C6/36 细胞、Vero 细胞及 BHK21 细胞等多种传代细胞和原代细胞中增殖并引起明显的细胞病变。最易感动物为乳鼠。

乙脑病毒抵抗力弱，56 ℃ 30 min 即可灭活，对乙醚、氯仿及蛋白酶等敏感。

（二）致病性

流行性乙型脑炎（epidemic encephalitis B）是由乙脑病毒引起的以中枢神经系统病变为主的急性传染病。在我国，三带喙库蚊是乙脑病毒的主要传播媒介，猪是主要中间宿主和扩散宿主。蚊体因可携带病毒越冬及经卵传代，故是病毒的长期储存宿主。带病毒蚊叮咬易感动物（猪、牛、羊、马等家畜或禽类）而形成蚊-动物-蚊的不断循环。人对乙脑病毒普遍易感，但感染后，绝大多数表现为隐性或轻型感染，只有少数发生脑炎。乙脑病毒侵入人体后，先在皮下毛细血管内皮细胞和局部淋巴结中增殖，继而少量入血，形成第一次病毒血症，患者出现发热症状。病毒随血流播散至肝、脾单核-巨噬细胞并在其中大量增殖，经 10 天左右潜伏期，再次入血，引起第二次病毒血症，出现发热、寒战等症状。绝大多数感染者不再继续发展，成为顿挫感染，数日后可自愈。少数患者由于血-脑屏障发育不完善或功能低下，病毒可突破血-脑屏障侵入脑组织并在其内增殖，造成脑实质病变，引起显性感染。潜伏期 5～15 天，临床表现为突然高热、头痛、呕吐或惊厥及昏迷等，死亡率较高，部分患者痊愈后可残留精神障碍、运动障碍等后遗症。近年来儿童普遍进行疫苗接种，患者相对减少，但成人及老年患者相对增加。

（三）微生物学检查与防治原则

1. **分离培养与鉴定**　处理后的标本接种于 C6/36、Vero 及 BHK21 等易感细胞，以 C6/36 最常用，每日观察细胞病变。常用鹅红细胞吸附试验、免疫荧光试验等进行鉴定。

2. **抗原检测**　应用免疫荧光技术和 ELISA 法检测发病初期患者血液及脑脊液中乙脑病毒抗原，阳性结果有早期诊断意义。

3. **抗体检测**　人感染乙脑病毒 5～7 天后即出现 IgM 抗体，随后产生 IgG 抗体，感染后 2 周 IgM 抗体达高峰。常用 ELISA、免疫荧光法、血凝抑制试验、补体结合试验等方法检测患者血清及脑脊液中的特异性抗体。

4. **核酸检测**　应用逆转录聚合酶链式反应（RT-PCR）检测病毒核酸，此法特异性和敏感性较高，用于早期快速诊断。

目前对乙脑尚无有效的特异疗法，一般采用中西医结合的综合对症治疗。防蚊、灭蚊和易感人群的预防接种为预防本病的关键。

二、登革热病毒

登革热病毒（dengue virus）属于黄病毒科、黄病毒属，为登革热（dengue fever，DF）、登革出血热（dengue haemorrhagic fever，DHF）的病原体。伊蚊是登革热病毒的主要传播媒介，人类和灵长类动物是登革热病毒的自然宿主。

（一）生物学性状

登革热病毒呈球形，直径为 37～50 nm，核心为单正链 RNA，核衣壳为二十面体立体对称，有包膜，包膜表面镶嵌有多个蘑菇状突起，具有血凝活性。病毒有 3 种结构蛋白，分别是分子量为 18.5 kD 的衣壳蛋白（C 蛋白）、8.5kD 的膜蛋白（M 蛋白）及 51kD 的包膜蛋白（E 蛋白）。

病毒可在多种昆虫和哺乳动物细胞中增殖。蚊体胸内接种病毒增殖良好，白纹伊蚊 C6/36 细胞对登革热病毒最敏感、最常用。

登革热病毒抵抗力弱，50℃ 30 min 或 54℃ 10 min 可被灭活，对乙醚、氯仿、胆汁及去氧胆酸盐等敏感。

（二）致病性

登革热是由登革热病毒引起的一种呈季节性的急性传染病。登革热病毒储存于人和猴体内，埃及伊蚊和白纹伊蚊为主要传播媒介。登革热病毒通过伊蚊叮咬进入人体后，先在毛细血管内皮细胞和单核细胞中增殖，然后入血，形成病毒血症。临床上分为登革热和登革出血热 / 登革休克综合征（dengue shock syndrome，DSS）两个类型。前者病情较轻，以高热、头痛、肌痛及关节痛为主要临床表现，部分患者伴有皮疹、淋巴结肿大等。后者常发生于曾感染过登革热病毒的成人或儿童，初期有典型的登革热症状，随后病情迅速发展，出现高热、出血及休克，死亡率高。

（三）微生物学检查与防治原则

1. **分离培养与鉴定**　细胞培养常用白纹伊蚊 C6/36、Vero 及 BHK21 等细胞株培养病毒，人单核-巨噬细胞系及鼠单核-巨噬细胞系也可用于登革热病毒的分离培养。接种病毒后 5～7 天，无论是否产生 CPE，均可直接进行病毒检测。

动物接种：选用 1～3 日龄的小白鼠，脑内和腹腔联合接种，饲养观察 21 天。如出现行动迟缓、耸毛、弓背、共济失调、抽搐或瘫痪等表现时，提示可能有病毒增殖。也可用白纹伊蚊和埃及伊蚊做胸腔接种，将接种蚊在 28～30℃培养 8～10 天后，剖取蚊的脑及唾液腺压碎涂片，或直接用蚊头压碎涂片，用免疫荧光技术、酶免疫技术检测病毒。

2. 抗原检测　应用 ELISA 法、免疫荧光法及放射免疫法等检测病毒抗原。

3. 抗体检测　常用补体结合试验、红细胞凝集抑制试验、中和试验、ELISA 法、免疫荧光法等方法检测抗体。单份血清补体结合试验抗体效价超过 1∶32，红细胞凝集抑制试验抗体效价超过 1∶1280 者有诊断意义。双份血清抗体效价增高 4 倍或 4 倍以上有诊断意义。特异性 IgM 抗体检测有助于登革热的早期诊断。

4. 核酸检测　应用 RT-PCR、基因芯片技术检测病毒核酸，并可鉴定型别。

第四节　出血热病毒

出血热病毒（hemorrhagic fever virus）是由节肢动物或啮齿类动物传播，引起病毒性出血热（viral hemorrhagic fever）的一大类病毒的统称，分别属于 5 个病毒科，见表 14-1。在我国已发现的有汉坦病毒、新疆出血热病毒、登革热病毒及基孔肯雅热病毒。

表 14-1　人类出血热病毒分类

病毒科	病毒	媒介	疾病	分布
布尼亚病毒科				
汉坦病毒属	汉坦病毒	啮齿类动物	肾综合征出血热	亚洲、欧洲、美洲、非洲
内罗病毒属	新疆出血热病毒	蜱	新疆出血热	中国新疆
	Rift 山谷热病毒	蚊	Rift 山谷热	非洲
黄病毒科				
黄病毒属	登革热病毒	蚊	登革出血热	东南亚、南美
	黄热病病毒	蚊	黄热病	洲、南美
	Kyasanur 森林热病毒	蜱	Kyasanur 森林热	印度
	Omsk 出血热病毒	蜱	Omsk 热	西伯利亚
披膜病毒科				
甲病毒属	Chkungunya 病毒	蚊	Chkungunya 热	非洲、东南亚
砂粒病毒科				
砂粒病毒属	Lassa 病毒	啮齿类动物	Lassa 热	西非
	Junin 病毒	啮齿类动物	阿根廷出血热	南美
	Machupo 病毒	啮齿类动物	玻利维亚出血热	南美
线状病毒科				
线状病毒属	Marburg 病毒	未确定	马尔堡出血热	非洲、欧洲
	Ebola 病毒	未确定	埃博拉出血热	非洲

一、汉坦病毒

汉坦病毒归属于布尼亚病毒科（Bunyaviridae）汉坦病毒属。根据其抗原性及基因结构特征的不同，至少可以分为6个种。汉坦病毒最早在1978年从韩国汉坦河附近流行性出血热疫区捕获的黑线姬鼠肺组织中分离出，因而命名为汉坦病毒，作为肾综合征出血热（hemorrhagic fever with renal syndrome，HFRS）的病毒原始毒株。

（一）生物学性状

汉坦病毒为分节段单负链 RNA 病毒，病毒颗粒呈球形或椭圆形，平均直径 120 nm，核衣壳外层有双层脂质包膜，包膜表面有刺突，为血凝抗原，含两种糖蛋白成分（G1、G2），在一定条件下可凝集鹅红细胞。

病毒可在人肺传代细胞（A549）、非洲绿猴肾细胞（VeroE6）、人胚肺二倍体细胞（2BS）及地鼠肾细胞中生长，病毒增殖缓慢，一般不引起明显的 CPE，感染细胞仍可生长繁殖。病毒增殖时细胞胞质内胞核周围可出现特殊形态的包涵体。动物中以黑线姬鼠、小鼠及乳鼠等易感。

汉坦病毒对脂溶剂乙醚、氯仿等敏感，对酸、热的抵抗力弱，在 60 ℃经 1 h 可被灭活。在 4～20℃相对稳定，可较长时间维持其传染性。

（二）致病性

肾综合征出血热是由汉坦病毒引起的自然疫源性传染病。该病在世界各地不断发生，疫区不断扩大，不同型别的新病毒不断被发现，成为一个严重的世界性的公共卫生问题。汉坦病毒肺综合征（Hantavirus pulmonary syndrome，HPS）是由辛诺柏病毒、黑港渠病毒等病毒引起的自然疫源性传染病，1993年首次暴发于美国。

病毒侵入人体后，经 1～3 周潜伏期，出现以高热、出血及肾损害为主的综合征。典型的 HFRS 可以分为发热期、低血压休克期、少尿期、多尿期及恢复期。病死率达 50%～78%。人感染后，血清中抗体出现较早，IgM 抗体于发热第 2 天即可测出，第 7～10 天达高峰。IgG 抗体在第 3～4 天出现，第 14～20 天达高峰，可持续多年。故病后可获持久免疫力。

（三）微生物学检查与防治原则

1. 分离培养与鉴定　病毒的分离培养需在生物安全三级实验室（BSL-3）进行。采集患者血液、尸体标本或疫区鼠肺标本悬液，接种于 VeroE6 或 A549 细胞中培养。

2. 抗原检测　采用免疫荧光法、免疫酶染色法检测抗原。

3. 抗体检测　是最常用的检测方法。常用方法有 IgM 捕获 ELISA 法、IgM 捕获法胶体金标记试纸条快速检测法、间接 ELISA 法、免疫荧光试验（IFA）、血凝抑制试验（HI）等。双份血清 IgG 抗体效价增高 4 倍或 4 倍以上者，有诊断意义。

4. 核酸检测　用 S 或 M 基因片段特异探针，与待检标本进行核酸杂交试验，或用 RT-PCR 法检测病毒 RNA，可辅助诊断汉坦病毒感染。

防鼠、灭鼠，加强实验动物管理，改善居住环境，注意野外工作人员和动物实验工作者的防护，避免与啮齿类动物及其排泄物、污染物密切接触，可减少汉坦病毒感染。疫苗接种可获得 95% 以上的免疫保护。对 HFRS 早期患者一般采用卧床休息及以"液体疗法"为主的综合对症治疗。

二、非洲出血热病毒

非洲出血热主要包括埃博拉出血热和马尔堡出血热，主要引起人类和灵长类动物的感染，病死率极高，分别由埃博拉病毒和马尔堡病毒感染所致。

（一）生物学性状

埃博拉病毒颗粒呈管状、丝状或索状等多形态，直径80 nm，长度约800 nm至数千纳米。病毒外被脂蛋白包膜，表面有7 nm长的刺突。病毒核酸为单负链RNA，编码7种蛋白质。

绿猴肾细胞、地鼠肾细胞、人胚肺成纤维细胞等均可用于培养埃博拉病毒。7～8天后细胞变圆、皱缩，在细胞质内可见嗜酸性包涵体。

埃博拉病毒对热有中度抵抗力。60 ℃ 30 min方能破坏其感染性；紫外线照射2分钟可使之完全灭活。对化学药品敏感，乙醚、去氧胆酸、甲醛、次氯酸钠等消毒剂可完全灭活病毒感染性。

（二）致病性

埃博拉病毒感染者是主要传染源。直接接触是最主要的传播途径。人体通过接触患者的血液、体液、呕吐物、分泌物、排泄物等引发感染。病毒侵入人体后，经3～7天潜伏期后，突然发病；早期出现发热、肌肉疼痛等流感样症状，发病后5～7天出现严重出血，伴剧烈腹泻、呕吐和皮肤瘀斑，并迅速衰竭，于发病后7～16天出现死亡，病死率高达50%～80%。

（三）微生物学检查与防治原则

埃博拉病毒是高度危险的病原体，必须在专门的生物安全四级实验设施内进行病毒的分离与鉴定。在非洲疫区主要通过检测埃博拉病毒的特异性IgM和IgG抗体以及病毒抗原或核酸等进行诊断。

埃博拉病毒目前无有效的疫苗。应加强对感染者的隔离以及对实验室和医护人员的防护，严格消毒患者的分泌物和排泄物，尸体应火化或深埋。治疗方法主要采取维持肾功能和水电解质平衡、控制出血和休克等支持疗法对症治疗。

知识链接

埃博拉病毒

"埃博拉"是刚果（金）（旧称扎伊尔）北部的一条河流的名字，1976年，一种未知的病毒光顾这里，疯狂虐杀"埃博拉"河沿岸55个村庄的百姓，"埃博拉病毒"也因此而得名。埃博拉病毒的形状宛如中国古代的"如意"，是一种能引起人类和灵长类动物产生埃博拉出血热的烈性传染病病毒，因其极高的致死率而被世界卫生组织列为对人类危害最严重的病毒之一。埃博拉病毒主要通过血液和其他体液等途径传播。患者的最初表现为突然发热、头痛，随后呕吐、腹泻和肾功能障碍，后期出现体内外大出血，致死率接近90%。目前尚无可靠的疫苗和有效的治疗药物。

> **案例**
>
> 患者，男，27岁，农民。因发热、头痛、腰痛、口鼻出血5天入院。查体见面色潮红，呈醉酒貌，睑结膜及咽部充血、水肿并点状出血，肾区叩痛，体温38.8℃，血压97/60mmHg。WBC 20×10^9/L，尿蛋白+++，可见各种管型。
>
> 思考：
> 1. 该患者应初步诊断为何种疾病？如何进一步做微生物学检查来确诊？
> 2. 该疾病是如何传播的？该如何防治？

第五节　人乳头瘤病毒

人乳头瘤病毒（human papilloma virus，HPV）属于乳多空病毒科（Papovaviridae）乳头瘤病毒属（*Papillomavirus*）。目前已发现100多个型别，各型之间的DNA同源性小于50%。

一、生物学性状

HPV呈球形，直径52~55nm，20面体立体对称，无包膜，病毒基因组为双链环状DNA，大小约7.8~8.0kb。HPV的复制增殖与宿主上皮细胞分化阶段相关。HPV DNA在人皮肤基底层细胞内呈静息状态，随着基底层细胞向表皮层分化，病毒开始在棘细胞内复制表达早期基因产物，而病毒晚期基因的表达和结构蛋白合成则在颗粒细胞层的核内进行，这种独特的增殖方式使HPV的组织培养至今尚未成功。

二、致病性

人类是HPV的唯一自然宿主。HPV的传播主要通过直接接触感染者病损部位或间接接触病毒污染物品，新生儿在通过产道时感染。病毒感染仅停留于局部皮肤和黏膜中，不产生病毒血症，易形成持续性感染。

HPV主要侵犯人的皮肤和黏膜，引起不同程度的增生性病变，不同型别的HPV侵犯部位和所致疾病不同，其中以HPV 6和11型引起的尖锐湿疣（condyloma acuminatum，CA）和HPV 16和18型引起的宫颈癌危害最大。尖锐湿疣又称生殖器疣、性病疣，通过性接触传播，占我国性病的第二位，主要侵犯男性阴茎、肛门及周围皮肤以及女性外阴、阴道等部位。病损部位产生粉红色软质团块，突出于表皮，表面粗糙，有肉质的蒂柄，常融合成大团块。

三、微生物学检查与防治原则

根据病史及典型临床表现即可作出诊断。但对于不典型者，需进行微生物学检验以确诊。

1. 抗原检测　采用免疫组化法检测病变组织中的HPV抗原。
2. 抗体检测　用基因工程表达制备的晚期蛋白或用病毒样颗粒（VLP）检测患者血清中的HPV型特异性抗体。

3. 核酸检测　采用核酸杂交或 PCR 技术检测病毒 DNA，进行早期诊断和型别鉴定。

生殖道 HPV 感染主要通过性接触传播，因此性卫生知识的宣传教育对预防 HPV 感染十分重要。随着 HPV 疫苗的问世，接种 HPV 疫苗成为预防 HPV 感染最理想的预防手段。目前市场上 HPV 的预防疫苗主要有 2 价、4 价和 9 价疫苗，覆盖的 HPV 型别不同，其中 4 价疫苗含有 HPV6、HPV11、HPV16 和 HPV18 四种型别病毒的成分，免疫后可获得较持久的免疫效果，用于尖锐湿疣和宫颈癌的预防。

第六节　朊　粒

朊粒（prion）又名传染性蛋白粒子，是引起传染性海绵状脑病的病原体。朊粒是一种分类上尚未定论的病原因子。其本质是由正常宿主细胞基因编码的、构象异常的蛋白质，称为朊粒蛋白，目前尚未检出任何核酸成分。

一、生物学性状

朊粒主要成分是一种蛋白酶抗性蛋白（proteinase resistant protein，PrP），由于 PrP 是从羊瘙痒病因子感染的仓鼠脑组织内分离到的一种蛋白质，故又称羊瘙痒病朊粒蛋白（scrapie isoform of PrP，PrP_{SC}），PrP_{SC} 是组成朊粒的基本成分，能抵抗蛋白酶的消化作用。正常人和动物的神经细胞能编码一种与 PrP 相似的 PrP 前体分子，命名为 PrP_C，对蛋白酶敏感。PrP_C 和 PrP 的一级结构完全相同，但其空间结构不同。PrP_C 含有 42% 的 α- 螺旋和 3% 的 β- 折叠，而 PrP 含有 43%β- 折叠和 30% 的 α- 螺旋。朊粒对理化因素的抵抗力强，能抵抗蛋白酶的消化，对甲醛、β- 羟丙酸、β- 内酯、乙醇、脱氧胆酸和放射性核素具有抵抗；对酚类、漂白粉、乙醚、丙酮、尿素、强洗涤剂等一般化学消毒剂不敏感；高压灭菌需要 202kPa，134℃ 1 小时，能彻底灭活朊粒。

二、致病性

已知朊粒导致的人和动物疾病有库鲁病、克 - 雅病及其变种、羊瘙痒病、牛海绵状脑病（又称疯牛病）、传染性雪貂白质脑病等。这类疾病的共同特征是潜伏期长，可达数年至数十年之久，一旦发病即呈慢性进行性发展，最终死亡。

三、微生物学检查与防治原则

朊粒的检查需在生物安全等级为三级及以上的实验室进行。临床诊断主要根据流行病学、临床表现及实验室检查结果综合判断，病原学确诊需要进行病理组织学和免疫组织学等检测。

目前对朊粒感染尚无特异性疫苗，对其所致疾病无有效的治疗方法。目前主要针对本病可能的传播途径采取预防措施。

小结	1. 人疱疹病毒有 8 种：单纯疱疹病毒 1 型和 2 型、水痘 - 带状疱疹病毒均能感染上皮细胞，潜伏在神经细胞；人巨细胞病毒、人疱疹病毒 6 型和 7 型，能感染和潜伏在多种组织中；EB- 病毒和人疱疹病毒 8 型主要感染和潜伏在淋巴细胞。

小结	2. 狂犬病病毒感染引起狂犬病，又称恐水症，为人、畜共患的自然疫源性疾病。 3. 流行性乙型脑炎病毒是流行性乙型脑炎的病原体，主要通过三带喙库蚊传播。 4. 登革热病毒通过伊蚊传播，临床上分为登革热和登革出血热/登革休克综合征。 5. 汉坦病毒为肾综合征出血热的病原体，是一种自然疫源性传染病、以高热、出血及肾损害为主要特征。 6. 埃博拉病毒能引起人类和灵长类动物产生埃博拉出血热，致死率接近90%。 7. 人乳头瘤病毒主要侵犯人的皮肤和黏膜，引起不同程度的增生性病变，其中以尖锐湿疣和宫颈癌危害最大。

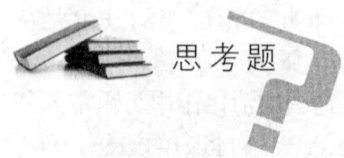

思考题

1. 简述乙脑病毒的主要生物学性状及其防治原则。
2. 简述人类主要出血热病毒传播途径及其所致疾病。

（王海河）

第十五章

真 菌

1. 掌握真菌的形态与结构特征、真菌培养与菌落特征。
2. 熟悉皮肤癣菌的致病性和防治原则。
3. 了解机会致病性真菌的致病特点。

第一节 真菌的基本特性

真菌（fungus）在自然界分布广泛，种类繁多，有10万余种。绝大多数真菌对人类不仅无害，甚至有益。与人类疾病有关的真菌约300种。近年来，由于广谱抗生素、免疫抑制剂、激素、抗肿瘤药物、放射治疗的大量应用，器官移植、介入性治疗技术的开展，艾滋病、糖尿病、恶性肿瘤等引起机体免疫功能低下等原因，导致真菌病发病率明显上升。

一、真菌的形态与结构

真菌按形态可分为单细胞和多细胞真菌两类。单细胞真菌呈圆形或卵圆形，以出芽方式繁殖，其芽生孢子成熟后，脱离母细胞又成为一个新的个体，如酵母菌或类酵母菌。多细胞真菌由菌丝和孢子组成。因菌丝伸长分支并交织成团，故称丝状菌，又称霉菌，如皮肤癣菌。

1. **菌丝（hypha）** 在适宜的环境中，真菌的孢子发芽，芽管逐渐延长呈丝状，称菌丝。菌丝又可长出许多分枝并交织成团称菌丝体。生长在培养基上的菌丝，如深入到培养基中，吸取营养，称营养菌丝；露出于培养基表面，则称气中菌丝；气中菌丝中能产生孢子的称生殖菌丝。菌丝有多种形态，如鹿角状、球拍状、螺旋状、结节状和梳状等（图15-1）。

2. **孢子（spore）** 孢子是真菌的繁殖结构，与细菌芽孢不同，它对热抵抗力不强，加热60～70℃，即可将其杀死，而细菌芽孢为细菌的休眠状态，与细菌繁殖无关，且抵抗力强。真菌孢子可分有性孢子与无性孢子两类。有性孢子是由二个细胞融合形成，无性孢子是菌丝上的细胞分化生成。致病性真菌多为无性孢子（图15-2）。

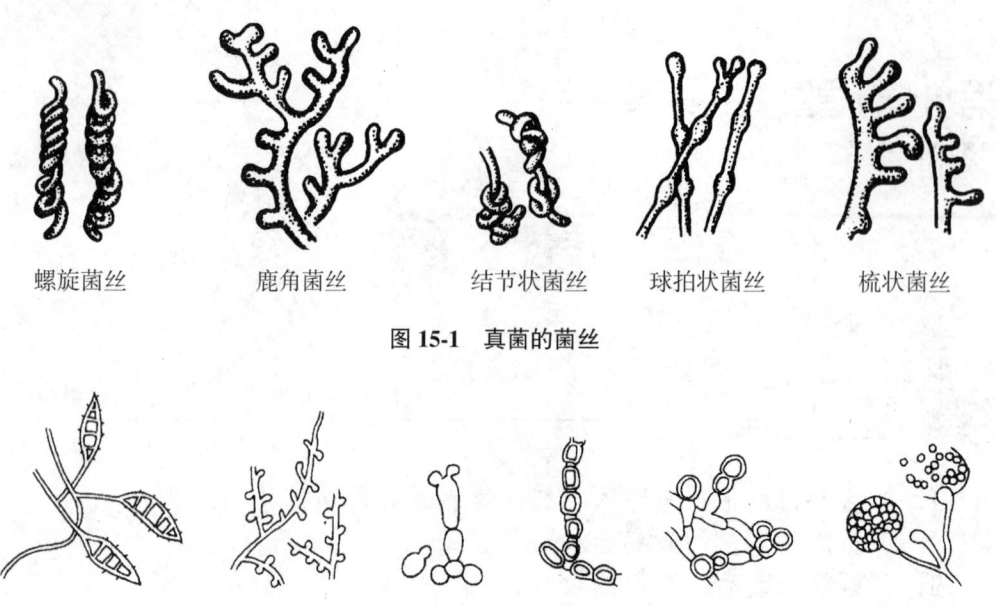

图 15-1　真菌的菌丝

图 15-2　真菌的孢子

二、真菌的培养特性与菌落特征

真菌营养要求不高，常用沙保（sabouraud）培养基（含 4% 葡萄糖、1% 蛋白胨、2% 琼脂、0.5%NaCl）培养。培养真菌的温度为 22～28 ℃，但某些深部感染的真菌其最适生长温度为 37℃，最适酸碱度为 pH 4.0～6.0，还需较高的湿度和氧气。真菌以出芽、形成菌丝、产生孢子及菌丝断裂等方式进行繁殖。真菌繁殖能力强，但生长缓慢，多数病原性真菌培养 1～4 周才能形成典型菌落，故在培养基内常加入抗生素，抑制细菌生长。

在沙保培养基上真菌可形成以下 3 种类型的菌落：

1. **酵母型菌落**　是单细胞真菌的菌落形式，与一般细菌菌落相似，不透明，一般为圆形，光滑湿润，柔软致密，多为乳白色，如新生隐球菌的菌落。

2. **类酵母型菌落**　菌落外观性状与酵母型菌落相似，但由于有芽生孢子与母细胞连接形成的假菌丝伸入到培养基中，故称类酵母型菌落。如白假丝酵母菌的菌落。

3. **丝状菌落**　是多细胞真菌的菌落形式，由疏松的菌丝体组成。菌落呈棉絮状，绒毛状或粉末状，菌落可呈现不同的颜色。丝状菌落的这些特征，有助于鉴别不同真菌。

三、真菌感染的微生物学检查及防治原则

真菌感染的微生物学检查可分为常规方法和特殊方法两种。前者主要包括显微镜直接检查、真菌培养及组织病理学检查，后者主要包括血清学试验和分子生物学方法。

1. **直接镜检**　皮屑、指（趾）甲屑、毛发等难以透明的标本，应先用 10% KOH 微加温处理，溶解角质层和细胞基质，然后镜检。痰和脓汁标本可直接检查。脑脊液、体腔液标本离心后取沉渣涂片镜检。可采用不染色的 KOH 湿片法或革兰氏染色、墨汁染色、乳酸酚棉蓝染色观察，也可采用化学荧光染色法检查。若镜下观察到菌丝、孢子或假菌丝即可初步诊断为真菌感染。

2. **分离培养与鉴定** 常用沙堡弱培养基（SDA）、马铃薯葡萄糖琼脂（PDA）培养基分离培养病原性真菌，为防止细菌及腐生性真菌污染，常加入放线菌酮、青霉素、链霉素或其他抑制性抗菌药物。皮屑、指（趾）甲屑、毛发等标本，需经70%乙醇或2%苯酚浸泡2～3 min杀死杂菌，经无菌生理盐水洗净后接种于培养基，在25～28℃条件下培养数日至数周，观察菌落特征。根据菌落特征进一步采取不同的鉴定方法。

3. **组织病理学检查** 一般浅部真菌病不需要进行病理学检查。当怀疑深部真菌病时，临床通过手术、针吸活检技术或内镜等手段取病理标本，可经传统的HE染色、嗜银染色、过碘酸-雪夫染色等特殊染色或免疫组织化学技术进行检查。

4. **血清学检测** 常用ELISA和乳胶凝集试验检测真菌抗原或代谢产物及机体感染后所产生的抗体。由于多种真菌细胞壁缺乏具有免疫原性的成分，粗制抗原敏感性低、特异性抗体制备困难，反应易受影响，且存在交叉反应等问题，限制了该技术在临床诊断中的应用。

5. **分子生物学鉴定** 核酸检测、核酸杂交技术已被用于深部感染真菌的特异性鉴定。常用技术包括PCR相关技术、核酸杂交技术及DNA序列分析。

第二节 主要致病性真菌

一、皮肤与皮下组织感染真菌

皮肤癣菌主要侵犯部位为角化的表皮、毛发和指（趾）甲，引起各种癣病。皮肤癣，特别是手、足癣是人类最常见的真菌病。皮肤癣菌分毛癣菌、表皮癣菌和小孢子癣菌3个属。

1. **生物学性状** 皮肤癣菌可在沙保培养基上生长，形成丝状菌落。根据菌落特征、菌丝和孢子的形态，可对皮肤癣菌作出初步鉴定（图15-3）。

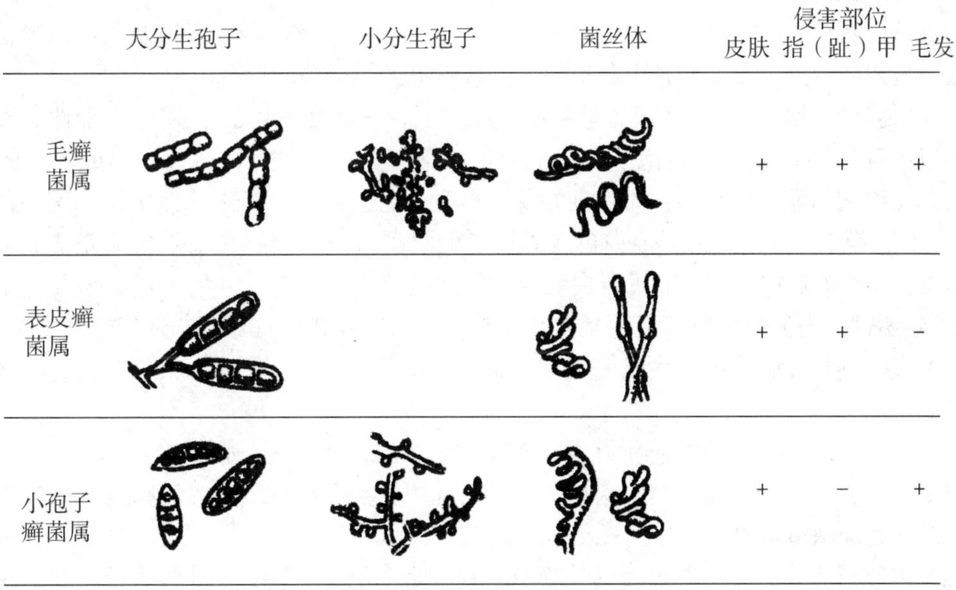

	大分生孢子	小分生孢子	菌丝体	侵害部位 皮肤　指（趾）甲　毛发
毛癣菌属				＋　　＋　　＋
表皮癣菌属				＋　　＋　　－
小孢子癣菌属				＋　　－　　＋

图15-3 皮肤癣菌的孢子、菌丝形态和侵害部位

毛癣菌菌落为白色、奶油色、黄色、棕黄色、红色以至紫色。表面呈羊毛状、绒毛状、粉末状或蜡状。镜下可见棒状的薄壁大分生孢子和葡萄状或梨状的小分生孢子，菌丝可呈螺旋状、球拍状、鹿角状和结节状。

表皮癣菌菌落褶叠或呈粉末状，中央有放射状沟纹，草绿色。镜下可见有杵状薄壁大分生孢子和球拍状菌丝，无小分生孢子，陈旧培养物中还可见厚膜孢子。

小孢子癣菌菌落为灰色、橘红色或黄褐色。表面呈绒毛状或粉末状。有厚壁梭形大分生孢子和位于菌丝侧支末端的卵圆形小分生孢子。菌丝呈结节状、梳状或球拍状。

2. 致病性　癣病主要由直接或间接接触传播，也可经猫、狗等动物或自体传播。3种皮肤癣菌均可侵犯皮肤，引起手癣、足癣（俗称脚气）、体癣、股癣、叠瓦癣等。手、足癣可分水疱型、擦烂型、鳞屑型。前两型常伴有剧烈的痒感可继发感染引起化脓性炎症。毛癣菌和表皮癣菌还可侵犯指（趾）甲，引起甲癣（俗称灰指甲），患甲变色，变形，增厚，并失去光泽。另外，毛癣菌和小孢子癣菌还可侵犯毛发，引起头癣和须癣。一种癣病可由不同的皮肤癣菌引起，而一种皮肤癣菌因侵犯不同部位可引起不同的癣病。

3. 微生物学检查及防治原则　取皮屑、指（趾）甲屑或病发置载玻片上，滴加10%KOH并加盖玻片，微加温后镜检。皮屑与甲屑中见有菌丝，病发内或外见有成串孢子，可初步诊断有皮肤癣菌感染。经沙保培养基培养，根据菌落的形态，菌丝和孢子的特点可确诊或进行菌种鉴定。

皮肤癣菌感染目前尚无有效的预防方法，主要是注意清洁卫生，避免直接或间接与患者接触。预防足癣应经常保持鞋袜干燥，透气性好，以消除皮肤癣菌增殖的条件。治疗可用5%硫软膏、水杨酸、伊曲康唑、酮康唑、咪康唑等。

二、条件致病性真菌

（一）白念珠菌

白念珠菌（*Candida albicans*）常存在于人体的口腔、上呼吸道、肠道及阴道黏膜上，当正常菌群失调或免疫力低下时则引起疾病，是最常见的机会致病性真菌。

1. 生物学性状　白念珠菌菌体呈圆形或卵圆形，直径 2～4 μm。革兰氏阳性，着色不均匀。以出芽繁殖，形成芽生孢子。孢子伸长成芽管，不与母菌体脱离，形成较长的假菌丝，因此又称为白假丝酵母菌。本菌在沙保培养基、普通琼脂平板上均能生长，需氧，室温或37℃中培养1～3天，可形成白色或乳白色的类酵母型菌落。在玉米粉培养基上可长出厚膜孢子。假菌丝和厚膜孢子有助于白假丝酵母菌的鉴定。

2. 致病性　白假丝酵母菌可侵犯皮肤、黏膜、指甲及各内脏器官。近年来由于抗生素、激素和免疫抑制剂在临床上的大量使用，白假丝酵母菌感染日益增多。常见白假丝酵母菌感染有以下几种类型：

（1）皮肤黏膜感染：皮肤感染好发于潮湿、皱褶处，如腋窝、腹股沟、乳房下、会阴及肛门周围等，形成有分泌物的糜烂病灶，也可引起甲沟炎及甲床炎。黏膜感染以鹅口疮最为常见，口角炎及阴道炎也较常见。

（2）内脏感染：主要有肺炎、支气管炎、食管炎、肠炎、膀胱炎和肾盂肾炎等，偶尔也可引起败血症。

（3）中枢神经感染：见于抵抗力极低者，可有脑膜炎、脑膜脑炎、脑脓肿等，预后不良。

(4) 过敏性疾病：对本菌过敏者，可发生皮肤、呼吸道、消化道等过敏症，表现为类似皮肤癣疹或湿疹的皮疹、哮喘、胃肠炎等症状。

3. 微生物学检查及防治原则

（1）病原学检查：取脓、痰等标本直接涂片并革兰氏染色镜检。皮肤病变材料用 10% KOH 处理后再镜检。镜下查找芽生孢子和假菌丝。必要时将材料接种于沙保培养基作分离培养。

（2）免疫学检查：早期诊断可用白念珠菌高价诊断血清做 ELISA 夹心法、免疫酶斑点法试验，方法简便，快速易行。

白念珠菌感染治疗成败的关键在于早期诊断、早期治疗。药物治疗常用氟康唑，对于氟康唑耐药的感染可选择伊曲康唑、伏立康唑或两性霉素 B 治疗。

知识链接

阴道念珠菌病

阴道念珠菌病是由念珠菌引起的常见外阴阴道炎症，约占微生物所致的阴道炎的 1/4 ~ 1/3，女性感染率超过 75%。病原体 80% ~ 90% 为白念珠菌，光滑念珠菌、热带念珠菌等所占的比例相对较少。妊娠期孕妇发病率约为非孕期妇女的 3 倍，妊娠期感染可诱发宫内感染、流产、死胎、早产等，新生儿通过垂直传播或在分娩过程中发生念珠菌感染，可能出现鹅口疮皮肤念珠菌病、念珠菌性脑膜炎、呼吸窘迫等。

案例 15-1

患者，男，3 个月。患儿出生后 2 个月无明显诱因出现口腔白膜，咳嗽，伴发热。6 天后头颈部、躯干、会阴部出现片状红斑，部分皮损边缘有白色膜状脱屑，局部有少量渗出液，偶有咳嗽，口服抗菌药物治疗未见好转。体格检查：T 37.2℃，P 132 次/min，R 32 次/min，体重 5.5 kg，发育正常，营养不良，神志清，全身浅表淋巴结未触及增大，双肺呼吸音清，未闻及干湿啰音。心律齐，无杂音，心率 132 次/min，肝、脾未触及，四肢肌张力正常。

思考：
1. 该患者临床初步诊断为何种病原生物感染？
2. 该微生物的主要生物学性状是什么？
3. 如何进行该微生物检查？
4. 该疾病的防治原则是什么？

（二）新型隐球菌

新型隐球菌（*Cryptococcus neoformans*），广泛分布于自然界，在鸽粪中大量存在，它是隐球菌中唯一致病的真菌，人常因吸入鸽粪污染的空气而感染，当免疫力下降时，可引起肺和脑部的急性、亚急性或慢性感染。

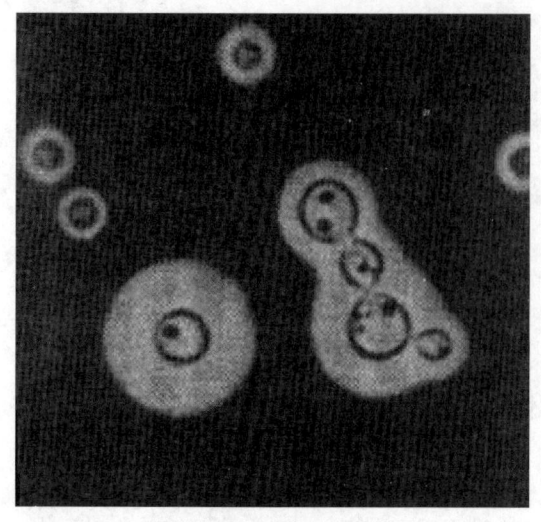

图15-4 新型隐球菌

1. 生物学性状 新型隐球菌为圆形酵母型菌,外周有一层宽厚荚膜,折光性强。一般染色法不被着色难以发现,故名隐球菌。用墨汁作负染色后镜检,可于黑色背景下看到圆形透亮的菌体,外有一层透明的荚膜,荚膜可比菌体大1～3倍,菌体上常见有出芽,无假菌丝。在沙保培养基上,经37℃3～5天形成酵母型菌落,菌落黏稠,由乳白色逐渐转变为橘黄色,最后呈棕褐色,日久可液化,可以流动。此菌能分解尿素,可与假丝酵母菌区别(图15-4)。

2. 致病性 荚膜多糖是新型隐球菌主要的致病物质,有抑制吞噬、诱使动物产生免疫耐受性,削弱机体抵抗力等作用,有助于该菌逃避机体的免疫作用而致病。新型隐球菌主要经呼吸道侵入,首先感染的部位可能是肺,引起肺部的轻度炎症,然后可从肺播散至全身其他部位,包括皮肤、骨、心脏等,而最易侵犯的是中枢神经系统,引起慢性脑膜炎,临床表现类似结核性脑膜炎,预后不良。近年来抗菌药物、激素和免疫抑制剂的广泛使用,也是新型隐球菌病例增多的原因。

3. 微生物学检查及防治原则

(1) 病原学检查:脑脊液标本离心后取沉淀检查。痰和脓汁标本可直接检查。标本置载玻片上,加墨汁一滴混匀,加盖玻片作负染色后镜检,见有出芽的圆形菌体,外周有宽厚的荚膜,即可作出诊断。必要时可做分离培养和动物试验。

(2) 免疫学检查:免疫学诊断有高度特异性与敏感性。常用夹心ELISA试验与乳凝试验测定患者脑脊液或血清中的荚膜多糖抗原,以协助诊断。

鸽粪是隐球菌病的主要传染源。减少鸽子数量或用碱处理鸽粪可控制此病发生。治疗药物选择酮康唑、伊曲康唑,中枢神经系统隐球菌病可选用两性霉素B或伊曲康唑,必要时加用鞘内注射。

小结

1. 真菌按形态可分为单细胞和多细胞真菌两类。单细胞真菌呈圆形或卵圆形,以出芽方式繁殖;多细胞真菌由菌丝和孢子组成。因菌丝伸长分支并交织成团,故称丝状菌,又称霉菌。

2. 真菌在沙保培养基上可形成以下三种类型的菌落:酵母型菌落、类酵母型菌落和丝状菌落。

3. 皮肤癣菌主要侵犯部位为角化的表皮、毛发和指(趾)甲,引起各种癣病。

4. 白念珠菌常存在于人体的口腔、上呼吸道、肠道及阴道黏膜上,当正常菌群失调或免疫力低下时则引起疾病,是最常见的机会致病性真菌。

5. 新生隐球菌在鸽粪中大量存在,人常因吸入鸽粪污染的空气而感染,当免疫力下降时,可引起肺和脑部的急性、亚急性或慢性感染。

 思 考 题

1. 简述真菌的形态结构特征。
2. 在沙保弱培养基上，真菌可形成哪 3 种类型的菌落？

（王海河）

第二部分 医学寄生虫学

第十六章

医学寄生虫学概论

 学习目标

1. 掌握寄生虫学基本概念、寄生虫与宿主的概念、寄生虫对宿主的致病，其相互关系以及流行特点和防治原则。
2. 熟悉致病主要特点，致病机制及所引起的症状；熟悉寄生虫病的诊断依据和诊断方法。
3. 了解感染期、致病期、诊断期和传播期。

一、人体寄生虫学的概念

人体寄生虫学（human parasitology）或称医学寄生虫学（medical parasitology），是研究人体寄生虫病病原体和传病节肢动物的生物学、生态学、致病或传病机制、实验诊断、流行规律和预防控制的科学，属于医学基础课的形态学课程，是临床医学和医药卫生类其他专业的必修基础课之一。医学寄生虫学包括医学原虫学（medical protozoology）、医学蠕虫学（medical helminthology）和医学节肢动物学（medical arthropodology）。其学习目的是知晓人体寄生虫病原生物学基础知识，服务于诊断、治疗及控制或消灭寄生虫所致人体寄生虫病，以及防治与疾病有关的医学节肢动物，提高健康水平。

二、寄生虫的危害性

寄生虫对人体的危害，主要表现在作为病原体引起寄生虫病及作为疾病的传播媒介两方面。寄生虫病对人体健康和动物经济的危害均十分严重。在发展中国家，特别是在社会经济发展水平相对滞后的热带和亚热带地区，寄生虫病依然广泛流行，严重威胁健康甚至生命，其危害仍是普遍存在的公共卫生问题。在我国卫生城市创建的要求也明确提出特定人群土源性线虫感染率低至一定标准。寄生虫病被称为"乡村病""贫穷病"，它与社会经济和文化的落后互为因果。因此寄生虫病是阻碍发展中国家经济社会发展的原因之一。

我国幅员辽阔，地跨寒、温、热三带，自然条件千差万别，人民的生活与生产习惯各

异。在广大农村，寄生虫病一直是危害人民健康的重要疾病。调查表明，我国已报告的人体寄生虫有200余种。我国解放初期提出重点防治的"五大寄生虫病"，即疟疾、血吸虫病、丝虫病、黑热病和钩虫病，曾经夺去成千上万人的生命，严重危害人民健康，阻碍经济发展。在寄生虫感染者中，混合感染普遍，尤其在农村同时感染2～3种寄生虫者很常见，最多者一人感染9种寄生虫，有的5岁以下儿童同时感染寄生虫多达6种。此外，流行相当广泛的寄生虫病还有：贾第虫病、阴道滴虫病、阿米巴病、旋毛虫病、华支睾吸虫病、卫氏并殖吸虫病、包虫病、带绦虫病和囊虫病等。近年机会致病寄生虫病，如隐孢子虫病、弓形虫病、粪类圆线虫病的病例亦有逐渐增加的趋势。食品卫生监督制度不健全，某些猎奇尝鲜的不当饮食行为致使生食、半生食一些肉食品甚至野生动物肉类的人数增加以及对外交往和旅游业的发展使得国外一些寄生虫和媒介节肢动物输入等，都对我国人民健康带来新的威胁。综上所述，我国寄生虫种类多，分布范围广，危害严重，特定虫种如棘球蚴病等在一些地区成为因病致贫或因病返贫的重要原因，寄生虫病不仅是我国的公共卫生问题，也是实现小康社会建设和"健康中国2030"战略目标应予重视和亟待解决的重要任务。

三、寄生虫病防治面临的挑战

随着全球范围内社会经济发展和各种与寄生虫病流行相关因素的变化，寄生虫病防治面临新的挑战。表现在以下诸多方面：人类活动范围扩大，不可避免地将许多本来和人类并无直接关系或极少接触的寄生虫从自然界带入人类活动范围而进入人群，造成新的公共卫生问题；经济尤其是交通工具的发展使人类交往越来越便捷和频繁，本来在国外危害性很大的寄生虫病或媒介节肢动物可输入本国，并在一定条件下传播流行；都市化、经济建设造成的大规模人口流动和迁移及生态环境平衡的破坏，也可能引起某些寄生虫病的流行；寄生虫病的化学防治及媒介昆虫的化学防制已面临产生药物抗性的种种问题，防治实践中会出现更多的新问题亦在意料之中；一些医疗措施如长期使用免疫抑制剂等，可造成人体医源性免疫受损，因而大大增加了发生机会致病性寄生虫病的几率。世界卫生组织的分析强调环境、气候变化、社会因素等对贫困相关感染性疾病的控制有多方面的影响，如药物和杀虫剂抗性的产生，森林采伐，都市化，农业问题，饥荒与营养不良，移民和全球化，以及各种种族和地区冲突的间接影响等。这些因素都增加了寄生虫病流行的变数和防治的复杂性。综上所述，多种寄生虫病正以新的形式威胁着人类健康。

四、医学寄生虫学课程学习的基本要求

对于临床医学专业的学生，医学寄生虫学是专业基础课学习阶段的必修课程；从临床医学的角度，医师在接诊疑似患者时应考虑寄生虫病的可能性，能够做出初步判断继而提出有针对性的进一步检查的医嘱；医药卫生其他相关学科则从各自特定的角度涉及和人体寄生虫学的联系，如预防医学关注寄生虫病的流行和媒介控制等方面，检验医学关注各种寄生虫病的实验诊断方法，影像医学则关注多种寄生虫病的影像学表现以期及时正确诊断。

第一节 寄生现象、寄生虫与宿主

一、寄生现象

在自然界里，两种生物在一起生活的现象是非常普遍的。

1. 偏利共生（commensalism） 也称共栖，是指两种生物生活在一起，一方受益而另一方既不受益也不受害。如人肠道内结肠阿米巴，以肠道内细菌为食，但不侵犯肠黏膜，对宿主既无利也无害。

2. 互利共生（mutualism） 也称共生，是指两种生物生活在一起，双方均受益。如牛、马胃内生活的纤毛虫在分解植物纤维过程中获得营养物质，而纤毛虫死亡则为牛、马提供蛋白质。

3. 寄生（parasitism） 是指两种生物生活在一起，一方受益，另一方受害。在寄生关系中，受益的一方称为寄生虫（parasite），受害的一方称宿主（host）。如蛔虫寄生于人体的肠道内夺取营养，而其机械性和毒性作用可损害宿主。

二、寄生虫与宿主

（一）宿主类别

寄生虫完成一代生长、发育和繁殖的整个过程称寄生虫的生活史（life cycle）。在寄生虫生活史中对人具有感染性的阶段为感染阶段（infective stage）。如人误食感染性蛔虫卵后，卵内幼虫孵出，经体内移行后在小肠内发育为成虫。成虫以消化和半消化食糜为营养物质造成人体营养不良或扭结成团造成蛔虫性肠梗阻。因此，蛔虫与人体之间的关系为寄生，蛔虫作为受益的一方，称为寄生虫，人体作为受害的一方称为宿主。蛔虫的感染阶段为感染性蛔虫卵。

寄生虫在不同发育阶段所寄生的宿主主要包括以下几种。

1. 中间宿主（intermediate host） 即幼虫或无性生殖阶段所寄生的宿主。如有两个以上的中间宿主，按先后顺序称为第一和第二中间宿主。

2. 终宿主（definitive host） 即寄生虫成虫或有性生殖阶段所寄生的宿主。

3. 保虫宿主（reservoir host） 即蠕虫的成虫或原虫的某一阶段不仅寄生于人体，还可寄生于某些脊椎动物，在一定条件下其体内的寄生虫可传播给人。在流行病学上，将这些脊椎动物称为保虫宿主。

4. 转续宿主（paratenic host） 即当某些寄生虫的幼虫侵入非正常宿主后，不能发育为成虫，仅长期维持幼虫状态，但能够生存。当有机会侵入其正常宿主后，才能继续发育为成虫。此非正常宿主称为转续宿主。幼虫在非正常宿主的皮下组织或器官内移行窜扰所造成的局部和全身性损害称为幼虫移行症。

例如卫氏并殖吸虫成虫寄生于人或犬、猫等食肉哺乳动物的肺内，其幼虫胞蚴、母雷蚴、子雷蚴、尾蚴在川卷螺体内发育。成熟的尾蚴从螺体逸出，若侵入淡水蟹或蝲蛄体内可发育为囊蚴。人或食肉的哺乳动物若食入含有活囊蚴的淡水蟹或蝲蛄，后尾蚴可在小肠内脱囊而出，发育为童虫。童虫移行至肺发育为成虫。另外，野猪若食入含有活囊蚴的淡水蟹或蝲蛄，后尾蚴在其小肠内脱囊而出，发育为童虫。童虫在猪的体内移行，但不能发育为成虫，以幼虫的状态长期生存，人、犬等正常宿主食入含有童虫的野猪肉，则童虫即可在二者体内发育为成虫。因此，人是该虫的终宿主。而犬、猫等动物为保虫宿主，川卷螺、淡水蟹或蝲蛄分别为第一、第二中间宿主，野猪为转续宿主。

（二）寄生虫的类别

寄生虫种类繁多，根据其寄生的部位可分为：

1. 体外寄生虫（ectoparasite） 指一些昆虫，如蚊、白蛉、虱、蚤等，当它们刺吸宿主血液时与宿主体表接触，吸血后便离开，因此也称暂时性寄生虫。

2. 体内寄生虫（endoparasite） 指寄生于宿主体内器官或组织细胞内的寄生虫，如寄生于肠道内的钩虫、鞭虫、蛔虫等，寄生于组织细胞内的疟原虫、弓形虫、旋毛虫等。

3. 兼性寄生虫（facultative parasite） 指有些营自生生活的寄生虫在生活史中某一发育阶段也可侵入宿主营寄生生活，这些寄生虫称为兼性寄生虫，如粪类圆线虫。

4. 机会性致病寄生虫（opportunistic parasite） 有些寄生虫在宿主免疫功能正常时处于隐性感染状态。一旦宿主免疫功能受损，虫体繁殖力、致病力增强，导致宿主出现临床症状和体征，甚至死亡。此类寄生虫称机会性致病寄生虫，如弓形虫、隐孢子虫等。艾滋病患者可因弓形虫性脑炎、隐孢子虫性腹泻死亡。

三、寄生虫与宿主的相互关系

（一）寄生虫对宿主的作用

1. 夺取营养 寄生虫无论寄生于宿主的体表还是体内组织脏器，其生长发育繁殖所需的营养物质均来源于宿主，从而导致宿主营养丢失，甚至营养不良。如寄生于小肠内的蛔虫以宿主消化和半消化的食糜为营养，造成宿主营养不良。

2. 机械性损伤 寄生虫在入侵、移行和定居过程中对宿主局部组织器官的损伤，包括①阻塞腔道，如蛔虫所致的肠梗阻；②压迫组织，如包虫寄生于肝，造成的占位性损害；③损伤组织，如钩虫寄生于小肠，用其钩齿咬附于肠黏膜上，造成宿主肠黏膜的损伤；④破坏细胞，如寄生于红细胞内的疟原虫周期性地破坏红细胞，造成贫血。

3. 毒性及免疫损伤 寄生虫的分泌物、排泄物或死亡虫体崩解物均可作为毒物或抗原物质作用于宿主的免疫、组织、器官、胃肠道或血液循环系统，造成毒性或免疫病理损害。如蜱涎液具有神经毒素作用，可致宿主肌肉麻痹甚至瘫痪，日本血吸虫虫卵性肉芽肿可造成肝硬化。

（二）宿主对寄生虫的作用

宿主对寄生虫的作用主要表现为非特异性免疫应答和特异性免疫应答。

1. 非特异性免疫 非特异性免疫受遗传因素控制，也与宿主的年龄、营养状况等因素有关。如人类对牛带绦虫卵具有先天的不易感性。此外，宿主的皮肤、黏膜、胎盘、体液（如胃酸）等生理屏障作用、细胞吞噬作用、炎症反应、补体作用等均可抵御寄生虫入侵。

2. 特异性免疫 寄生虫抗原诱导的特异性细胞免疫和体液免疫应答是宿主抵御寄生虫的重要机制。对极少数寄生虫，宿主感染后所产生的特异性免疫应答能够完全清除体内的感染，并对再感染有完全的抵抗力，即消除性免疫。但大多数寄生虫感染所诱导的宿主特异性免疫应答虽对再感染有一定的抵抗力，但不能完全清除体内的感染，称为非消除性免疫。如当人体感染疟原虫后，虽然在一定程度上产生对再感染的免疫力，但对体内已有的疟原虫不能完全清除，虫体维持低密度，一旦药物将残存的虫体完全清除，获得性保护性免疫也随之消失，这种免疫状态称为带虫免疫（premunition）。在血吸虫感染中，宿主产生的保护性免疫虽可抵御尾蚴的侵入，但不能清除体内的成虫，成虫仍可生存产卵，这种免疫状态称为伴随免疫（concomitant immunity）。

（三）宿主与寄生虫相互作用的结果

寄生虫与宿主相互作用可有 3 种不同结果：①宿主将体内的寄生虫全部清除，并具有完全抵御再感染的能力，这种情况比较罕见。②宿主清除部分体内寄生虫，对再感染产生了相对的抵抗力。在该情况下，宿主成为慢性感染者或带虫者。寄生虫侵入人体并能长期或暂时生存的现象称寄生虫感染（parasitic infection）。临床上出现明显症状和体征的寄生虫感染称寄生虫病（parasitosis）。在相当多的情况下，人体感染寄生虫后并无明显的临床症状，但可作为传染源传播病原体，这些感染者称为带虫者（carrier）。带虫者在流行病学方面有重要意义。③寄生关系终止。由于宿主的免疫力极弱，不能有效地控制寄生虫在体内生长、繁殖，最终导致宿主死亡，寄生虫也随之死亡。

寄生虫与宿主的相互作用与宿主的遗传因素、营养状态、免疫力和感染寄生虫的种类、数量等因素有关。

第二节 寄生虫病的流行与防治

寄生虫病的流行病学是从群体的水平研究寄生虫病的传播、分布和发展规律，了解寄生虫病流行的基本环节、因素及特点，对制订防治原则、消灭和控制寄生虫病有重要意义。

一、流行的基本环节

寄生虫病在一个地区流行必须具备 3 个基本环节即传染源、传播途径和易感人群。

（一）传染源

寄生虫病患者、带虫者及保虫宿主构成寄生虫病的传染源。

（二）传播途径

土壤、水、食物、接触、媒介生物、空气、胎盘等均可成为寄生虫病的传播途径。

（三）易感人群

易感人群指对寄生虫普遍易感者。一些特定人群，如儿童从非流行区进入流行区及以前未曾接触该病原的人群尤其易感染。

二、流行的因素

寄生虫病能否在一个地区流行并成为该地区的流行病或地方病，取决于一定的环境因素，包括自然因素、生物因素和社会因素。

（一）自然因素

自然因素包括：地理环境、温度、湿度、光照、雨量等。

（二）生物因素

寄生虫发育所涉及的保虫宿主、中间宿主和媒介昆虫或媒介植物，甚至包括这些生物的天敌和致病微生物，构成了影响寄生虫病的复杂生态系统。生物因素也可被视为自然因素。

（三）社会因素

社会的经济发展、文化、卫生水平以及生产方式、生活习惯等都直接或间接影响寄生虫病的流行；另外对寄生虫病的人为介入，如防治工作的开展，也是重要影响因素。

三、流行的特点

（一）地方性

有些寄生虫病的流行有明显的地方性，这主要与寄生虫病流行的自然因素、生物因素以及某地区当地居民的生活饮食习惯和生产方式有关。如某些寄生虫因其中间宿主的分布受气候（温度、湿度、雨量、光照）、地理的影响，具有明显的地方性，该寄生虫病的流行也相应地具有地方性，如日本血吸虫病、疟疾、黑热病等。广东珠江三角洲的人群喜食生鱼片和鱼生粥，因而该地区是的华支睾吸虫病流行区。

（二）季节性

寄生虫病的流行常有明显的季节性，特别是某些寄生虫以媒介昆虫为传播媒介，因而该寄生虫病的流行季节常与媒介昆虫的季节消长密切相关。如我国间日疟与中华按蚊出现的季节一致。有些寄生虫病的流行与生产方式和季节有关，如日本血吸虫病或钩虫病的流行与下水或下地务农有关，因此该病多流行于夏季。

（三）自然疫源性

有些寄生虫不仅可寄生于人体内，还可寄生于其他脊椎动物体内，在人与脊椎动物之间自然传播着的寄生虫病称为人兽共患寄生虫病（parasitic zoonoses）。全球此类疾病有70多种，我国已知有30余种，如血吸虫病、华支睾吸虫病（肝吸虫病）、卫氏并殖吸虫病（肺吸虫病）、旋毛虫病、弓形虫病等。在人迹罕至的原始森林或荒漠，一些人兽共患寄生虫病在脊椎动物之间自然流行，人一旦进入该地区后，这些寄生虫病可从脊椎动物传播给人，这种地区称自然疫源地。这类不需人参与而存在于自然界的人兽共患寄生虫病具有明显的自然疫源性，称为自然疫源性寄生虫病，如马来丝虫病。寄生虫病的这种自然疫源性，增大了对寄生虫病预防和控制的复杂性和难度。

四、防治原则

（一）控制传染源

可通过治疗患者、普查普治带虫者，适当处理保虫宿主，达到控制和消灭传染源的目的。

（二）切断传播途径

采取综合措施，搞好环境卫生，加强粪便和水源管理，消灭和控制媒介昆虫及中间宿主。

知识链接

我国的寄生虫病疾病谱发生改变

由于经济发展、交通便捷、食物来源多样化及病原体进化等因素作用，目前食源性寄生虫病、新发或再现寄生虫病和输入性寄生虫病正成为我国严重的公共卫生问题。如广州管圆线虫病、华支睾吸虫病、包虫病、囊虫病等食源性病。隐孢子虫病、弓形虫病等机会性致病寄生虫病的患病率在我国呈明显上升趋势，而肠道寄生虫病的感染率明显下降，我国寄生虫病疾病谱正发生明显的改变。

（三）保护易感人群

对特定易感群体和个体以及初次进入流行区的非流行区人群采取必要的保护措施，如应用防护用品和驱避剂及预防用药并对其进行寄生虫病防治的健康教育，提高防病意识。

小结	1. 寄生现象包括偏利共生、互利共生、寄生。 2. 寄生虫与宿主。寄生虫在不同发育阶段所寄生的宿主主要包括以下几种：中间宿主、终宿主、保虫宿主、转续宿主。寄生虫种类繁多，根据其寄生的部位可分为体表寄生虫、体内寄生虫、兼性寄生虫、机会性致病寄生虫。 3. 寄生虫病流行的基本环节包括传染源、传播途径、易感人群。 4. 流行的特点有地方性、季节性、自然疫源性。 5. 防治原则包括控制传染源、切断传播途径、保护易感人群。

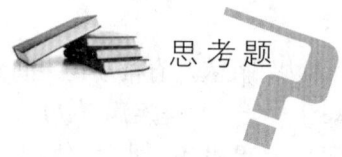 思考题

1. 保虫宿主，举例。
2. 幼虫移行症，举例。
3. 寄生虫病的流行特点是什么？
4. 寄生虫对宿主的致病作用。

（陈晓宁）

第十七章

医学蠕虫

> **学习目标**
> 1. 掌握线虫、吸虫、绦虫的生活史特点及重要的病原学检测方法。
> 2. 熟悉线虫、吸虫、绦虫纲的形态特点及致病机制。
> 3. 了解医学蠕虫的分类及重要医学蠕虫的流行特点。

蠕虫（helminth）是低等的多细胞无脊椎动物，身体柔软，借其皮肌收缩而蠕动。在动物分类上，蠕虫包括扁形动物门、线形动物门和棘头动物门。种类繁多，分布广泛，寄生于人体的蠕虫约有 250 余种，我国已发现 40 余种。可营自生生活和寄生生活。寄生人体的蠕虫称医学蠕虫。蠕虫可寄生于人体消化道、胆管、血管、肝、肺、脑、肾、肌肉和淋巴系统等。由蠕虫感染所导致疾病称为"蠕虫病"。

一、蠕虫分类

蠕虫的生活史包括自卵经幼虫到成虫的发育过程，需要不同的外界环境条件，根据蠕虫在发育过程中是否需要中间宿主，可将蠕虫分为两大类型。

（一）土源性蠕虫（geohelminth）

有的蠕虫在发育过程中不需要在中间宿主体内发育，虫卵可直接在外界适宜的环境中发育成具有感染性的虫卵或幼虫，经口或皮肤侵入终宿主，发育为成虫，此类蠕虫称土源性蠕虫，如肠道线虫多属此类蠕虫。

（二）生物源性蠕虫（biohelminth）

有的蠕虫需要在中间宿主体内发育为感染期幼虫再感染终宿主，此类蠕虫称生物源性蠕虫，如吸虫、大部分绦虫、组织内线虫、棘头虫属此类。

二、幼虫移行症

某些蠕虫的幼虫侵入非适宜宿主体内，不再发育为成虫，但长期在组织内移行，造成局部和全身的病变，称为幼虫移行症（larva migrans）。根据幼虫侵犯部位不同，可分为皮肤幼虫移行症和内脏幼虫移行症。

（一）皮肤幼虫移行症（cutaneous larva migrans）

以皮肤损害为主，幼虫在浅部的皮肤内长期移行引起丘疹、疱疹及水肿，幼虫在皮肤深部移行，可出现结节和包块称为皮肤幼虫移行症，如犬钩口线虫幼虫、粪类圆线虫幼虫、棘口线虫幼虫等。

(二)内脏幼虫移行症 (visceral larva migrans)

以脏器损害为主,幼虫在脏器内移行引起局部组织的损伤及全身症状称为内脏幼虫移行症。如犬弓首线虫幼虫、广州管圆线虫幼虫、曼氏裂头蚴可引起内脏幼虫移行症。嗜酸性肉芽肿是内脏幼虫移行症的主要病理损害。

第一节 线 虫

线虫(nematodes)属于线形动物门、线虫纲(Nematoda)。种类繁多、分布广泛,全球约有1万余种线虫分布于水和土壤中。大多数营自生生活,少部分营寄生生活,寄生人体的线虫184种,其中常见线虫有10余种可寄生人体并引起人体的损害,导致严重的寄生虫病。

一、生活史类型

(一)直接发育型

线虫的基本发育经过卵、幼虫、成虫3个阶段。发育过程中不需要中间宿主,需在土壤中直接发育为感染期虫卵或感染期幼虫,通过不同感染方式进入人体,如似蚓蛔线虫。

(二)间接发育型

有的成虫产出幼虫后,必须在中间宿主体内发育成感染期幼虫再感染新宿主,如旋毛形线虫、丝虫等。

二、致病

线虫对人体的危害程度与寄生虫的种类、数量、发育阶段、寄生部位、虫体的机械作用和化学作用,以及宿主的免疫状态等因素有关。

(一)幼虫所致损害

幼虫所致损害是指线虫幼虫进入宿主体内并在宿主体内移行过程中所致的损害。如钩蚴侵入皮肤可致皮炎;蛔虫或钩虫的幼虫在移经肺部时,可引起肺部损害,甚至引起蛔虫性或钩虫性哮喘;旋毛虫幼虫偶尔寄生于肌肉内可导致肌炎等。而一些寄生于犬、猫等食肉哺乳动物的线虫幼虫寄生在人体内脏组织引起内脏幼虫移行症,线虫幼虫移行过程中可异位寄生于脑、眼、脊髓、骨骼肌、心肌、肾等器官而成为人体内脏幼虫移行症和眼幼虫移行症的重要病原。患者可以只出现血中嗜酸性粒细胞增多,而无明显的临床症状,也可同时伴有发热、肝大、咳嗽哮喘;若侵入脑部,患者可出现惊厥、抽风、行为障碍等精神症状;若进入眼内可发生肉芽肿性眼炎、视网膜炎、视神经乳突炎。有被误诊为视网膜母细胞瘤从而摘除眼球的报导。

(二)成虫所致损害

成虫所致损害是指线虫成虫在寄生部位因成虫机械性损害和化学性刺激以及免疫反应等作用导致组织出现损伤、出血、炎症等病变。如肠道线虫可损伤局部黏膜,引起出血及炎性反应;丝虫可致淋巴系统的损害。组织内寄生线虫对人体的危害一般较肠道线虫严重。如旋毛虫幼虫侵犯具有重要功能的心肌导致心包积液、心力衰竭甚至死亡,广州管圆线虫寄生于神经系统造成脑脊髓损害。

三、分类

我国常见的寄生人体的线虫，属线虫纲，根据尾感器的有无划分为两个亚纲，其分类见表（表17-1）。

表17-1 我国重要医学线虫的分类

亚纲	目	科	属	种
尾感器亚纲 Phasmidea	小杆目 Rhabditata	类圆科 Strongyloididae	类圆线虫属 *Strongyloides*	粪类圆线虫 *S.stercoralis*
		小杆科 Rhabditidae	同小杆线虫属 *Rhabditella*	艾氏小杆线虫 *R.axei*
	圆线目 Strongylata	钩口科 Ancylostomatidae	钩口线虫属 *Ancylostoma*	十二指肠钩口线虫 *A.duodenale*
				犬钩口线虫 *A.caninum*
				锡兰钩口线虫 *A.ceylanicum*
				巴西钩口线虫 *A.brasiliense*
			板口线虫属 *Necator*	美洲板口线虫 *N.americanus*
		毛圆科 Trichostrongylidae	毛圆线虫属 *Trichostrongylus*	东方毛圆线虫 *T.orientalis*
		管圆科 Angiostrongylidae	管圆线虫属 *Angiostrongylus*	广州管圆线虫 *A.cantonensis*
	蛔目 Ascaridata	蛔科 Ascaridae	蛔线虫属 *Ascaris*	似蚓蛔线虫 *A.lumbricoides*
		弓首科 Toxocaridae	弓首线虫属 *Toxocara*	犬弓首线虫 *T.canis*
				猫弓首线虫 *T.cati*
	尖尾目 Oxyurata	尖尾科 Oxyuridae	住肠线虫属 *Enterobius*	蠕形住肠线虫 *E.vermicularis*
	旋尾目 Spirurata	颚口科 Gnathostomatidae	颚口线虫属 *Gnathostoma*	棘颚口线虫 *G.spinigerum*
		筒线科 Gongylonematidae	筒线虫属 *Gongylonema*	美丽筒线虫 *G.pulchrum*
		吸吮科 Thelaziidae	吸吮线虫属 *Thelazia*	结膜吸吮线虫 *T.callipaeda*

续表

亚纲	目	科	属	种
	丝虫目 Filariata	盖头虫科 Dipetalonematidae	吴策线虫属 *Wuchereria*	班氏吴策线虫 *W.bancrofti*
			布鲁线虫属 *Brugia*	马来布鲁线虫 *B.malayi*
			罗阿线虫属 *Loa*	罗阿线虫 *L.loa*
			盘尾线虫属 *Onchocerca*	盘尾线虫 *O.volvulus*
	驼行目 Camallanata	龙线科 Dracunculidae	龙线属 *Dracunculus*	麦地那龙线虫 *D.medinensis*
	比翼目 Syngamida	比翼线虫科 Syngamidae	兽比翼线虫属 *Mammomonogamus*	喉兽比翼线虫 *M.laryngeus*
无尾感器亚纲 Aphasmidea	鞭尾目 Trichurata	毛形虫科 Trichinellidae	旋毛形线虫属 *Trichinella*	旋毛形线虫 *T.spiralis*
		鞭虫科 Trichuridae	鞭虫属 *Trichuris*	毛首鞭鞭形线虫 *T.trichiura*
		毛细虫科 Capillariidae	毛细线虫属 *Capillaria*	肝毛细线虫 *C.hepatica*
	膨结目 Dictyophymata	膨结科 Dictyophymatidae	膨结线虫属 *Dictyophyme*	肾膨结线虫 *D.renale*

第二节 似蚓蛔线虫

似蚓蛔线虫（*ascaris lumbricoides linnaeus*，1758）简称蛔虫（roundworm），经典医著中称其为"蚘"，是人体最常见的寄生虫之一。成虫寄生于小肠内，可引起蛔虫病。

一、形态

（一）成虫

成虫是寄生于人体肠内，成虫活时粉红色，死后为灰白色。虫体圆柱形，体表有细小的横纹和两条明显的侧索，形似蚯蚓。雌虫长 20～35 cm，个别虫体可达 49 cm，最宽处直径为 3～6 mm，尾端钝圆。雌性的生殖系统为双管型，盘绕在虫体后 2/3 部分的原体腔内，阴门位于虫体前、中 1/3 交界处的腹面。雄虫长 15～31 cm，最宽处直径为 2～4 mm，尾端向腹面卷曲，具有一对象牙状交合刺。雄性生殖系统为单管型，盘绕在虫体后半部的原体腔内。在泄殖腔前、后有多对乳突。口孔位于虫体顶端，其周有 3 个呈品字形排列的唇瓣。背唇瓣一个，较大，亚腹唇瓣两个，略小。唇瓣内缘有细齿，外缘有乳突。直肠短，雌虫消化道末端开口于肛门，雄虫则通入泄殖腔（图 17-1）。

（二）虫卵

自虫体排出的虫卵有受精卵和未受精卵两种：

1. 受精卵　受精卵呈宽椭圆形，大小为（45～75）μm×（30～50）μm。卵壳厚而无色，由内向外为蛔甙层、壳质层、受精膜，光镜下可见厚而均匀的壳质层。卵壳外常有一层凹凸不平的蛋白质膜，因被胆汁染色，呈棕黄色。卵内含一个大而圆的卵细胞，卵细胞与卵壳两端常见新月形空隙。

2. 未受精卵　未受精卵长椭圆形，大小为（88～94）μm×（39～44）μm，卵壳与蛋白质膜均较薄，无蛔甙层。卵内含许多大小不等的屈光颗粒。受精卵及未受精卵的蛋白质膜均可脱落，成为脱蛋白质膜卵，脱膜虫卵无色，应注意与钩虫卵鉴别。

3. 感染期卵　卵壳较薄内含一条蜷曲的幼虫（图17-2）。

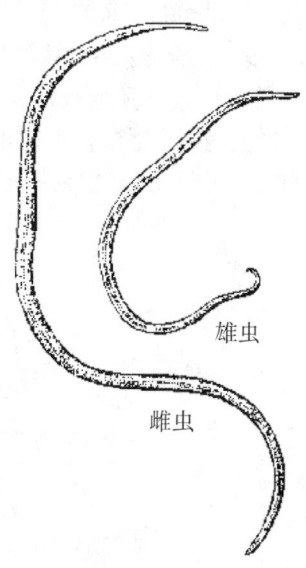

图 17-1　蛔虫的成虫

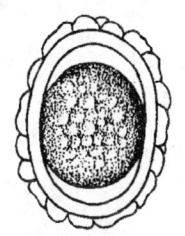 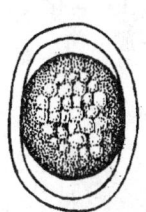 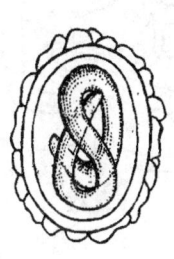 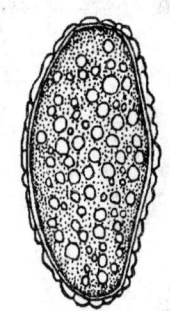

　　受精卵　　脱蛋白膜受精卵　　感染期卵　　未受精卵

图 17-2　蛔虫卵

二、生活史

（一）在外界发育

自人体内排出的受精卵污染土壤，在荫蔽、潮湿、氧气充足和适宜温度（21～30℃）的土壤中发育，约经2周，卵细胞发育成第一期幼虫，再经1周，卵内的幼虫第一次蜕皮发育为感染期卵。

（二）在人体内发育

感染期卵被人误食后，经胃到十二指肠内，卵内幼虫能分泌透明质酸酶和蛋白酶，再通过虫体的活动使之破壳而出。孵出的幼虫侵入小肠黏膜和黏膜下层，钻入肠壁小静脉或淋巴管，经静脉系统入肝，再经右心到肺，穿破肺泡毛细血管进入肺泡，在此幼虫进行第二和第三次蜕皮，然后，幼虫再沿支气管、气管移行至咽，被宿主吞咽，经食管、胃到小肠，在小肠内进行第四次蜕皮后经数周发育为成虫。成虫以宿主半消化食物为营养。雌、雄成虫交配后，雌虫产卵，卵随粪便排出体外。

蛔虫通过其肠上皮细胞微绒毛吸收葡萄糖、氨基酸及脂肪酸。成虫的能量来源主要是通过厌氧糖酵解过程而获得。由于成虫的丙酮酸激酶的活性低，因此只能将糖分解到磷酸烯醇式丙酮酸，再经过多种酶的作用，最后生成苹果酸。在线粒体内，其中一部分苹果酸进行被称为替代途径的还原反应，经延胡索酸还原为琥珀酸。在这个反应中，多产生一分子的ATP。这也是蛔虫适应低氧寄生环境的结果。

宿主体内的成虫数目一般为一至数十条，个别可达上千条。成虫寿命约为一年（图17-3）。

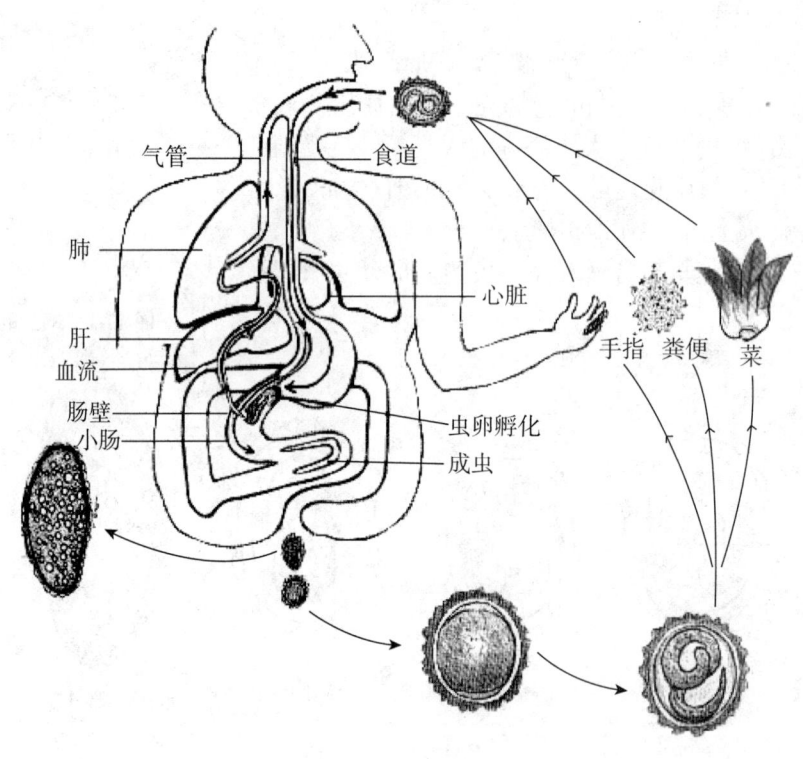

17-3

三、致病

蛔虫幼虫和成虫对人体均有致病作用，主要表现为机械性的损伤、夺取营养、变态反应及肠功能障碍等。人感染蛔虫后所致的临床症状取决于感染虫数的多少和机体的免疫等。

从幼虫侵入肠壁可引起组织损伤。但是，受损最明显的是肺，幼虫比肺的毛细血管粗，如有大量的幼虫由毛细血管移入肺泡，会造成毛细血管的破裂。引起点状出血。患者可出现发热、咳嗽、哮喘、血痰以及血中嗜酸性粒细胞比例增高等临床症状。部分患者肺部 X 线检查，可见浸润性病变，病灶常有游走现象，并多在 1～2 周内可自行消散。当重度感染时，幼虫也可侵入甲状腺、脾、脑、肾等器官，引起异位损害。幼虫通过胎盘，可进入胎儿体内寄生。

（二）成虫致病

蛔虫对人体的致病作用主要由成虫引起，可有以下几种表现：

1. 掠夺营养　蛔虫以人体肠腔内半消化物为食，不但掠夺营养、损伤肠黏膜，造成食物的消化和吸收障碍，而且影响机体对蛋白质、脂肪、碳水化合物，以及维生素 A、B2 和 C 的吸收，导致营养不良。患者常有食欲缺乏、恶心、呕吐以及间歇性脐周疼痛等表现。重度感染的儿童，甚至可引起发育障碍。

2. 毒素作用　蛔虫病患者也可出现荨麻疹、皮肤瘙痒、血管神经性水肿，以及结膜炎等症状。这可能是由于蛔虫变应原被人体吸收后，引起 IgE 介导的变态反应所致。

3. 机械性的损伤　蛔虫有钻孔习性，当寄生环境发生改变时，如人体发热、胃肠病变、食入过多辛辣食物，以及不适当的驱虫治疗时，常可刺激虫体活动力增强，容易钻入开口于肠壁上的各种管道，如胆道、胰管、阑尾等，可分别引起胆道蛔虫症、蛔虫性胰腺炎、阑尾炎或蛔虫性肉芽肿等。胆道蛔虫病是临床较为常见的并发症，虫体侵入部位多在胆总管。主要症状是突发性右上腹绞痛，并向右肩、背部及下腹部放射。疼痛呈间歇性加剧，伴有恶心、呕吐等。如诊治不及时，由于虫体带入胆管的细菌造成严重感染，导致化脓性胆管炎、胆囊炎，甚至发生胆管坏死、穿孔等。

肠梗阻也是常见的并发症之一，梗阻原因是由于大量成虫纽结成团，堵塞肠管，寄生部位肠段发生蠕动障碍所致，阻塞部位多发生在回肠。临床表现为脐周或右下腹突发间歇性疼痛，并有呕吐、腹胀等，在患者腹部可触及条索状移动团块。个别患者甚至出现蛔虫性肠穿孔，引起局限性或弥漫性腹膜炎。国外曾报导一例 2 岁女孩因大量感染蛔虫而死亡。尸检发现回肠内有蛔虫团块，导致肠扭转和肠坏死，检获 908 条虫体。台湾一患者，男，11 岁，经手术取出蛔虫 1806 条，虫重 4 kg。

四、实验诊断

查见虫卵和虫体是确诊的依据。

（一）粪便直接涂片法

因蛔虫产卵量大，采用直接涂片法，查一张涂片的检出率为 80% 左右，查 3 张涂片可达 95%。对直接涂片阴性者，也可用下列方法做进一步诊断。

（二）试验性驱虫和鉴定

对粪便中查不到虫卵，而临床表现疑似蛔虫病者，可用驱虫治疗性诊断，根据患者排出虫体的形态进行鉴别。

疑为肺蛔症或蛔虫幼虫引起的过敏性肺炎的患者，可检查痰中蛔蚴确诊。

五、流行

（一）分布

蛔虫的分布呈世界性，全世界约有 1/4 的人口感染蛔虫，主要温带、热带、经济不发达、温暖潮湿和卫生条件差的国家或地区流行更为广泛。目前，我国人群蛔虫感染率 12.72%，蛔虫感染的特点，农村高于城市，儿童高于成人。个别地区农村人群的感染率仍较高。

（二）流行因素

粪便内含受精蛔虫卵的人是蛔虫感染的传染源。蛔虫感染普遍原因是：

1. 生活史简单　蛔虫卵在外界环境中无需中间宿主而直接发育为感染期卵。

2. 蛔虫产卵量大　自感染性虫卵进入人体，到雌虫开始产卵需 60～75 天。每条雌虫每昼夜排卵约 24 万个。

3. 虫卵对外界理、化等不良因素的抵抗力强　在荫蔽的土壤中或蔬菜上，一般可活数月至一年；蛔虫卵对一些化学品具有抵抗力，主要是由于卵壳蛔甙层的保护作用，如 10% 的硫酸、盐酸、等溶液均不能影响虫卵内幼虫的发育；而对于能溶解或透过蛔甙层的有机溶剂或气体，如氯仿、乙醚、苯等有机溶剂，则很敏感，卵细胞或幼虫皆可被杀死。

4. 粪便未经无害化处理　如用新鲜粪便施肥。

5. 虫卵污染　儿童随地解便是造成蛔虫卵污染土壤、蔬菜或地面的主要方式。鸡、犬、蝇类的机械性携带，也对蛔虫卵的散播起一定作用。人因接触被虫卵污染的泥土、蔬菜，经口吞入附在手指上的感染期卵；或者食用被虫卵污染的生菜、泡菜和瓜果等而受到感染。国内，曾有人群因生食带有感染期卵的甘薯、胡萝卜及腌菜后，在一个地区引起暴发性蛔虫性哮喘的报导；也曾有因食用在干粪坑埋藏过又未经清洗的甘蔗而致由幼虫引起数十例过敏性肺炎的报告。人群感染蛔虫的季节与当地气候、生产活动等因素有关，一般认为，主要在春、夏季节。

其他，与经济条件、生产方式、生活水平以及文化水平和卫生习惯等社会因素有密切关系。因此，发展经济、提高文化水平和养成良好的卫生习惯，就会使人群蛔虫的感染率大为降低。

六、防治

对蛔虫病的防治，应采取综合性措施。包括查治患者和带虫者，处理粪便、管好水源和预防感染。

治疗患者和带虫者，对患者和带虫者进行驱虫治疗，是控制传染源的重要措施。驱虫治疗既可降低感染率，减少传染源，又可改善儿童的健康状况。驱虫时间宜在感染高峰之后的秋、冬季节，学龄儿童可采用集体服药。由于存在再感染的可能，所以，最好每隔 3～4 个月驱虫一次。常用的驱虫药物有甲苯咪唑（安乐士）、阿苯达唑（肠虫清）、左旋咪唑（驱钩蛔）、枸橼酸哌嗪（驱蛔灵、六一宝塔糖）、三苯双脒肠溶片（力卓）。驱虫效果都较好，并且不良反应少。由于蛔虫在人体内寄生存活时间一般为一年左右，所以如果能避免再感染，大约一年左右蛔虫病可"自愈"。

> **案例**
>
> 患者，男，5 岁，信丰县人。反复脐周疼痛半年。半年前患者无明显诱因出现脐周隐痛，间断发作，可自行缓解。无恶心、呕吐，无发热。近几日疼痛加重来医院就诊。患者自发病以来，精神尚可，食欲差，夜惊，大便不成形，体重明显减轻，中度贫血貌，营养差，皮肤弹性差，喜食生麦粒，个人卫生习惯不好。血常规嗜酸性粒细胞增多，红细胞及血红蛋白减少，粪检查到蛔虫卵。
>
> 讨论：
> 1. 结合所给材料，给出可能的诊断。
> 2. 应如何治疗患者？如何预防本病的发生？

第三节 蠕形住肠线虫

一、形态

（一）成虫

成虫虫体细小，乳白色。角皮具细横纹，头端角皮膨大形成头翼。口孔位于顶端，周围有3个小唇瓣。咽管末端膨大呈球形，称咽管球。雌虫大小为（8～13）mm×（0.3～0.5）mm，虫体中部膨大，尾端长而尖细，呈纺锤形或短线头状，生殖器官为双管型，阴门位于虫体前1/3处的腹侧，肛门位于虫体后1/3处。每一条雌虫的子宫内含卵量为5000～17 000个。雄虫大小为（2～5）mm×（0.1～0.2）mm，尾端向腹面卷曲，有尾翼及数对乳突，末端具交合刺1根，生殖器官为单管型。

（二）虫卵

虫卵呈不对称椭圆形，一侧较平，一侧突起，大小为（50～60）μm×（20～30）μm，卵壳厚，无色，由一层脂层、两层壳质层组成，蛋白质膜光滑。虫卵排出时，卵内已含一卷曲的蝌蚪期胚胎，在外界与空气接触后，很快发育为感染期幼虫（图17-4）。

二、生活史

成虫寄生于人体的回盲部，多见于盲肠，盲肠重度感染时可到达小肠上段。虫体以肠内容物、组织或血液为食。雌、雄交配后，雄虫很快死亡。受精的雌虫子宫内充满虫卵，向肠腔下段移行，当宿主入睡后，肛门括约肌松弛，部分雌虫移至肛门外，由于受温度、湿度改变及冷空气刺激，在肛门外皱襞处产卵。大部分的雌虫产卵后干枯死亡，少数可逆行至肠腔。偶可移行进入女性阴道、子宫、输卵管、尿道、腹腔和盆腔等部位导致异位寄生。黏附在肛门周围皮肤上的虫卵，在温度（34～36℃）、湿度（90%～100%）适宜及氧气充足的条件下，虫卵内的蝌蚪期胚蜕皮1次，约经6h发育为幼虫，成为感染期虫卵。虫卵被人吞食后，在小肠内孵出幼虫，并沿小肠下行，途中蜕皮2次，行至回盲部，再蜕皮1次发育为成虫。自误食感染期虫卵至发育为成虫到产卵需2～6周。雌虫寿命一般为2～4周。（图17-5）

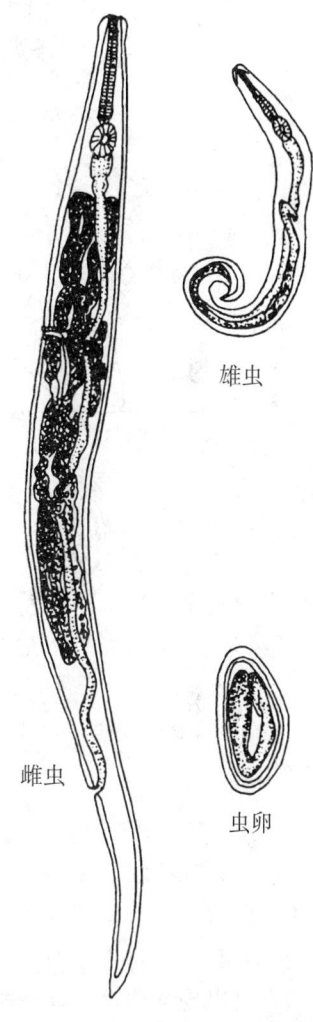

图17-4 蛲虫成虫、虫卵

三、致病

蛲虫雌虫在肛周爬行、产卵刺激肛门及会阴部皮肤，引起皮肤瘙痒，是蛲虫病的主要症状。搔抓时抓破皮肤，常可引起继发感染。患者常有烦躁不安、失眠、食欲缺乏、消瘦、夜

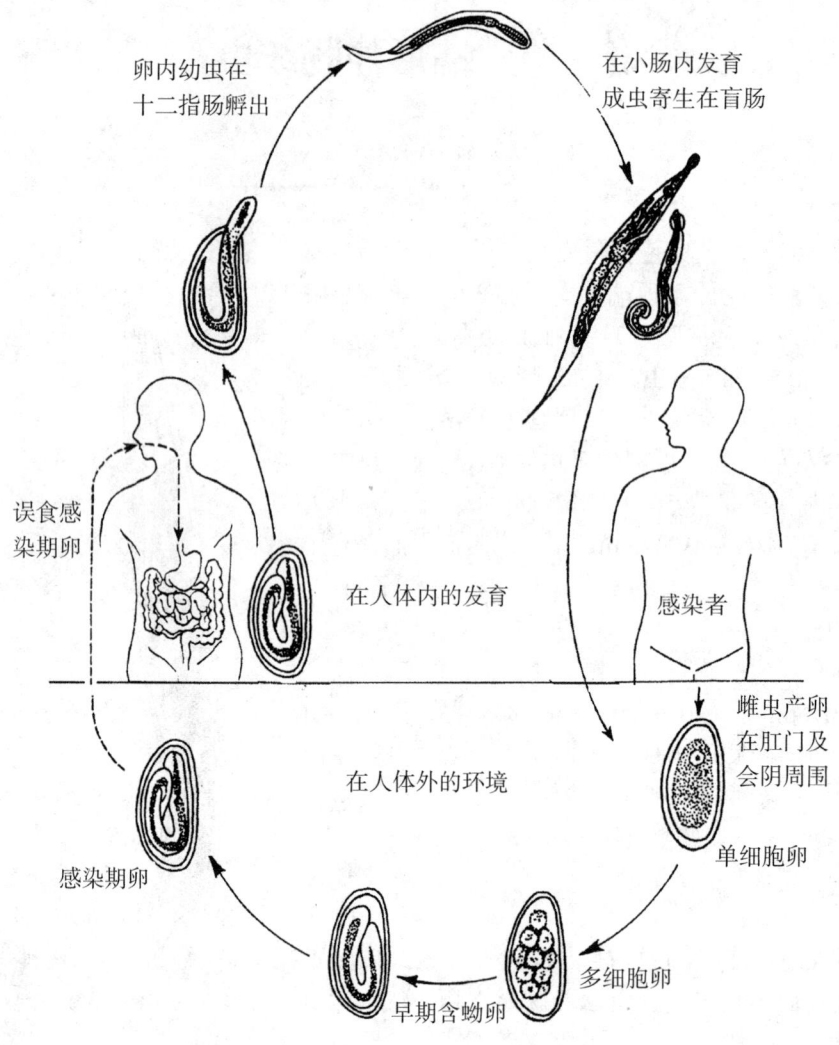

图 17-5 蛲虫生活史

惊、夜间磨牙等症状。长期反复感染，会影响儿童的身心健康。

虫体附着可致肠黏膜轻度损伤，出现慢性炎症及消化功能紊乱。蛲虫可钻入阑尾，引起阑尾炎。若有异位寄生，可因侵入阴道，引起阴道炎，继而导致子宫内膜炎、输卵管炎；侵入尿道，可出现尿道炎、膀胱炎；也有腹腔、腹膜、盆腔、肠壁组织、肝、肺、前列腺等处异位寄生的报道。

四、诊断

根据蛲虫在肛门产卵的特点，检查虫卵应在肛门周围皮肤上取材。时间最好在清晨排便前进行。常用的方法有棉拭子法和透明胶纸法，其操作简便，检测率高。此外，在粪便内检获成虫或在患儿睡后 1~3 h 查看肛周附近有无爬出的成虫也可确诊。

五、流行

蛲虫感染呈世界性分布。我国人群感染也较普遍，尤其在幼儿园等集体生活的儿童感染率更高。我国 12 岁以下儿童蛲虫感染率为 10.28%。

人是唯一的传染源，造成感染的主要方式是肛门-手-口的自体外重复感染。蛲虫卵的抵抗力较强，在室内可存活 3 周左右，因而也可通过虫卵污染玩具、用具等间接经口感染。此外还可通过吸入附在尘土上的虫卵而传播。有报告认为在肛周的虫卵可孵出幼虫，逆行入肠内发育成成虫并产卵，形成蛲虫的逆行感染。以上因素是造成人体自身反复感染和相互感染的主要途径和原因。

六、防治

（一）加强卫生宣传教育

注意个人卫生，要养成良好的卫生习惯，饭前、便后要洗手。夜间睡眠不穿开裆裤，定期烫洗被褥，或用 0.05% 碘液清洗玩具及其他用具 1 h，即可杀死虫卵。

（二）普查普治

在采用驱虫的同时应防止再感染，对托儿所、幼儿园儿童应定期普查普治。常用的治疗药物有甲苯咪唑、噻嘧啶、阿苯达唑等。用蛲虫膏、2% 氯化氨汞软膏或甲紫涂于肛周有止痒与杀虫作用。

第四节　十二指肠钩口线虫和美洲板口线虫

寄生于人体的钩虫主要有两种：十二指肠钩口线虫（*Ancylostoma duodenale*）简称十二指肠钩虫和美洲板口线虫（*Necator americanus*）简称美洲钩虫。成虫寄生于小肠内，以吸食血液为生，造成人体的慢性失血，引起钩虫病。钩虫病是我国严重危害人体健康的五大寄生虫病之一。

一、形态

（一）成虫

成虫体长 1 cm 左右，活时为肉红色，死后灰白色。前端微向背侧仰屈，有发达的口囊，内有钩齿和板齿（图 17-6）。口囊之中为口孔。钩虫咽管长为体长的 1/6，其后端略膨大，咽管壁肌肉发达，肌细胞交替收缩，有利于吸取血液。

钩虫雌虫尾端呈圆锥状，阴门位于虫体腹面中部，十二指肠钩虫具尾刺。雄虫尾端角皮膨大，形成膜质交合伞，由肌肉性的辐肋所支撑，分为背肋、侧肋和腹肋，并有两根细长可收缩的交合刺。背辐肋的分支特点是鉴定虫种的重要依据之一。两种钩虫成虫鉴别要点见表 17-2。

（二）虫卵

虫卵呈短椭圆形，大小为 $(56\sim76)\mu m \times (35\sim40)\mu m$。卵壳薄，无色，卵内含卵细胞，新鲜粪便中的卵内可分裂为 4~8 个细胞，卵壳与细胞间有明显的空隙（图 17-7）。如患者便秘或粪便放置过久，卵内细胞可分裂为多细胞（桑椹期）或发育为幼虫。两种钩虫虫卵极相似，不易区别。

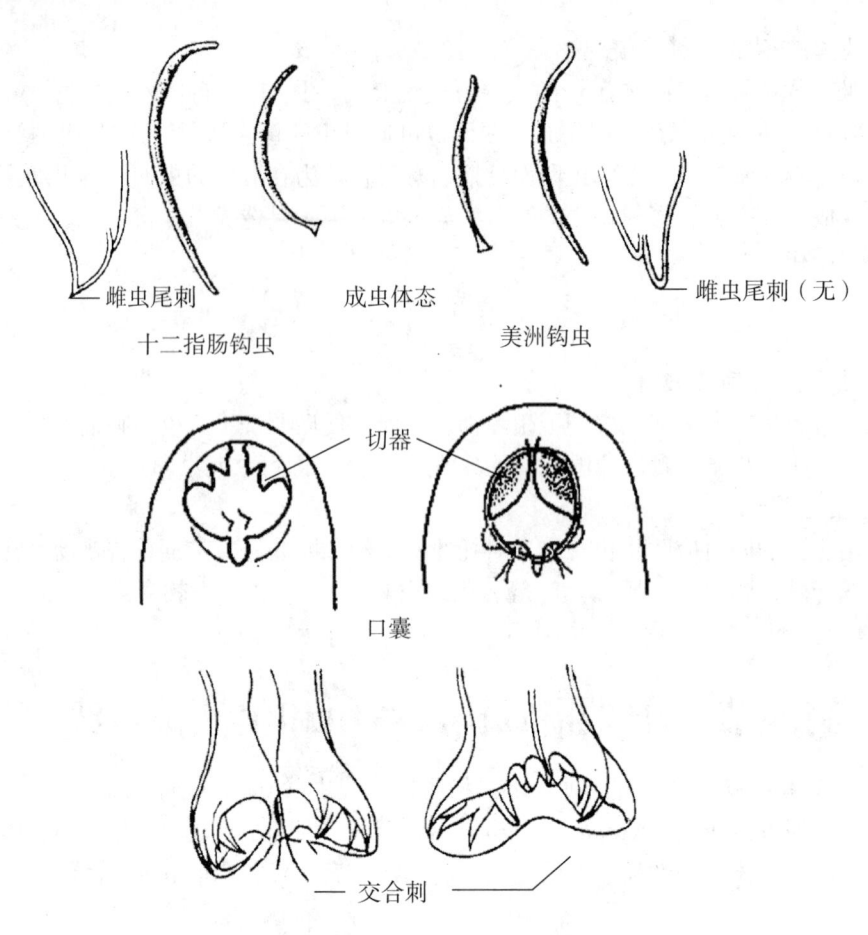

17-6　钩虫口囊与交合伞

表 17-2　寄生人体两种钩虫成虫的鉴别要点

鉴别要点	十二指肠钩虫	美洲钩虫
大小（mm）	♀ (10～13)×0.6 ♂ (8～11)×(0.4～0.5)	♀ (9～11)×0.4 ♂ (7～9)×0.3
体形	头端与尾端均向腹面弯曲，呈"C"形	尾端向背面弯曲呈"∫"形
口囊腹齿	腹侧前缘有 2 对钩齿	腹侧前缘 1 对半月形板齿
交合伞形状	略呈圆形	扁圆形
背辐肋分支	远端分 2 支，每支再分 3 小支	基部分 2 支，每支再分 2 小支
交合刺	刺呈长鬃状，末端分开	一刺末端呈钩状，包于另一刺的凹槽中
尾刺	有	无

二、生活史

(一)在外界土壤中的发育

成虫寄生人体小肠上段,雌、雄交配后,雌虫产卵,卵随粪便排出体外。虫卵在潮湿、荫蔽、氧气充分、肥沃的土壤中,卵内细胞很快分裂,25 h 内孵出第一期杆状蚴,2 天内幼虫第 1 次蜕皮,发育为第二期杆状蚴,再经 5～6 天,虫体停止摄食,咽管变长,进行第 2 次蜕皮,成为丝状蚴,即感染期蚴。丝状蚴长 0.5～0.7 mm,头端钝圆,尾端尖细,体

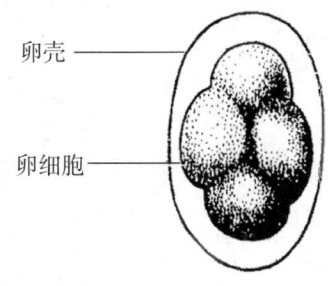

17-7　钩虫卵

表多有鞘膜,口孔封闭,咽管细长,约为体长的 1/5。丝状蚴主要生存于表层土壤内,十分活跃,可借助覆盖体表水膜的表面张力,沿地面植物向上移行高达 20 cm,常呈聚集性活动。丝状蚴具有向温、向湿、向上、向组织的特性,当接触到人的皮肤时,活动力增强,依靠机械性穿刺和酶的作用,从皮肤薄嫩处经 30 min 至 1 h 侵入人体,也可经口腔黏膜进入人体。

(二)在人体内的发育

丝状蚴侵入皮肤后,在局部停留约 25 h,然后进入小静脉或淋巴管,随血流经右心到肺,穿过肺微血管进入肺泡,再循支气管、气管上皮细胞的纤毛摆动,向上移行至咽,随吞咽动作被咽下,经食管、胃到达小肠。幼虫在小肠上段借口囊之齿吸附在肠黏膜上。经 2 次蜕皮发育为成虫。自丝状蚴经皮肤感染至成虫产卵,一般需 5～7 周(图 17-8)。十二指肠钩虫日平均产卵量为 10 000～30 000 个,美洲钩虫为 5 000～10 000 个。成虫寿命一般为 3～5 年。也有十二指肠钩虫存活 7 年,美洲钩虫存活 15 年的报道。

钩虫丝状蚴主要经皮肤感染,但十二指肠钩虫也可经口感染。十二指肠钩虫还可感染某些动物,并移行到肌肉中保持滞育状态。人若生食这些转续宿主的肉类,也可能导致钩虫感染。此外,十二指肠钩虫可偶然通过母乳和胎盘感染。部分幼虫在进入小肠前,可滞留于某些组织中长达 253 天,暂停发育,当受到某些刺激后,虫体才陆续进入小肠发育为成虫。这种现象称幼虫的迁延移行。

三、致病

人体感染钩虫后,可表现不同的临床症状,除与钩蚴侵入数量及成虫在小肠寄生数量有关外,也与人体的营养状况和免疫力有密切关系。

(一)幼虫所致病变及症状

1. 钩蚴性皮炎　丝状蚴钻入皮肤后,约在 1 h 内手指、足趾间以及手背、足背、踝部、手腕等处出现钩蚴性皮炎。数十分钟内局部皮肤出现针刺、烧灼和奇痒感,继而见充血斑点或血疹。

2. 肺部症状　钩蚴移行至肺时,穿破微血管进入肺泡,引起局部出血及炎症病变。患者出现咳嗽、痰中带血,常伴畏寒、发热等全身症状。重者或过敏体质者可因变态反应出现持续干咳和哮喘及一过性肺炎。此外,外周血嗜酸性细胞明显增多。症状一般持续数日至 10 余日。

(二)成虫所致病变及症状

1. 消化系统症状　成虫以钩齿或板齿咬附于肠黏膜,并经常更换咬附部位,致肠黏膜点状出血及小溃疡,有时可形成片状出血性瘀斑,病变可累及黏膜下层,甚至肌层。初期患

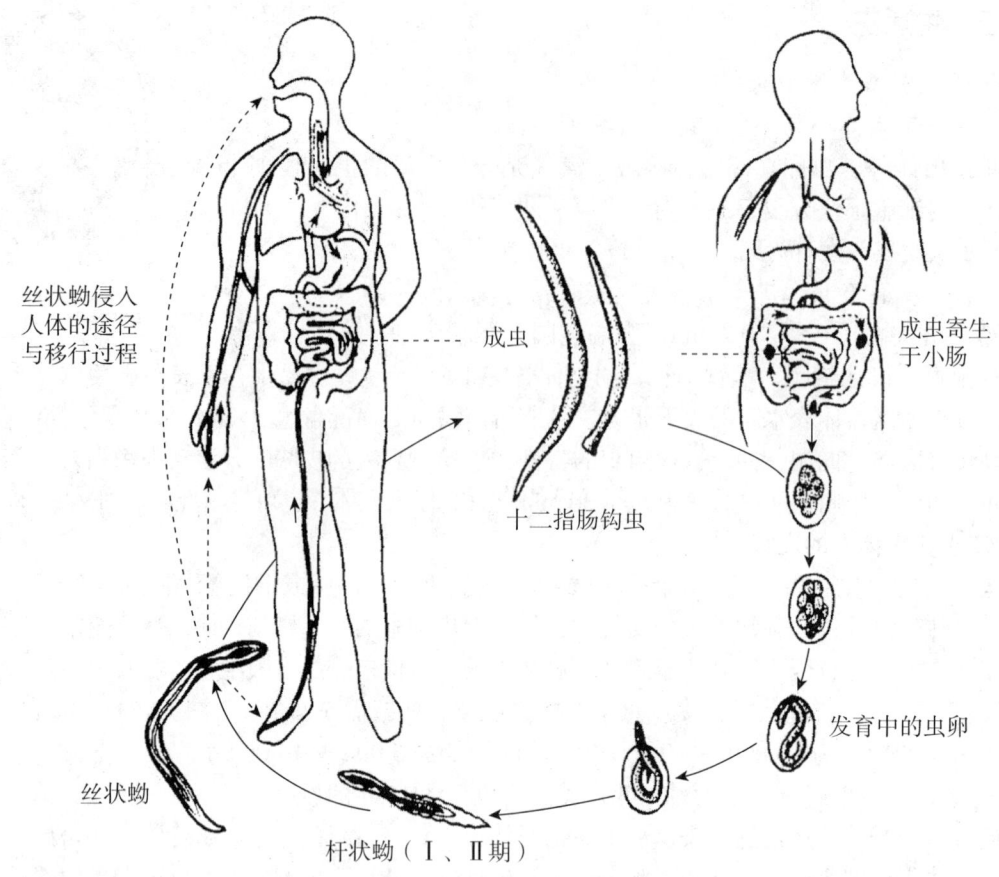

图 17-8 钩虫生活史

者主要表现为上腹部不适及隐痛、恶心、呕吐、腹泻等症状,食欲增加,体重却减轻。少数患者出现喜食生米、生豆甚至泥土、煤渣、破布等异常症状,称为"异嗜症",补充铁剂后,大多数患者此现象消失。

2. 贫血 成虫以血液为食,吸血时,头腺分泌抗凝素,使伤口不易凝血而利于其吸血。吸入血液很快从消化道排出,造成血液丢失。钩虫成虫的吸血活动和咬附伤口的渗血导致人体长期慢性失血,铁和蛋白质不断丧失。因为缺铁,血红蛋白合成速度又慢于红细胞新生的速度,故临床上出现的贫血为缺铁性、低色素小细胞型贫血。患者皮肤蜡黄、黏膜苍白、头晕、乏力、劳动力减弱或丧失,严重者可有心慌、气促、面部及下肢水肿等贫血性心脏病的症状。

3. 婴幼儿钩虫病 临床表现为严重贫血、消化功能紊乱、发育迟缓及营养不良等。发病最早为出生后10天,常以柏油样黑便、腹泻、食欲减退等症状为主。感染严重的儿童,可出现并发症,预后差,严重影响生长发育,以致出现侏儒症。

4. 妇女钩虫病 妇女感染钩虫可导致停经,孕妇感染可引起流产、早产。

四、实验诊断

粪便检查

1. 直接涂片法 常用的方法有直接涂片法,此法简便但易漏检。

2. 饱和盐水浮聚法　可提高检出率。其原理是因为钩虫卵比重（1.045～1.060）较饱和盐水比重（1.20）轻，虫卵易浮聚于饱和盐水表面。

3. 钩蚴培养法　此法检出率高于饱和盐水浮聚法，但粪便标本需培养5～6天才能孵出幼虫。此法可根据幼虫的形态特点确定虫种，有利于驱虫药物的选择，同时也可用于流行病学调查。此外，饱和盐水漂浮法和钩蚴培养法可作钩虫卵计数，进行定量检查确定其感染度。

4. 免疫学检验　免疫学检查一般不常用，多用于钩虫产卵前，结合病史进行早期诊断。

五、流行

（一）分布

钩虫感染和钩虫病呈世界性分布，多见于热带和亚热带地区。在我国，除少数西北地区外，各省均有流行。一般南方感染率高于北方，南方以美洲钩虫为主，北方则十二指肠钩虫占优势，大部分地区为两种钩虫混合感染。据2001—2004年全国人体寄生虫分布调查最新统计，我国钩虫感染率为6.12%，感染人数约为3930万。

（二）流行因素

1. 传染源　患者和带虫者是钩虫病的传染源。虫卵随粪便排出体外，通过施肥、随地大便等方式污染土壤。

2. 土壤及自然环境　土壤及自然环境适于钩虫卵的发育。在适宜的温度、湿度、荫蔽的环境下孵出幼虫。有感染期幼虫的土壤称为疫土。

3. 生活方式及生产方式　人们与疫土接触而感染，如赤足在施过新鲜粪便的蔬菜、红薯、玉米、棉花地劳动更易感染。矿井阴湿、温暖，也有利于钩虫病的传播与流行。食生菜易致十二指肠钩虫感染。婴儿可通过使用被钩蚴污染的尿布或因穿"土裤子"或睡沙袋等方式感染。

感染季节各地不同，温暖的南方几乎全年均可感染。国内大部分地区以5～8月份为感染高峰，9月份下降。

六、防治

（一）普查普治

在流行区进行普查普治，是预防钩虫病的重要环节。驱虫宜在每年冬、春季进行。常用驱虫药物有甲苯咪唑、左旋咪唑、阿苯达唑、噻嘧啶等。合并用药可提高驱虫效果。

（二）加强粪便管理

不随地大便，不用新鲜粪便施肥，提倡用沼气池、三坑式沉淀密封粪池或堆肥法处理粪便，杀死虫卵后使用。

（三）加强个人防护

改良耕作方法，尽量减少手、足直接与泥土接触，必要时可涂用防护剂（1.5%左旋咪唑硼酸乙醇、15%噻苯唑软膏）等预防感染。

第五节　毛首鞭形线虫

一、形态

（一）成虫

雌雄异体，活时乳白色。虫体前 3/5 细长，后 2/5 明显粗大。形似马鞭，故称鞭虫。鞭虫口腔小，咽管细长，其外由串珠状排列的杆细胞组成的杆细胞体包绕。雌虫长 35～55 mm，尾端钝圆而直。雄虫长 30～45 mm，尾端向腹面卷曲，交合刺 1 根，具交合刺鞘。雌雄生殖器官均为单管型。

（二）虫卵

虫卵呈纺锤形，黄褐色，大小为 (50～54) μm×(22～23) μm。卵壳较厚，两端各具一透明栓，内含 1 个未分裂的卵细胞（图 17-9）。

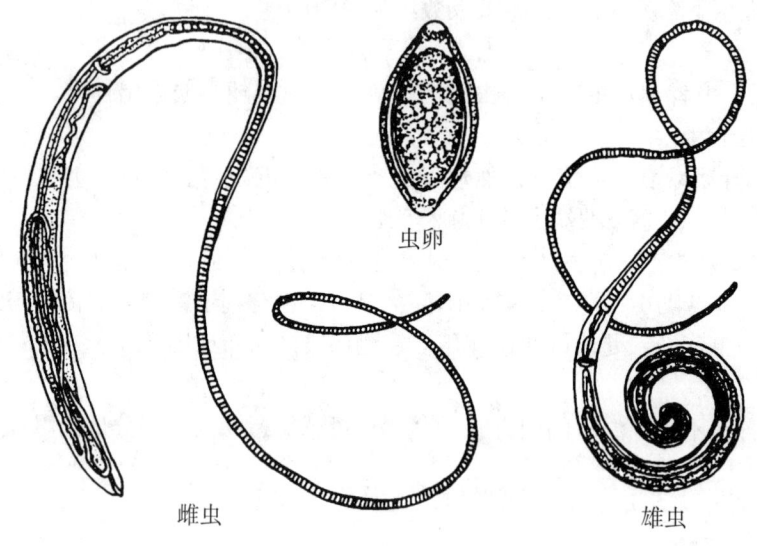

图 17-9　鞭虫成虫、虫卵

二、生活史

鞭虫生活史简单，人是唯一的宿主。成虫寄生在盲肠，亦可在结肠、直肠甚至回肠下段寄生。虫体前端钻入肠壁，以血液和组织液为营养。雌、雄交配后，产出的虫卵随粪便排出体外，雌虫每日产卵约 5 000～7 000 个。卵随粪便排出体外，在适宜的温度（26～30 ℃）和湿度下，约经 3～5 周，发育为感染期卵。人食入被感染期卵污染的食物或水而感染。在小肠内幼虫孵出，从肠腺隐窝处钻入肠黏膜，摄取营养，经 10 天左右，幼虫回到肠腔，移行至盲肠发育为成虫。自感染期卵经口感染至雌虫产卵需 1～3 个月。成虫自然寿命一般 3～5 年。

三、致病

成虫以其细长的前段插入肠黏膜乃至肠黏膜下层，从组织中和血液中摄取营养，加上分泌物的刺激作用，肠壁黏膜组织呈现轻度炎症或点状出血，亦可见到上皮细胞变性，坏死。少数患者由于肠壁炎症、细胞增生、肠壁增厚而形成肉芽肿。轻度感染一般患者不产生贫血症状。当重度感染时（即寄生虫数超过 800 条）由鞭虫引起的慢性失血可导致缺铁性贫血的发生。其临床表现为感染者有头晕、消瘦、贫血、腹痛、慢性腹泻，少数有下腹部阵发性疼痛，粪便隐血试验阳性。儿童重度感染可导致直肠脱垂。少数患者可出现全身症状，如荨麻疹、嗜酸性粒细胞增多、四肢水肿等。另外，免疫学的研究表明，人体感染鞭虫后可产生一定免疫力。

四、诊断

粪便中检获虫卵为诊断依据。

1. 生理盐水直接涂片法、饱和盐水浮聚法、水洗自然沉淀法。
2. 确定感染程度可应用定量板—甘油玻璃计数法（加腾改良法）。
3. 乙状结肠镜或纤维结肠镜检查时可见到虫体附着于肠黏膜上，借助肠镜检查亦可作为鉴别诊断的手段，以便排除其他肠道疾病。

五、流行

鞭虫的分布及流行基本与蛔虫相似。常与蛔虫感染并存，但感染率低于蛔虫。据报道，全世界鞭虫感染者有 13 亿，我国感染者有 2 亿多人。2001—2004 年调查显示我国鞭虫感染率为 4.63%，南方高于北方，农村高于城市，儿童高于成人。

人是唯一的传染源。虫卵在适宜的环境中可保持感染力数月至数年，但对低温、干燥的抵抗力不及蛔虫卵强。

六、防治

注意个人卫生，做好水源管理和粪便管理，患者和带虫者应定期驱虫，近年报道采用甲苯咪唑、阿苯达唑效果较好，噻嘧啶与甲苯咪唑合用效果更好。

第六节　班氏吴策线虫和马来布鲁线虫

丝虫是由吸血节肢动物传播的一类寄生性线虫，人体内的丝虫（filaria）有 8 种，寄生在脊椎动物终宿主的淋巴系统、皮下组织、腹腔、胸腔等处。我国仅有班氏吴策丝虫（班氏丝虫）和马来布鲁线虫马来丝虫，两种丝虫引起丝虫病的临床表现很相似，严重危害流行区居民的健康和经济发展。

一、形态

（一）成虫

成虫细长如丝，乳白色，体表光滑，雌虫大于雄虫，尾端钝圆。生殖系统为双管型，阴门靠近头端的腹面，卵巢位于虫体后部，子宫粗大。近卵巢端含大量卵细胞，在向前移行中不断发育，成熟虫卵壳薄而透明，内含卷曲幼虫。近阴门时，幼虫伸直，卵壳随之伸展成为鞘膜包被于幼虫体表，雌虫为卵胎生，直接产幼虫，此幼虫称微丝蚴。雄虫尾端向腹面呈螺旋状卷曲3圈，生殖系统为单管型。班氏丝虫略大于马来丝虫。因成虫寄生于淋巴管、淋巴结中，一般不易见到。

（二）微丝蚴

虫体细长，头端钝圆，尾端尖细，外披鞘膜，活时呈蛇样运动。染色后的微丝蚴在光学显微镜下可见体内有很多圆形或椭圆形的细胞核，称体核。前端无体核处称头间隙。虫体前端1/5处的无核区为神经环，其后可见排泄孔。之后有一个排泄细胞。尾部有核或无核。两种微丝蚴的鉴别要点见表17-3（图17-10）。

表17-3 班氏微丝蚴与马来微丝蚴鉴别点

	班氏微丝蚴	马来微丝蚴
大小（μm）	（254～296）×（5.3～7.0）	（177～230）×（5～6）
体态	柔和，弯曲自然，无小弯	弯曲僵硬，大弯上有小弯
头间隙（长∶宽）	较短（1∶1或1∶2）	较长（2∶1）
体核	圆形或椭圆形，各核分开，排列整齐，清晰可数	大小不等，排列紧密，常重叠，不易分清
尾核	无	2个，前后排列

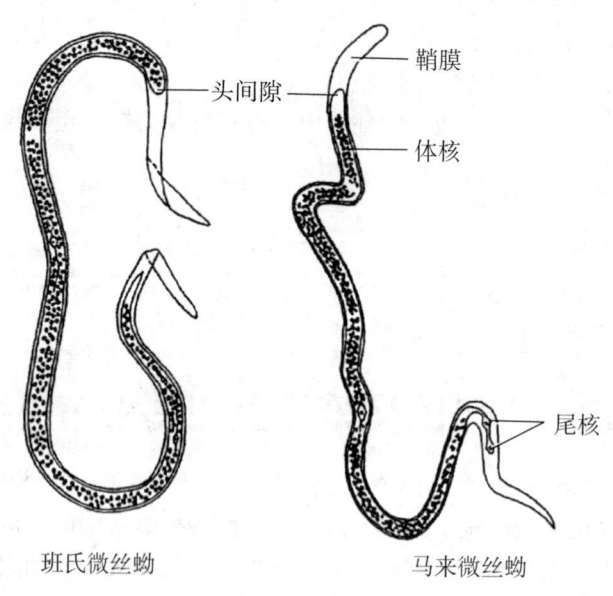

图17-10 两种丝虫微丝蚴

二、生活史

班氏丝虫和马来丝虫的生活史基本相似，完成生活史都需经过两个发育阶段，即幼虫在中间宿主蚊体内和成虫在终宿主人体内的发育过程。

（一）在蚊体内的发育

当蚊虫叮吸人时，外周血的微丝蚴随血液进入蚊的胃内，在蚊的胃内，经 1～7 h，脱去鞘膜，穿过胃壁，经血腔侵入胸肌。幼虫在胸肌内虫体缩短变粗，形成腊肠期幼虫。蜕皮2次，发育为感染期幼虫，即丝状蚴。丝状蚴细长，离开胸肌，进入血腔，其中大多数到达蚊下唇。当蚊虫再次吸人血时，丝状蚴自蚊的下唇逸出，经皮肤进入人体。

（二）在人体内的发育

丝状蚴进入人体后可迅速进入附近的小淋巴管，再移至大淋巴管或淋巴结内寄生，2次蜕皮发育为成虫。成虫以淋巴液为食。雌、雄虫交配后，雌虫产出微丝蚴，微丝蚴可停留在淋巴液中，但多数随淋巴液进入血循环。自感染丝状蚴至外周血液中查见微丝蚴的时间，班氏丝虫为 3～5 个月，马来丝虫大多为 2～3 个月，成虫寿命一般为 4～10 年，个别可长达 40 年。微丝蚴的寿命一般为 1～3 个月，最长可存活两年以上。两种丝虫成虫寄生于淋巴系统的部位有所不同——马来丝虫多寄生在上、下肢浅部淋巴系统，以下肢为多；班氏丝虫除寄生在浅表淋巴系统外，还寄生在深部淋巴系统。微丝蚴在外周血液中出现的时间，有周期型、亚周期型和无周期型。微丝蚴白天滞留于肺微血管，夜间出现在外周血液，微丝蚴在外周血液中夜多昼少的现象称为夜现周期性。我国的两种丝虫均属夜现周期性。两种微丝蚴出现于外周血液中的高峰时间略有不同，班氏微丝蚴为晚上 10 h 和到次晨 2 h，马来微丝蚴为晚上 8h 至次晨 4h。微丝蚴夜现周期性的原因目前尚不清楚。夜现周期性可能还与微丝蚴生物学特性有关，也与当地蚊媒叮吸人血活动的高峰时间相一致（图 17-11）。

三、致病

丝虫致病作用，主要以成虫为主。特别是孕雌虫，人感染丝虫后，是否有临床表现，取决于宿主的免疫力、侵入的虫数、寄生部位和有无继发感染等因素。丝虫病的潜伏期多为 4～5 个月，也有 1 年甚至更长。丝虫病的发病过程大致可分为两期。

（一）急性期过敏和炎症反应

患者在感染早期，淋巴管可出现内皮细胞增生、炎症细胞浸润，导致淋巴管壁增厚、瓣膜功能损害、管内形成淋巴栓。浸润细胞中有大量嗜酸性粒细胞，而且病变的淋巴管、淋巴结中常找不到成虫及微丝蚴，提示急性炎症性病变与过敏反应有关。

临床症状表现为周期性发作的淋巴管炎、淋巴结炎和丝虫热等。发作时见一条红线自上而下离心性发展，以下肢为多见，俗称"流火"。当炎症波及小腿皮肤浅表淋巴管时，局部出现一片红肿，有灼热感，称丹毒样皮炎。淋巴结炎时局部淋巴结肿大，有压痛。有时可形成脓肿。

（二）慢性期阻塞性病变

随着急性炎症的反复发作，淋巴管内出现增生性肉芽肿，其周围被纤维组织包围，中心为变性的成虫，并有大量的嗜酸性粒细胞、浆细胞和淋巴细胞浸润，最后导致淋巴管部分或完全阻塞。由于阻塞部位以下的淋巴管内压增高，导致淋巴管曲张甚至破裂，淋巴液进入周围组织。由于阻塞部位不同，患者的临床表现也不同。

1. 象皮肿　淋巴管破裂，淋巴液积聚于皮下组织，刺激纤维组织增生，使局部皮肤明显增厚，弹性减弱，皮肤变粗变硬形似象皮，故称象皮肿。多见于下肢和阴囊，也可发生在上肢、阴茎、阴唇和乳房等部位，一般在象皮肿患者中不易查到微丝蚴。

2. 睾丸鞘膜积液　精索、睾丸淋巴管阻塞，淋巴液渗入鞘膜腔内，引起鞘膜积液。鞘

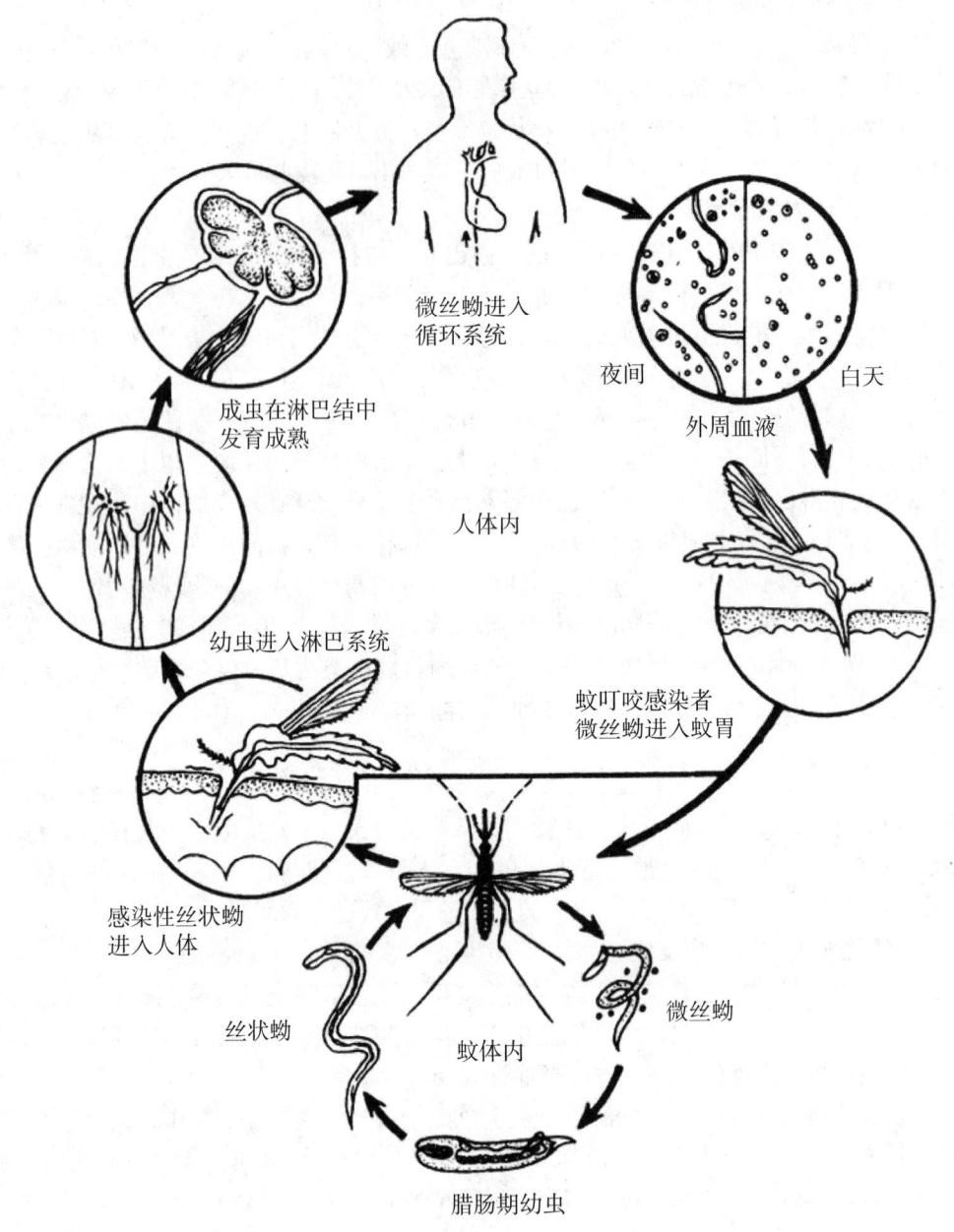

图 17-11 丝虫生活史

膜积液多见于一侧，积液较多时有下坠感，以致行动不便。积液中可查见微丝蚴。

3. 乳糜尿、乳糜腹泻、乳糜腹水　主动脉前淋巴结或肠干淋巴结阻塞，致腰干淋巴压力增高，使从小肠吸收的乳糜液回流受阻，经侧支流入肾淋巴管，并经肾乳头黏膜破损处流入肾盂，混于尿中排出，尿液呈乳白色。有时肾毛细血管的破裂，可出现乳糜血尿。淋巴液亦可流入肠腔、腹腔，出现乳糜腹泻，乳糜腹水。沉淀物中有时可查到微丝蚴。

4. 其他　女性乳房丝虫结节在流行区不少见。偶可见眼丝虫病，脾、胸、背、颈、臀等部位的丝虫性肉芽肿，丝虫性心包炎，乳糜胸腔积液等。

四、诊断

（一）病原学检查

从患者的外周血液、乳糜尿、体液中查微丝蚴及淋巴结活检成虫，是诊断本病的依据。检查的方法分别有以下几种：

1. 微丝蚴

（1）厚血膜法：取末梢血 3 大滴（约 60 μl）涂成厚血膜，干后染色镜检。此法检出率高，也是最常用的方法。

（2）新鲜血滴法：取末梢血 1 大滴于载玻片上的生理盐水中，加盖片后即镜检，观察活动的微丝蚴。

（3）浓集法：取静脉血 1～2 ml，经溶血后离心沉淀，取沉渣镜检。检出率高于厚血膜法。

由于微丝蚴具有夜现周期性，采血时间应以夜间 9 h 至次晨 2 h 为宜。

（4）乙胺嗪白天诱出法：对夜间取血不方便者，白天给口服乙胺嗪 2～6 mg/kg 体重，30～90 min 间采血检查，白天可查到微丝蚴。但低度感染者易漏检。

（5）体液和尿液查微丝蚴：鞘膜积液、淋巴液、乳糜尿、乳糜腹水、乳糜胸腔积液及心包积液中可见微丝蚴，故可取上述体液或尿液离心沉淀做直接涂片、染色镜检，或用薄膜过滤浓集法检查。

2. 组织内活检成虫　对淋巴结肿大或乳房等部位有可疑结节的患者可用注射器从可疑淋巴结中抽取成虫镜检。

3. 免疫学检查　对感染早期、轻度感染及晚期丝虫病患者，血液及体液中不易查到微丝蚴，可用免疫学方法做辅助诊断。

五、流行

（一）地理分布

丝虫病是全世界重点控制的六大热带病之一，也是我国重点防治的五大寄生虫病之一。班氏丝虫呈世界性分布，主要流行于热带和亚热带；马来丝虫仅限于亚洲，主要流行于东南亚。据 1992 年世界卫生组织统计，全世界受淋巴丝虫病威胁的人口逾 7 亿，主要在亚洲和非洲。

我国丝虫病流行于山东、河南、江苏、上海、浙江、安徽、湖南、湖北、江西、福建、四川、重庆、贵州、广东、海南、广西和台湾等 17 个省、市、自治区。除山东、海南、台湾省仅有班氏丝虫流行外，其余地区均有两种丝虫流行。2006 年有 16 个省、市、自治区已全部达到了消灭丝虫病的标准，彻底阻断了丝虫病的传播。

（二）流行环节

1. 传染源　血中带有微丝蚴的患者和带虫者都是本病的传染源。

2. 传播媒介　我国传播班氏丝虫病的主要是淡色库蚊和致倦库蚊，其次为中华按蚊；传播马来丝虫病的主要是中华按蚊和嗜人按蚊。在东南沿海地区，东乡伊蚊可传播两种丝虫病。

3. 易感人群　人体对丝虫普遍易感，流行区的人群感染率的高低视受蚊媒叮咬的机会而异，20～30 岁人群微丝蚴阳性率最高。

（三）流行因素

自然因素和社会因素对丝虫病的流行有重要影响。

自然因素主要为气温、湿度、雨量、地理环境等。这些因素影响蚊的孳生、繁殖和吸血活动，也影响丝虫幼虫在蚊体内的发育。我国5～10月气温高、雨量充沛、湿度较大，有利于蚊媒的繁殖和丝虫在蚊体内的发育，因而是丝虫病感染的主要季节。我国建国后防治丝虫病取得巨大的成绩，说明社会因素的重要性。

六、防治原则

普查普治和防蚊灭蚊是防治丝虫病的两项重要措施。

（一）普查普治

普查对象为1岁以上的全体居民，发现患者及带虫者及时治疗。治疗的药物以乙胺嗪为主，对两种丝虫和微丝蚴均有杀灭作用，对马来丝虫的疗效优于班氏丝虫。大面积的防治，可全民食用含乙胺嗪的食盐，方法是500 g食盐含乙胺嗪1500 mg，按每日食用50 mg，连用6个月，总剂量约9 g，可使中度流行区的微丝蚴阳性率降到1%以下，具有较好的防治效果。

（二）防蚊灭蚊

应大力开展爱国卫生运动，采取综合措施，清除蚊的孳生地，杀灭成蚊和幼虫。并采取防蚊措施，避免感染。

第七节　旋毛形线虫

旋毛形线虫（*Trichinella spiralis*）简称旋毛虫，成虫寄生于猪、犬、猫、鼠等动物小肠，幼虫寄生在同一宿主的肌细胞内，也可寄生于人体，引起旋毛虫病。旋毛虫病是一种危害很大的人兽共患寄生虫病。

一、形态

（一）成虫

成虫细小线状，乳白色，表皮光滑，虫体前端稍细。雌虫大小为（3～4）mm×0.06 mm；雄虫为（1.4～1.6）mm×0.04 mm。消化道前端为圆形的口，肛门位于尾端。咽管毛细管状，约占虫体长的1/3～1/2。咽管后段的背侧面有一列呈圆盘状的杆细胞组成的杆状体，其分泌物可排入咽管，具有消化功能和强抗原性。两性成虫生殖系统均为单管型。雌虫尾端钝圆，阴门位于体前端1/5处，子宫内充满虫卵，近阴门处已孵化为幼虫。雄虫尾端具一对叶状交配附器，无交合刺。

（二）幼虫

刚产出的幼虫称为新生幼虫，细长125 μm×6 μm，寄生在横纹肌细胞内的幼虫1 mm，卷曲于横纹肌细胞内囊包中。囊包梭形，纵轴与肌纤维平行，囊壁厚，由成肌细胞蜕变及结缔组织增生形成，大小为（0.25～0.50）mm×（0.21～0.42）mm。囊包内常含1～2条卷曲的幼虫（图17-12）。

二、生活史

成虫和幼虫寄生于同一宿主体内。虫体不需要在外界环境中发育，但完成生活史必须更换宿主。成虫寄生于小肠，幼虫寄生于横纹肌细胞中。被寄生的宿主既是终宿主，又是中间宿主。除人外，猪、各种鼠类、猫、犬及多种野生动物，如狼、狐、野猪、熊等均可作为本虫的宿主。

含有活旋毛虫囊包蚴的肉类被宿主摄入后，受胃液和肠液的作用，数小时内幼虫从囊包逸出，钻入小肠黏膜，经 25 h 发育后再返回肠腔，于 48 h 幼虫蜕皮 4 次发育为成虫。雌、雄虫交配后，雄虫大多死亡，雌虫重新侵入肠黏膜内寄生。于感染后的第 5～7 d 产出幼虫，产于肠黏膜内的新生幼虫大多侵入局部肠黏膜淋巴管或小静脉，随淋巴和血液循环到达全身各器官、组织，但只有到达横纹肌内的幼虫才能继续发育。幼虫多侵入血液供应丰富的肌肉，如膈肌、舌肌、腹肌、胸肌、肋间肌、腓肠肌等处。幼虫穿破微血管，进入肌细胞内寄生并发育长大。周围出现炎症细胞浸润，纤维组织增生，约在感染 1 个月内形成梭形囊包（图 17-13）。如无进入新宿主的机会，半年后囊包两端开始钙化，幼虫逐渐死亡，最后整个囊包钙化。但有时钙化囊包内的幼虫可继续存活数年，甚至长达 30 年。

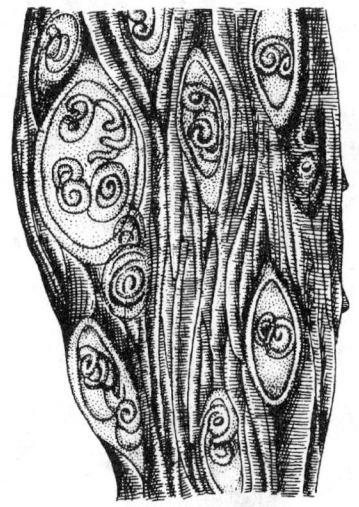

幼虫囊包（肌纤维内）

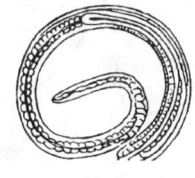

幼虫

图 17-12　旋毛虫囊包和成虫

三、致病

旋毛虫对人体的致病阶段是幼虫，其致病作用取决于食入囊包数量、幼虫的活力、幼虫侵入部位和宿主的免疫力等。根据旋毛虫侵犯的部位和临床表现，可将旋毛虫的致病过程分为 3 个时期：

（一）侵入期

旋毛虫侵入肠黏膜内寄生，破坏周围组织，引起该处的卡他性炎症，患者出现恶心、呕吐、腹痛、腹泻等消化道症状，并伴有乏力、低热等全身症状。

（二）幼虫移行期

幼虫移行期也称肌型期，感染后 2～6 周，幼虫至横纹肌内发育。患者可出现全身性血管炎、水肿、发热和血中嗜酸性粒细胞增多等。幼虫进入横纹肌后，致使肌纤维变性、肿胀、坏死、横纹消失，肌间质水肿及炎症细胞浸润。患者可出现高热，全身肌肉酸痛。严重者可有咀嚼、吞咽、语言障碍及呼吸疼痛。

（三）囊包形成期

囊包形成期为受损的肌细胞修复过程。时间为 4～16 周，随着幼虫长大，幼虫所寄生的肌细胞膨大，形成梭形肌腔包绕虫体，外周结缔组织增生形成囊壁。此时组织的急性炎症消退，患者全身症状日渐减轻，但肌痛可持续数月。重症患者也可心肌炎并发肺炎、脑炎等死亡。

四、诊断

旋毛虫病临床表现复杂，仅依据临床症状无法作出正确的诊断，诊断时应注意病史和流行病学调查，询问病史以及有无群体发病的特点。并以肌肉活检囊包蚴为确诊依据，血清学

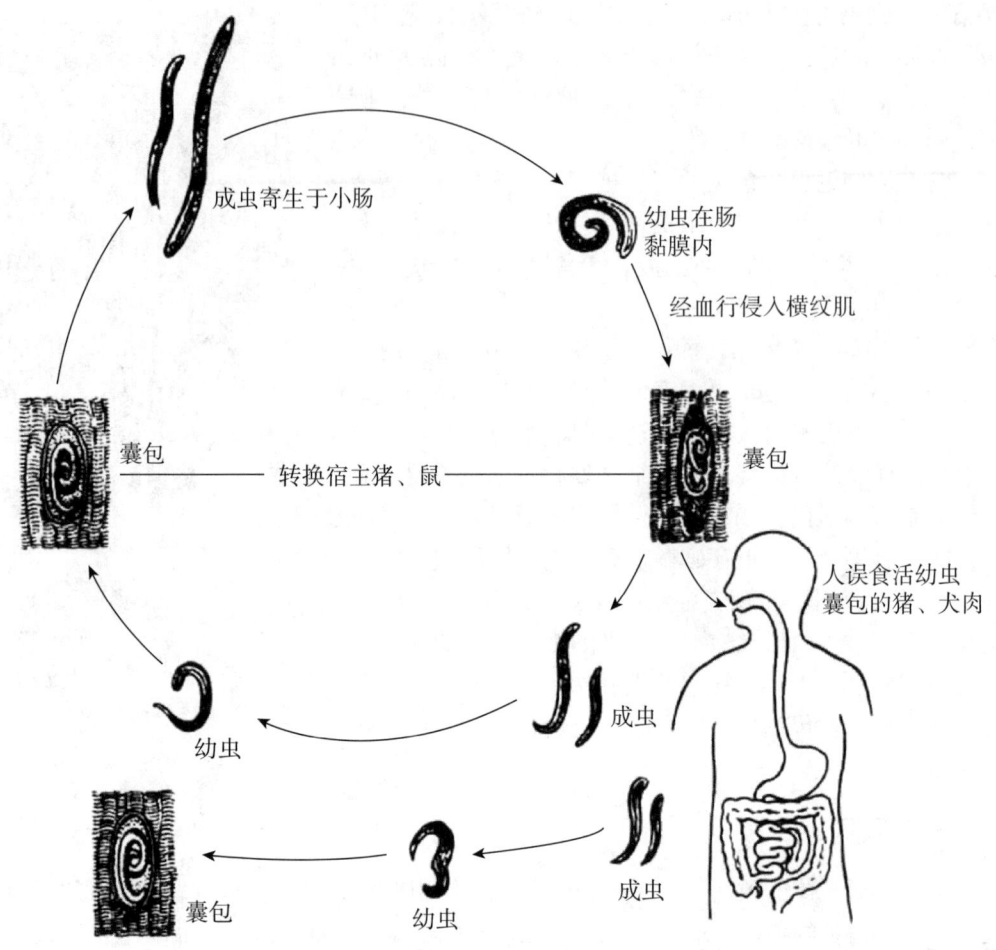

图 17-13 旋毛虫生活史

方法可作为辅助性诊断。

（一）病原检查

1. 活组织检查 从患者的肌肉组织中取一小块肌肉进行压片或切片镜检囊包蚴。轻度感染或病程早期（感染 10 天内）均不易查到虫体。如尚有患者吃剩的肉类也应同时压片镜检或动物接种。

2. 人工消化法 为提高检出率，也可采用人工胃液消化法，肌肉消化后，取沉渣检查有无幼虫，此方法多用于动物旋毛虫病的检查。

（二）血清学诊断

应用血清学方法检测患者血清中的特异性抗体是诊断旋毛虫病的辅助性诊断。常用的方间接荧光抗体试验、酶联免疫吸附试验、免疫酶染色试验等。

五、流行

（一）分布

旋毛虫病流行于世界各地，以欧美发病率高。国内均有动物感染，我国自 1964 年西藏首次发现人体旋毛虫病例以来，已在云南、贵州、甘肃、四川、河南、福建、江西、湖北、广东、广西、内蒙古、吉林、辽宁、黑龙江、天津等省、市、自治区及香港特别行政区有人体感染的报道，云南、西藏、河南等地有过局部流行和暴发流行。近年来各地发患者数呈上升趋势。

（二）流行因素

人是由于食入含囊包蚴虫的生或半生的动物肉类而感染。囊包蚴虫抵抗力强，能耐低温，猪肉中的囊包蚴在 –15 ℃需储存 20 天才死亡，–12 ℃可活 57 天，70 ℃时很快死亡，在腐肉中能存活 2～3 个月。凉拌、腌制、熏烤及涮食等方法常不能杀死幼虫。发病患者中吃生肉者占 90% 以上。此外，切生肉的刀或砧板如再切熟食，人吃污染囊包蚴虫的熟食，也是传播的方式之一。

六、防治原则

加强食品卫生管理与宣传教育，不食生的或未熟的哺乳动物肉及肉制品。猪肉在 –15 ℃冷藏 20 天，可将囊包幼虫杀死。提倡科学养猪，保持猪舍清洁，饲料宜加温至 55 ℃以上，消灭鼠等保存宿主。

第八节 华支睾吸虫

华支睾吸虫 [*Clonorchis sinensis*（Cobbled，1875）Looss，1907] 首次被发现于印度华侨的肝胆管内，又称肝吸虫（liver fluke）。由该虫引起的疾病称华支睾吸虫病（简称为肝吸虫病）。

一、形态

1. **成虫** 背腹扁平，前端较窄，后端钝圆，似葵花子状。虫体长 10～25 mm，宽 3～5 mm。活体为肉红色，死后固定为灰白色。口吸盘位于虫体的前端，腹吸盘位于虫体前 1/5 处，口吸盘略大于腹吸盘。消化道分为口、咽、食管及分叉的肠支。雌雄同体，睾丸分支状前后排列于虫体的后 1/3 处。卵巢边缘分叶，位于睾丸之前，受精囊椭圆形，位于睾丸与卵巢之间。卵黄腺呈滤泡状，分布于虫体的两侧。子宫长袋装，盘曲在腹吸盘与受精囊之间，内含大量的虫卵，开口于腹吸盘前缘的生殖腔。

2. **虫卵** 形似芝麻籽，前端较窄有卵盖，盖周围卵壳增厚，形成肩峰，后端钝圆有一疣状小突起。平均大小为 29 μm×17 μm。卵呈黄色，卵内含一成熟的毛蚴（图 17-14）。

二、生活史

成虫寄生于人或哺乳动物（猫、狗）的肝胆管内。虫卵随胆汁进入消化道，随粪便排出体外。虫卵入水后，被第一中间宿主淡水螺（如豆螺）吞食，在螺的消化道孵出毛蚴，随后经胞蚴、雷蚴的发育，形成大量的尾蚴，成熟尾蚴自螺体逸出在水中游动，若遇第二中间宿主淡水鱼、虾，则侵入其肌肉内发育成囊蚴。囊蚴圆形或椭圆形，大小约 0.138mm×0.115 mm，囊内含活动的幼虫，可见口、腹吸盘和黑色的排泄囊。人或哺乳动物若生食或半生食含有活囊蚴的鱼、虾后，囊蚴在其十二指肠内脱囊，脱囊后的童虫经胆总管逆行至肝胆管，大约一个月左右发育为成虫。成虫的寿命约为 20～30 年（图 17-15）。

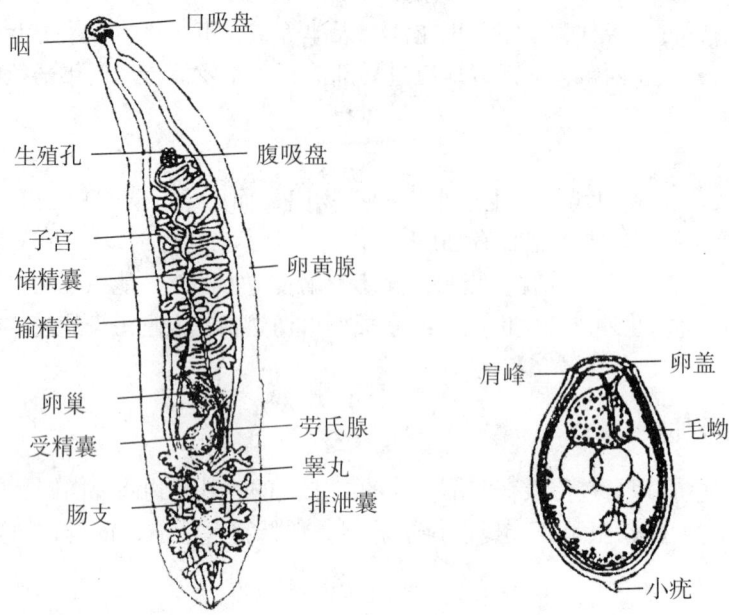

图 17-14 华支睾吸虫成虫、虫卵

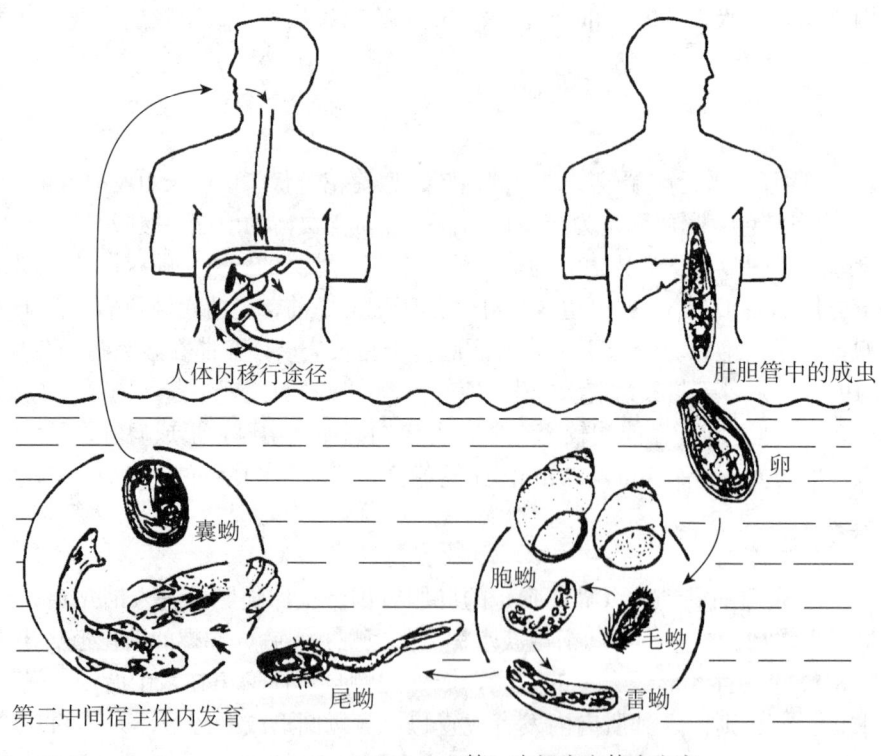

图 17-15 华支睾吸虫生活史

三、致病

（一）致病机制

成虫寄生于肝胆管内，虫体对胆道上皮细胞机械性刺激及虫体分泌物、代谢产物的作用，使胆管上皮细胞脱落、增生、管壁增厚、管腔狭窄，加之虫体的阻塞作用，引起胆汁淤积或胆管扩张，导致阻塞性黄疸。胆汁引流不畅，易合并细菌感染，引起胆囊炎、胆管炎、胆石症。肝胆管周围结缔组织增生，可导致肝硬化。此外，国内外资料提示华支睾吸虫感染与胆管上皮细胞癌和肝细胞癌有一定的关系。

（二）临床表现

华支睾吸虫病的临床表现依感染的虫数、病程及机体抵抗力不同而异。潜伏期一般为2～3个月。轻者无明显的临床表现，仅在粪便中查出虫卵，为带虫者。一般患者可有上腹部不适、腹痛腹胀、消化不良、腹泻、肝区隐痛、肝轻度大等症状和体征。重度感染者急性期可出现寒战、发热、明显的胃肠道症状，腹泻突出，肝大伴压痛、眩晕等。晚期患者可出现黄疸、肝硬化等。

儿童反复重度感染，可影响其生长发育，甚至患侏儒症。

四、诊断

对有肝胆疾病临床表现和体征的患者询问其是否居住或到过流行区，有无生食或半生食鱼、虾史有助于确定诊断。本病应与病毒性肝炎、胆囊炎、胆石症及肝硬化相区别。

（一）病原学诊断

检获虫卵是确定本病的主要依据。一般在感染后1个月，粪便中可检出虫卵。常用粪便直接涂片法和集卵法粪检虫卵。十二指肠引流液内检查虫卵，可提高虫卵检出率。肝胆手术检获成虫也可确诊。

（二）免疫学诊断

患者血清华支睾吸虫抗原或抗体阳性可作为本病的辅助诊断依据。较为常用的免疫学诊断方法有皮内试验、间接血凝试验、间接荧光抗体试验、酶联免疫吸附试验等。

五、流行

华支睾吸虫病主要流行于亚洲，如中国、日本、朝鲜和越南等东南亚国家。我国除西北省区外已有27个省、市、自治区有不同程度流行，人群感染率为1%～3%。在华东、华南地区分布较为广泛。猫、犬以及鼠类、野猫、狐狸、貂、水獭及獾等均是该虫的保虫宿主，也是本虫的传染源。

华支睾吸虫的第一中间宿主为淡水螺，在我国主要为纹沼螺、长角涵螺和赤豆螺。第二中间宿主为淡水鱼、虾。常见的有鲤鱼、草鱼、青鱼、鲫鱼及麦穗鱼等。囊蚴几乎可寄生于鱼的全身各处，以肌肉为主，其次鱼皮。

人群对华支睾吸虫普遍易感，本病的传播主要与当地居民有生食或半生食鱼、虾的习惯有关。如珠江三角洲一带、香港、台湾居民，喜食"鱼生"和"鱼生粥"，东北朝鲜族居民喜生鱼佐酒，感染本病的概率高于其他地区。如若生熟砧板不分，切过生鱼的刀和砧板未经处理再切熟食，也易造成人体感染。

六、防治

（一）宣传教育

做好卫生宣传教育工作，提高群众对华支睾吸虫病传播途径的认识。改变饮食习惯和烹饪方法，不食生的或未熟透的鱼虾，不混用生、熟食砧板及器皿，把住"病从口入"这一关。管理保虫宿主，不用生鱼喂猫、犬等动物，以消灭传染源。

（二）加强粪便管理

避免未经无害化处理的粪便进入鱼塘，切断传播途径。

（三）药物治疗

积极治疗患者和感染者，以吡喹酮为首选药物。

知识链接

世界卫生组织（WHO）首次评定华支睾吸虫致肝胆管癌证据充分

WHO"关于评估人类肿瘤危险因素专著100卷B，生物致癌因素审定工作会议"于2009年2月24日—3月3日在法国里昂国际肿瘤中心召开。会议对肝吸虫等10个生物因素致癌的可能性进行充分讨论，根据有关标准逐一评定其使人类致癌的证据是否充分。泰国、韩国和中国3位专家负责收集和综述肝吸虫致胆管癌的证据，并在大会上陈述理由及回答与会专家提问。会议最后评定"华支睾吸虫致人类胆管癌证据充分"。这是WHO权威机构国际肿瘤研究中心第一次评定华支睾吸虫致癌证据充分。

第九节　卫氏并殖吸虫

卫氏并殖吸虫 [*Paragonimus westermani*（Kerbert, 1878）Braun, 1899] 成虫主要寄生于肺，又名肺吸虫（lung fluke），主要引起以肺部损害为主的并殖吸虫病（paragonimiasis）。

一、形态

（一）成虫

成虫虫体肥厚，椭圆形，背面隆起，腹面扁平，形似半粒黄豆。体长 7.5～12 mm，宽 4～6 mm，厚 3.5～5.0 mm。活虫呈红褐色，肉片状。口、腹吸盘大小相近，腹吸盘位于虫体中央略偏前。卵黄腺发达，分布于虫体两侧。消化器官包括口、咽、食道及两支弯曲的肠支。睾丸一对，呈指状分支，左右并列于虫体的后 1/3 处。卵巢与子宫并列于腹吸盘之后（图 17-16）。

（二）虫卵

虫卵呈椭圆形，前端卵盖大而明显，常略倾斜，卵的后端较窄，且卵壳增厚。大小（80～118）μm×（48～60）μm，金黄色。卵内含一个卵细胞和十多个卵黄细胞（图 17-16）。

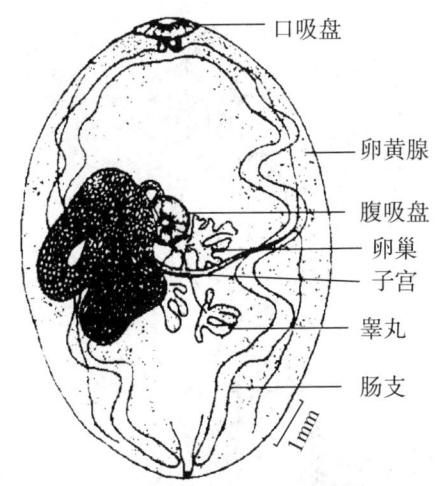
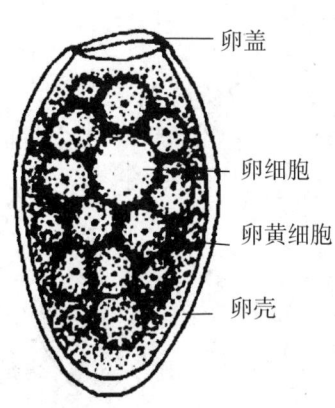

图 17-16 卫氏并殖吸成虫、虫卵

二、生活史

卫氏并殖吸虫成虫寄生于终宿主人或食肉动物（如犬、猫等）的肺。成虫产卵后经支气管随痰咳出或吞咽后随粪便排出。虫卵一旦入水，在适宜的条件下约经 3 周孵出毛蚴。毛蚴在水中活动，当侵入第一中间宿主川卷螺体内，可发育为胞蚴、母雷蚴、子雷蚴，最终形成许多短尾尾蚴。成熟的尾蚴从螺体逸出，侵入第二中间宿主淡水蟹或蝲蛄体内，在其肌肉或内脏中形成囊蚴。囊蚴呈球形，具有两层囊壁，直径 300～400 μm。人或食肉动物宿主食入含有活囊蚴的淡水溪蟹、蝲蛄，或饮用被囊蚴污染的溪水而获感染。

囊蚴经口进入人体后，在消化液作用下尾蚴脱囊而出，发育为童虫。童虫活动力甚强，可穿过肠壁在腹腔内脏器间或邻近组织及腹壁游走，窜扰 1～3 周后，大部分虫体沿着肝的表面，穿膈肌进胸腔入肺。在移行过程中，虫体逐渐生长发育，最后在肺发育为成虫并产卵。部分童虫及成虫在移行过程中还可侵入其他器官，如皮下、肝、脑、脊髓、眼眶等，引起异位寄生。自囊蚴进入人体至成虫产卵，约需 2～3 个月的时间。成虫在人体的寿命一般为 5～6 年，长者可达 20 年（图 17-17）。

三、致病

（一）致病机制

卫氏并殖吸虫的致病作用主要是童虫和成虫在人体组织和脏器内移行、窜扰、寄居造成机械性损伤，以及虫体的分泌物、代谢产物等抗原物质引起的免疫病理反应。其基本病理过程一般分为三期：

1. 组织破坏期　虫体在人体组织和脏器内移行窜扰造成组织破坏，形成隧道、洞穴样病灶。此期周围组织反应尚不明显。

2. 囊肿期　病灶周围组织出现炎细胞浸润，局部组织坏死、液化，周围肉芽组织增生，形成纤维囊壁，囊肿形成，脓肿内容物逐渐变成赤褐色黏稠液体。囊内通常可见成虫寄生。

3. 纤维疤痕期　囊内虫体死亡或移行他处，内容物吸收或排出，肉芽组织和纤维组织增生填充囊腔，最后形成疤痕。以上三期病变常可同时出现于肺。

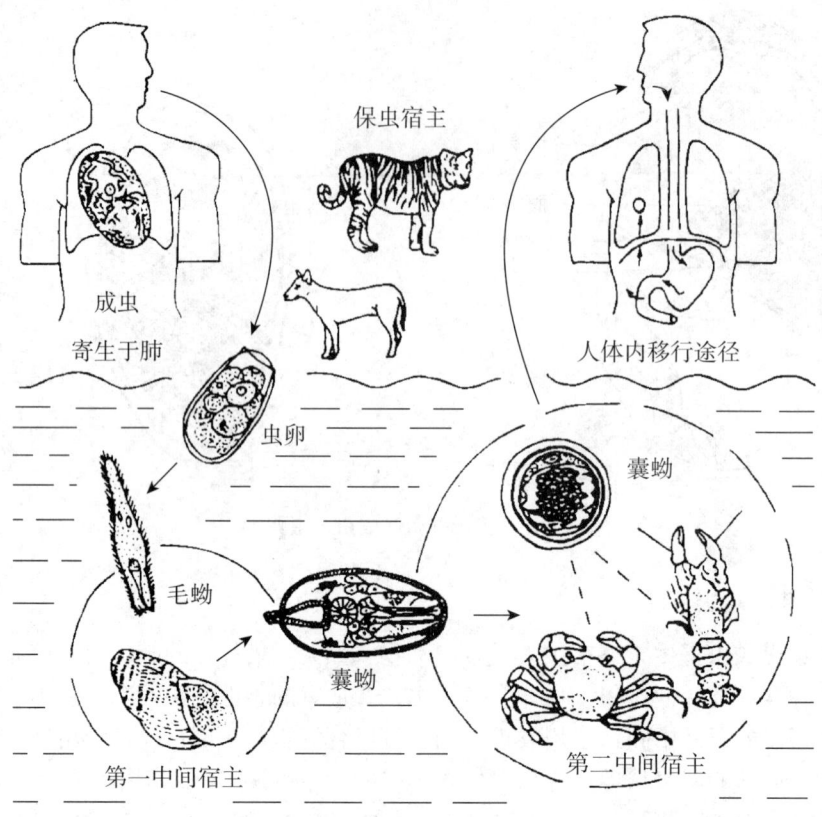

图 17-17　卫氏并殖吸虫生活史

（二）临床表现

患者感染肺吸虫后，由于童虫和成虫的游走、定居，可造成多组织的损坏，因此，临床表现和体征复杂多样，病程发展可分为急性期和慢性期。

1. 急性期　急性期症状出现于食入囊蚴后数天至一个月左右，主要由童虫移行、窜扰所致。重度感染可于第 2 天即出现症状。轻者表现为食欲缺乏、乏力、消瘦、低热等非特异性症状；重者可出现全身过敏反应，如高热、胸闷、胸痛，伴肝大、腹痛、腹泻等。实验室检查，血嗜酸性粒细胞明显增多，一般为 20%～40%，甚至可达 80% 以上。

2. 慢性期　感染后发病缓慢，多在 3～6 个月内出现症状。卫氏并殖吸虫主要寄生于肺，也可移行窜扰并寄生于脑、腹腔、皮下、肝、脊髓、眼眶等，引起多组织和器官的损伤。临床根据主要受损部位可分为：①胸肺型，患者以咳嗽、胸痛、咳血痰或铁锈色痰为主要症状，痰中可查出虫卵、夏科—雷登结晶，易被误诊为肺结核病；②腹型，以腹痛、腹泻、大便带血为主要症状；③脑型，常出现头晕、头疼、呕吐、癫痫、偏瘫、视力障碍等；④皮肤型，以皮下游走性包块及结节为主要表现，伴痒感或略带刺痛，表面皮肤正常。

四、诊断

肺吸虫病以痰或粪便中检获虫卵为确诊依据。对长期咳嗽、咯铁锈色痰，或有癫痫、头疼，或有皮下包块、结节等症状，伴有持续嗜酸性粒细胞增多的患者，特别是来自流行区，有生食或半生食溪蟹、蝲蛄或饮用溪水史应考虑到本病，并进行病原学和免疫学检查。

（一）病原学检查

1. 痰或粪便虫卵检查　可采用痰液直接涂片法或收集24h痰液，经10%氢氧化钠溶液处理后，离心沉淀，取沉渣镜检，查到虫卵即可确诊。

2. 活组织检查　手术摘除皮下包块或结节，检获其童虫或根据典型的病理变化可作出诊断。

（二）免疫学诊断

对早期感染、无血痰者或脑型患者有辅助诊断价值。皮内试验、酶联免疫吸附试验、间接血凝试验等均可检测患者血清中循环抗原或抗体。

五、流行

卫氏并殖吸虫分布广泛，亚洲、非洲、南美洲均有报道，如日本、朝鲜、菲律宾、马来西亚、印度、泰国等，在我国分布于浙江、江西、江苏、安徽、山东、福建、辽宁、黑龙江、广东、广西、四川、河南、吉林等25个省、市、自治区。

（一）传染源

患者、带虫者和保虫宿主是本病的传染源。保虫宿主种类多，数量大，包括家畜，如犬、猫、猪等；野生哺乳动物，如虎、豹、狐、野猫等。家猪、野猪、鼠、恒河猴、山羊、蛙、鸡、鸟等多种动物是该虫的转续宿主，其体内的童虫也可作为传染源。

（二）中间宿主

第一中间宿主川卷螺类，孳生于平原或丘陵地带河流、沟渠中。第二中间宿主为淡水蟹和蝲蛄，如溪蟹、华溪蟹、石蟹等20多种蟹类。这些中间宿主共同栖息于同一自然环境中。如浙江流行区，川卷螺和溪蟹栖息于水质清澈，流速缓慢、河面较宽的河流中。东北流行区蝲蛄和川卷螺孳生于山间溪流。

（三）感染方式

生吃或半生吃溪蟹、蝲蛄是人感染肺吸虫病的主要方式。一些山区有生、腌、醉、烤、煮等方式吃溪蟹，东北地区的山区居民则喜食蝲蛄酱、蝲蛄豆腐。此外，生吃或半生吃野猪、猪、兔等转续宿主的肉也可误食其幼虫而感染肺吸虫。中间宿主死后，囊蚴脱落于水中，终宿主人或动物也可因喝含有囊蚴的溪水而受感染。

六、防治

（一）宣传教育

加强宣传教育，改变不良的生活习惯，不生食或半生食溪蟹、蝲蛄，不饮用疫区生水是预防本病最有效的方法。

（二）管理

加强粪便管理改善环境卫生，使用无害化处理的粪便施肥。

（三）药物治疗

治疗患者或带虫者，常用治疗药物有吡喹酮 25 mg/(kg·d)，分3次服，连服2d为1疗程。此药具有疗效高，毒性低，疗程短等优点。对于脑型或较重型肺吸虫病，可能需要两个或更多疗程。

第十节 日本血吸虫

日本血吸虫（*Schistosoma japonicum* Katsurada, 1904），属扁形动物门，吸虫纲，复殖目，裂体科。其成虫寄生于人、畜体内的门静脉系统，引起血吸虫病（schistosomiasis）。寄生于人体的血吸虫有日本血吸虫、埃及血吸虫和曼氏血吸虫等。我国流行的是日本血吸虫。

一、形态

（一）成虫

成虫呈线状，雌雄异体。雄虫较粗短，呈圆柱状，乳白色或微灰白色，体长 12～20 mm，宽 0.5～0.55 mm，常向腹面弯曲呈镰刀状，有口吸盘与腹吸盘各 1 个，腹吸盘之后的虫体略扁平，其两侧向腹内面卷折，形成沟槽，称"抱雌沟"，用以夹抱雌虫。在腹吸盘之后的背部有睾丸 7 个，呈串珠状；雌虫纤细如丝线，暗褐色，口、腹吸盘不发达（不明显），体长约 12～26 mm，宽 0.3 mm，生殖系统有卵巢、卵黄腺等（图 17-18）。

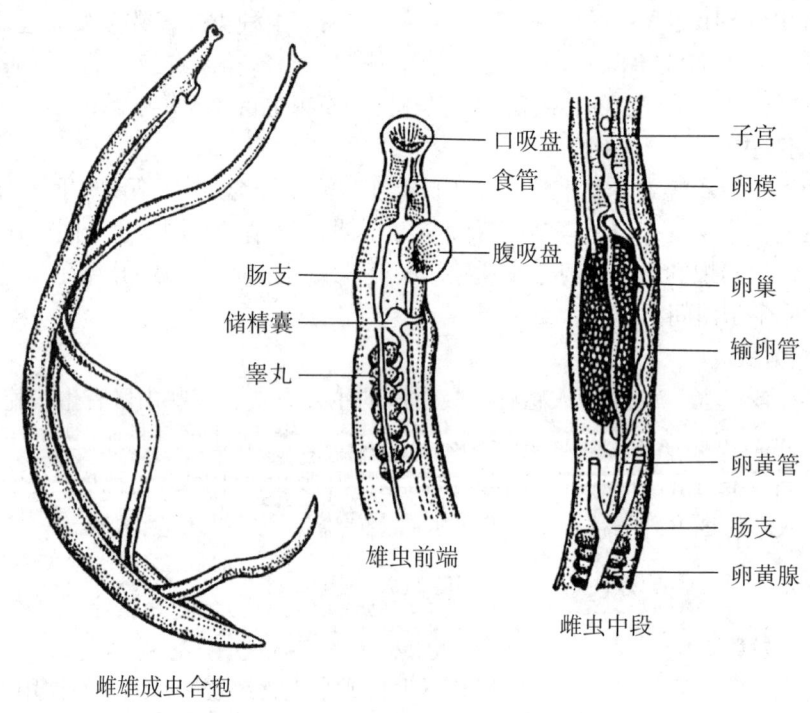

图 17-18 日本血吸虫成虫

（二）虫卵

虫卵呈椭圆形，淡黄色，大小（70～100）μm×（50～65）μm。无卵盖，卵壳的一侧有一指状棘突，位于卵的中横线与顶端之间，随粪便排出的虫卵，其壳周围常附有黏液与粪渣，卵内含胚胎或毛蚴（图 17-19）。

二、生活史

日本血吸虫的终宿主为人和其他多种哺乳动物，中间宿主为钉螺。成虫寄生于人或动物的门脉-肠系膜静脉系统，雌虫在肠壁附近产卵，虫卵可随坏死的肠组织落入肠道，随粪便排出体外。若虫卵随粪便被带入水中，在水里孵出毛蚴。毛蚴在水中自由游动，并钻入钉螺体内，发育成母胞蚴，进行无性的幼体繁殖后，产生大量的子胞蚴。子胞蚴再经过繁殖，产生大量尾蚴，尾蚴自钉螺逸出，在水中游动。人们因生产劳动、生活用水、游泳戏水等多种方式接触含有尾蚴的疫水后，尾蚴便钻入宿主的皮肤，脱去尾部转变为童虫，经过一定时间的移行、生长和发育，最终在肝、肠附近的血管内定居寄生，并发育为成虫。雌、雄成虫合抱，交配产卵，每条雌虫每日可产卵2000~3000个。完成生活史约需一个月的时间（图17-20）。

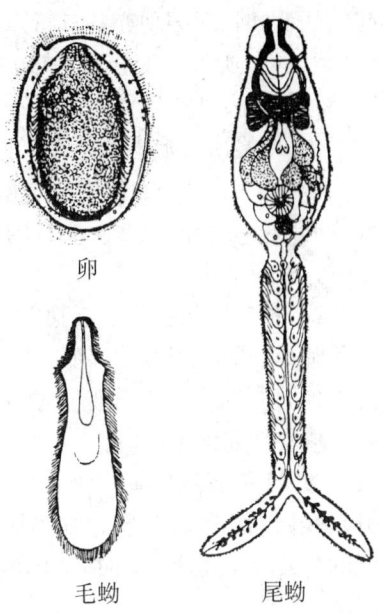

图 17-19 日本血吸虫虫卵、幼虫

三、致病

（一）致病机制

血吸虫生活史发育中的不同阶段，如尾蚴、童虫、成虫和虫卵均可对宿主造成不同的损害和复杂的免疫病理反应。由于各期致病因子的不同，宿主受累的组织、器官和机体反应性也有所不同，引

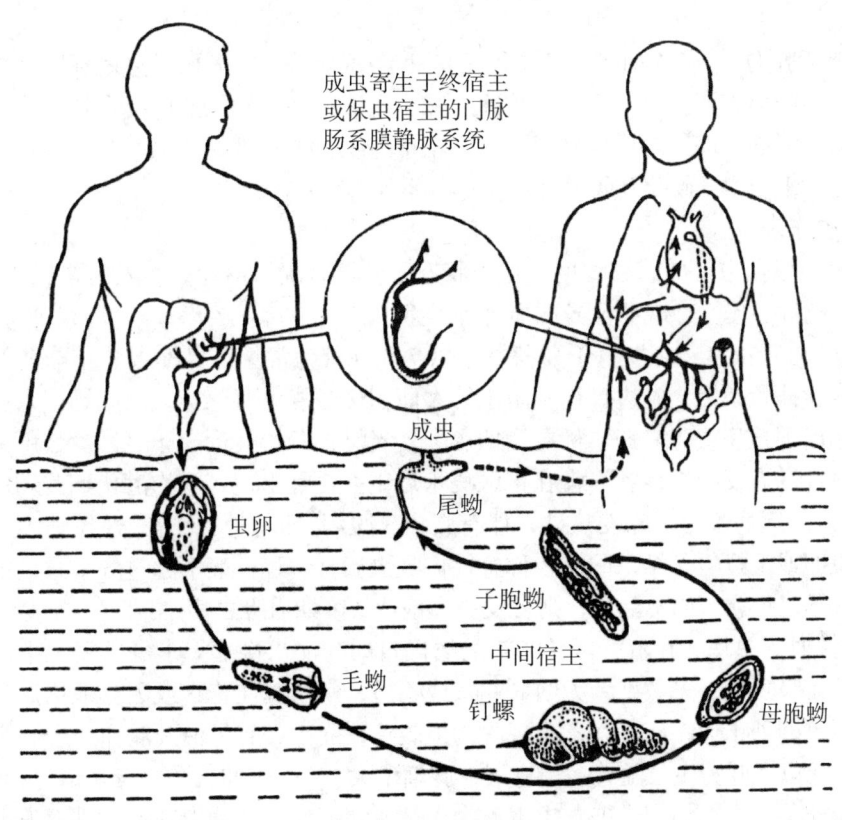

图 17-20 日本血吸虫生活史

起的病变和临床表现亦各具特点。一般而言，尾蚴、童虫和成虫引起的病变较轻微或呈一过性，其虫卵所致病变较重，依虫卵沉积的部位、病期长短、感染程度以及人体免疫应答不同，其临床表现亦各异。

1. 尾蚴所致损害　尾蚴穿过皮肤时，其穿刺腺分泌的蛋白酶及童虫体表 C3 激活剂活化补体旁路，引发一过性皮肤的速发型和迟发型变态反应，表现为局部出现粟粒样的红色丘疹或荨麻疹，数小时至 2～3 日内消失，称尾蚴性皮炎。初次接触尾蚴者，反应较轻，再次接触时，反应加重。

2. 童虫所致损害　在血管内移行或经过肺部时，童虫的活动及代谢产物等可引起血管炎和肺炎，肺组织点状出血，白细胞浸润等。重度感染者，可发生出血性肺炎。当大量童虫在人体移行时，虫体代谢产物引发局部炎症及变态反应，患者可出现发热、咳嗽、痰中带血、嗜酸性粒细胞增多。

3. 成虫所致损害　成虫在门静脉和肠系膜静脉内定居，一般无明显致病作用，少数可引起轻微的机械性损害，如静脉内膜炎等。但虫体的代谢产物、分泌物、排泄物及更新脱落的外皮层表膜等，在宿主体内可形成免疫复合物，沉积在宿主的组织和器官产生相应的损害。

4. 虫卵所致损害　血吸虫的虫卵是其致病的主要阶段。虫卵沉积在宿主的肝及结肠肠壁等组织，释放可溶性虫卵抗原，引起以肉芽肿和纤维化为主要病变的血吸虫病。在肝内，虫卵肉芽肿位于门脉分支终端，窦前静脉，故肝的结构和功能一般不受影响。在重度感染患者，门脉周围出现广泛的纤维化，称干线型纤维化（pipestem fibrosis），是晚期血吸虫病的特征性病变。

虫卵肉芽肿的形成是宿主对致病因子的一种免疫应答。一方面通过肉芽肿反应将虫卵破坏清除，并能隔离和清除虫卵释放的抗原，减少血液循环中抗原抗体复合物的形成和对机体的损害；另一方面，肉芽肿反应破坏了宿主正常组织，不断生成的虫卵肉芽肿形成相互连接的疤痕，导致干线型肝硬化及肠壁纤维化等一系列病变。

（二）临床表现

临床表现根据患者的感染程度、免疫状态、营养状况、治疗是否及时等因素不同而异。一般可分为急性、慢性、晚期及异位损害等类型。

1. 急性血吸虫病　多发生于夏秋季，以 7～9 月为常见，男性青壮年与儿童居多。患者常因游泳、捕鱼摸蟹、湖边打草、防汛等大面积接触疫水而感染。当尾蚴侵入皮肤后，部分患者局部出现丘疹或荨麻疹，称尾蚴性皮炎。当雌虫开始大量产卵时，少数患者出现以发热为主的急性变态反应性症状，常在接触疫水后 1～2 月出现，平均潜伏期为 40 天左右（2 周～3 个月）。起病多急，除发热外，伴有腹痛、腹泻、肝脾大及嗜酸性粒细胞增多，粪便检查血吸虫卵或毛蚴孵化结果阳性，称急性血吸虫病。病程一般不超过 6 个月，经杀虫治疗后，患者常迅速痊愈。如不治疗，则可发展为慢性或晚期血吸虫病。

2. 慢性血吸虫病　在流行区，90% 的居民自幼与河水接触，小量反复感染，绝大多数表现为慢性血吸虫病。多数患者无明显症状或不适，常于粪便普查或因其他疾病就医时被发现。也可不定期处于亚临床状态，表现腹泻、腹痛、粪中带有黏液及脓血、肝脾大，早期以肝大为主，尤以左叶为主。随着病情进展，脾渐增大，一般在肋下 2～3 cm，无脾功能亢进和门脉高压征象。但随病变进展，出现乏力、贫血和消瘦、劳动力减退，进而发展为肝纤维化。一般在感染后 5 年左右，部分重度感染患者开始发生晚期病变。

3. **晚期血吸虫病** 晚期血吸虫病指出现门静脉高压、肝硬化、腹水及严重生长发育障碍者，占此类患者的 5%～10%。依临床表现不同可分为巨脾型、腹水型、结肠增殖型和侏儒型。

(1) 巨脾型：约占晚期血吸虫病患者的 70%。患者脾大甚至过脐平线，或其横径超过腹中线，脾功能亢进，脾大常伴有胃底、食管下端静脉曲张，易发生上消化道大出血。

(2) 腹水型：患者腹胀，腹部膨隆。腹水是由门脉高压、肝功能失代偿和水钠代谢紊乱等诸多因素引起。腹水随病情发展逐渐形成，亦可因并发感染、严重腹泻、上消化道出血、劳累及手术等而诱发。轻型（Ⅰ度）腹水患者，腹水可反复消长或逐渐加剧长达多年，其腹围多 < 80 cm，有自发性利尿反应，对利尿剂有良好效应，无低白蛋白血症或低钠血症。中等型（Ⅱ度）腹水患者腹水较明显（腹围 80～90 cm），能耐受水但不耐钠，对间歇应用利尿剂反应尚好，部分患者有低白蛋白血症，少数患者有低钠血症。重型（Ⅲ度）患者腹围常 > 90 cm，腹水存在时间常在 3 月以上，无自发性利尿，对利尿剂常无反应，多数有低白蛋白血症，半数以上患者有低钠血症，可能有功能性肾衰竭表现，对水与钠均不能耐受。

(3) 结肠增殖型：除有慢性和晚期血吸虫病的其他表现外，肠道症状较为突出。大量虫卵沉积肠壁，因虫卵肉芽肿纤维化、腺体增生、息肉形成，及反复溃疡、继发感染等，致肠壁有新生肿物形成、肠腔狭窄与梗阻。左下腹可扪及肿块或条索状物。结肠镜检见黏膜增厚、粗糙、息肉形成或肠腔狭窄。易并发结肠癌。

(4) 侏儒型：儿童期反复感染血吸虫后，其性腺和垂体等内分泌腺可出现不同程度萎缩和功能减退。表现为垂体性侏儒。患者身材矮小，性器官不发育，第二性征缺如，但智力无减退。X 线检查示骨骼生长成熟显著迟缓。女性骨盆呈漏斗状等。经有效病原治疗后，大部分患者垂体功能可恢复。此型现已很少见。

此外，个别患者还可出现脑型、肺型等异位血吸虫病。

四、诊断

(一) 病原学诊断

从粪便中检出虫卵或孵出毛蚴可以确诊和考核疗效。但轻度感染或晚期患者，检出率较低，故粪检阴性不能排除血吸虫病。

1. **直接涂片法** 可发现感染度较重的早期患者。挑取脓血黏液性粪便涂片，可提高检出率。

2. **沉孵法**

(1) 自然沉淀法：以竹签挑取约 30 g 粪便放入烧杯内，加少量清水，用玻璃棒调成糊状，再加较多清水稀释粪便。将铜网筛置于锥形量杯上，倾粪液入筛过滤，再以少量清水冲洗筛内粪渣 1～2 次。再加清水至锥形量杯杯口处，静置 20 min，倾去上层液体保留粪渣，如此反复换水至上液变清为止。倾去上层清液后，用吸管取少量粪渣作涂片 3 张，镜检虫卵。此法优于直接涂片法，但粪便中虫卵少的患者仍易漏诊。

(2) 毛蚴孵化法：自然沉淀法镜检阴性者可用此法。将粪渣全部倾入 250 ml 或 125 ml 的三角烧瓶内，加清水距瓶口约 1cm（适宜的酸碱度为 pH7.2～7.6）。置烧瓶于 20～30℃有灯光的孵箱内，如室温高达 20℃以上，可置室内向光处孵化。经 4 h 后用肉眼或放大镜观察，毛蚴呈灰白色，点状，常在近水面处做直线运动，经 24 h 仍无毛蚴发现则可判断为阴性。

(3) 肠黏膜活体组织检查：用乙状结肠镜或直肠镜观察肠黏膜的改变。急性期以充血水肿为主，慢性期则黏膜苍白、肥厚及瘢痕形成。各期均可见典型的小结节或斑点。然后钳取虫卵结节处黏膜组织，进行压片镜检。对未经治疗的患者，检出的虫卵不论死活，均有确诊价值；对有治疗史的患者，则只有查见活卵或近期变性卵才有诊断意义。

（二）免疫学诊断

1. 皮内试验（intradermal test，IDT） 皮内试验与粪检虫卵阳性的符合率为90%左右，但可出现假阳性或假阴性反应，与其他吸虫病有较高的交叉反应；且患者治愈后多年仍可为阳性反应。此法简便、快速、通常用于现场筛选可疑病例。

2. 环卵沉淀试验（circumoval precipitin test，COPT） 血吸虫卵内毛蚴或胚胎分泌排泄的抗原物质经卵壳微孔渗出，与患者血清中的特异抗体结合，在虫卵周围形成特殊的沉淀复合物。粪检血吸虫卵阳性者，COPT阳性率平均为97.3%（94.1%～100%）。取活卵悬液一滴于无菌玻片上，加等量的患者血清，加盖玻片石蜡密封，置37℃温孵24～48 h，于低倍镜下观察，可见虫卵周围出现球状、指状、丝状、菊花状等形态的沉淀物。观察100个成熟虫卵，计算沉淀物大于10 μm的虫卵数所占的百分数，环沉率5%以上者为阳性。感染后7～12 d出现反应，具有早期诊断价值。近年来研制出一种可长期保存的干卵膜片，简化了操作规程。

3. 尾蚴膜反应 取患者血清1～2滴，置于载玻片上，加入活的或冻干的血吸虫尾蚴5～10条，再加生理盐水2～3滴，混合后，置37℃温箱，3～4 h后镜检或置25℃恒温中经24 h后镜下观察，尾蚴周围有胶状膜形成即为阳性反应，阳性率为95%以上。感染后7～12d即可出现阳性反应，偶有假阳性反应，有早期诊断价值。与肝吸虫和血吸虫有交叉反应。

4. 间接血凝试验（indirect hemagglutination test，IHA） 采用血吸虫卵抗原致敏红细胞，测定患者血清中的抗体，明显凝集者为阳性，特异性与敏感性高，阳性率达90%以上，操作简便，用血量少，判断为阳性的血清稀释度大约≥1∶10，此法与粪检阳性符合率约为92.3%～100%。本试验与肺吸虫有交叉反应。

5. 酶联免疫吸附试验（enzyme-linked immunosorbent assay，ELISA） 以纯化成虫或虫卵抗原与过氧化物酶或碱性磷酸酶结合，测定患者血清或尿中的血吸虫抗体，敏感性及特异性高，阳性率在95%以上，操作简便，适用于大规模现场使用。

6. 酶联免疫电泳试验 过氧化物酶标记纯化虫卵抗原后，作对流免疫电泳，检测血清特异性抗体，0.5～1 h出结果，阳性率达80%以上。

7. 免疫酶染色试验（IEST） 免疫印迹技术（immunoblotting or western blot）能对血吸虫抗原的限定组分蛋白进行分析和鉴定，可诊断患者和区分不同病期的血吸虫病的血清学诊断方法。杂交瘤技术制备单克隆抗体（McAb），用于血吸虫病血清学诊断；也可应用McAb检测循环抗原，为血吸虫病诊断提供了新的途径。

8. 血吸虫循环抗原（CAg） 循环抗原是活虫体排放至宿主体内的、具有抗原特性的大分子微粒，如虫体排泄、分泌或表皮脱落物等。是日本血吸虫患者普查的敏感性方法之一。CAg的检测，不仅能反映活动性感染，而且可以评价疗效和估计虫种。

五、流行

血吸虫病流行于世界上76个国家和地区，全球约2亿人遭受感染，而受到血吸虫病威胁的人口多达6亿。血吸虫在中国流行于长江流域及长江以南的上海、江苏、安徽、江西、湖南、湖北、四川、浙江、福建、台湾、广东、广西、云南13个省、市、自治区，估计患者约1000万人，受威胁者1亿人口以上。近年来，由于洪水不断，残存的钉螺迅速繁殖，防疫体制不完善，血吸虫病的感染率在我国江西、湖南、湖北、四川等疫区明显上升，血吸虫病的预防和控制工作任务艰巨。血吸虫病流行的3个基本环节：

（一）传染源

血吸虫病患者及其动物保虫宿主，如黄牛、水牛、猪、狗、猫、羊、兔、鹿、鼠类、猴等，可因粪便中排出虫卵而成为传染源。其中以水牛及黄牛为重要的保虫宿主。

（二）传播途径

含虫卵的粪便入水，水中有钉螺孳生，人们有机会接触含尾蚴的疫水，构成了血吸虫病的传播途径。

（三）易感人群

不论何种年龄、性别和种族，对日本血吸虫皆有易感性。但以15～44岁感染率为最高。

六、防治

（一）控制传染源

治疗血吸虫病患者及病畜，加强粪便管理，避免虫卵入水，可有效控制传染源。日本血吸虫中国大陆株磷酸丙糖异构酶（SjCTPI）和23kDa膜蛋白（SjC23）DNA疫苗，在动物实验研究中，二者的减虫率和减卵率均可达50%左右，达到了WHO/TDR要求的40%以上的标准。可显著增加免疫保护作用。

（二）消灭钉螺

灭螺应根据钉螺生态特点和地理条件，因地制宜，采取改变钉螺孳生环境，结合物理和化学药物灭螺方法。物理灭螺方法有铲草、火烧、土埋等。化学灭螺药物有氯硝柳胺、五氯酚钠、烟酰苯胺等。

（三）加强个体防护

尽量避免与疫水接触，如必须在疫水中作业时则须采取防护措施，皮肤涂抹防护药物，如氯硝柳胺或邻苯二甲酸二丁酯油膏、乳剂，或穿防水胶鞋、塑料防护裤等。

知识链接

吡喹酮是目前唯一被大规模使用的血吸虫病治疗药物。但随着该药的使用，日本血吸虫对该药的抗药性不断产生，因而开发新的血吸虫病治疗药物十分紧迫。我国学者研究发现，硫氧还蛋白谷胱甘肽还原酶（SjTGR）是日本血吸虫维持虫体氧化还原平衡的必需分子，SjTGR蛋白酶具有独特的空间结构，与血吸虫的脊椎动物宿主的同工酶结构具有很大差异，抑制该酶的活性可以导致日本血吸虫死亡，同时对宿主副作用小，从而使该蛋白酶成为开发治疗日本血吸虫病新药的关键靶分子。

> **案例**
>
> 患者，男，36岁。湖南人，渔民。近两年来，患者自感乏力，经常腹泻，有便血史。体检：较消瘦，腹部膨隆，腹壁静脉曲张，肝未触及，脾明显增大，下缘在季肋下6cm。腹部移动性浊音，大便检查见日本血吸虫卵。
>
> 讨论：
> 1. 结合病例材料，给出该患者的疾病诊断及依据。
> 2. 该疾病是如何发展的？如何转归？

第十一节　布氏姜片吸虫

布氏姜片吸虫 [*Fasciolopsis buski* (Lankester, 1857) Odhner, 1902] 俗称姜片虫，是一种寄生在人、猪小肠内的大型吸虫，又称肠吸虫（intestinal fluke），引起布氏姜片吸虫病（fasciolopsiasis）。

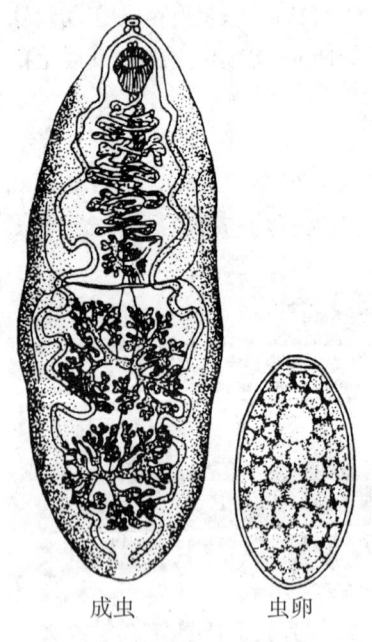

图 17-21　布氏姜片吸虫成虫、虫卵

一、形态

（一）成虫

成虫呈椭圆形，背腹扁平，前窄后宽，形似姜片。虫体长 20～75 mm，宽 8～20 mm，厚 0.5～3 mm，为人体最大的吸虫。活时肉红色，口吸盘小，位于虫体亚前端。腹吸盘大，呈漏斗状，位于口吸盘后，其肌肉发达，肉眼可见。咽和食管短，肠支呈波浪状弯曲，向后延伸至虫体末端。睾丸 1 对，高度分支，前后排列于虫体的后部。卵巢位于睾丸前，呈佛手状分支。子宫盘曲在卵巢与腹吸盘之间。

（二）虫卵

虫卵呈长椭圆形，淡黄色，大小为（130～140）μm×（80～85）μm，是人体寄生虫中最大的虫卵。卵壳薄，卵盖不明显，卵内含卵细胞 1 个和 20～40 个卵黄细胞（图 17-21）。

二、生活史

成虫寄生在人或猪的小肠上段，虫卵随宿主粪便排出，入水，在适宜温度（26～32℃）条件下，经 3～4 周发育成熟，孵出毛蚴。毛蚴在水中游动，遇第一中间宿主扁卷螺主动侵入，在螺体内经 1～2 个月完成了胞蚴、母雷蚴、子雷蚴和尾蚴阶段的发育繁殖。成熟的尾蚴从螺体逸出，附着在荸荠、水红菱和茭白等水生植物或水中的其他物体表面，分泌成囊物质，形成囊蚴。囊蚴随生食的水生植物进入终宿主猪或人的小肠内，在消化液和胆汁的作用下脱囊，后尾蚴在小肠内经 1～3 个月发育为成虫（图 17-22）。成虫寿命为 2 年左右。每条成虫每日产卵量为 1.5 万～2.5 万个。

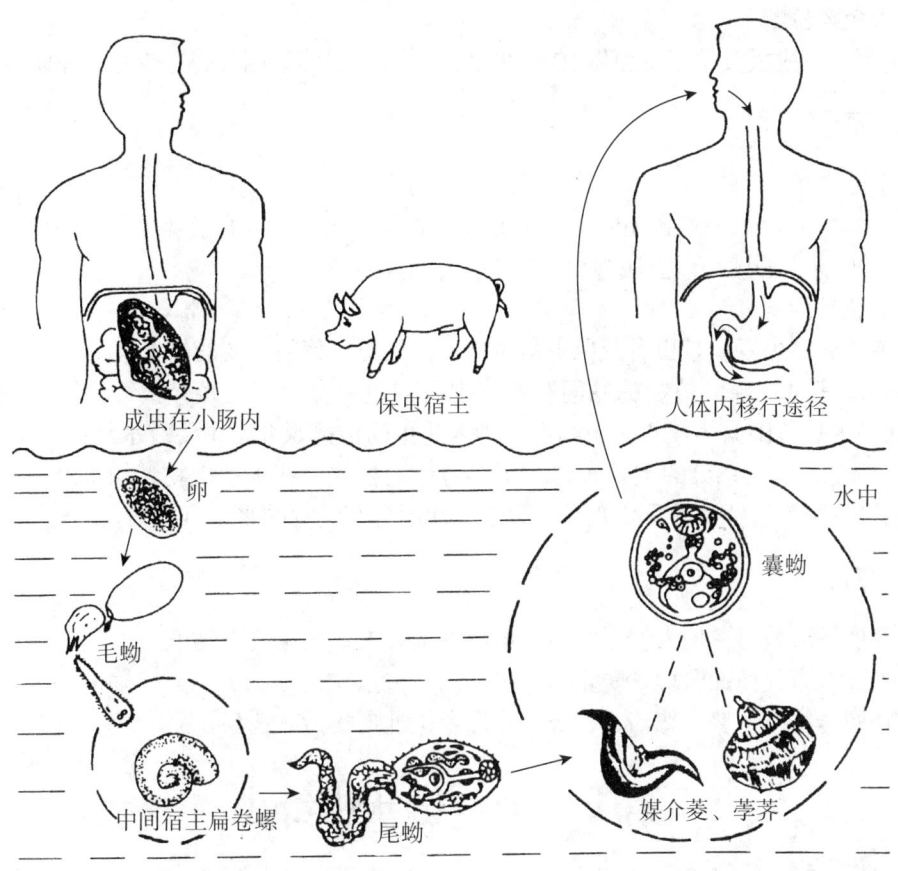

图 17-22　布氏姜片吸虫生活史

三、致病

成虫寄生于十二指肠及空肠上段，借其吸盘吸附于肠壁上。造成机械损伤；虫体的代谢产物可引起机体的超敏反应；被吸附的黏膜及附近组织出现炎症、肠壁点状出血、水肿甚至可形成脓肿。被吸附的肠黏膜可进一步坏死、脱落，形成溃疡。病理切片可见中性粒细胞、淋巴细胞及嗜酸性粒细胞浸润。若大量姜片虫覆盖肠黏膜，消化、吸收功能受影响，甚至可引起肠梗阻。临床症状常因年龄、体质和感染程度不同而异。轻度感染者，一般无明显临床表现，偶有轻度腹痛、腹泻等症状；中度感染者，可表现为明显的消化功能紊乱，营养不良，并有水肿和各种维生素缺乏的现象；重度感染者，上述症状加重，并出现消瘦、贫血、腹水、智力减退、发育障碍，甚至衰竭而致死。

四、诊断

（一）病原学检查

粪检虫卵或虫体是确诊本病的依据。因虫卵较大，容易识别，常用直接涂片法，但轻度感染者易于漏检，应连查 2～3 张厚涂片或采用浓集法粪检虫卵。姜片虫卵与肝吸虫卵、棘口吸虫卵极为相似，应注意鉴别。

若从粪便或呕吐物中发现虫体，可根据形态特征进行鉴定并确诊。

（二）免疫诊断

采用姜片虫成虫及排泄抗原做 ID 或 ELISA，对早期感染或普查有较好的辅助诊断价值。

五、流行

（一）分布

姜片虫病主要分布在亚洲的温带及亚热带地区。我国的人群感染率为 0.1% ～ 18.77%，平均为 1.69%，人群感染以农民为高，以中青年为多。

（二）流行因素

1. 传染源　患者、带虫者及保虫宿主均为传染源。猪是重要的保虫宿主。
2. 中间宿主及媒介植物的共同存在　中间宿主为扁卷螺与媒介植物往往存在于藕田、池塘等同一水域范围。多数水生植物可作为姜片虫的传播媒介，主要有水红菱、大菱，其次是荸荠、茭白等为人感染的主要媒介。而作为青饲料的一些水生植物，如水浮莲、槐叶萍、日本水仙等，则为猪感染的重要媒介。此外，饮用含有囊蚴的水也可感染。

六、防治

1. 开展健康教育，使人们了解感染本病的主要方式是生食水生植物。
2. 加强人畜粪便的管理，防止污染水体。
3. 控制传染源，普查普治，积极治疗患者，吡喹酮为首选药。

第十二节　链状带绦虫

链状带绦虫（*Taenia solium linnaeus*，1758）也称猪肉绦虫、猪带绦虫或有钩绦虫。成虫寄生于人体的小肠内，引起肠绦虫病；幼虫寄生于猪或人体的皮下、肌肉、眼、脑等部位，引起猪囊尾蚴病。

一、形态

（一）成虫

成虫背腹扁平，长带状，分节，雌雄同体，体长 2 ～ 4 m，白色或乳白色。虫体由头颈部和链体两部分组成。头节近球形，0.6 ～ 1 mm，有顶突、4 个吸盘和两圈小钩等固着器官。头节之后，颈部细小而不分节，长 5 ～ 10 mm，颈部具有很强的生长能力，可不断生长出节片。链体是由 700 ～ 1000 个节片组成。依生殖器官的发育情况，可将链体的节片分为 3 类：连接颈部之后的节片，生殖器官尚未发育成熟，称为幼节。链体中部的节片，内部具有发育成熟的雌雄性生殖器官各一套，称为成节。成节内有 150 ～ 200 个滤泡状的睾丸分布于节片两侧的背面。卵巢分三叶。链体后部的节片，雌雄性生殖器官已大部分萎缩或消失，但子宫发达，充满虫卵，称为孕节。孕节内子宫的两侧各有 7 ～ 13 个侧支（图 17-23）。

（二）幼虫

幼虫称囊尾蚴，卵圆形，白色，半透明，大小为 （8 ～ 10） mm × （3 ～ 5） mm，囊内充满囊液，囊内有一向内翻卷的头节。

（三）虫卵

虫卵呈圆球形，棕褐色。大小 31 ～ 43 μm，卵的最外层是无色透明的卵壳，易脱落，其次是胚膜，胚膜较厚，其上有放射状条纹（图 17-24）。

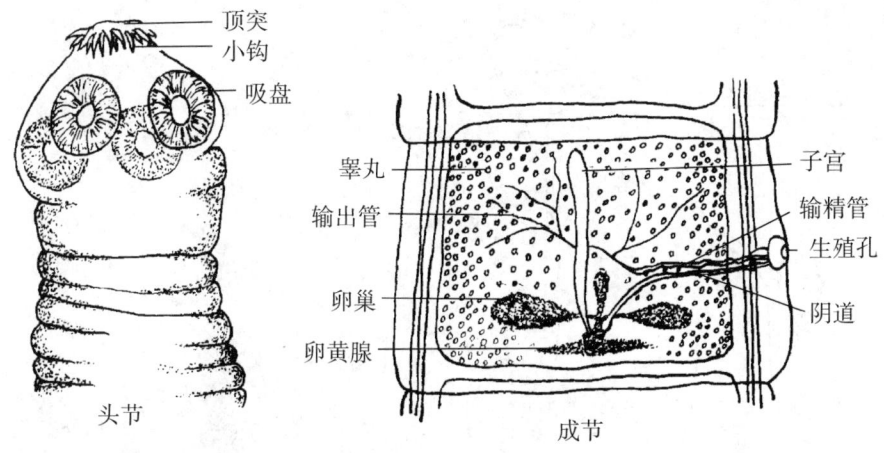

图 17-23 链状带绦虫头节

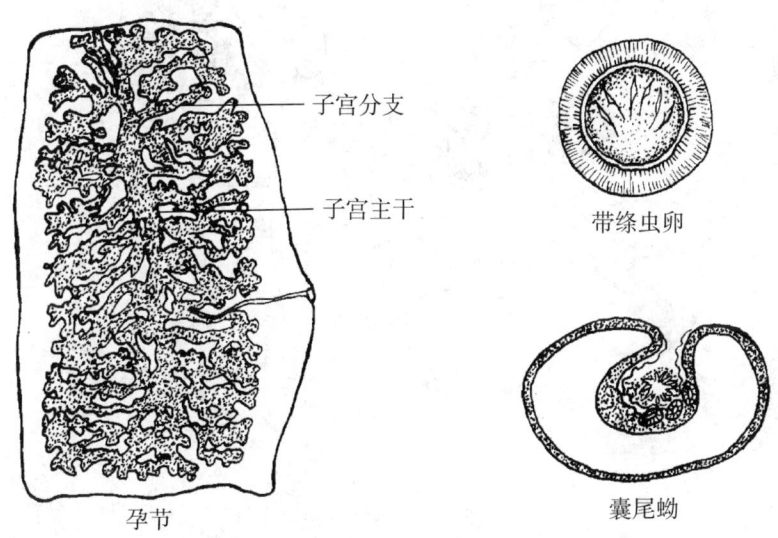

图 17-24 链状带绦虫、孕节、虫卵、囊尾蚴

二、生活史

成虫寄生在人体的小肠内,以吸盘和小钩附着于肠壁。虫体末端的孕节脱落,随粪便排出体外。孕节或虫卵被中间宿主猪食入后,在小肠内经消化液的作用,胚膜破裂,六钩蚴逸出,钻入肠壁进入血管或淋巴管,随血循环到达猪的全身各部位,经10周左右发育为囊尾蚴。猪囊尾蚴在猪体内可存活数年。含囊尾蚴的猪肉称为"米猪肉"或"豆猪肉"。人若食入含有活囊尾蚴的猪肉可感染。囊尾蚴到达人的小肠后,在肠内消化液的作用下,囊内的头节翻出,以小钩和吸盘附着在肠壁上,约经2~3个月发育为成虫(图17-25)。成虫在人体可存活10~20年,有的可长达25年。

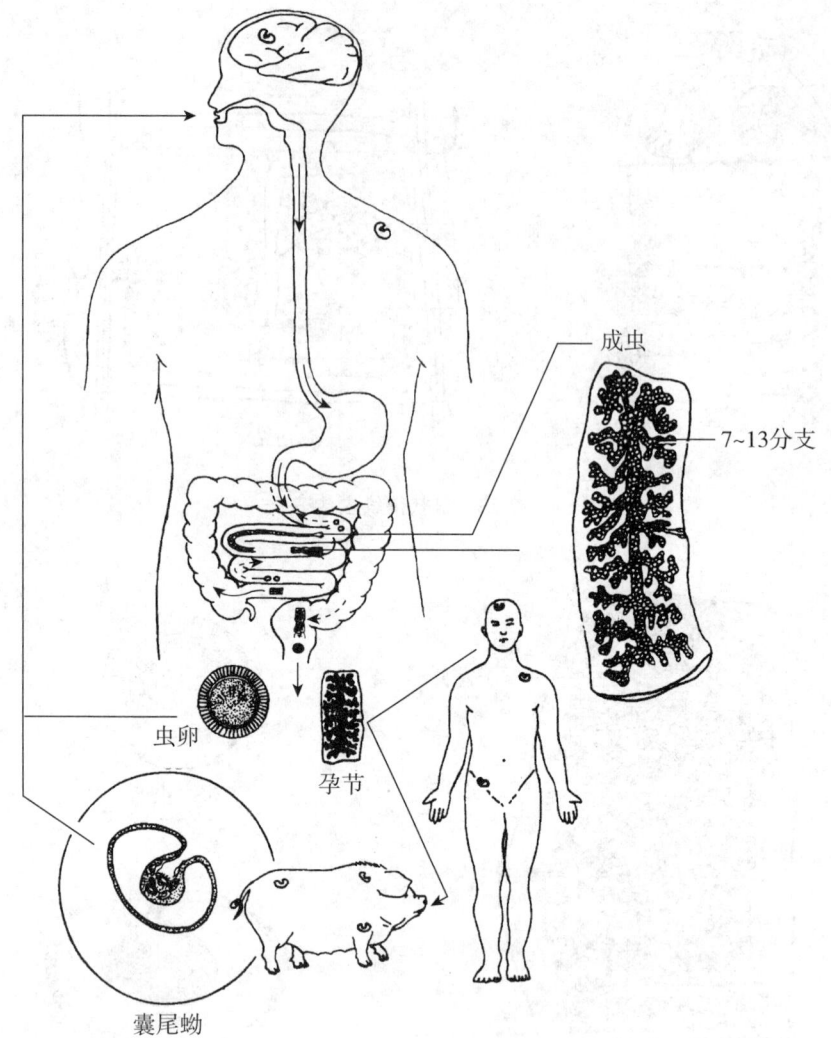

图17-25 链状带绦虫生活史

人若误食虫卵,六钩蚴也可在人体组织中发育为囊尾蚴。但不能继续发育为成虫,此时,人为猪带绦虫的中间宿主。人误食虫卵的方式有3种:

1. 自体内感染 患者体内有成虫寄生时,由于肠道的逆蠕动,将小肠中脱落的孕节返入胃内,在胃消化液的作用下,释放出大量虫卵,造成严重感染。
2. 自体外感染 由于自身有成虫寄生,排出的虫卵污染食物或手指,误食后感染。
3. 异体感染 食入外界他人的虫卵污染的食物而感染。

三、致病

猪带绦虫的成虫和囊尾蚴均可寄生于人体,成虫引起猪带绦虫病,囊尾蚴引起猪囊尾蚴病。

(一)成虫致病

成虫寄生多为一条,重度感染时也可有多条寄生,但个体较小。成虫寄生时常无明显症状。由于吸盘、小钩刺激肠黏膜引起炎症及虫体毒素和代谢产物的吸收,临床上可出现腹部不适、腹痛、腹泻、消化不良、腹胀及消瘦等症状。偶尔可致肠梗阻、肠穿孔，导致腹膜炎等并发症。

（二）猪囊尾蚴致病

猪囊尾蚴寄生于人体引起猪囊尾蚴病，俗称囊虫病。其危害远大于成虫。猪囊尾蚴在人体的寄生部位有皮下、肌肉、脑、眼、心、肝、肺、腹膜等处。通过压迫周围组织，囊液渗出物及虫体死亡后崩解产物等，引起组织炎症和诱发变态反应，导致猪囊尾蚴病。根据囊尾蚴的寄生部位不同，猪囊尾蚴病可分为3个类型：

1. 皮下、肌肉囊尾蚴病　囊尾蚴寄生于皮下、肌肉，呈结节状，数目不等，较多见于头部及躯干，四肢较少。结节呈圆形或椭圆形，0.5～1.5 cm大小，硬度如软骨，皮下触诊时稍有移动，与皮肤无粘连，无压痛。寄生在肌肉时，可引起局部肌肉酸痛、发胀，轻者也可无症状。

2. 脑囊尾蚴病　对人体危害最为严重。其症状复杂，依据在脑的寄生部位、感染程度、人体的免疫力不同而异。有的可无症状，有的症状严重，甚至可突然死亡。一般病程较为缓慢，以癫痫发作最为常见。发作前可有一过性的记忆力丧失，发作时间可长可短，可伴有头痛、神志不清、视物模糊、颅压增高等症状，也可出现偏瘫、失语、眼底病变等，还可出现精神症状。

3. 眼囊尾蚴病　猪囊尾蚴可寄生于眼的任何部位，以眼球深部玻璃体及视网膜下最为常见。可出现视力障碍、视神经萎缩、继发白内障、青光眼，甚至可导致失明。

四、诊断

（一）猪带绦虫病

有绦虫感染时，粪便中常可排出孕节，将孕节洗净，夹在两张载玻片之间，观察子宫侧支数目，即可确诊。但采用该方法时，操作者需注意预防感染。还可采用粪便直接涂片法、饱和盐水漂浮法或沉淀法检查虫卵。对可疑者，应连续数天进行检查。

（二）猪囊尾蚴病

检查方法视囊尾蚴寄生部位不同而异。皮下、肌肉囊尾蚴病，可以手术摘除囊尾蚴结节做活组织检查；眼囊尾蚴病，可用眼底镜检查，有时可看到囊虫头节的伸缩活动；脑囊尾蚴病，可用X线、CT、核磁共振等辅助诊断。实验室检查患者的脑脊液有改变，其特点为白细胞显著增多，尤以淋巴细胞为多。也可结合免疫学检查，如酶联免疫吸附试验等。

五、流行

（一）分布

除因宗教教规而禁食猪肉的国家和民族外，世界各地均有散在病例，尤以发展中国家较多，如中、南非洲、拉丁美洲、墨西哥、印度和南亚地区。国内本病分布较广，感染率各地差异较大。东北、华北、云南等少数地区感染率较高，常呈区域性流行。

（二）流行因素

食肉习惯及烹调方法不良、生食或食用未熟的含囊尾蚴猪肉是本病传播的重要因素。如广西、云南少数地区有食生肉或半生肉的习惯，把整猪在火上烧烤，剥去烧焦的皮毛，将肉切薄片，蘸调料生食，即"生皮"。国内大部分地区的感染，多因肉块过大，烹炒时间或火力不够，或刀和砧板的污染造成传播。

六、防治

（一）加强卫生宣传

不吃生肉或半生的肉。切生肉、熟肉或蔬菜的刀和砧板要分开。注意个人卫生和饮食卫生，饭前便后要洗手。如有节片排出，应尽早驱虫，防止自体内感染猪囊尾蚴病。

（二）改进养猪方法

改进养猪方法和条件。不用"连茅圈"，将厕所与猪圈分开，改仔猪散养为圈养等。

（三）加强肉食的检疫

严格肉类的检验，严禁出售"米猪肉"。

（四）治疗患者

这是控制传染源的重要手段。常用的药物有吡喹酮、氯硝柳胺、槟榔和南瓜子合剂等。槟榔作用于虫体前部，南瓜子作用于虫体后部，在泻药硫酸镁的协同下，可驱除绦虫。驱虫后应检查有无头节排出，若头节排出，表明虫体已驱净。如未检获头节，应继续随访 2～3 个月后复查，无孕节、虫卵发现可视为治愈，如有孕节、虫卵发现，还须进行复治。另外吡喹酮、阿苯达唑对绦虫病和猪囊尾蚴病均有较好的疗效。

第十三节　牛带绦虫

牛带绦虫（*Taenia saginata* Goeze，1782）又称肥胖带绦虫、牛肉绦虫或无钩绦虫。成虫寄生于人体的小肠内，引起牛带绦虫病；幼虫寄生于牛的皮下、肌肉、眼、脑等处引起牛囊尾蚴病。

一、形态

（一）成虫

成虫与猪带绦虫相似。是寄生人体最大的寄生虫。主要区别有：体长 4～8 m，体节大而肥厚，整个虫体由 1000～2000 节组成。头节略呈方形，直径约 1.5～2.0 mm，有 4 个吸盘，无顶突及小钩。成节内睾丸 300～400 个，卵巢分两叶。孕节子宫两侧各有 15～30 侧支，分支较整齐，每一孕节中含虫卵约 8 万个（图 17-26）。

（二）虫卵

牛带绦虫卵与猪带绦虫卵形态相似，不易鉴别，故统称带绦虫卵。

（三）牛囊尾蚴

略小于猪囊尾蚴。头节与成虫头节相似，有 4 个吸盘，无顶突及小钩。

二、生活史

人是牛带绦虫的唯一终宿主。成虫寄生于人体的小肠上段，以吸盘吸附于小肠黏膜上，虫体末端的孕节不断脱落，随粪便排出体外。脱落的孕节具有较强的活动能力，也可主动自患者的肛门逸出。当孕节蠕动时虫卵从子宫排出，污染草地和水源，如被中间宿主牛食入，虫卵内的六钩蚴在牛的十二指肠孵出，钻入其肠壁，随血液循环到达牛的全身各处，经 60～70 d 发育为牛囊尾蚴。

人因生食或半生食含有活囊尾蚴的牛肉而感染。囊尾蚴在小肠消化液的作用下头节翻出附着于肠壁上，经过 8～10 周发育为成虫。人不能作牛带绦虫的中间宿主。成虫寿命可达 20 年以上（图 17-27）。

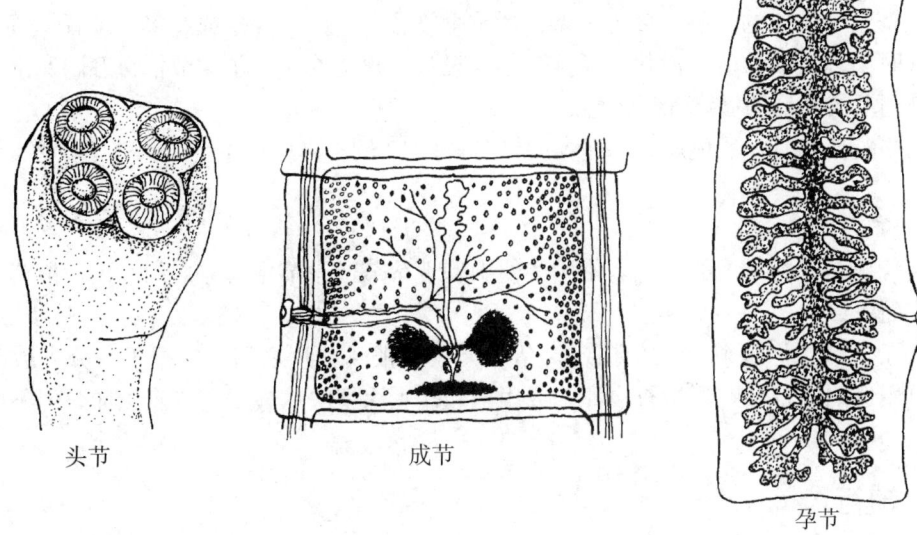

图 17-26　牛带绦虫头节、成节、孕节

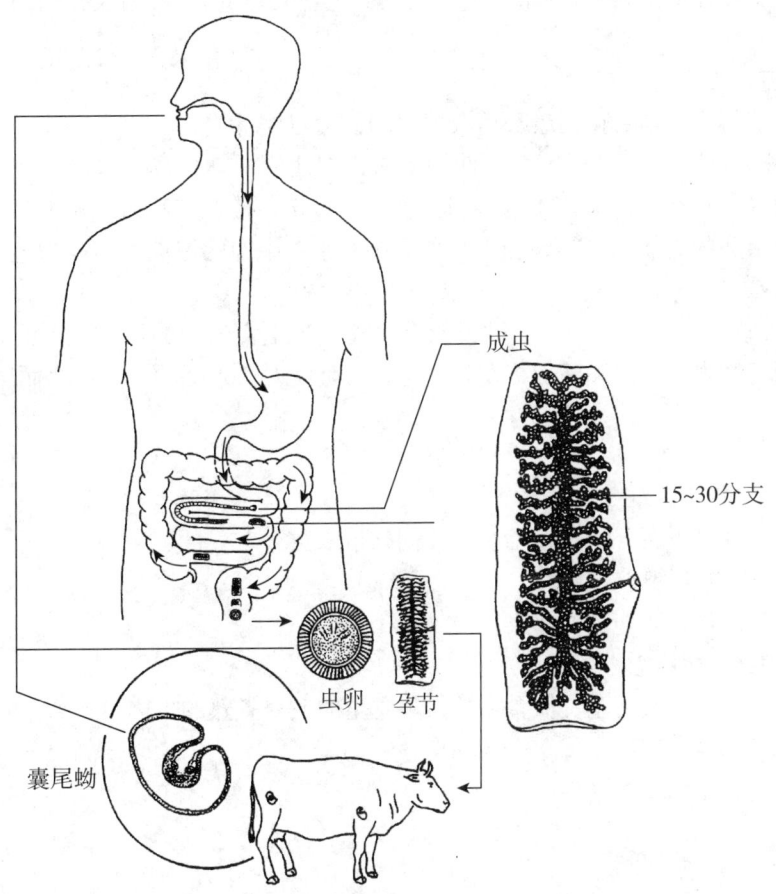

图 17-27　牛带绦虫生活史

三、致病

成虫寄生于人体的小肠，多为一条，严重感染者可达 7~8 条或更多。患者一般无明显症状，有时出现上腹不适、消化不良、恶心、腹胀、腹泻等。由于孕节常自肛门逸出，患者表现为肛门及会阴部的瘙痒和恐惧感。

人对牛囊尾蚴有自然免疫力，迄今世界上只有 13 例牛囊尾蚴寄生于人体的报道。

四、诊断

询问病史是非常重要的，患者常因粪便中发现孕节或孕节主动自肛门逸出，散落在衣裤和褥单上而就诊。

检获孕节或虫卵为确诊的依据。将孕节夹在两张载玻片之间，根据子宫分支数确定虫种。也可用透明胶带粘贴法检查虫卵，或用饱和盐水浮聚法从粪便中检查虫卵，但不能确定虫种。

五、流行

（一）分布

本虫为世界性分布，在牧区或以牛肉为主要肉食的民族地区为多见，其他地区散在分布。在我国新疆、内蒙古、西藏、四川、云南、贵州、广西、甘肃及台湾的一些地区有地方性流行。

（二）流行因素

本病的流行主要与粪便污染环境及居民的饮食习惯有关。

1. 人粪污染环境　流行区多不使用厕所，粪便易污染牧场、水源及地面，放牧时，牛吃到虫卵而受染。在广西大苗山区，居民多居住木楼，楼上有厕所，楼下为牛圈，牛容易吃到含孕节或虫卵的粪便而受染。加上当地居民有生食牛肉的习惯，使得当地居民牛带绦虫感染率高达 40% 以上。

2. 居民饮食习惯　流行区少数民族有生食或半生食牛肉的习惯；烹调时肉块过大，温度不够；用切过生肉的刀和砧板再切熟食等，皆可使人食入活的牛囊尾蚴而患牛带绦虫病。

六、防治

（一）控制传染源

治疗患者和带虫者，普查普治。治疗同猪带绦虫。

（二）加强粪便管理

注意牧场清洁，防止粪便污染。

（三）加强卫生宣教

注意饮食卫生，改变不良饮食习惯，不吃生的或未煮熟的牛肉。

（四）加强肉类检查

禁止出售含牛囊尾蚴的牛肉。

> **知识链接**
>
> ### 亚洲带绦虫（Taenia asiatica）
>
> 亚洲带绦虫由台湾学者定名，可以引起人畜共患绦虫病。虫体特征成虫像牛带绦虫，孕节内子宫有 12～19 个主侧枝，幼虫像猪带绦虫的幼虫，大小约（0.4～2.5）mm×（0.7～2.5）mm。幼虫主要寄生于肝，偶见于网膜、肺及浆膜中。幼虫发育快，感染后 16 天可发现囊尾蚴，29 天发育到感染期。生存期短（71～97 天），30 天后开始分解、钙化。终末宿主为人，中间宿主主要是猪，其次是野猪、犊牛、山羊和猴。主要分布在中国台湾、菲律宾、印度尼西亚、缅甸、泰国和韩国。

表 17-4 两种带绦虫的区别

区别点	猪带绦虫	牛带绦虫
虫体长	2～4 m	4～8 m
节片	700～1000 节	1000～2000 节
头节	球形，有顶突和两圈小钩	方形，无顶突和小钩
成节	卵巢分叶为 3 叶	卵巢分叶为 2 叶
孕节	子宫分支 7～13 支	子宫分支 15～30 支
中间宿主	猪	牛
致病	虫卵感染引起人囊虫病	虫卵感染不引起囊虫病

第十四节 细粒棘球绦虫

细粒棘球绦虫（*Echinococcus granulosus*）又称包生绦虫。成虫寄生于犬、狼等犬科食肉动物的小肠内，幼虫即棘球蚴或包虫寄生于牛、马、羊、兔、骆驼等草食动物的组织脏器内，亦可寄生于人体，引起棘球蚴病（echinococcosis）或称包虫病（hydatid disease, hydatidosis）。

一、形态

（一）成虫

成虫是绦虫中最小的虫种之一，虫体长 2～7 mm。成虫由头颈部、幼节、成节及孕节各一节组成。头颈部呈梨形，有可伸缩的顶突、4 个吸盘及小钩。孕节内子宫不规则地向两侧分支或形成侧囊，内含 200～800 个虫卵。卵与猪、牛带绦虫卵难以区分（图 17-28）。

（二）幼虫

幼虫称棘球蚴直径几毫米至数十厘米的白色圆形或不规则形的囊。棘球蚴由囊壁和内含物组成。

囊壁分两层，外层为角皮层，乳白色，多层较脆易破，无细胞结构，由生发层细胞分泌而成。内层为具有生发作用的胚层，又称生发层，含有许多细胞核及少量的肌纤维。两层合称内囊，内囊外有宿主组织形成的包膜，称外囊。内外囊间可以剥离。

生发层向囊内长出头节，这种头节比成虫的头节小，称原头蚴。从生发层也可长出生发囊和子囊。生发囊是仅有生发层的小囊，内含原头蚴。子囊结构与母囊相似，其内长出与子囊结构相似的囊称孙囊。无原头蚴、生发囊和子囊的母囊称不育囊。

棘球蚴液内含数千万个原头蚴、生发囊、子囊和囊液。囊液无色透明或略黄，具抗原性。悬浮在囊液中的原头蚴、生发囊、子囊及生发层碎片统称为棘球蚴砂（hydatid sand）或囊砂（图17-29）。

二、生活史

成虫寄生于犬、狼等肉食动物的小肠内，孕节及虫卵随粪便排出体外，通过污染水源、牧草、食物等被牛、羊、骆驼等草食动物食入。卵内六钩蚴在肠道内孵出，并钻入肠壁随血流到达肝、肺等各组织脏器，3～5个月后发育成棘球蚴。含有棘球蚴的牛、羊等牲畜内脏被狗、狼等动物吞食后，囊内原头蚴散出，吸附在肠壁上，经48～61天发育为成虫。孕节和虫卵随粪便排出，孕节活动力强，破裂后虫卵散出，污染环境。

人若误食虫卵，卵内六钩蚴在人肠道内孵出，并钻入肠壁随血流到达肝、肺等各组织脏器发育成棘球蚴（图17-30）。

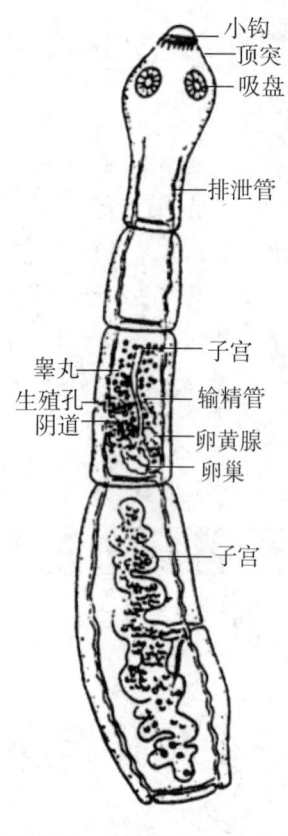

图 17-28　细粒棘球绦虫成虫

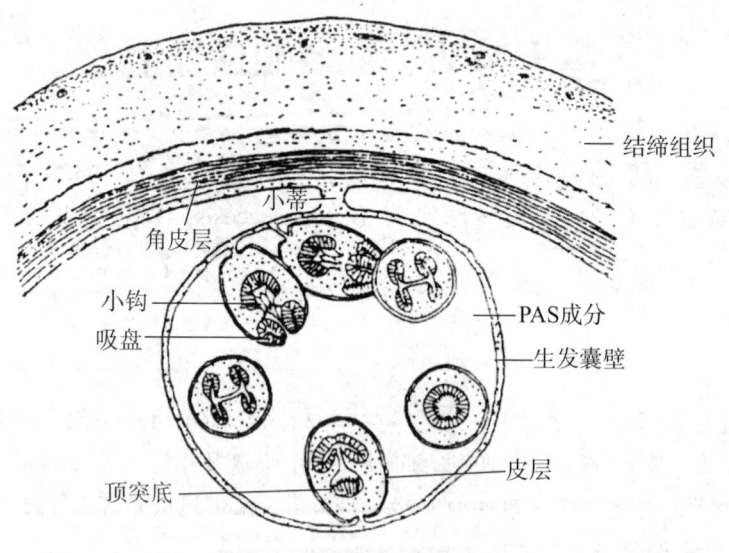

图 17-29　细粒棘球绦虫棘球蚴

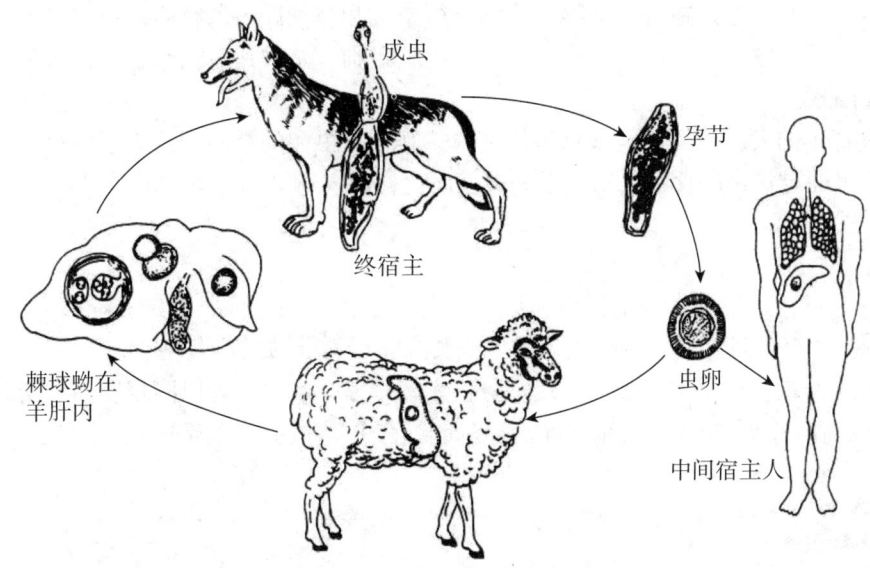

图 17-30 细粒棘球绦虫生活史

三、致病

人体棘球蚴生长速度较慢,多在童年感染,成年后才出现症状。最常见的寄生部位为肝(以右叶多见),其次为肺。在肠系膜、胸腔、皮下、肌肉、脾、肾、骨、脑、乳腺、心脏等均可寄生。

患者临床表现及其严重程度依棘球蚴寄生的部位、数量、大小及机体的反应性而有差异。主要表现为局部压迫和刺激症状、过敏及中毒症状。因棘球蚴挤压寄生的器官及邻近器官,局部可有轻微疼痛和坠胀感。若寄生于肝常有肝大、肝区痛、消化不良、恶心、呕吐等症状。寄生于肺时可有呼吸急促、胸痛、咳嗽、咯血等症状。脑棘球蚴病可引起颅内压增高的症状,出现头痛、呕吐及癫痫等。骨棘球蚴病常见于盆骨、椎体中心和长骨干骺端等血管丰富的不规则骨,易造成骨折。棘球蚴液可渗出囊壁进入血流,引起荨麻疹、哮喘、嗜酸性粒细胞增多等。若囊壁破裂或手术不慎使囊液大量流出,可导致过敏性休克,甚至死亡。囊液内原头蚴、子囊、育囊等棘球砂可进入到体腔或经血进入其他组织内发育成新的棘球蚴,形成继发性播散病灶。寄生于浅表的棘球蚴,在体表可触到弹性包块,扣诊时可有震颤感。

四、诊断

对疑似本病患者,应详细询问病史,是否来自或去过牧区,有无与羊、犬等动物或动物皮毛接触史,有助于协助诊断。目前最主要的诊断方法为皮内试验(Casoni 试验),阳性率可达 78%~100% 以上,该方法简便、快速,但易出现假阳性或假阴性。ELISA、IHA、Dot-ELSIA 因操作简便、敏感性高,适于临床使用。但免疫学诊断一般要采取 2~3 项血清学试验结果综合分析,以提高诊断的准确率。B 超、CT 及 MRI 等影像学检查对本病诊断有很大帮助。

五、流行

棘球蚴病几乎遍布世界各大洲。在我国主要分布于甘肃、宁夏、青海、新疆、内蒙古、西藏、陕西、河北等地。在野生动物中该病流行于狼和多种反刍动物间，在牧区流行于牧羊犬和羊、牛之间。牧民乱抛病畜内脏或用病畜内脏喂狗，是导致该病在狗、狼与羊、牛之间流行的重要因素。

有成虫寄生的犬、狼等食肉动物是传染源。其含有虫卵的粪便若污染了牧草、水源或牲畜的皮毛，可通过污染的食物、水、手等被人误食，使人感染棘球蚴病或包虫病。

六、防治

加强卫生宣传，培养良好的卫生习惯，饭前洗手、不喝生水或生奶。定期为牧犬驱虫，控制传染源。严格处理病畜内脏，提倡深埋或焚烧，严禁乱抛或喂犬。

该病治疗首选外科手术，术中应注意防止囊液外溢，取尽虫囊以防复发。早期的小棘球蚴可用阿苯达唑，或吡喹酮、甲苯咪唑治疗。也可在B超指引下作穿刺治疗。

知识链接

包虫病元凶遗传密码"破译"

包虫病是人畜共患寄生虫病，在全世界120多个国家流行。经过中外科学家长达3年的协同努力，解析出细粒棘球绦虫的基因组合转录组，明确其基因组由1.5亿个碱基组成，编码基因11 329个，其中有1/5的基因为寄生虫所特有。本次研究首次揭示细粒棘球绦虫胆酸盐调控双向发育的遗传基础。在细粒棘球绦虫基因组中，科学家发现了胆酸核受体基因（FXR和DVR），但没有膜受体基因。因此，原头蚴只有在终宿主（狗）肠道内高浓度胆酸作用核受体时才能发育为成虫。

案例

患者，男，63岁，牧民。反复咳嗽，咳白色粉皮样痰半年，经常服用甘草片止咳。1天前右上腹部被外力撞击，约1小时后突然倒地，呼吸急促，面色苍白，四肢湿冷，在送往医院的途中死亡。尸检发现右肺下叶一囊腔，囊壁厚3~8 mm，内见淡黄色浑浊液体。囊壁界限清楚，与右下支气管相通。镜检可见囊壁内层为均质红染的物质，外层为纤维组织，见大量嗜酸性粒细胞和淋巴细胞及嗜中性粒细胞浸润。腹腔内见大量白色浑浊液体，约1200 ml。其中可见米粒到花生米大小的乳白色颗粒和囊肿。肝右叶可见囊腔1个，直径约8 cm，内容物已流失，壁厚3~5 mm。镜检可见，囊腔最内层为单层排列的生发细胞，囊腔内表面附着小囊腔，可见原头蚴，其余改变与肺部相同。其余各脏器毛细血管高度扩张充血，在肾小球毛细胞血管查见透明血栓。

讨论：
1. 结合病例，请给出可能的疾病诊断并分析患者的死因。
2. 尸检中发现的米粒到花生米大小的乳白色颗粒和囊肿是什么？

| 小结 | 1. 蛔虫：雌雄异体，主要寄生部位小肠，感染阶段是含蚴卵，感染方式为经口感染。
2. 蛲虫成虫寄生于人体的回盲部，人是唯一的传染源。蛲虫感染的主要方式：肛门－手－口的自体外重复感染。
3. 钩虫以吸食血液为生，造成人体的慢性失血，引起钩虫病。
4. 丝虫的成虫细长如丝，乳白色。雌虫生殖系统为双管型；雄虫生殖系统为单管型。成虫寄生于淋巴管、淋巴结，微丝蚴分布在外周血里。
5. 旋毛虫对人体的致病阶段是幼虫。
6. 华支睾吸虫主要寄生于人体或哺乳动物的肝胆管内。成虫似葵花子状，雌雄同体，有口吸盘和腹吸盘。
7. 卫氏并殖吸虫成虫寄生于终宿主人或食肉动物的肺，引起以肺部损害为主的并殖吸虫病。
8. 日本血吸虫成虫线状，雌雄异体。虫卵沉积在宿主的肝及结肠肠壁等组织，引起肉芽肿和纤维化等主要病变。
9. 细粒棘球绦虫又称包生绦虫，人若误食虫卵可引起棘球蚴病或称包虫病。 |

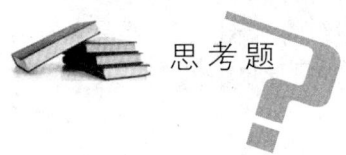 思考题

1. 蛔虫卵的发育有几个时期？哪个时期是感染人的主要阶段？
2. 简述寄生于人体常见的两种钩虫成虫形态的主要鉴别要点。
3. 简述旋毛虫的生活史和对人体的致病过程。

（陈晓宁）

第十八章

医学原虫

学习目标

1. 掌握医学原虫的生活史、致病要点和主要病原学诊断方法。
2. 熟悉医学原虫的形态特点。
3. 了解重要医学原虫的流行特点与防治原则。

原虫是单细胞的真核动物,目前发现约65 000余种,多数营自生或腐生生活,少数营寄生生活。医学原虫是寄生在人的体腔、体液、组织或细胞内的致病或非致病性的原虫,约有40余种。致病性原虫可对人体造成严重的危害,如疟原虫、溶组织内阿米巴;一些医学原虫可作为机会致病性寄生虫在人体免疫力低下时引起致命性损害,如弓形虫。

第一节 疟 原 虫

疟原虫(*Plasmodium*)是疟疾的病原体,广泛寄生于脊椎动物体内,约有130多种。疟原虫的宿主特异性很强,其中寄生于人体的疟原虫主要有4种,即间日疟原虫(*Plasmodium vivax*)、恶性疟原虫(*Plasmodium falciparum*)、三日疟原虫(*Plasmodium malariae*)和卵形疟原虫(*Plasmodium ovale*)。在我国,主要有间日疟原虫和恶性疟原虫两种。

一、形态

寄生人体的4种疟原虫基本结构相同,包括细胞膜、细胞质与细胞核。但不同的发育阶段其形态又有所不同,尤其是在红细胞内寄生的阶段。疟原虫在红细胞内的发育可分为3个阶段(图18-1)。

(一)滋养体

侵入红细胞内的裂殖子首先发育为早期滋养体,又称环状体,胞质呈纤细的环状,核较小,位于环的一侧。环状体继续发育,核增大,胞质增多可伸出伪足,同时胞质中出现疟色素,称大滋养体或晚期滋养体。被间日疟原虫寄生的红细胞体积变大,颜色变淡,胞膜上出现染成红色的薛氏点;被恶性疟原虫寄生的红细胞体积无明显变化或变小,胞膜上可见粗大的茂氏点。

(二)裂殖体

大滋养体发育成熟后,核开始分裂即形成裂殖体。只有核的分裂而胞质未分裂,称未成

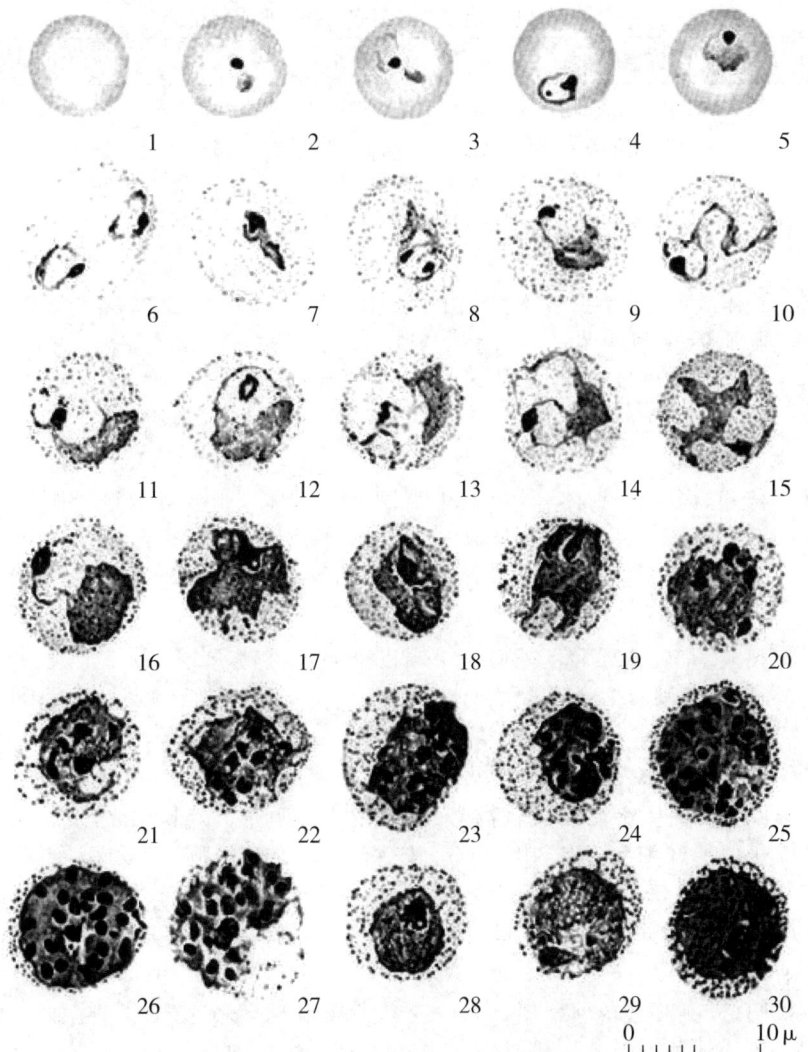

图 18-1　间日疟原虫红内各期形态

熟裂殖体。伴随核的不断分裂，胞质也开始分裂并包绕在已分裂的核周围，形成裂殖子，疟色素亦集中成团，发育为成熟裂殖体。

（三）配子体

经过数次的裂体增殖，部分裂殖子侵入红细胞内不再进行裂体增殖，核增大，质增多发育为圆形、卵圆形或新月形的雌、雄配子体。雌配子体较大，胞质、胞核致密，疟色素多而粗大；雄配子体较小，体胞质、胞核疏松，疟色素少而细小。

（四）种疟原虫红细胞内各期形态特征

见表 18-1。

二、生活史

寄生人体的疟原虫需要人和雌性按蚊两个宿主来完成世代交替的生活史，包括在人体肝细胞内（红外期）的裂体增殖与在红细胞内（红内期）的裂体增殖及配子体形成过程和在蚊

表 18-1 4种疟原虫红细胞内各期形态特征

	间日疟原虫	恶性疟原虫	三日疟原虫	卵形疟原虫
环状体	较大，约为红细胞直径的1/3，核多为一个，红细胞内多见一个环状体	较小，约为红细胞直径的1/5，核1~2个，红细胞内可见多个环状体，虫体多位于红细胞边缘	环粗壮，约为红细胞直径的1/3，核一个，红细胞内常见一个环状体	似三日疟原虫的环状体
大滋养体	虫体增大，有伪足，胞质内空泡明显，核一个，疟色素棕黄色，细小，分布于胞质内	集中于内脏毛细血管，少见于外周血。体小，胞质深蓝色，疟色素黑褐色，集中	体小，圆形、带状或大环状。核1个，疟色素深褐色，粗大，位于虫体边缘	似三日疟原虫但较大，圆形，疟色素细小
未成熟裂殖体	核开始分裂，虫体渐呈圆形，疟色素开始集中	外周血中难以见到。虫体似大滋养体，核分裂成数个，疟色素集中	体圆形或宽带状，核分裂成多个，疟色素集中较迟	体圆形，核分裂成多个，疟色素集中较迟
成熟裂殖体	裂殖子12~24个，排列不规则，占满红细胞，疟色素集中	外周血中难以见到。裂殖子8~36个，排列不规则，疟色素集中成团	裂殖子6~12个，环形排列，疟色素常集中在中央	裂殖子6~12个，环形排列，疟色素常集中在中央或一侧
雌配子体	圆形，虫体略大于正常的红细胞，胞质蓝色，核小致密深红色，常偏位，疟色素分散	新月形，两端较尖，胞质色蓝，核深红色，位于中央，疟色素黑褐色，分布于核周	圆形，大小如正常的红细胞，胞质深蓝色，核小深红色，偏于一侧，疟色素多而分散	似三日疟，疟色素似间日疟
雄配子体	圆形，胞质浅蓝色，核淡红色，位于中央，疟色素分散	腊肠形，两端钝圆，胞质色蓝或略带红色，核淡红色位于中央，疟色素棕黄色，分布于核周	圆形，小于正常的红细胞，胞质浅蓝色，核较大，淡红色，位于中央，疟色素分散	似三日疟，疟色素似间日疟
被寄生的红细胞	除环状体外，其他各期均胀大，色淡胞膜上可见红色细小的薛氏点	大小正常或变形，可见数个粗大的茂氏点	大小正常，有时可缩小，颜色无改变，可见齐氏点	略胀大，色淡，多数卵圆形，边缘锯齿状，可见粗大的薛氏点，且环状体期就可出现

体内的配子生殖与孢子生殖的过程（图18-2）。

（一）在人体内的发育

1. 红细胞外期　雌性按蚊叮人吸血时，其唾液腺内的子孢子会随蚊的唾液进入人体血液，约经30 min随血流侵入肝细胞并开始裂体增殖，产生数以万计的裂殖子。当裂殖体发育成熟后胀破寄生的肝细胞，裂殖子释放进入血液，一部分被吞噬细胞吞噬，一部分侵入红

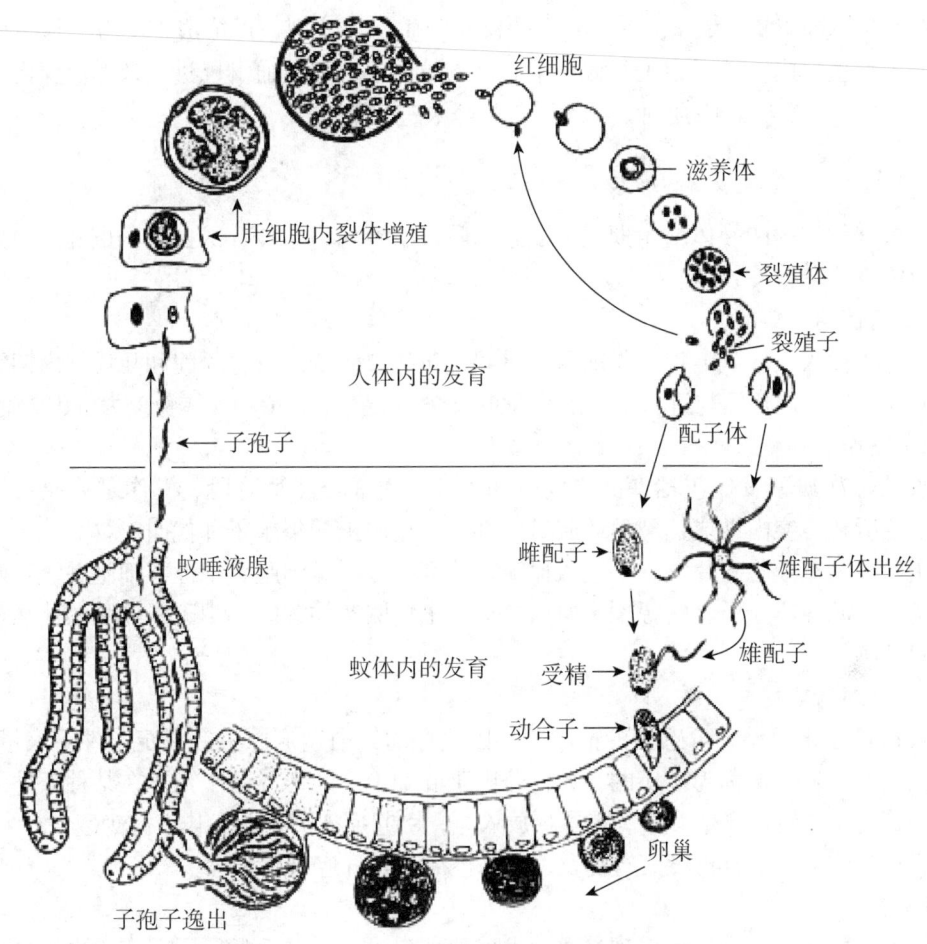

图 18-2 疟原虫生活史

细胞，开始红细胞内的发育。4 种疟原虫完成红细胞外期所需时间不同，间日疟原虫为 8 天，恶性疟原虫为 6 天，三日疟原虫为 12 天，卵形疟原虫为 9 天。目前认为，间日疟原虫和卵形疟原虫的子孢子具有两种不同的遗传类型，即速发型子孢子和迟发型子孢子。速发型子孢子侵入肝细胞后即开始红外期的裂体增殖，而迟发型子孢子侵入肝细胞后则需经过一段或长或短的休眠期，才开始红外期的裂体增殖并释放裂殖子进入血液，引起疟疾的复发。

2. 红细胞内期　红细胞外期释放的裂殖子侵入红细胞内，经过环状体、滋养体、裂体的发育，成熟的裂殖体胀破红细胞释放出裂殖子，部分裂殖子侵入红细胞重复上述的发育过程（红内期裂体增殖）。数个裂体增殖周期后，侵入红细胞内的裂殖子不再进行裂体增殖的过程而发育为雌、雄配子体。完成一代红内期裂体增殖需要的时间，间日疟原虫和卵形疟原虫为 48 h，恶性疟原虫为 36~48 h，三日疟原虫为 72 h。

（二）在雌性按蚊体内的发育

1. 配子生殖　当雌性按蚊刺吸疟疾患者或带虫者时，红内期疟原虫的各期随血液进入蚊胃内，除成熟的配子体外，其他各期疟原虫均被消化掉。在蚊胃内，雌、雄配子体分别发育为雌、雄配子，雌、雄配子结合，形成圆形的合子，合子发育成动合子，动合子穿过蚊胃上皮细胞间隙，在蚊胃壁弹性纤维膜下发育成球形的卵囊。

2. 孢子生殖　卵囊发育长大，囊内的核与胞质反复分裂，形成成千上万个梭形的子孢子，即孢子生殖。成熟的子孢子释放出来后进入蚊血腔，随蚊血淋巴进入蚊唾液腺内。含子孢子的雌性按蚊再次叮人吸血时，子孢子随蚊唾液进入人体。

三、致病

疟原虫红细胞内的裂体增殖期是主要致病阶段。致病力与侵入的虫种、虫株、原虫数量及人体的免疫状态有关。

（一）潜伏期

指子孢子侵入人体到疟疾发作前所需时间。包括红外期的发育时间和几代红内期裂体增殖所需时间。潜伏期长短与进入人体的疟原虫虫株、子孢子数量和人体免疫力等因素有关。

（二）发作

疟疾的一次典型发作包括寒战、发热和出汗热退3个连续阶段。发作是疟原虫的红内期裂体增殖所致。红内期成熟裂殖体胀破红细胞，疟原虫的裂殖子和代谢产物、残余和变性的血红蛋白以及红细胞碎片等一并进入血流，一部分被巨噬细胞和中性粒细胞吞噬，刺激这些细胞产生内源性热原质，内源性热原质与疟原虫代谢产物共同作用于下丘脑的体温调节中枢，引起发热。

（三）再燃与复发

疟疾初发停止后，无再感染的情况下，因残存的红内期疟原虫在一定条件下大量增殖，引起疟疾的再次发作，称为疟疾的再燃。若由于肝细胞内的迟发型子孢子在某种条件下结束休眠，开始裂体增殖，产生大量裂殖子释放入血，引起疟疾的再次发作，称为复发。

间日疟和卵形疟既有再燃又有复发，而恶性疟和三日疟只有再燃。

（四）贫血

疟疾发作数次后，患者可出现贫血。尤以恶性疟为重。贫血的原因除疟原虫直接破坏红细胞以外，还包括：

1．脾大、脾功能亢进。
2．免疫溶血。
3．骨髓造血功能受到抑制。

（五）脾大

初发患者可在发作3～4天后，因脾充血、单核-巨噬细胞增生而致脾大，反复感染者脾可达脐下。

（六）凶险型疟疾

主要由恶性疟原虫引起，多见于对恶性疟原虫无免疫力的人群。其特点是来势凶猛、病情险恶、病死率高。在临床上可分为脑型、超高热型等，前者常有剧烈头痛、高热、痉挛和昏迷等表现。

四、实验诊断

（一）病原学检查

厚、薄血膜染色法　从受检者外周血中检出疟原虫是疟疾确诊的依据。采受检者耳垂或指尖血制作血涂片，吉氏或瑞氏染色后镜检查找疟原虫。恶性疟于寒战早期患者的血液涂片中，较常发现环状体，发作数次后可发现配子体。除重症患者外，因大滋养体及裂殖体均在内脏毛细血管中发育,故很难在外周血中查到恶性疟的这两个阶段。间日疟红细胞内的各期在外周血涂片中均可看到。间日疟在发作后的十余小时采血,此时原虫已发育到晚期滋养体或裂殖体,有利于种属的鉴别。

（二）其他实验室诊断方法

1. 免疫学检测　如间接荧光抗体试验、酶联免疫吸附试验和间接血凝试验等。
2. 分子生物学技术　PCR 和核酸探针已用于疟疾的诊断,灵敏度高。

五、流行

在我国,疟疾的流行分为高传播地区,包括云南的边境地区、海南的中南部山区,流行较严重,流行间日疟、恶性疟;疫情不稳定地区,包括安徽、湖北、河南、江苏、贵州等省的部分地区,时有局部或点状暴发;疫情基本控制地区,包括除上述地区以外地区,疫情已得到控制,仅有间日疟散在发病。近年来,由于我国经济的迅猛发展流动人口增加,导致疟疾输入病例增多,是值得注意的问题。

六、防治

疟疾的防治必须采取综合措施,即治疗患者和带虫者,控制传染源;防蚊灭蚊,切断传播途径;保护易感者,预防感染。

主要的抗疟药有以下几类:

1. 杀灭红外期裂殖子及迟发型子孢子　伯氨喹、乙胺嘧啶,可防止发作及复发。
2. 杀灭红内期裂体增殖期　氯喹、奎宁、青蒿素、蒿甲醚等,可控制临床发作。
3. 杀灭配子体　伯氨喹,可切断传播。
4. 杀灭孢子增殖期　乙胺嘧啶,可抑制蚊体内的孢子增殖发育。

在防治疟疾流行方面,除积极治疗现症患者外,流行区可对人群进行预防服药(一般采用氯喹或乙胺嘧啶加磺胺多辛)和疫苗预防,加强流动人口疟疾的管理,做好疟疾的监测工作。

> **知识链接**
>
> 2007 年 5 月,第六十届世界卫生大会通过决议,决定从 2008 年起将每年 4 月 25 日或个别成员国决定的一日或数日作为"世界疟疾日"。我国结合实际情况,将每年 4 月 26 日定为"全国疟疾日"。随着国际交往日益频繁,我国赴非洲、东南亚等高疟区劳务输出、商务、旅游、学习、维和等出入境人员数量大量增加,近年来在境外疟疾流行区感染、到国内发病的输入性疟疾病例呈现不断上升趋势,到 2013 年,全国共报告境外输入性疟疾病例 3984 例,约占全国报告疟疾病例总数的 99%,在全国 31 个省份均有分布,其中死亡 20 例;2015 年输入性病例 3248 例,占 98.8%;2016 年境外输入性病例 3317 例,占 99.9%。

第二节　溶组织内阿米巴

溶组织内阿米巴（*Entamoeba histolytica*）寄生在人的结肠，引起肠阿米巴病，也可侵犯肝、肺、脑等器官，引起肠外阿米巴病。

一、形态

溶组织内阿米巴有滋养体和包囊两个阶段。

（一）滋养体

大小在 10～60 μm，从患者组织中分离出来时，胞质内常见被摄入的红细胞。滋养体内外质界限分明，外质透明，凝胶状，内质颗粒状。内质含一泡状核，直径 4～7 μm，核仁居中或稍偏位，在核膜内缘有排列整齐的核周染色质粒。虫体运动时，外质向外伸展形成伪足，然后内质流入其内，从而使虫体做定向移动（图 18-3）。

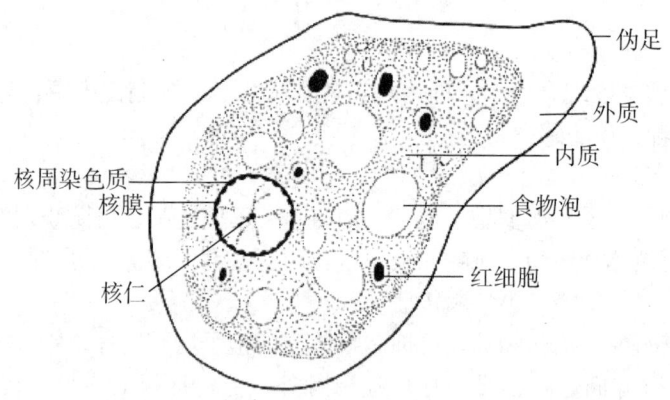

图 18-3　溶组织内阿米巴滋养体

（二）包囊

圆球形，直径 10～20 μm，囊壁光滑、折光、不着色。在单核包囊、双核包囊内可见到棒状拟染色体和糖原泡，成熟的四核包囊内拟染色体大多消失，糖原泡不可见（图 18-4）。

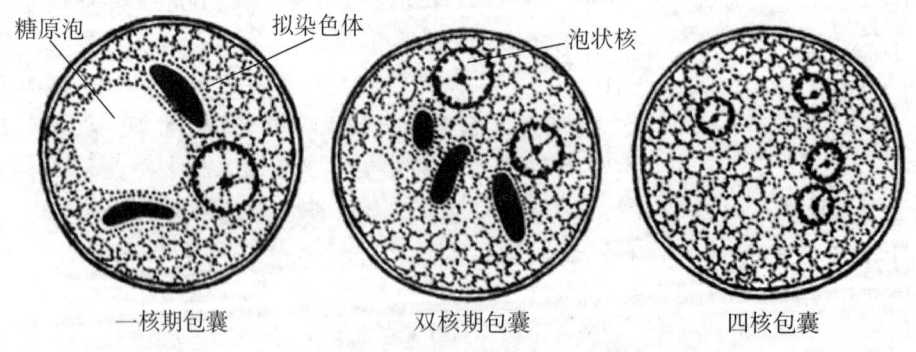

图 18-4　溶组织内阿米巴包囊

二、生活史

溶组织内阿米巴的生活史简单，包括滋养体和包囊两个阶段。滋养体是溶组织内阿米巴的致病阶段，四核包囊是其感染阶段。

四核包囊污染食物或饮水，经口进入人体，在小肠内碱性环境下，囊内虫体开始活动，囊壁变薄、破裂，随后虫体脱囊而出，经1次核分裂和3次胞质分裂形成8个滋养体，随后向结肠移动，并以二分裂增殖。在下行过程中因肠内环境的改变，滋养体排出未被消化的食物，虫体缩小、变圆，停止活动，并分泌囊壁形成包囊。早期形成的包囊是单核，经两次分裂形成四核包囊。包囊随粪便排出，完成其生活史。

在某些情况下，滋养体可侵入人体的肠黏膜，破坏肠壁组织，也可进一步侵入肠壁血管，随血行播散到肝、肺、脑等其他器官，引起肠外组织的损害。部分滋养体可随溃破的肠壁组织落入肠腔，最后随粪便排出（图18-5）。

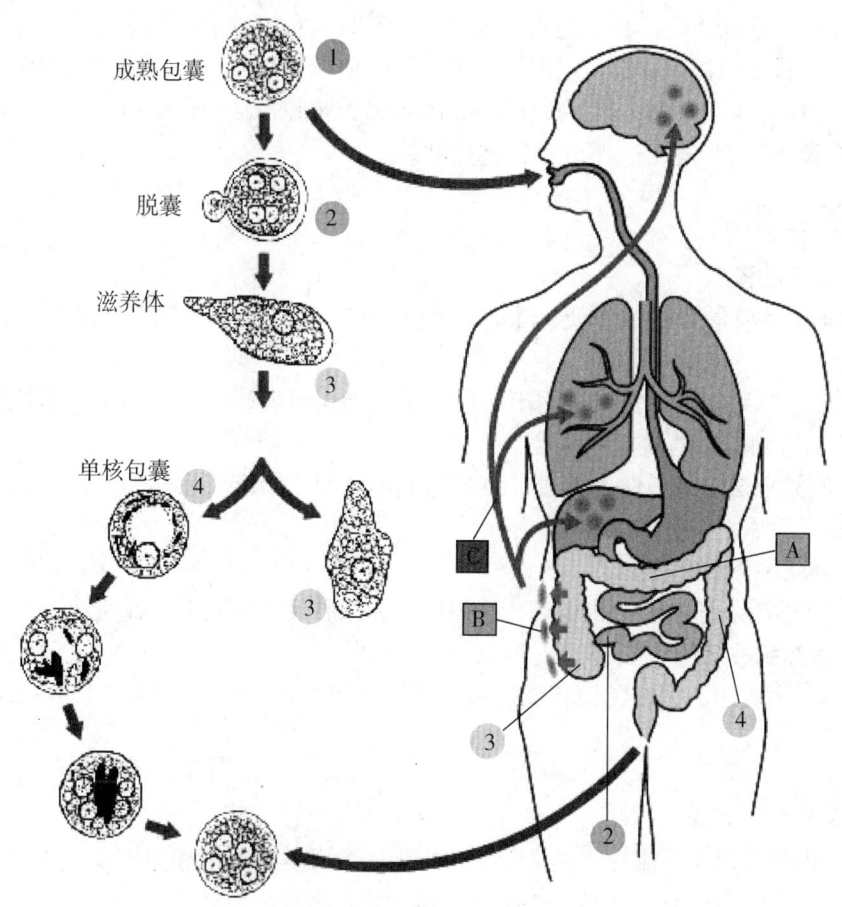

图18-5 溶组织内阿米巴生活史

三、致病

（一）致病机制

溶组织内阿米巴的致病受虫株毒力、虫体寄生环境、宿主的免疫力等多因素的影响。在组织侵入过程中通过接触性溶解作用，滋养体接触肠黏膜并侵入肠壁组织，最后形成口小底大的"烧瓶"状溃疡。病情严重时，滋养体可穿破浆膜层，造成肠出血和肠穿孔，或随血液、淋巴液播散至其他器官（如肝、肺、脑等），引起相应部位的脓肿。

（二）临床表现

1. 无症状的带虫者　感染者无明显的临床症状或仅出现轻微的胃肠道不适，可作为传染源。

2. 肠阿米巴病　滋养体侵及肠壁，常累及盲肠和升结肠。轻者表现为腹部不适、慢性或间歇性水样腹泻；严重者为急性直肠结肠炎，又称阿米巴痢疾，典型的症状有腹痛、腹泻、里急后重、黏液血便，每日4~6次，粪便含黏液脓血，腥臭明显，病灶可深达肌层，并与邻近溃疡融合而致大片黏膜脱落，常见的并发症有肠阿米巴肿，中毒性巨结肠和阿米巴性腹膜炎。

3. 肠外阿米巴病　以阿米巴肝脓肿为多见，常见于青壮年男性，多累及肝右叶，患者有畏寒、发热、食欲缺乏，右上腹或肝区疼痛，有时向右肩放射。阿米巴肺脓肿，常因肝脓肿的滋养体穿过横膈侵入肺部，或因肠阿米巴病经血行播散所致，多累及右下肺叶，临床表现为发热、胸痛、咳嗽、咳巧克力色脓痰。阿米巴脑脓肿，常呈现中枢皮质单一性脓肿，临床症状有头痛、头晕、恶心、呕吐和精神异常。

四、实验诊断

（一）粪便检查

用洁净容器采集新鲜的粪便标本，粪便不要与尿液混合，立即送检，检查时应注意保温。

1. 生理盐水直接涂片法　适用于急性阿米巴痢疾患者，检查滋养体。用竹签挑取脓血和黏液部分，生理盐水直接涂片镜检。

2. 碘液染色法　对慢性患者或带虫者的成形粪便，用碘液涂片染色以检查包囊。每份标本应查3张涂片，以提高检出阳性率。

（二）肝脓肿穿刺液检查

滋养体主要存在于脓肿边缘的坏死组织中，在脓肿液中一般不易查到。

（三）活组织检查

粪检阴性者，用乙状结肠镜在溃疡边缘钳取活组织或刮片直接涂片，亦可做切片检查，检出率较高。

五、流行

溶组织内阿米巴主要流行于热带和亚热带地区，尤其是经济和卫生条件落后的地区。我国溶组织内阿米巴的平均感染率为0.949%，以西藏、云南、新疆、贵州、甘肃五省区的感染率为高。在欧美，高发人群主要集中在男同性恋者和旅游者。

六、防治

1. 注意饮食卫生及个人卫生，不饮生水，不吃未洗净的瓜果蔬菜。
2. 加强粪便管理，保护水源，消灭蝇、蟑螂等传播媒介。
3. 查治患者和带虫者，控制传染源。

肠阿米巴病和肠外阿米巴病的治疗的首选药物均为甲硝唑,对于较大的脓肿一般采用穿刺和手术引流排脓。

> **知识链接**
>
> ### 致病性自由生活的阿米巴
>
> 自由生活的阿米巴广泛分布于水和土壤内,现已证明耐格里属(Naegleria Spp.)和棘阿米巴属(Acanthamoeba spp.)的某些种可侵入人体致病。其中,福氏耐格里阿米巴可引起原发性阿米巴脑膜脑炎,受染者大多为健康的青年人,潜伏期5~8天,病程1~6天,发病突然,病情严重,发热、头疼、恶心呕吐,1~2天后出现昏迷症状,多数于未确诊前在发病第5、6天就死于呼吸及心力衰竭。棘阿米巴则可感染角膜,引起棘阿米巴角膜炎。目前,由于隐形眼镜的普遍使用,其发病率逐渐增多。患者表现为眼部异物感、视物模糊、流泪、畏光并常有严重疼痛,有的病例导致失明。

> **案例 18-1**
>
> 患者,男,46岁。反复腹泻半年,近20余日来大便呈红色果酱样,大便次数明显增多,每日可达数十次。查体:T38℃,一般情况较差,精神萎靡,下腹部压痛阳性,肝大,表面不光滑,有波动感。腹部X线片见横膈抬高,以右侧为甚。患者于拍片后下楼时,不慎摔倒,突然面色苍白,四肢厥冷,经抢救无效,1小时后死亡。尸检:心包显著扩大,18 cm×17 cm×12 cm,内含暗红色液体约1500 ml。肝左叶中部可见一12 cm×9 cm×8 cm单房性囊腔,内含咖啡色黏稠液体,有腐臭味。囊腔膈面肝组织及膈肌菲薄,与心尖部心包紧密粘连,并见一通向心包腔的穿孔(直径1 cm)。回肠末端有数个溃疡,形状、大小不一,最大者6 cm,边缘呈潜行性。腹腔内含草黄色液体约700 ml,肠系膜淋巴结普遍肿大,质软。镜检于肝囊腔及肠溃疡周边部查见阿米巴滋养体。
>
> 讨论
> 1. 死者生前患有什么疾病?死亡原因是什么?
> 2. 死者所患疾病是怎样发生、发展的?

第三节　蓝氏贾第鞭毛虫

蓝氏贾第鞭毛虫(Giardia lamblia)简称贾第虫,为人体肠道寄生虫之一。

一、形态

蓝氏贾第鞭毛虫生活史中有滋养体和包囊两个阶段。滋养体长9~21 μm,宽5~

15 μm，厚 2～4 μm，呈倒置的半个梨形，腹面前半部凹陷成吸盘，吸附在宿主肠黏膜上。由基体复合器发出 4 对鞭毛，分别为前侧鞭毛、后侧鞭毛、腹鞭毛和尾鞭毛各 1 对。染色虫体可见 1 对在吸盘底部的泡状细胞核，纵贯虫体中部的 1 对轴柱，不伸出体外，轴柱中部可见 2 个弧形的中体。包囊椭圆形，大小为 (10～14) μm×(7.5～9) μm。碘染后呈黄绿色，囊壁厚，囊壁与虫体间有明显空隙，未成熟包囊有 2 个核，成熟包囊有 4 个核，多偏于一端。囊内可见到丝状物、轴柱等结构（图 18-6）。

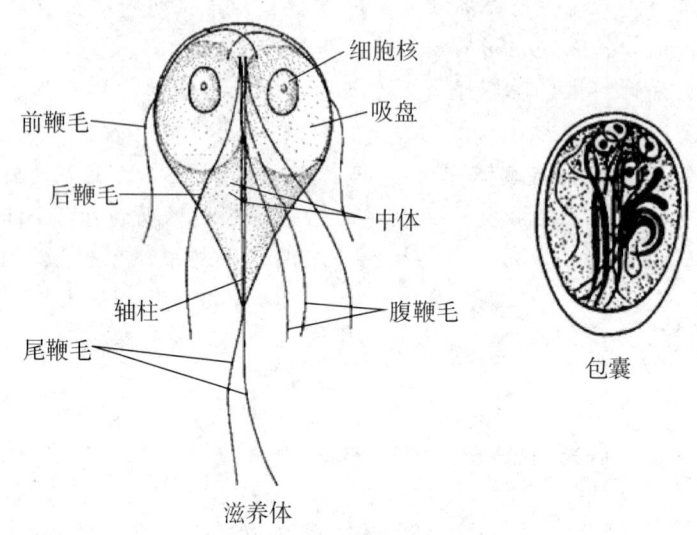

图 18-6　蓝氏贾第鞭毛虫滋养体和包囊

二、生活史

成熟的四核包囊是感染阶段。包囊污染食物或饮水进入人体，在十二指肠内脱囊形成 2 个滋养体。滋养体寄生在人的十二指肠内，以吸盘吸附于肠黏膜上，纵二分裂方式繁殖。感染严重时，滋养体也可寄生在胆囊内。滋养体到达回肠下段或结肠腔后，因环境变化形成包囊，随粪便排出（图 18-7）。

三、致病

无临床症状者称带虫者。贾第虫病患者的主要症状是腹痛、腹泻、腹胀、呕吐等，典型患者表现为水样泻，量大、恶息、无脓血，含脂肪颗粒。该病在旅游者中发病率较高，故又称旅游者腹泻，儿童患者可引起贫血等营养不良。虫体寄生在胆道系统时，可引起胆囊炎或胆管炎。对免疫力低下的患者，其致病力增强。

四、实验诊断

（一）粪便检查

生理盐水涂片法检查滋养体，碘液染色涂片检查包囊。通常在成形粪便中检查包囊，而在水样便中查滋养体。

（二）十二指肠引流

粪便检查阴性者可用此法。

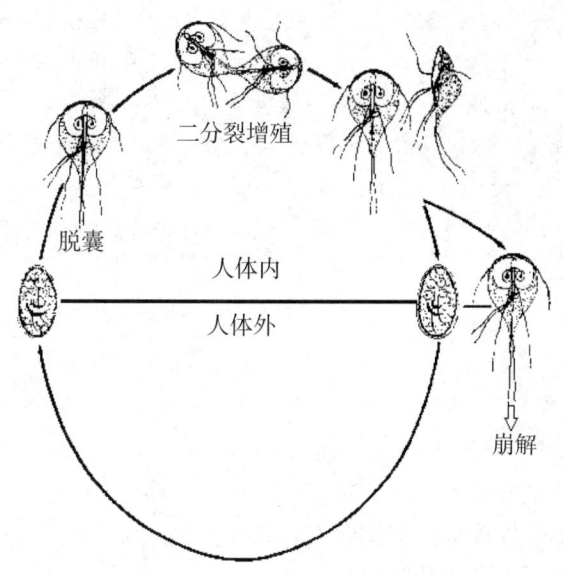

图 18-7　蓝氏贾第鞭毛虫生活史

五、流行与防治

蓝氏贾第鞭毛虫呈世界性流行，以热带和亚热带为多。人是主要的传染源，尤其带囊者，常一人带囊全家感染。人因吞食被包囊污染的水和食物而感染，蝇、蟑螂可成为传播媒介。治疗蓝氏贾第鞭毛虫病的常用药物有甲硝唑、阿苯达唑等。

第四节　阴道毛滴虫

阴道毛滴虫（*Trichomonas vaginalis*）是寄生在人体阴道和泌尿道的鞭毛虫，主要引起滴虫性阴道炎和尿道炎，是以性传播为主的一种寄生虫性传染病。阴道毛滴虫生活史中只有滋养体阶段，滋养体以纵二分裂繁殖。虫体梨形或椭圆形，大小（10～30）μm×（10～20）μm。虫体前端有一个泡状核，4 根前鞭毛，1 根后鞭毛。1 根轴柱纵贯虫体，自后端伸出体外。虫体外侧前 1/2 处，有一波动膜，其外缘与后鞭毛相连。

阴道毛滴虫主要寄生在女性的阴道和尿道，也可寄生于男性的泌尿生殖器官内，通过直接或间接接触方式在人群中传播，引起滴虫性阴道炎或尿道炎。悬滴法是检查阴道毛滴虫最简单的方法，治疗药物首选甲硝唑。

小结	1. 寄生人体的 4 种疟原虫形态及生活史基本相同，均要经过人体内红外期裂体增殖，红内期裂体增殖及配子体形成及蚊体内的配子生殖和孢子生殖的生长发育。典型的疟疾发作具有周期性的特点，随着感染次数的增加或混合感染的存在，这种周期性会消失。疟原虫红内期裂体增殖所致红细胞大量破坏是疟疾患者贫血的主要原因。

小结	2. 溶组织内阿米巴是人体肠道内寄生的唯一致病的内阿米巴属原虫，生活史有滋养体和包囊两个阶段。包囊只能在肠腔中形成，滋养体和包囊均可随粪便排出体外，但只有四核包囊可以在体外存活，是感染阶段。蝇或蟑螂可机械性传播包囊。治疗肠阿米巴病或肠外阿米巴病可首选甲硝唑。 3. 贾第虫和阴道毛滴虫是感染人体的鞭毛虫，前者可引起贾第虫病，后者可引起滴虫性阴道炎、尿道炎，治疗的首选药物均为甲硝唑。

思考题

1．人感染疟疾的途径有哪些？
2．阿米巴痢疾与细菌性痢疾的鉴别要点有哪些？
3．阴道毛滴虫的生活史有哪些阶段？

（陈晓宁）

第十九章

医学节肢动物学

> **学习目标**
> 1. 掌握医学节肢动物概念、特征，医学节肢动物的分类及主要危害
> 2. 熟悉我国常见虫媒病种类
> 3. 了解医学节肢动物的防制方法

节肢动物是属于动物界节肢动物门的一类无脊椎动物，占动物种类的87%以上。节肢动物的虫体左右对称，身体及对称分布的附肢均分节；体表骨骼化，称外骨骼，由几丁质及无机盐硬化而成，内附肌肉；循环系统开放式，体腔称为血腔，含无色或不同颜色的血淋巴；发育过程中大多有蜕皮和变态现象。医学节肢动物（medical arthropod）是指危害人类健康的节肢动物，常通过骚扰、刺螫、吸血、毒害、寄生或作为虫媒对人体造成不同程度危害。医学节肢动物学是研究医学节肢动物的形态、分类、生活史、生态、地理分布、与传染病的关系及防治的科学。

一、医学节肢动物的分类

医学节肢动物涉及6个纲，即昆虫纲、蛛形纲、甲壳纲、多足纲、唇足纲和五口纲，最重要的是昆虫纲的双翅目和蛛形纲的蜱螨亚纲。

（一）昆虫纲

虫体分头、胸、腹3部分。头部有触角1对，胸部有足3对。与人类疾病有关的常见种类有蚊、蝇、白蛉、蠓、蚋、蚤、虱、臭虫、蜚蠊、毒隐翅虫等（图19-1）。

（二）蛛形纲

虫体分头胸部和腹部，或头胸腹愈合成一体，成虫有足4对，无触角，无翅。与医学有关的有蜱、疥螨、蠕形螨、恙螨、尘螨、粉螨、蜘蛛和蝎子等（图19-2）。

（三）甲壳纲

虫体分头胸部和腹部，有触角2对，步足5对，生于头胸部两侧，多数种类水生，有些可作为某些人体寄生虫的中间宿主。常见的类群有蝲蛄、溪蟹、淡水虾、剑水蚤、镖水蚤等。

（四）唇足纲

虫体窄长，背腹扁平，分为头和躯体两部，头部有触角1对，躯体由若干相似的体节组成，每一体节各有足1对。第一体节有1对毒爪，蜇人时，毒腺排出有毒物质伤害人体，如蜈蚣。

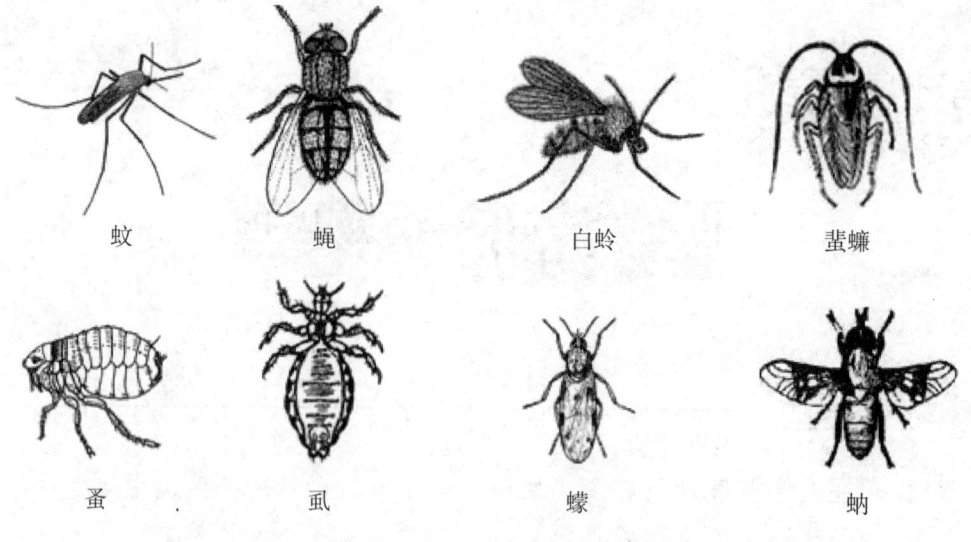

图 19-1 昆虫纲医学节肢动物

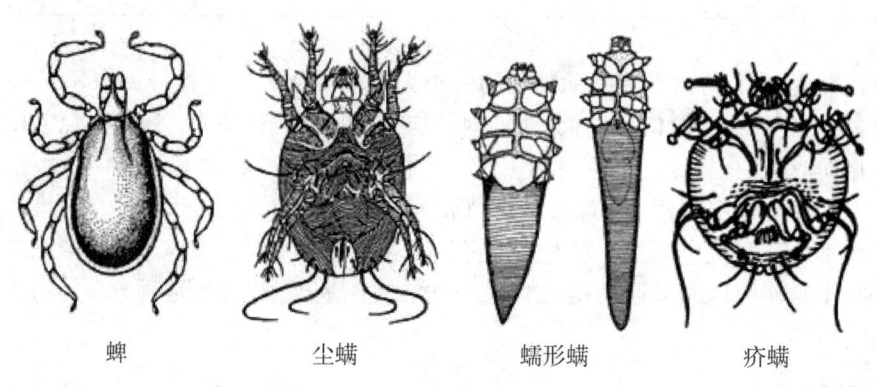

图 19-2 蛛形纲医学节肢动物

(五)倍足纲

虫体长管形,多节,分头和躯体两部,躯体由若干形状相似的体节组成。头部有触角 1 对,无翅,除第一体节外,每节有足 2 对(倍足),虫体的分泌物常引起皮肤过敏,如马陆。

(六)五口纲

体长形,头胸腹不能区分,口器简单,成虫无附肢,幼虫有足 2 对,如舌形虫。

常见医学节肢动物及其生物学特性见表 19-1。

二、医学节肢动物对人体的危害

医学节肢动物对人体的危害包括直接危害和间接危害。医学节肢动物直接对人体造成的损害叫做直接危害;当医学节肢动物作为传播媒介,传播病原体从而导致人体感染某种疾病时,对人体造成间接危害。间接危害往往比直接危害严重。

(一)直接危害

1. 骚扰、叮刺和吸血 蚊、白蛉、蠓、虻、蚋、蚤、臭虫、虱、蜱、螨等都能叮刺吸血,造成骚扰,影响工作和休息,重者还可出现丘疹样荨麻疹。

表 19-1　常见医学节肢动物及其生物学特性

纲别	种类	重要虫种	生活史	食性	生态习性
昆虫纲	蚊	中华按蚊	完全变态：生活史分为卵、幼虫、蛹、成虫4个阶段	嗜吸畜血	卵、幼虫、蛹生活于水中，成蚊生活于陆地，仅雌蚊嗜血，雄蚊吸食植物汁液，嗜阴暗、潮湿处栖息，繁殖受环境温度、湿度、降水量影响，越冬方式因蚊种而异
		大劣按蚊		嗜吸人血	
		嗜人按蚊		嗜吸人血	
		微小按蚊		嗜吸畜血	
		三带喙库蚊		嗜吸畜血	
		淡色库蚊		嗜吸人血	
		白纹伊蚊		嗜吸人血	
	白蛉	中华白蛉	完全变态	嗜吸人畜血	卵及各期幼虫生活于土中，雌蛉多在吸血前交配，吸血时间从黄昏至次日黎明，雄蛉吸食植物汁液，成虫常择阴暗避风处栖息，繁殖受环境温度影响，四龄幼虫在浅表土层越冬
	蝇	家蝇	完全变态	杂食性	成蝇一生多交配一次，可数次产卵，蝇主要孳生于粪便、腐败有机物等地，其活动受温度影响，有趋光性，不同种类的蝇季节消长不同，多以蛹越冬
		丝光绿蝇			
		黑尾麻蝇			
		大头金蝇			
		巨尾阿丽蝇			
	蚤	印度客蚤	完全变态	嗜吸人畜血	蚤为体表寄生虫，对宿主的体温反应敏感，雌雄蚤均吸血，多以啮齿类动物为宿主，耐饥力很强，雌蚤多在宿主皮毛或窝巢内产卵
		致痒蚤			
		具带病蚤			
		犬栉首蚤			
		猫栉首蚤			
	蜚蠊	德国小蠊	不全变态：生活史包括卵、若虫、成虫3个阶段	杂食性	蜚蠊喜群居，白天喜息于温暖阴暗处，常夜间取食活动，喜含糖及发酵食物，需常饮水，耐饥力强，虫体各期均可越冬
		美洲大蠊			
蛛形纲	蜱	全沟硬蜱	生活史包括卵、幼虫、若虫、成虫4个阶段	兼吸人畜血	硬蜱多生活与森林、草原、灌木丛等地，软蜱多栖息在宿主的巢穴，雌蜱产卵后死亡，雄蜱一生可交配数次，蜱有更换宿主的现象，在栖息地越冬，越冬虫期因蜱种而异
		草原革蜱			
		亚东璃眼蜱			
		乳突钝缘蜱			
	螨	恙螨	生活史包括卵、前幼虫、幼虫、若蛹、若虫、成蛹和成虫7个阶段	吸食液化的组织、淋巴液	螨分布广泛，可滋生于多种环境及人体的毛囊、皮脂腺内或身体的薄嫩处，多经过直接或间接接触等方式感染

续表

纲别	种类	重要虫种	生活史	食性	生态习性
		疥螨	生活史包括卵、幼虫、前若虫、后若虫和成虫5个阶段	摄食角质组织、淋巴液	
		蠕形螨	生活史包括卵、幼虫、前若虫、若虫和成虫5个阶段	摄食毛囊上皮细胞或皮脂腺细胞的内容物	
		尘螨	生活史包括卵、幼虫、第一若虫、第三若虫和成虫5个阶段	粉末性物质为食物	

2. 螫刺与毒害　某些医学节肢动物通过分泌毒性物质或叮刺时将毒液注入人体造成危害，轻者局部红、肿、痒、痛，重者可致全身症状，甚至死亡。如松毛虫的毒毛及毒液可引起皮炎、结膜炎；硬蜱叮刺后可使机体出现蜱瘫痪；毒隐翅虫的体液接触皮肤可致线状皮炎。

3. 过敏反应　节肢动物的唾液、分泌物、排泄物和脱落的表皮等作为过敏原，接触敏感体质的人，可引起人体发生局部或全身性的过敏反应，如尘螨引起的哮喘、鼻炎等。

4. 寄生　有些医学节肢动物可作为体表或体内寄生虫引起损害。如蝇类幼虫寄生引起的蝇蛆病；疥螨寄生引起的疥疮；蠕形螨寄生引起的蠕形螨病等。

（二）间接危害

医学节肢动物携带病原体在人与动物之间传播，这种由医学节肢动物传播的疾病称虫媒病。传播疾病的医学节肢动物称传播媒介或病媒昆虫。

根据病原体与医学节肢动物的关系，将医学节肢动物传播虫媒病的方式分为两大类：

1. 机械性传播　医学节肢动物在传播虫媒疾病时，病原体在媒介节肢动物体内或体表没有形态或数量变化，医学节肢动物在病原体传播过程中只起携带播散的作用，这种传播方式称为机械性传播。病原体可以附着于其体表、口器上或通过消化道散播。如蝇和蟑螂传播肠阿米巴病。

2. 生物性传播　病原体在医学节肢动物体内经历发育和（或）增殖的阶段，才具有感染性，感染新的宿主完成其生活史，这种传播方式称为生物性传播。根据病原体在医学节肢动物体内发育、增殖的情况，生物性传播分为以下4种传播方式：

（1）发育式：病原体在医学节肢动物体内只发育（形态结构或生理特性的变化）而无繁殖（无数量增加）的过程。例如，丝虫的微丝蚴在蚊体内的发育。

（2）繁殖式：病原体以医学节肢动物作为繁殖场所，在其体内不断增加数量，但无形态的变化。例如，登革热病毒在伊蚊体内、鼠疫杆菌在蚤体内的繁殖。

（3）发育繁殖式：病原体在医学节肢动物体内必须经历发育和繁殖两个过程，既有形态的变化，又有数量的增加。例如，疟原虫在雌性按蚊体内的发育。

（4）经卵传递式：有些病原体，不仅在医学节肢动物体内增殖，而且侵入雌虫的卵巢，经卵传递,以致医学节肢动物的下一代也具感染性,这种传播方式也称垂直传播。经卵传递式多见于蜱、螨类及蚊和白蛉等。如蜱体内的森林脑炎病毒,贝氏立克次体等,蚊体内的乙型脑炎病毒和登革热病毒,都可经卵传递。

医学节肢动物对人类最大的危害是传播虫媒病。虫媒病不但能在人与人之间传播,也能在动物与动物之间以及动物与人之间传播,引起人畜共患寄生虫病。医学节肢动物既是某些疾病的传媒,也是某些病原体的长期储存宿主。

三、我国主要虫媒病

虫媒病是指通过医学节肢动物叮咬易感脊椎动物而引起的自然疫源性疾病或人畜共患病。我国虫媒病种类很多,这里仅择其中较重要、流行较广、危害大,尤其是在我国有流行报告的病种做简要的介绍(表19-2)。

表19-2 我国主要虫媒病

分类	主要传媒	所致疾病	病原体	感染方式	疾病属性
蚊媒病	三带喙库蚊	流行性乙型脑炎	乙型脑炎病毒	吸血感染	病毒病
	埃及伊蚊	黄热病	黄热病毒		
	埃及伊蚊 白纹伊蚊	登革热	登革热病毒		
	中华按蚊 嗜人按蚊 微小按蚊 大劣按蚊	疟疾	疟原虫		寄生虫病
	淡色库蚊 致倦库蚊	班氏丝虫病	班氏丝虫		
	马来丝虫病	中华按蚊 嗜人按蚊	马来丝虫		
蜱媒病	全沟硬蜱	森林脑炎	森林脑炎病毒		病毒病
	亚东璃眼蜱	新疆出血热	新疆出血热病毒		
	全沟硬蜱	莱姆病	伯氏疏螺旋体		螺旋体病
	钝缘蜱	地方性回归热	波斯疏螺旋体 拉氏疏螺旋体	吸血或基节液污染创口感染	
	微小牛蜱亚东璃眼蜱 铃头血蜱	Q热	贝氏立克次体	呼吸道吸入或经消化道感染	立克次体病
	硬蜱 软蜱	北亚蜱媒斑疹伤寒	西伯利亚立克次体	吸血、蜱粪吸入或污染创口	立克次体病
螨媒病	地里纤恙螨 小盾纤恙螨	恙虫病	恙虫病东方体	吸血感染	立克次体病
	小盾纤恙螨	流行性出血热	汉坦病毒		病毒病

续表

分类	主要传媒	所致疾病	病原体	感染方式	疾病属性
	人疥螨	疥疮	人疥螨	接触感染	寄生虫病
	蠕形螨	螨虫病	毛囊蠕形螨 皮脂蠕形螨		
蚤媒病	印度客蚤 致痒蚤	鼠疫	鼠疫耶尔森菌	吸血感染	细菌病
	印度客蚤	地方性斑疹伤寒	莫氏立克次体		立克次体病
虱媒病	人体虱	流行性斑疹伤寒	普氏立克次体	虱粪或碾碎的虱体经创口进入人体	
	人体虱	流行性回归热	回归热疏螺旋体	碾碎的虱体经创口进入人体	螺旋体病
蛉媒病	中华白蛉	黑热病	杜氏利什曼原虫	吸血感染	寄生虫病
蝇媒病	家蝇、绿蝇、麻蝇、厕蝇等	菌痢	痢疾杆菌	经口感染	细菌病
		伤寒	伤寒杆菌		
		霍乱	霍乱弧菌		
		肠阿米巴病	溶组织内阿米巴		寄生虫病
		蛔虫病	蛔虫		
	羊狂蝇	眼蝇蛆病	羊狂蝇幼虫	接触感染	
	纹皮蝇 牛皮蝇	皮肤蝇蛆病	纹皮蝇或牛皮蝇一龄幼虫		

四、医学节肢动物的防治原则

医学节肢动物种类繁多,生态习性复杂,应贯彻综合防治的原则并结合当地的实际情况采取措施以达到有效防治的目的。医学节肢动物综合防制的方法包括环境治理、物理防制、化学防制、生物防制、遗传防制及法规防制等方面。

(一)环境治理

根据医学节肢动物的生态习性,通过改变环境达到减少医学节肢动物孳生的目的,从而预防和控制虫媒病,这是最有效的防治方法。如搞好环境卫生,清除无用积水、修整沟渠、平整土地以消除蚊蝇孳生地。此外,改善人们的居住条件,减少或避免人、医学节肢动物、病原体三者的接触机会,以此切断虫媒病的传播。

(二)物理防制

利用各种机械、热、光、声、电等手段,捕杀、隔离或驱赶害虫。如安装纱窗纱门防止蚊蝇等进入居室,挂蚊帐防蚊,高温灭虱,捕蝇纸诱捕蝇等。

(三)化学防制

使用天然或合成的对医学节肢动物有毒的物质,诱杀、毒杀或驱避医学节肢动物。该方法见效快,使用简单,但易造成环境污染及耐药性的产生。常用的化学杀虫剂有以下几类:

1. 有机氯类　一般称为第一代杀虫剂，包括DDT、六六六和氯丹等。由于化学性质稳定，能在自然界和人、动物体内蓄积，并且污染环境，已被禁止或限制使用。

2. 有机磷类　是目前使用较多的一类杀虫剂。具有快速触杀和胃毒作用，有的兼具熏杀、空气触杀或内吸作用。有机磷杀虫剂的代表品种有敌敌畏、美曲膦酯、马拉硫磷、辛硫磷、倍硫磷、毒死蜱等。主要用于公共场所、疫区以及垃圾处理场等地，该类杀虫剂易降解，对环境污染较低。

3. 拟除虫菊酯　具有强烈的触杀作用，蒸气有熏蒸和驱赶害虫的作用，高效广谱，对人畜低毒，降解快，不污染环境，对害虫能快速击倒。适合于家庭、畜舍及仓储害虫的防制。主要产品包括溴氰菊酯、胺菊酯、丙烯菊酯、苄呋菊酯、二氯苯醚菊酯等。

4. 昆虫生长调节剂　人工合成的类昆虫激素样物质，通过阻碍或干扰节肢动物的正常发育而致死亡。优点是生物活性高，特异性强，对非靶标生物无毒或毒性小。如甲氧保幼激素和灭幼脲。

（四）生物防制

利用其他生物（如节肢动物的天敌、寄生物）或生物的代谢产物防制害虫。生物防治不污染环境，对害虫有长期抑制作用。包括生物杀虫剂，如苏云金杆菌等；捕食性生物，如养鱼捕食蚊幼虫等；致病性生物，如真菌、原虫（微孢子虫）等。

（五）遗传防制

通过改变昆虫的遗传物质，降低其繁殖势能或生存竞争力，达到控制或消灭一个种群的目的。如辐射法、化学杂交不育法等方法处理雄虫达到绝育目的，促使其种群自然递减。

（六）法规防制

利用法律或条例规定，对某些重要害虫实行监管，防止其传入，或采取强制性措施消灭某些害虫，包括检疫、卫生监督和强制防制三方面。

小结

1. 医学节肢动物主要包括昆虫纲、蛛形纲、甲壳纲、唇足纲和倍足纲，以昆虫纲和蛛形纲与人类疾病的关系最为密切。

2. 医学节肢动物对人类的危害包括直接危害和间接危害，前者指医学节肢动物对人的刺螫、吸血、毒害等，后者指作为病原体的传播媒介引起的虫媒病。因医学节肢动物传播的虫媒病种类繁多，包括病毒性疾病、细菌性疾病、立克次体病、螺旋体病和寄生虫性疾病等类别，做好医学节肢动物的防治意义重大。

3. 医学节肢动物在防治中应结合本地区实际情况坚持环境防治、物理防治、化学防治、生物防治相结合的综合防治原则。

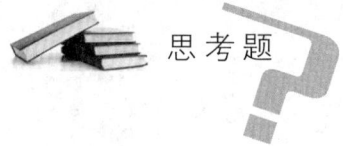 思考题

1. 蚊可传播哪些疾病？
2. 机械性传播与生物性传播的区别是什么？举例说明。

3．蜱虫对人体可造成哪些损害？
4．医学节肢动物的防治原则有哪些？

（陈晓宁）

第三部分 医学免疫学

第二十章

医学免疫学概述

医学免疫学（medical immunology）是研究人体免疫系统的结构和功能的科学，旨在探索免疫系统识别抗原和危险信号后发生免疫应答及其清除抗原异物的规律，探讨免疫功能异常所致病理过程和疾病发生发展的机制，为诊断与防治某些免疫相关疾病提供理论依据和技术方法。医学免疫学起始于病原生物学，以研究抗感染免疫为主，现已广泛渗透到医学科学的各个领域，与许多学科相互交叉融合，它已发展成为当今生命科学的前沿学科和现代医学重要的支撑学科。

一、医学免疫学简介

（一）免疫的概念

免疫（immunity）通常是指人体免除疫病（抗御传染病）及抵抗多种疾病的能力。随着免疫学研究的进展，人们对免疫的概念有了新的认识。现代免疫的概念是：机体的免疫系统具有识别"自己"和"非己"的能力，对自身成分形成天然耐受，而对非己异物产生排除作用的一种生理反应。正常情况下，这种生理反应能维持机体内环境的平衡和稳定，对机体产生有益的保护作用。但在某些条件下，免疫超常或低下也可产生对机体有害的结果，如引发超敏反应、自身免疫病、免疫缺陷病或肿瘤等。

（二）免疫系统的功能

正常情况下，机体的免疫系统不仅可识别和清除外来入侵的抗原（如病原生物），还可识别清除体内发生突变的细胞、衰老死亡的细胞以及其他有害的成分，维持机体内环境相对稳定，具有保护性作用；免疫功能异常时，可产生病理性免疫损伤作用。机体的免疫功能可概括为免疫防御（immunologic defence）、免疫自身稳定（immunologic homeostasis）和免疫监视（immunologic surveillance）3种。

1. 免疫防御 是机体抗御病原体侵袭和对已侵入病原体（如细菌、病毒、真菌、支原体、衣原体、寄生虫等）及其他有害物质清除的一种免疫保护功能，即通常所指的抗感染免疫作用。免疫防御功能过低或缺失，可发生免疫缺陷病或对病原体高度易感；若应答过强或持续时间过长，则在清除病原体的同时，也可导致机体的组织损伤或功能异常，发生超敏反应。

2. 免疫自身稳定 是机体的免疫系统通过自身免疫耐受和免疫调节机制，对自身成分不产生免疫应答，称为免疫耐受；对体内衰老损伤或变性细胞及时清除，对非己抗原刺激产生适度免疫应答，以维持内环境相对稳定的一种生理功能。免疫自稳功能失调，可引发自身免疫性疾病和超敏反应性疾病。

3. 免疫监视　是机体免疫系统及时识别、清除体内基因突变产生的肿瘤细胞和病毒感染细胞的一种生理性保护作用。免疫监视功能失调，可引发肿瘤或病毒持续性感染。

（三）免疫应答的类型及其特点

免疫应答（immune response）是指机体免疫系统通过识别"自身"和"非己"，有效清除病原体等抗原性异物的一系列生理反应过程。通常情况下，机体的免疫系统将入侵的病原体以及机体内突变的细胞和衰老、凋亡细胞认为是"非己"的物质。免疫应答就是免疫系统识别和清除"非己"物质的整个过程。根据种系和个体免疫系统的发育过程及免疫细胞对抗原性异物的识别特点和效应机制，免疫应答可分为固有免疫（innate immunity）和适应性免疫（adaptive immunity）两种类型（表20-1）。

表20-1　固有免疫与适应性免疫的比较

比较点	固有免疫	适应性免疫
获得形式	先天固有或遗传、不需抗原激发	出生后获得、需抗原激发
发挥作用时相	早期、快速（数分钟至4天）	一周左右才能发挥效应
识别受体	模式识别受体	特异性抗原识别受体
免疫记忆	无	有，产生记忆细胞
主要效应成分	皮肤黏膜、血脑、胎盘等屏障，抑菌、杀菌物质，补体，炎症因子，吞噬细胞，树突状细胞、NK细胞等	T细胞（效应T细胞-细胞免疫），B细胞（抗体-体液免疫）

1. 固有免疫　又称先天性免疫或非特异性免疫，是在种群长期种系发育和进化过程中逐渐形成的一种天然防御功能，是机体抵御微生物侵袭的第一道防线。固有免疫经遗传获得，与生俱来，对各种侵入的病原体或其他抗原性异物均可迅速应答，产生非特异性免疫作用，同时在适应性免疫应答过程中也发挥重要的作用。其主要机制包括：皮肤、黏膜及其分泌物的抑菌（杀菌）物质的屏障效应，体内多种非特异性免疫效应细胞（如各类粒细胞、单核巨噬细胞、NK细胞等）和效应分子（如补体）的生物学作用。

2. 适应性免疫　又称获得性免疫或特异性免疫，是个体在出生后的发育过程中接触特定抗原而产生的仅针对该特定抗原而发生反应的免疫功能。其主要机制是由能够特异性识别抗原的T淋巴细胞和B淋巴细胞特异性识别抗原并被活化，继而分化为效应细胞，最终介导细胞免疫或体液免疫效应。T淋巴细胞和B淋巴细胞在免疫应答过程中可形成长寿的记忆细胞，产生免疫记忆，当再次遇到相应抗原时能迅速产生应答，发挥免疫作用。获得性免疫又可根据效应机制分为T细胞介导的主要以细胞因素发挥免疫效应作用的细胞免疫和B细胞介导的以抗体发挥免疫效应作用的体液免疫两种类型。

二、免疫的起源与免疫学科的形成

免疫学是一门既古老又年轻的学科，他是人类长期在与瘟疫的抗争过程中逐渐形成与发展起来的一门学科。

（一）免疫的起源

1. 中国种"人痘"预防天花　在古代，人类长期生活在天花等多种瘟疫（传染病）的威胁中。我们的祖先观察到天花患者痊愈后不会再次患天花，也就是说患过天花的人已经获得了抵御天花再次感染的能力，即免除疫病危害之能力，这就是人们最早对免疫的认识。我国古代医学家将此现象称为"以毒攻毒"。由此我们的祖先开始尝试通过人工轻度感染某种传染病以获得对于该种传染病的抵抗力。在长期与天花抗争的实践中创立了种"人痘"预防天花的方法，即将天花患者康复后的皮肤痂皮磨碎成粉，吹入未患病儿童的鼻腔可预防天花。这种种"人痘"方法早在11世纪末已有传说，公元16世纪我国明朝隆庆年间已有医书正式记载，当时不仅在国内广泛应用，而且还传至朝鲜、日本、俄国、土耳其、英国（1772年）等欧亚各国。种"人痘"预防天花具有一定的危险性，但为日后的牛痘疫苗的问世提供了宝贵的经验。

2. 英国种"牛痘"预防天花　公元18世纪后叶，Jenner发现挤牛奶女工因接触患牛痘的牛后而被传染，在其手臂上长出类似牛痘的疱疹，这些得过牛痘的女工却不会患天花。因此，他意识到人工接种"牛痘"可能会预防天花，并在中国种"人痘"方法的基础上，开始在一名8岁男孩身上进行了接种"牛痘"预防天花的试验，取得了成功。1798年Jenner发表了"vaccination"（意为接种牛痘）的论文，从此接种牛痘预防天花开始在全世界范围内广泛应用。尔后经过近180年的努力，世界卫生组织（WHO）于1980年庄严宣布，天花在地球绝迹了，人类消灭了天花，这是第一个被消灭的病原体，这是一个划时代的人类医学历史上的伟大事件，是免疫学在人类健康方面做出的巨大贡献。

（二）免疫学科的形成与发展

1. 病原菌的发现、疫苗的研制推动了免疫学科的形成与发展　19世纪中叶，显微镜的问世及放大倍数的提高，使人类可直接观察到细菌。首先被发现的是在患炭疽病羊的血液中的炭疽杆菌，随后Pasteur发明了液体培养法，并证实实验室培养的炭疽杆菌能使动物感染致病。继而Koch发明了固体培养基，并分离培养结核分枝杆菌成功，以后许多病原菌陆续被分离成功，Koch提出了病原菌致病的概念。病原菌致病的概念被确认后，人们进而认识到病原体感染恢复后的患者能获得免疫的现象。此时人们在种痘预防天花成功的例子影响下，开始了将减毒的病原体给动物接种，预防有毒病原体感染所致疾病的试验。1880年，Pasteur发现炭疽杆菌在40~43℃培养后，其毒力明显降低，将其制成人工减毒的活菌苗给牲畜接种可预防炭疽病的发生。其后Pasteur又将鸡霍乱病原培养物在室温长期放置而成的减毒陈旧培养物，以及将当时不知的病原体-狂犬病病毒经过兔脑连续传代获得的减毒株，制成减毒活疫苗，进行预防接种。不仅预防了牲畜间的严重传染病，使畜牧业得到发展，而且预防了人的多种传染病。从此，人类认识到病原体感染能使动物及人产生免疫力，防止再感染；真正认识到种痘预防天花的科学性和重大意义，推动了疫苗的研制和广泛使用，而且以免疫接种使人类主动产生免疫的方法成为了征服传染病的强有力的工具。到目前为止，预防接种仍是人类控制与消灭传染病的主要手段。这一阶段是以科学实验方法发现并证实了感染与免疫的关系，即接种一种灭活或减毒病原体，可使机体获得对该病原体的保护性免疫，故免疫具有针对性或特异性。但此阶段对免疫是如何产生的尚不知晓。

2. 细胞免疫和体液免疫学派的形成　19世纪后叶随着对抗感染免疫机制研究的深入，形成了以Metchnikoff为代表的细胞免疫和以Ehrlich为代表的体液免疫两大学派，直到1903年，Wright和Douglas发现动物免疫血清能加速吞噬细胞对相应细菌的吞噬，提出免疫血清（含抗体和补体）具有调理吞噬作用，从而初步将两大学派统一起来，使人们开始认识到机体的免疫机制包括两个方面：体液免疫和细胞免疫。

(1) 细胞免疫学派：19世纪80年代，Metchnikoff 发现了鸡血中的吞噬细胞有吞噬炭疽杆菌的作用，于1883年提出了原始的细胞免疫学说，他认为吞噬细胞是执行抗感染免疫作用的重要细胞，同时还提出炎症并不是单纯的一种损伤作用，也是保护机体组织的一种机制。他的伟大发现提出了固有免疫，并为细胞免疫奠定了基础。此后的一百多年来，人们对参与固有免疫的细胞和分子，固有免疫细胞识别外来病原生物的机制，固有免疫应答的特点，以及固有免疫与适应性免疫之间的关系都有了深入的了解。此外，1891年 Koch 发现将一定量的结核菌接种于健康鼠皮下，鼠即患结核而死，但对已感染过结核的鼠，虽接种同等量的结核菌，但仅局部出现剧烈的发红、坏死和溃疡，且很容易治愈。这一现象称为 Koch 现象；它显示了对结核菌的变态反应及其免疫现象，对解释人体结核病变的实质，给予了很大启示，对日后阐明细胞免疫的作用具有重要意义。

(2) 体液免疫学派：1890年，Behring 和 Kitasato（北里）发现用减毒白喉外毒素免疫动物后，其免疫动物的血清中可产生一种能中和外毒素的物质，称为抗毒素。次年，Behring 用获得的白喉抗毒素血清成功救治了一名患白喉的儿童。之后又相继发现了溶菌素、溶血素、凝集素、沉淀素等，他们都能与相应的细菌、红细胞、微生物及其产物发生特异性结合。同年，与 Behring 同在 Koch 实验室工作的 Ehrlich 提出了原始的体液免疫学说，认为血清中存在的抗菌物质在抗感染免疫中起决定作用。后来将免疫血清中这些不同的特异性反应物质统称为抗体（antibody），而将能诱导抗体产生的物质统称为抗原（antigen），并陆续建立了体外检测抗原或抗体的多种血清学技术。1894年，Bordet 发现在可以溶解细菌的新鲜免疫血清中，除了含有抗体（溶菌素）外，还存在一种不耐热的物质，这种物质在抗体中存在时，具有溶菌、溶细胞的作用。该物质不受抗原刺激的影响，存在于正常动物和人的新鲜血清中。这种非特异性、能补充和加强抗体溶菌、溶细胞的物质称为补体（complement）。Ehrlich 于1897年提出了抗体产生的侧链学说，1938年 Tiselius 和 Kabat 进行血清蛋白电泳时发现抗体是丙种（γ）球蛋白，1959年 Edelman 和 Porter 研究证实了抗体为四肽链结构。

3. 过敏反应与免疫病理概念的建立　1901年，Landsteiner 观察到不同个体正常血液交叉混合，发生红细胞凝集现象，从而发现了人类红细胞 ABO 血型，避免了异型输血发生过敏反应。1902年，Richet 和 Portiter 发现接受海葵提取液注射后幸免于难的狗，数周后再次接受极小量海葵提取液可立即死亡，据此提出过敏反应即免疫病理的概念。Richet 在此后的过继免疫血清治疗和过敏反应研究中，发现异常免疫应答可导致机体发生过敏性疾病。

4. 免疫耐受与克隆选择学说的建立　1945年，Owen 发现在胎盘血管融合的异卵双生小牛体内，各自含有两种不同血型抗原的红细胞，成年后小牛可接受对方移植的皮肤而不排斥。1953年 Medawar 等给胎鼠注入同种异型脾细胞，成功地诱导出获得性移植耐受。Burnet 在上述研究的基础上，结合 Jerne 等提出的天然抗体选择学说等研究成果，于1958年提出了抗体生成的克隆选择学说。

5. 对免疫系统的全面认识　1957年，Glick 发现切除鸡的腔上囊（bursa）可导致抗体产生缺陷，遂将在腔上囊发育成熟的淋巴细胞称为 B 淋巴细胞。1961年 Miller 和 Good 发现胸腺（thymus）是骨髓未成熟淋巴细胞发育成熟的器官，将胸腺中发育成熟的淋巴细胞称为 T 淋巴细胞。Cooper 等发现 T、B 淋巴细胞分布于脾和淋巴结等外周淋巴组织，提出了外周免疫器官的概念，从而确立了免疫系统。其后其他的科学家进一步证实：B 细胞主要负责体液免疫，T 细胞主要负责细胞免疫；T-B 细胞之间有协同作用，T 细胞可辅助 B 细胞针对某些抗原产生 IgG；随之也产生了胸腺依赖性抗原的概念；T 细胞是一个不均一的细胞群，有辅助 T 细胞（Th）和细胞毒性 T 细胞（cytotoxic T lymphocyte，CTL），并发现具有抑制作用的 T 细胞亚群如调节性 T 细胞的存在。20 世纪 70 年代，Unanue 等证明了巨噬细胞在抗体形成中的重要作用，确认了该种细胞是参与机体免疫应答的第三类细胞即抗原提呈细胞；1973 年，Steinman 发现了树突状细胞（dendritic cell，DC），并证明 DC 是功能最强的抗原提呈细胞，能有效刺激初始 T 细胞。1975 年，Kiessling 等发现了一群预先不需抗原刺激，在无抗体存在的条件下即可杀伤肿瘤细胞的淋巴细胞，称为自然杀伤细胞，简称 NK 细胞。此后，又进一步研究发现 T 细胞中的 γ、δT 细胞和 NKT 细胞以及 B 细胞中 B1 细胞等细胞亚群，主要参与固有免疫应答。

6. 与免疫应答相关的细胞膜分子研究　1974 年，Zinkernagal 和 Doherty 发现在免疫应答过程中免疫细胞间的相互作用受主要组织相容性复合体（major histocompatibility complex，MHC）限制，并提出 T 细胞双识别模式和 MHC 限制学说。1978 年 Nathensen 和 Strominger 阐明了 MHC 的分子结构，并证实 MHC 分子在抗原提呈和 T 细胞识别抗原过程中起重要作用。同年 Tonegawa 应用分子杂交技术发现了免疫球蛋白编码基因的重排，阐明了抗体多样性的遗传学基础，同时也揭示了 B 细胞抗原识别受体即结合在 B 细胞膜上的免疫球蛋白的特异性与产生的特异性抗体之间的关系。1983 年，Haskius 等证实 T 细胞表面存在抗原识别受体分子，1984 年，Davis 和 Saito 成功克隆出 T 细胞受体的基因，1985 年，Owen 和 Collins 阐明了其分子结构。1989 年，Janeway 提出了模式识别受体（pattern recognition receptor，PRR）及其识别的病原体相关的分子模式（pathogen-associated molecular pattern，PAMP）的概念，并认为固有免疫细胞（主要是树突状细胞和巨噬细胞等）与分子在很大程度上参与了免疫系统对于"非己"的识别和适应性免疫应答的启动。1996 年，Hoffmann 发现 Toll 基因编码产物在果蝇识别病原体激发固有免疫反应中发挥重要作用；1998 年，Beutler 发现小鼠吞噬细胞表面存在一种能与细菌脂多糖结合的与果蝇 Toll 基因编码产物非常相似的分子，故称为 Toll 样受体。固有免疫细胞通过其表达的 PRR（包括 Toll 样受体）选择性识别病原体及其产物（非己成分）所共有的 PAMP，对病原体进行吞噬，对抗原进行加工与提呈，并在危险信号参与下，抗原提呈细胞活化并激活适应性免疫细胞、启动适应性免疫应答。这种新的理论解释了免疫系统为什么只针对入侵的病原体和衰老损伤的组织产生应答，而不对正常的自身组织产生应答。

总之，经历了一个多世纪的研究，发现并确立了免疫系统的结构组成与功能，固有（天然）免疫与适应性免疫，体液免疫与细胞免疫，特异性免疫应答的过程与免疫调节，免疫耐受与免疫病理等，在大量实验研究的基础上，提出了免疫学的基本理论，并逐渐形成了独立的免疫学科。

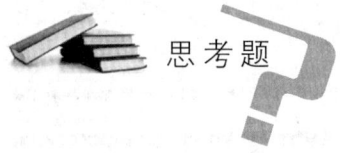

思考题

1. 人体的免疫系统的功能有哪些？
2. 固有免疫与适应性免疫有何主要特点与区别？

（卫 茹）

第二十一章

免疫器官与免疫细胞

 学习目标

1. 掌握免疫细胞的种类，T、B 淋巴细胞的表面分子及主要作用。
2. 熟悉中枢免疫器官和外周免疫器官的组成及功能。
3. 了解淋巴细胞的归巢和再循环。

第一节 免疫器官

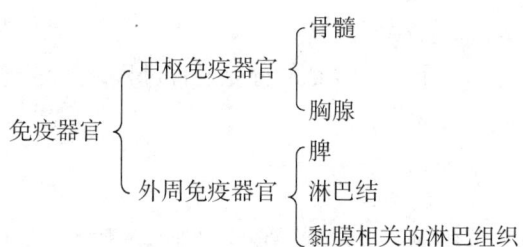

免疫器官根据发生的先后和其功能的不同，可分为中枢免疫器官和外周免疫器官。中枢免疫器官是免疫细胞发生、分化、成熟的场所；外周免疫器官是 T 细胞和 B 细胞定居、增殖及免疫应答发生的重要场所（图 21-1）。

一、中枢免疫器官

中枢免疫器官，是免疫细胞发生、分化、发育和成熟的场所。人类和其他哺乳类动物的中枢免疫器官包括骨髓和胸腺。禽类的腔上囊（法氏囊）相当于哺乳类动物的骨髓。

（一）骨髓

骨髓是各种血细胞和免疫细胞发生和分化的场所，在哺乳类动物中，骨髓是 B 细胞产生、分化与成熟的器官。多能造血干细胞分化形成的淋巴样干细胞，在骨髓环境中，分化成熟为具有免疫功能的 B 细胞。

（二）胸腺

胸腺位于胸腔纵隔上部、胸骨后方。胸腺出现于胚胎第 9 周，在胚胎第 20 周发育成熟，已具有正常胸腺的结构，是发生最早的免疫器官。从骨髓迁入的淋巴样祖细胞，在与独特的

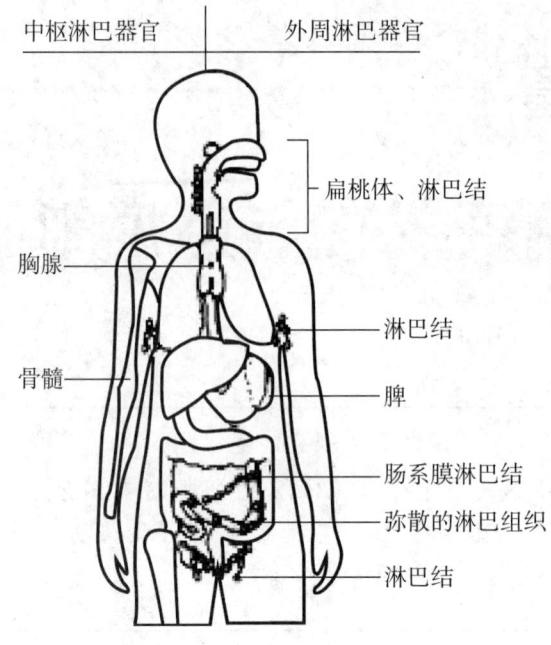

中枢和外周淋巴器官

图 21-1　免疫器官

胸腺微环境基质细胞的相互作用下，经复杂的分化发育过程，最终产生成熟的 T 细胞，故胸腺是 T 细胞分化、发育、成熟的场所。

二、外周免疫器官

外周免疫器官，是成熟 T 细胞、B 细胞等免疫细胞定居的场所，也是产生免疫应答的部位。外周免疫器官包括淋巴结、脾和黏膜相关淋巴组织等。

第二节 免疫细胞

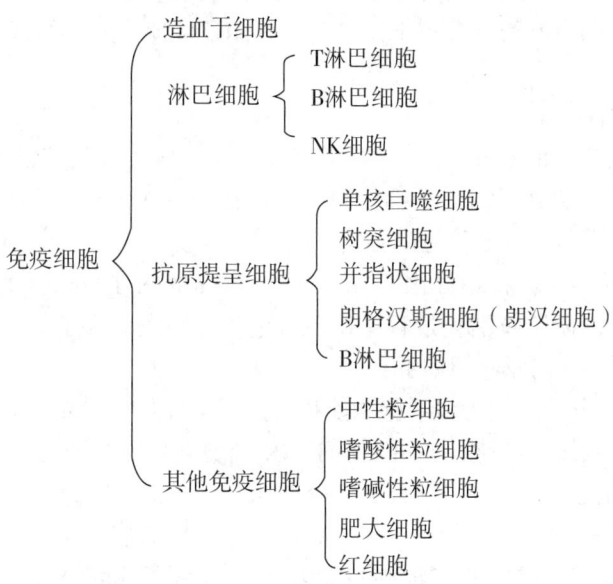

免疫细胞是泛指所有参与免疫应答或与之有关的细胞及其前身细胞，主要包括造血干细胞、淋巴细胞、单核巨噬细胞、树突状细胞和粒细胞等（图21-2）。免疫活性细胞是一群具有免疫潜能的淋巴细胞，能特异地识别抗原，接受抗原刺激，并通过增殖、分化产生免疫应答。

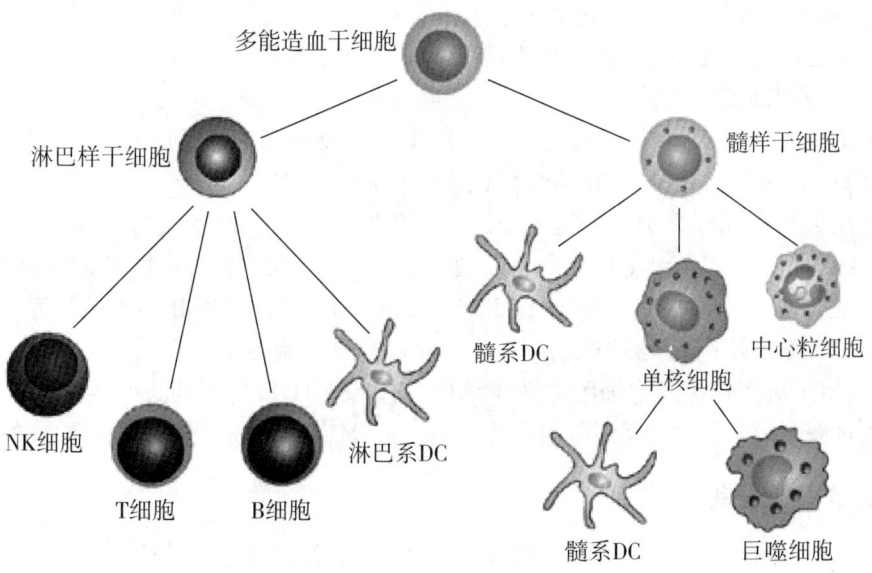

图21-2 免疫细胞

一、T 淋巴细胞

T 淋巴细胞起源于骨髓造血干细胞,在胸腺发育成熟,故又称胸腺依赖性淋巴细胞简称为 T 淋巴细胞或 T 细胞。成熟 T 细胞离开胸腺到外周血液中,占淋巴细胞总数的 60%～70%,流至外周免疫器官分布于 T 细胞区,间歇性地进入再循环,执行特异性细胞免疫功能。

(一) T 细胞表面标志

1. T 细胞受体(T cell receptor,TCR) TCR 是 T 细胞表面的特异性受体,不同的 T 细胞克隆其抗原识别受体的分子结构是不相同的。TCR 与 CD3 结合形成 TCR-CD3 复合分子,它是 T 细胞识别抗原和传导抗原信号的结构。

2. 白细胞分化抗原 简称为分化抗原(cluster of differentiation,CD),是指血细胞在其正常分化、成熟的不同阶段及活化过程中出现或消失的膜表面分子,通常也称为表面标志。现将 T 细胞表面主要 CD 抗原介绍如下:

(1) CD2 分子:此分子亦称为白细胞功能相关抗原-2(LFA-2)或绵羊红细胞受体等名称。可存在于成熟 T 细胞及胸腺细胞,亦可发现于 NK 细胞。CD2 分子是细胞间黏附分子,其配体分子称为白细胞功能相关抗原-3(LFA-3)。CD2 分子与 LFA-3 分子结合可增强细胞与细胞间的黏附作用。

(2) CD4/CD8 分子:成熟的 T 细胞只能表达 CD4 分子或 CD8 分子,即 $CD4^+$ T 细胞或 $CD8^+$ T 细胞。在外周淋巴组织中 $CD4^+$ T 细胞约占 65%,$CD8^+$ 细胞约占 35%。CD4、CD8 分子分别是 MHC Ⅱ、Ⅰ类分子的受体。这两种分子与抗原识别无关,但可与带有 MHC 分子的细胞结合,它们是细胞与细胞间相互作用的黏附分子。

3. 丝裂原受体 丝裂原是指能非特异性刺激细胞发生有丝分裂的物质。T 细胞膜上有植物血凝素(PHA)、刀豆蛋白 A (Con-A) 和美洲商陆丝裂原(PWN)等的受体。体外可利用 PHA 刺激人外周血 T 细胞,观察 T 细胞转变为淋巴母细胞的程度,以判断细胞免疫功能,称为淋巴细胞转化试验。正常人 T 细胞转化率在 60%～80%。

(二) T 细胞亚群及功能

根据 T 细胞表达 CD4 或 CD8 分子,可将其分为 $CD4^+$ T 细胞和 $CD8^+$ T 细胞。

1. $CD4^+$ T 细胞 主要为 Th 细胞,识别抗原肽—MHC Ⅱ类分子复合物。Th 细胞根据分泌的细胞因子不同分为 Th1 细胞、Th2 细胞和 Th3 细胞。Th1 细胞主要分泌 IL-2、IFN-γ、TNF-β 等细胞因子,参与细胞免疫和迟发型超敏反应,故又称为炎症性 T 细胞或迟发型超敏反应 T 细胞。Th2 细胞主要分泌 IL-4、IL-5、IL-6 和 IL-10,促进 B 细胞的增殖、分化和抗体的产生。Th3 细胞主要分泌 TGF-β,抑制体液免疫和细胞免疫。

2. $CD8^+$ T 细胞 主要为细胞毒性 T 细胞(Tc 或 CTL),识别抗原肽-MHC Ⅰ类分子复合物,通过使靶细胞裂解或靶细胞凋亡的机制,特异性杀伤肿瘤细胞和病毒感染的细胞。

二、B 淋巴细胞

B 淋巴细胞因在骨髓发育成熟,故称为骨髓依赖性淋巴细胞,简称为 B 淋巴细胞或 B 细胞。成熟的 B 细胞离开骨髓到外周血液中,占淋巴细胞总数的 10%～15%,并移居于外周免疫器官定居,执行体液免疫功能。

(一) B 细胞表面标志

1. B 细胞受体 (B cell receptor, BCR)   BCR 是由特异识别抗原的分子和信号传导分子组成的复合分子,BCR 识别抗原分子是由 B 细胞表面免疫球蛋白分子组成,它是由两条相同的重链 (H) 和两条相同的轻链 (L) 构成的四肽链分子。BCR 可以直接识别天然的抗原。

2. 丝裂原受体   B 细胞表面同样也有丝裂原受体,如脂多糖受体和葡萄球菌 A 蛋白受体等。B 细胞表面的丝裂原受体与 T 细胞不同,因此刺激 B 细胞转化的丝裂原也不同。如用美洲商陆丝裂原或脂多糖与外周血淋巴组织共同培养时,B 细胞相应受体可与之结合而被激活,并进行增殖分化为淋巴母细胞,称为 B 细胞有丝分裂原反应,也称淋巴细胞转化试验,可用于对 B 细胞的功能检测。

(二) B 细胞亚群

根据 B 细胞表面是否表达 CD5 分子,可将其分为 B1 和 B2 两个亚群。B1 细胞为 CD5$^+$B 细胞,主要识别非蛋白质抗原。B2 即通常指的 B 细胞,为 CD5$^-$B 细胞,主要识别蛋白质抗原,只有在 Th2 细胞的辅助下才可产生抗体,介导体液免疫应答。

三、NK 细胞

NK 细胞即自然杀伤细胞,来源于骨髓,占外周血淋巴细胞的 5%～10%。NK 细胞没有抗原识别受体,是第三类淋巴细胞。NK 细胞在感染的早期发挥作用,没有抗原的特异性和 MHC 限制,能非特异性杀伤病毒感染的细胞和肿瘤细胞,从而发挥抗肿瘤、抗感染的作用。在肿瘤或病毒特异性 IgG 抗体存在条件下,NK 细胞也可通过表面的 FcγR 与 IgG 介导 ADCC 效应而杀伤靶细胞 (图 21-3)。

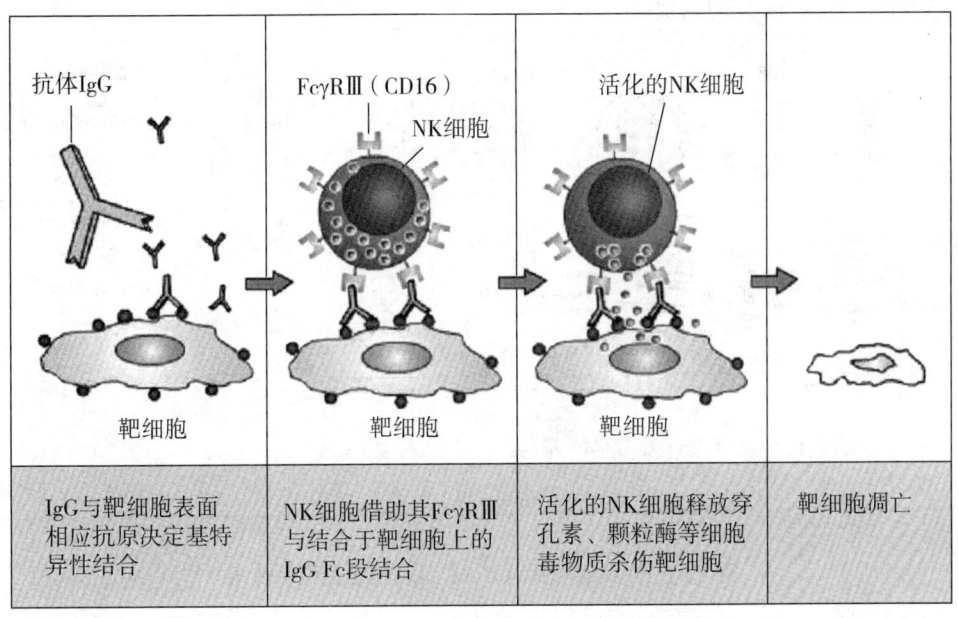

图 21-3 NK 细胞杀伤靶细胞示意图

四、抗原提呈细胞

抗原提呈细胞（antigen presenting cell，APC）加工处理的抗原可分为两类：一类是被APC从细胞外摄入胞内的抗原，如细菌和某些可溶性蛋白等，称之为外源性抗原；另一类是在细胞内产生的抗原，如病毒感染细胞内产生的病毒抗原和基因突变产生的肿瘤抗原等，称之为内源性抗原。

（一）外源性抗原的加工处理与提呈途径

APC对外源性抗原的加工处理和提呈的途径（图21-4）又称溶酶体途径或MHC-Ⅱ类分子途径。①外源性抗原被APC摄入胞质形成内体（吞噬体）；②内体与溶酶体融合形成早期内体/溶酶体；③外源性抗原在内体/溶酶体内被蛋白酶降解成小分子抗原肽段；④内质网中新合成的MHC-Ⅱ类分子的肽结合槽与恒定链（Ia-associated invariant chain，Ii）中的Ⅱ类相关恒定链短肽（class Ⅱ associated invariant chain peptide，CLIP）结合，形成恒定链/MHC-Ⅱ类分子复合体；该复合体可阻止内质网中的内源性抗原肽与MHC-Ⅱ类分子的结合；⑤恒定链/MHC-Ⅱ类分子复合体在恒定链引导下形成分泌囊泡，并通过高尔基体经糖基化修饰后，进入胞质与晚期内体/溶酶体融合，在蛋白酶作用下恒定链（Ii）降解，在HLA-DM分子协助下，将CLIP与MHC-Ⅱ类分子解离，使外源性抗原肽与空载MHC-Ⅱ类分子结合，形成抗原肽/MHC-Ⅱ类分子复合体；⑥抗原肽/MHC-Ⅱ类分子复合体与细胞膜融合，表达于APC表面，供CD4⁺T细胞识别。

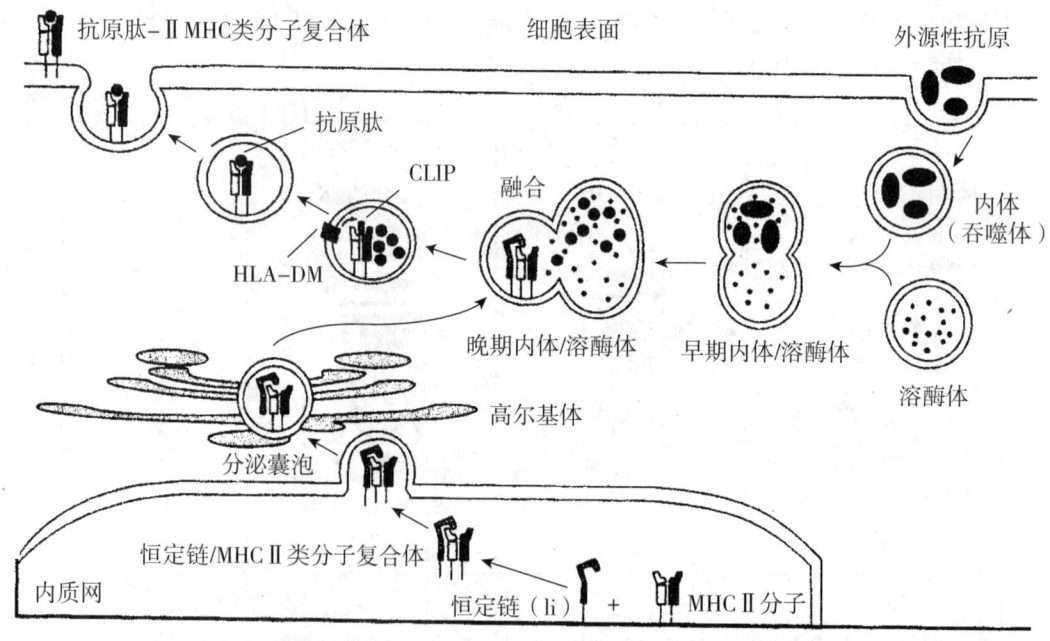

图21-4 外源性抗原的加工处理与提呈过程示意图

（二）内源性抗原加工处理与提呈途径

APC对内源性抗原的加工处理和提呈途径（图21-5）又称胞质溶胶途径或MHC-Ⅰ类途径。①细胞内合成的蛋白质抗原在蛋白酶体多种蛋白酶如低分子量多肽（low molecular-weight polypeptide，LMP）2和7的作用下，成为适合于MHC-Ⅰ类分子结合提呈的内源性抗原肽；②上述内源性抗原肽经内质网膜上抗原加工相关转运体（transporter associated with antigen processing，TAP）1 和 2 组成的异二聚体结合进入内质网；③MHC-Ⅰ类分子α链在内质网中合成后，钙联蛋白立即与其结合保护α链不被降解，以保证β₂微球蛋白（β₂m）与α链结合形成MHC-Ⅰ类分子，并使之与进入内质网的抗原肽"对接"成功，组成抗原肽-MHC-Ⅰ类分子复合体；④抗原肽-MHC-Ⅰ类分子复合体以分泌囊泡形式，通过高尔基体经糖基化修饰后表达于APC表面，供$CD8^+$T细胞识别。

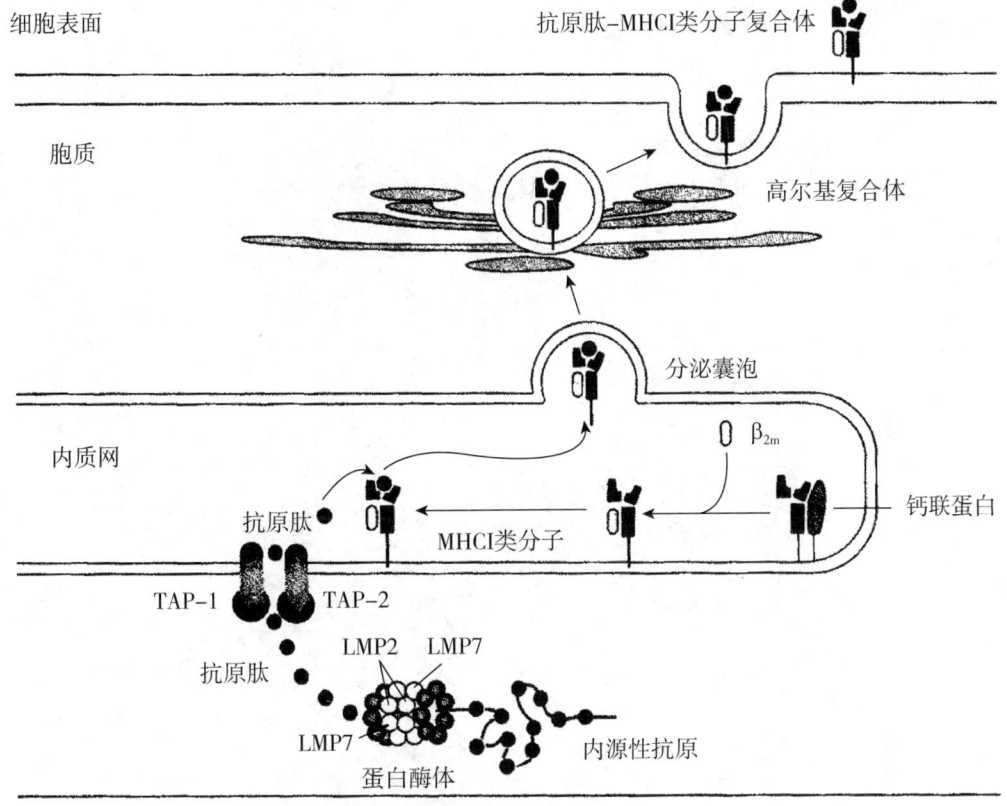

图 21-5 内源性抗原的加工处理与提呈过程示意图

（三）MHC 分子对抗原的交叉提呈途径

MHC 对抗原的提呈存在交叉提呈现象。在某些情况下，外源性抗原可由 MHC-Ⅰ类分子提呈，而内源性抗原也能由 MHC-Ⅱ类分子提呈。但这种交叉提呈不是抗原提呈的主要形式。

小结	1. **免疫器官** 包括中枢免疫器官和外周免疫器官。人和哺乳动物的中枢免疫器官包括骨髓和胸腺，是免疫细胞发生、分化、发育和成熟的场所。外周免疫器官包括淋巴结、脾和黏膜免疫系统，是免疫细胞定居和发生适应性免疫应答的场所。 2. 免疫细胞是免疫功能的执行者，人体的免疫细胞可以分为适应性免疫应答细胞和固有免疫细胞两大类。其中，适应性免疫应答细胞主要包括

小结	T淋巴细胞和B淋巴细胞；固有免疫细胞主要包括抗原提呈细胞（单核/巨噬细胞、中性粒细胞、肥大细胞、树突状细胞等）和自然杀伤（NK）细胞等主要参与固有免疫过程的细胞。

思考题

1. 人体的中枢免疫器官包括哪些？
2. 简述T细胞与B细胞表面标志及分型。

（卫 茹）

第二十二章

抗 原

> **学习目标**
> 1. 掌握：抗原的概念及特性、抗原表位、抗原的分类。
> 2. 熟悉：抗原的异物性和特异性、影响抗原免疫原性的因素。
> 3. 了解：超抗原概念和特点、佐剂的概念和特点、免疫佐剂的作用机制。

第一节 抗原的概念

一、抗原和抗原的特性

抗原（antigen，Ag）是指能与T、B细胞表面特异性抗原受体结合，激活T/B细胞增殖、分化、产生效应淋巴细胞或抗体，并与之特异性结合，从而发挥免疫效应的物质。抗原通常具有以下两种基本特性：①免疫原性（immunogenicity）是指抗原能够刺激机体产生适应性免疫应答，即诱导B细胞产生抗体，诱导T细胞分化为效应T细胞的能力；②抗原性（antigenicity）又称免疫反应性，是指抗原能与免疫应答产物，即相应抗体或效应T细胞特异性结合的能力。

二、抗原表位

抗原特异性是指抗原刺激机体产生适应性免疫应答及其与免疫应答产物，即相应抗体或效应T细胞结合相互作用的高度专一性。抗原表位（antigen epitope）是指抗原分子中决定抗原特异性的特殊化学基团，又称抗原决定簇（antigenic determinant），通常由5~17个氨基酸残基或5~7个多糖残基/核苷酸组成。抗原表位是T、B细胞表面抗原识别受体和抗体特异性识别结合的基本结构单位。抗原分子表面能与相应抗体结合的抗原表位数目称为抗原结合价（antigenic valence）。天然抗原是由多种、多个抗原表位组成的多价抗原；半抗原相当于一个抗原表位，为单价抗原。

根据抗原表位中氨基酸的结构特点，可将其分为线性表位和构象表位。线性表位由连续线性排列的氨基酸构成；而构象表位由不连续排列、但空间构象彼此接近的若干氨基酸构成。根据表位存在的位置又分为功能性表位和隐蔽性表位。存在于抗原分子表面的构象表位和线性表位是 B 细胞和抗体识别结合的抗原表位，又称功能性抗原表位。隐蔽性抗原表位是位于抗原分子内部不能被 B 细胞或抗体直接识别结合的线性表位（图 22-1）。

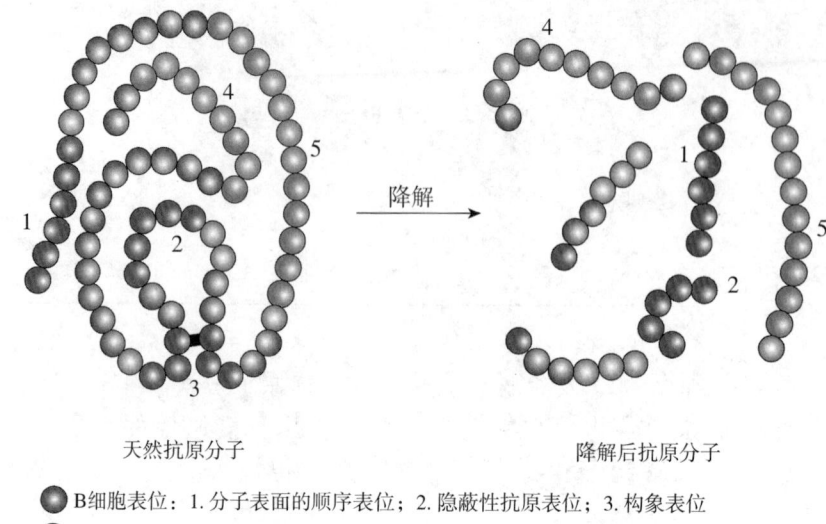

● B 细胞表位：1. 分子表面的顺序表位；2. 隐蔽性抗原表位；3. 构象表位
○ T 细胞表位：4、5. 顺序表位

图 22-1　顺序表位和构象表位示意图

三、T 细胞抗原表位和 B 细胞抗原表位的概念及区别

T、B 细胞所识别的抗原表位不同，可将其分为 T 细胞表位和 B 细胞表位。T 细胞表位必须由 APC 加工后与 MHC 分子结合为复合物并表达于 APC 表面，才能被 T 细胞表面的受体 TCR 识别，而 B 细胞表位，无需 APC 加工，可以直接被 B 细胞表面的受体 BCR 识别，T 细胞表位与 B 细胞表位特性的比较见表 22-1。

表 22-1　T 细胞表位与 B 细胞表位特性比较

比较项目	T 细胞表位	B 细胞表位
表位性质	蛋白质降解后生成的线性多肽	天然蛋白质、多糖和脂多糖
表位分布	抗原分子任意部位，多位于抗原分子内部	通常位于抗原分子表面
表位类型	线性表位	构象表位和线性表位
表位大小	8~10 个氨基酸（MHC I 类分子提呈） 13~18 个氨基酸（MHC II 类分子提呈）	5~15 个氨基酸
表位识别	T 细胞识别，受 MHC 限制	B 细胞识别，不受 MHC 限制
识别受体	T 细胞受体（TCR）	B 细胞受体（BCR）

> **知识链接**
>
> ### 表位的预测
>
> 深入研究蛋白质表位对多肽和新型疫苗分子的设计及诊断试剂的开发具有重要意义。然而，在目前的生物实验技术条件下，单靠实验方法去寻找所需要的表位是相当困难的。因此采用免疫信息学方法对抗原表位进行预测已经成为表位确定的强有力工具。采用免疫信息学辅助方法，不但可使发现新表位的效率提高10～20倍，加快新表位的发现；而且能减少95%的实验室工作量。
>
> 科学家利用亲水性方案、电荷分布方案和二级结构等预测方法及多种算法已经开发了许多用于T、B细胞表位预测软件，如CTL表位预测的程序中最为常用的是Parker等开发的BIMAS程序和Rammensee等开发的SYFPEITH I。现在，表位的免疫信息学预测已经广泛地应用于各种免疫学基础研究与产品研发。

四、共同抗原（共有决定基）与交叉反应

天然抗原为多价抗原，有多种功能性抗原表位；每种功能性抗原表位都能诱导机体产生一种与之相对应的抗体。因此，天然抗原免疫机体后可产生多种抗体。如果两种不同来源的抗原分子具有某种相同或相似的抗原表位，那么由这两种抗原刺激机体产生的抗血清（抗体），不仅能与诱导它们产生的抗原特异性结合，而且能与含有相同或相似抗原表位的其他抗原发生反应，但反应强度相对减弱（图2-2）。免疫学中将来源不同但含有相同或相似抗原表位的抗原称为共同抗原（common antigen）；将某种抗原刺激机体产生的抗体与具有相同或相似抗原表位的他种抗原发生的反应，称为交叉反应（cross-reaction）。

五、耐受原与变应原

机体免疫系统对抗原产生免疫应答的同时，也存在接触某种抗原后表现无应答或低应答的现象，称为免疫耐受（immune tolerance）。免疫耐受与免疫应答具有相同特点，均需要抗原诱导，具有特异性和记忆性。诱导免疫耐受抗原可称为耐受原（tolerogen）。

免疫应答具有两面性，一方面可以防止外界病原体的入侵清除入侵的病原体等有害物质，维持内环境稳定。如果免疫应答过强或时间过长，可导致组织器官的功能紊乱和（或）损伤，即产生超敏反应（hypersensitivity）。超敏反应也称为变态反应（allergy），引起超敏反应的抗原又称变应原（allergen）。

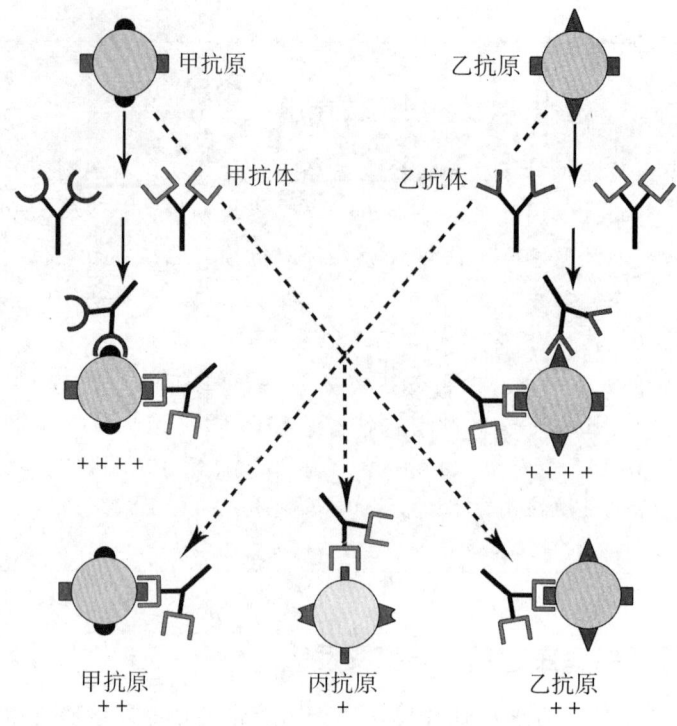

图 22-2 交叉反应示意图

第二节 影响机体对抗原产生免疫应答的因素

一、抗原自身的因素

(一) 抗原的异物性

具有免疫原性的物质通常是非己大分子有机物质,即抗原具有异物性。一般情况下,抗原性异物免疫原性的强弱与宿主亲缘关系的远近有关,二者亲缘关系越远(异物性强),抗原对机体的免疫原性就越强;二者亲缘关系越近(异物性弱),抗原对机体的免疫原性就越弱,如鸡卵蛋白对哺乳动物是强抗原,对鸭则是弱抗原。免疫学中的"非己"抗原性异物不仅包括来自体外的非己抗原物质(如各种病原体、动物蛋白质和同种异体移植物);还包括某些结构改变的自身物质和胚胎期未与免疫细胞(未成熟 T、B 细胞)接触或充分接触的正常自身物质(如眼晶状体蛋白、脑组织和精子等)。当上述正常自身物质在外伤或感染情况下释放后,即可被自身免疫系统视为"非己"抗原性异物而对其产生免疫应答。

(二) 化学性质

具有免疫原性的物质通常是大分子有机物质,无机物没有免疫原性。蛋白质、糖蛋白和脂蛋白免疫原性强;多糖和多肽有一定的免疫原性;脂类与核酸通常无免疫原性,当其构象改变或发生化学修饰后,有可能获得免疫原性。

(三) 分子量大小

具有免疫原性的物质分子量一般大于 10 kD,通常分子量越大,免疫原性越强。例如蛋白质分子量大于 10 kD 时免疫原性较强，小于 10 kD 时免疫原性较弱，低于 4 kD 则几乎无免疫原性。

（四）化学组成与结构

大分子有机物质并不一定都具有良好的免疫原性，如明胶分子量高达 100 kD，但因其由直链氨基酸组成，在体内易被降解，故免疫原性很弱。若在明胶分子上连接少量酪氨酸等含苯环的芳香族氨基酸，则能显著增强其免疫原性。胰岛素分子量只有 5.7 kD，但其序列中含芳香族氨基酸，因此具有较强的免疫原性。

（五）易接近性

指抗原分子中抗原表位能被 B 细胞表面抗原识别受体（BCR）接近的程度。抗原分子中表位所处位置的不同可影响抗原与 B 细胞表面 BCR 的识别结合。

（六）物理状态

化学性质相同的抗原物质可因其物理状态不同而呈现不同的免疫原性。一般而言，聚合状态抗原的免疫原性较其单体显著增强；颗粒性抗原的免疫原性强于可溶性抗原。因此，常将免疫原性弱的抗原吸附于某些大颗粒物质表面或使其聚合，以增强其免疫原性。

二、宿主因素

（一）遗传因素

机体对抗原性异物的应答能力受遗传因素的控制，如多糖抗原对小鼠具有免疫原性，对豚鼠则无免疫原性。对人而言，同一抗原进入不同个体，能否引起免疫应答或免疫应答的强弱也可有所不同。此种现象可能与多种遗传因素，特别是 HLA 基因的高度多态性和易感性有关。

（二）年龄、性别和健康状态

正常情况下，个体青壮年时期对抗原的免疫应答能力强于幼年和老年时期；新生儿和婴幼儿对多糖类疫苗应答能力低下，成年后对其应答能力显著增强；雌性动物产生抗体的能力高于雄性动物；身体虚弱，健康状态不佳情况下，也能导致机体对抗原的免疫应答能力下降。

三、免疫途径和方法

免疫途径、抗原剂量、免疫次数及其间隔时间以及免疫佐剂的选择均可影响机体对抗原的免疫应答能力。通常免疫途径以皮内最佳、皮下次之、腹腔和静脉效果较差，口服则易形成局部黏膜免疫，却诱导全身产生免疫耐受。抗原剂量应适中，过低和过高均易诱导机体产生免疫耐受。减毒活疫苗所需免疫接种次数少，灭活疫苗和其他抗原所需免疫接种次数较多；免疫间隔时间要适当，过频和间隔时间过长均不利于获得良好的免疫效果。选择适当的佐剂可提高或获得所需的免疫应答效果。

第三节　抗原的分类

抗原种类繁多，根据不同分类原则可将抗原分为许多种类，下面简要介绍几种常用分类方法。

一、根据抗原的基本性能分类

(一) 完全抗原

具有免疫原性和抗原性的抗原称为完全抗原。一些复杂的有机分子如细菌、病毒、异种血清和大多数蛋白质等都是完全抗原。

(二) 半抗原

指只有抗原性而没有免疫原性的物质,即只能与抗体特异性的结合,却不能单独诱导机体产生抗体。这些抗原单独存在时无免疫原性,当与蛋白质载体结合后才具有免疫原性,但单独能与相应的抗体结合而具有抗原性,这类抗原一般分子量较小,如大多数的多糖抗原、脂类抗原和某些药物。

二、根据诱导抗体产生是否需要 T 细胞参与分类

(一) 胸腺依赖性抗原 (thymus dependent antigen, TD-Ag)

指刺激 B 细胞产生抗体需要 Th 细胞协助的抗原,又称 T 细胞依赖性抗原,简称 TD 抗原。绝大多数天然抗原(如各种病原体、异种血清蛋白或同种异体细胞等)都是 TD 抗原,此类抗原既有 T 细胞表位又有 B 细胞表位,可引发体液免疫应答和(或)细胞免疫应答。

(二) 胸腺非依赖性抗原 (thymus independent antigen, TI-Ag)

指刺激 B 细胞产生抗体无需 Th 细胞协助的抗原,又称 T 细胞非依赖性抗原,简称 TI 抗原。此类抗原具有 B 细胞表位而无 T 细胞表位,可分为以下两类:① TI-1 抗原,如细菌脂多糖(LPS)为 B 细胞丝裂原,可非特异性多克隆刺激未成熟 B_1 细胞和成熟 B_2 细胞增殖分化产生多克隆抗体。② TI-2 抗原是由众多相同抗原表位组成的抗原分子,主要包括细菌荚膜多糖和聚合鞭毛素等。此类抗原可通过表面多个重复抗原表位与 B_1 细胞表面数个相应抗原识别受体(BCR/mIgM)交联结合,而使 B_1 细胞活化,进而增殖分化为浆细胞产生某种泛特异性抗体。婴儿和新生动物 B_1 细胞发育不成熟,故对 TI-2 抗原不应答或低应答,成年后 B_1 细胞发育成熟可对此类抗原产生应答。

(三) 根据抗原与机体的亲缘关系分类

1. 异种抗原 (xenogenic antigen) 是指来自其他物种的抗原性物质,如病原微生物或其产物、植物蛋白质、动物免疫血清及异种器官移植等对人而言均为异种抗原。

(1) 病原微生物:对人体有很好的免疫原性,将其制成疫苗进行预防接种,可诱导机体对相应病原体感染产生有效的免疫保护作用。

(2) 外毒素 (exotoxin):是某些细菌在生长代谢过程中分泌到菌体外的毒性蛋白物质,具有很强的免疫原性,但对机体某些特定组织细胞有极强的毒性作用,可引起特征性病变,因此临床上外毒素不能直接作为免疫原进行免疫接种。

(3) 类毒素 (toxoid):是外毒素经 0.3% ~ 0.4% 甲醛溶液处理后,获得的丧失毒性作用而保留原有免疫原性的生物制剂。临床常用的类毒素有破伤风类毒素和白喉类毒素等。用类毒素给人免疫接种,可预防由相应外毒素引起的疾病,免疫动物可获得相应抗毒素血清。

(4) 抗毒素 (antitoxin):通常用类毒素免疫马匹后取免疫血清制备而成,其中所含抗毒素抗体能与相应外毒素特异性结合,具有防治疾病的作用;抗毒素作为异种蛋白质反复使用有可能诱导人体产生超敏反应。因此,临床应用此类生物制剂前,必须做皮肤过敏试验。

2. 异嗜性抗原 (heterophilic antigen) 是指存在于人、动物、植物和微生物等不同种属

之间的、具有相同抗原表位的共同抗原。此类抗原可引发某些疾病，例如 A 族溶血性链球菌表面与人肾小球基底膜和心肌组织具有相同的抗原表位，故上述链球菌感染刺激机体产生的抗体不仅能与链球菌特异性结合，也能与人肾小球基底膜和心肌组织中的共同抗原表位结合，产生交叉反应、引起肾小球肾炎或心肌炎。大肠埃希菌 O14 型脂多糖与人结肠黏膜具有相同的抗原表位，故上述大肠埃希菌感染机体产生的抗体有可能引发溃疡性结肠炎。

3. 同种异型抗原（allogenic antigen） 是指同一种属不同个体间所具有的抗原性物质。人类同种异型抗原主要包括红细胞血型抗原、人类主要组织相容性抗原和免疫球蛋白同种异型抗原。

（1）ABO 血型抗原：根据红细胞表面所含 A、B 抗原的不同，可将人类红细胞血型分为 A、B、AB 和 O 4 种类型。每个人血清中都不含有与其本人血型抗原相对应的 IgM 类天然血型抗体。ABO 血型物质不仅存在于人类红细胞膜表面，也存在于胃、十二指肠、胰腺、胆囊等组织细胞表面，在唾液、精液和胆汁等体液中也可检出。

（2）Rh 血型抗原：Landsteiner 和 Wiener（1940 年）发现，恒河猴（Rhesus macaque）红细胞抗血清能与多数人的红细胞发生凝集，表明在人类红细胞和恒河猴红细胞表面具有某种相同的血型物质，称之为 Rh 血型抗原。红细胞表面具有 Rh 抗原者，其血型为 Rh 阳性；不表达 Rh 抗原者，其血型为 Rh 阴性。正常情况下，人体血清中不存在针对 Rh 抗原的天然抗体。当 Rh 阳性红细胞进入 Rh 阴性个体时，可刺激机体产生针对 Rh 抗原的 IgG 类免疫血型抗体。此类免疫血型抗体可通过胎盘。当体内具有 Rh 免疫血型抗体的妇女妊娠且胎儿血型为 Rh 阳性时，即可能引起胎儿流产或发生新生儿溶血症。

4. 自身抗原（autoantigen） 正常情况下，机体自身的组织细胞无抗原性，但在病理或某些特殊情况下，如外伤、感染、药物、辐射等使自身组织结构改变，或未与免疫活性细胞接触过的隐蔽成分（如精子、眼晶体蛋白等）释放入血与免疫活性细胞接触，这些自身物质均可成为抗原，导致自身免疫性疾病。

5. 独特型抗原（idiotype antigen） 抗体或 TCR/BCR（mIgM）的可变区内含有具备独特空间构型的氨基酸顺序，称为互补决定区（CDR），每种特异性抗体、TCR、BCR 的 CDR 各有不同，因此也可作为抗原诱生特异性抗体。抗体中此类独特的氨基酸序列所组成的抗原表位称为独特型（idiotype, Id）抗原，Id 抗原所诱生的抗体（即抗抗体）称独特性抗体（Aid）。

（四）根据抗原提呈细胞内抗原的来源分类

1. 内源性抗原（endogenous antigen） 是指在抗原提呈细胞（APC）内新合成的存在于胞质内的抗原性物质，如病毒感染细胞内合成的病毒蛋白和肿瘤细胞内合成的肿瘤抗原等。此类抗原在细胞内经蛋白酶体作用后，能以抗原肽-MHC Ⅰ类分子复合物的形式表达于 APC 表面，供 $CD8^+T$ 细胞识别。

2. 外源性抗原（exogenous antigen） 是指抗原提呈细胞（APC）通过胞吞、胞饮和受体介导的内吞等作用方式，从外界摄入胞内的抗原性物质，如细菌和某些可溶性蛋白质等。此类抗原经内体/溶酶体降解后，能以抗原肽-MHC Ⅱ类分子复合物的形式表达于 APC 表面，供 $CD4^+T$ 细胞识别。

第四节 其他免疫系统识别分子

一、超抗原

超抗原（superantigen，SAg）是一类只需极低浓度（1～10 ng/ml）即可非特异刺激多克隆 T 细胞活化（约占 T 细胞总数的 2%～20%），使之产生大量细胞因子，引发强烈免疫反应的大分子蛋白物质。

超抗原无需抗原提呈细胞（APC）加工提呈，能以完整蛋白质形式，在 APC 参与下激活多克隆 T 细胞。超抗原作用机制如图 22-3（A）所示：超抗原通过其一端与 APC 表面 MHC Ⅱ 类分子抗原肽结合槽（$β_1$ 结构域）外侧保守氨基酸序列结合；另一端与 T 细胞表面抗原受体（TCR）β 链可变区（Vβ 功能区）外侧保守氨基酸序列结合，可使具有相同 Vβ 功能区的一群 T 细胞激活。因此，超抗原激活 T 细胞虽需 APC 参与，但其作用不受 MHC 限制。目前已知作用于 α、βT 细胞的超抗原有金黄色葡萄球菌肠毒素（staphylococcal enterotoxin，SE）、A 族链球菌致热外毒素和小鼠乳腺肿瘤病毒蛋白等。作用于 γ、δT 细胞的超抗原有热休克蛋白（heat shock protein，HSP）。

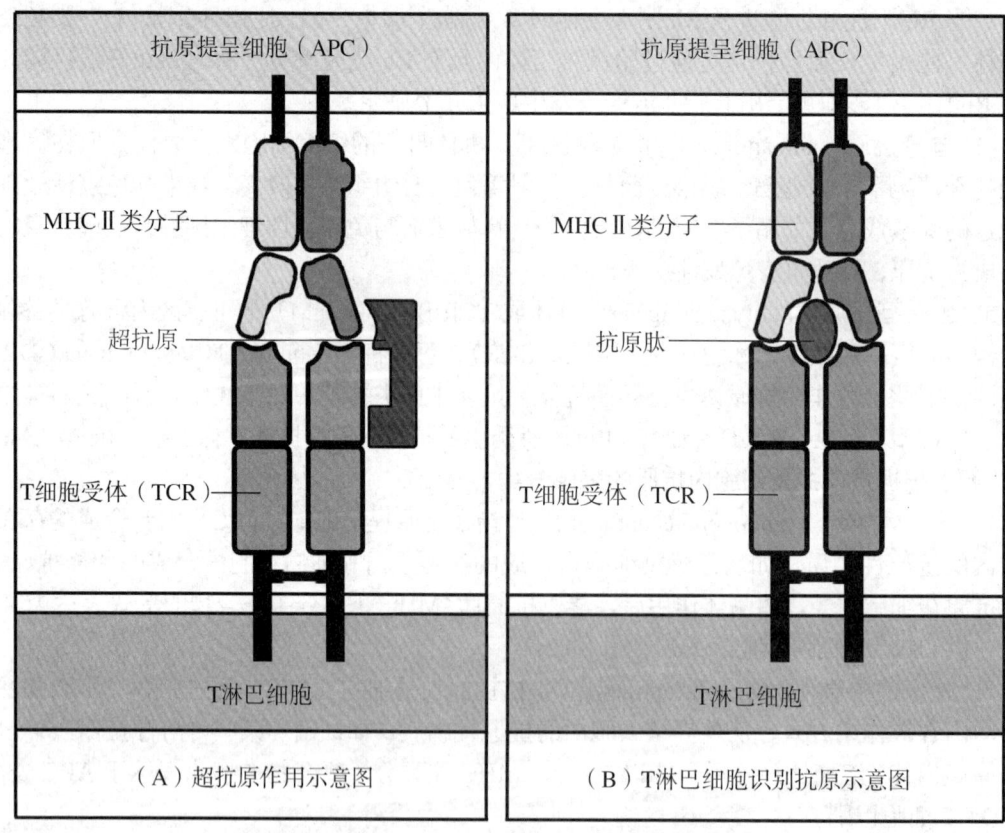

图 22-3　超抗原与普通抗原对 T 细胞作用的比较示意图

二、佐剂

佐剂（adjuvant）是指预先或与抗原同时注入体内后，能够增强机体对该抗原的免疫应答能力或改变免疫应答类型的非特异性免疫增强剂。佐剂的种类很多，主要包括：①生物性佐剂，如卡介苗、短小棒状杆菌、百日咳杆菌、细胞因子等；②无机化合物佐剂，如氢氧化铝、磷酸铝和磷酸钙；③人工合成佐剂，如多聚肌苷酸：胞苷酸（polyI：C）、多聚腺苷酸：鸟苷酸（polyA：U）及免疫刺激复合物（ISCOMs）和CpG脱氧寡核苷酸等。

动物实验中最常使用的佐剂是弗氏不完全佐剂和弗氏完全佐剂；在免疫接种前需将上述佐剂与水溶性抗原充分乳化，使抗原与佐剂形成油包水乳剂后方可使用。弗氏不完全佐剂（incomplete Freunds adjuvant，IFA）是由液状石蜡（或植物油）和羊毛脂（或吐温）混合而成，其主要作用是协助/促进抗原刺激机体产生体液免疫应答。弗氏完全佐剂（complete Freunds adjuvant，CFA）是在不完全佐剂中加入灭活分枝杆菌或卡介苗制备而成，其主要作用是协助/促进抗原刺激机体产生体液和细胞免疫应答。目前在人体疫苗中添加的佐剂主要包括氢氧化铝和磷酸钙等。

佐剂的作用机制尚不十分清楚，有如下几种可能：①改变抗原物理性状，延长抗原在体内的停留时间或使可溶性抗原转变成颗粒性抗原，从而有助于抗原提呈细胞（APC）对抗原的摄取；②诱导产生炎症反应，吸引APC到达炎症感染部位并使之活化，有效刺激T/B淋巴细胞增殖分化，增强扩大免疫应答；③诱导产生不同类型的细胞因子，影响T细胞亚群分化和免疫应答的类型。

> **小结**
>
> 1. 抗原是指能与T、B细胞表面特异性抗原受体（TCR或BCR）结合，激活T/B细胞增殖、分化、产生效应淋巴细胞或抗体，并与之特异性结合，从而发挥免疫效应的物质。
> 2. 抗原具有两种基本特性：①免疫原性；②抗原性。
> 3. 抗原表位是指抗原分子中决定抗原特异性的特殊化学基团，又称抗原决定簇。
> 4. 表位的分类：根据抗原表位中氨基酸的结构特点，可将其分为线性表位和构象表位。根据表位存在的位置又分为功能性表位和隐蔽性表位。
> 5. 来源不同但含有相同或相似抗原表位的抗原称为共同抗原；将某种抗原刺激机体产生的抗体与具有相同或相似抗原表位的他种抗原发生的反应，称为交叉反应。
> 6. 影响机体对抗原产生免疫应答的因素有：（1）抗原自身的因素：①抗原的异物性；②化学性质；③分子量大小；④化学组成与结构；⑤易接近性⑥物理状态。（2）宿主因素包括和年龄、性别和健康状态。（3）免疫途径和方法。
> 7. 根据抗原与机体的亲缘关系分类：（1）异种抗原；（2）异嗜性抗原；（3）同种异型抗原；（4）自身抗原；（5）独特型抗原。

 思考题

1. 简述抗原的基本特性。
2. 比较 T 细胞表位与 B 细胞表位的区别。
3. 根据与机体的亲缘关系抗原可分为哪几类?

（陈英利）

第二十三章

抗 体

学习目标

1. 掌握抗体和免疫球蛋白的概念；免疫球蛋白的基本结构；抗体的主要功能；各类抗体的特性与功能。
2. 熟悉免疫球蛋白的水解片段。
3. 了解人工制备抗体。

第一节 抗体的结构

十九世纪后期，Emil von behring 及其同事 Shibasaburo kitasato 研究发现，用白喉或破伤风毒素免疫动物后可产生具有中和毒素作用的物质，称之为抗毒素（antitoxin），随后引入抗体一词来泛指抗毒素类物质。抗体（antibody, Ab）是 B 细胞接受抗原刺激后增殖分化为浆细胞所产生的球蛋白，主要存在于血清等体液中，是介导体液免疫的重要效应分子，能与相应抗原特异性结合，发挥免疫功能。1937 年，Tiselius 和 Kabat 用电泳方法将血清蛋白分为白蛋白、α1、α2、β 及 γ 球蛋白等组分，并发现抗体主要存在于 γ 区，因此抗体又被称为 γ 球蛋白。随后，经 1968 年和 1972 年世界卫生组织和国际免疫学会联合会讨论决定，将具有抗体活性或化学结构与抗体相似的球蛋白统一命名为免疫球蛋白（immunoglobulin, Ig）。Ig 可分为分泌型 Ig（secreted Ig, sIg）和膜型 Ig（membrane Ig, mIg）。sIg 主要存在于血液和组织液中，发挥抗体的各种功能；mIg 主要构成 B 细胞膜表面的抗原受体。

一、抗体的基本结构

经 X 线晶体衍射结构分析发现，Ig 由四条多肽链组成，各肽链之间由数量不等的链间二硫键连接。Ig 可形成"Y"字形结构（图 23-1），称为 Ig 单体，是构成抗体的基本单位。

（一）重链和轻链

天然 Ig 分子含有 4 条异源性多肽链，其中，分子量较大的称为重链（heavy chain, H），而分子量较小的称为轻链（light chain, L）。同一 Ig 分子中的两条 H 链和两条 L 链的氨基酸组成完全相同。

1. 重链 分子量约为 50～75kDa，由 450～550 个氨基酸残基组成。重链恒定区的氨基酸组成和排列顺序不同，其抗原性也不同。据此，可将 Ig 分为 5 类（class），即 IgM、

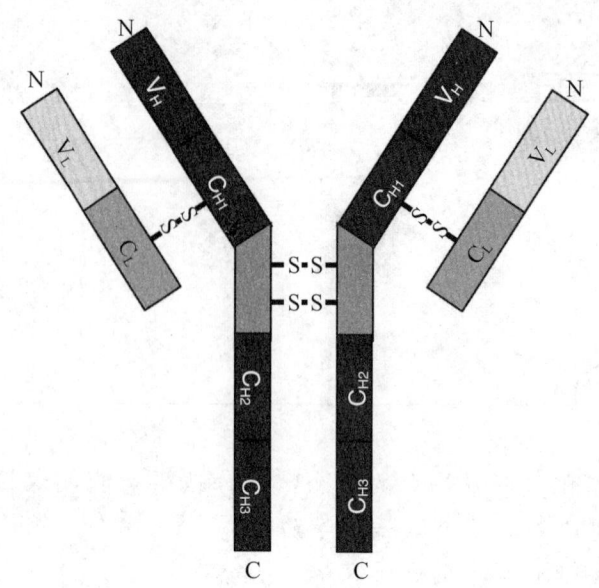

图 23-1　抗体的基本结构

IgD、IgG、IgA 和 IgE，其相应的重链分别为 μ 链、δ 链、γ 链、α 链和 ε 链。不同类的 Ig 具有不同的特征，如链内和链间二硫键的数量和位置、结构域的数量及铰链区的长度等均不完全相同。即使同一类的 Ig，其铰链区氨基酸组成和重链二硫键的数量、位置也有差别，据此可将同类 Ig 分为不同的亚类（subclass），例如：人 IgG 可分为 4 个亚类，包括 IgG1，IgG2，IgG3 和 IgG4；人 IgA 可分为 IgA1 和 IgA2 两个亚类。

2. 轻链　分子量约为 25 kDa，由 214 个氨基酸残基构成。轻链可分为两种，分别为 kappa（κ）链和 lambda（λ）链。据此，可将 Ig 分为两型（type），即 κ 型和 λ 型。一个 Ig 分子上两条轻链的型别总是相同的。不同类 Ig 既存在 κ 型，也存在 λ 型。同一个体内可同时存在 κ 型和 λ 型的 Ig 分子，不同种属生物体内两型轻链的比例不同。正常人血清 Ig 的 κ：λ 约为 2：1，而在小鼠则为 20：1。Ig 的 κ 与 λ 的比例异常可以反映免疫系统的异常。根据 λ 链恒定区个别氨基酸的差异，又可将 λ 链分为 λ1、λ2、λ3 和 λ4 四个亚型（subtype）。

（二）可变区和恒定区

通过分析不同 Ig 重链和轻链的氨基酸序列发现，重链和轻链靠近 N 端的约 110 个氨基酸序列变化很大，其他部分氨基酸序列相对恒定。因此，将 Ig 轻链和重链中靠近 N 端氨基酸序列变化较大的区域称为可变区（variable region，V），分别占重链和轻链的 1/4 和 1/2；将靠近 C 端的氨基酸序列相对稳定的区域，称为恒定区（constant region，C），分别占重链和轻链的 3/4 和 1/2。

1. 可变区　重链和轻链的 V 区分别称为 V_H 和 V_L。V_H 和 V_L 中各含有 3 个氨基酸组成和排列顺序高度可变的区域，称为高变区（hypervariable region，HVR）或互补决定区（complementarity determining region，CDR），包括 HVR1（CDR1）、HVR2（CDR2）和 HVR3（CDR3），其中，HVR3（CDR3）变化程度更高。V_H 的 3 个高变区分别位于 29～31，49～58 和 95～102 位氨基酸，而 V_L 的 3 个高变区分别位于 28～35，49～56 和 91～98 位氨基酸。V_H 和 V_L 的 3 个 CDR 共同组成 Ig 的抗原结合部位（antigen-binding site），决定抗

体的特异性，是抗体识别及结合抗原的部位。在 V 区中，CDR 之外区域的氨基酸组成和排列顺序相对保守，称为骨架区（framework region，FR）。VH 或 VL 各有 4 个骨架区，分别用 FR1、FR2、FR3 和 FR4 表示。

2. 恒定区　重链和轻链的 C 区分别称为 C_H 和 C_L。不同型（κ 或 λ）Ig 的 C_L 长度基本一致，但是不同类 Ig 的 C_H 长度不同，例如：IgG、IgA 和 IgD 包括 C_H1、C_H2 和 C_H3；而 IgM 和 IgE 则包括 C_H1、C_H2、C_H3 和 C_H4。

（三）铰链区

铰链区（hinge region）位于 C_H1 与 C_H2 之间，富含脯氨酸，易伸展弯曲，从而改变与抗原结合部位之间的距离，有利于抗体位于不同位置的抗原表位结合（图 23-2）。铰链区易被木瓜蛋白酶、胃蛋白酶等水解，产生不同的水解片段。不同类 Ig 的铰链区不尽相同，例如人 IgG1、IgG2、IgG4 和 IgA 的铰链区较短，IgG3 和 IgD 的铰链区较长，而 IgM 和 IgE 无铰链区。

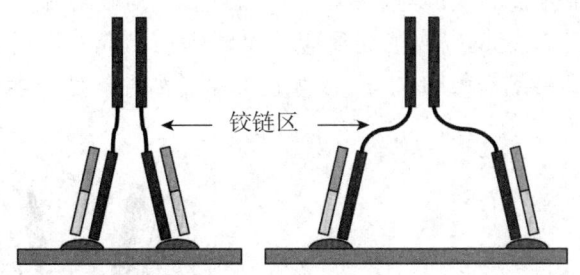

图 23-2　抗体铰链区的伸展性

二、抗体的结构域

Ig 分子的两条重链和两条轻链都可折叠成数个球形结构域（domain），每个结构域发挥其相应的功能。轻链有 V_L 和 C_L 两个结构域；IgG、IgA 和 IgD 的重链有 V_H、C_H1、C_H2 和 C_H3 4 个结构域；IgM 和 IgE 的重链有 5 个结构域，多包括 C_H4。每个结构域由约 110 个氨基酸组成，氨基酸序列具有相似性，其二级结构是由几条多肽链折叠形成的两个反向平行的 β 片层（anti-parallel β sheet）构成的，两个 β 片层中心的两个半胱氨酸残基由一个链内二硫键垂直连接，形成一个 "β 桶状（β barrel）" 或 "β 三明治（β sandwich）" 结构，这种折叠方式称为免疫球蛋白折叠（immunoglobulin folding）。许多膜型和分泌型的蛋白质分子也含有这类独特折叠的二级结构，因此，这类分子被统称为免疫球蛋白超家族（immunoglobulin superfamily，IgSF）。

三、J 链和分泌片

Ig 轻链和重链除上述基本结构外，某些类别的 Ig 还含有其他辅助成分，如 J 链和分泌片。

（一）J 链

J 链（joining chain）是一条富含半胱氨酸的多肽链，由浆细胞合成，其主要功能是将多个 Ig 单体连接为多聚体。2 个 IgA 单体由 J 链相互连接形成二聚体，5 个 IgM 单体由二硫键相互连接，并通过二硫键与 J 链连接形成五聚体。IgG、IgD 和 IgE 常为单体，无 J 链。

（二）分泌片

分泌片（secretory piece，SP）又称为分泌成分（secretory component，SC），是分泌型

IgA 分子上的一个辅助成分,为一种含糖的肽链,由黏膜上皮细胞合成和分泌,以非共价形式结合于 IgA 二聚体上,使其成为分泌型 IgA(sIgA),并一起被分泌到黏膜表面。分泌片能保护 sIgA 的铰链区不被蛋白酶降解。

四、抗体分子的水解片段

在一定条件下,Ig 分子肽链的某些部分易被蛋白酶水解为不同片段。木瓜蛋白酶(papain)和胃蛋白酶(pepsin)是最常用的两种 Ig 蛋白酶,并可借此研究 Ig 的结构和功能、分离和纯化特定的 Ig 多肽片段。

(一)木瓜蛋白酶水解片段

木瓜蛋白酶水解 Ig 的部位是在铰链区二硫键连接的两条重链的近 N 端,可将 Ig 裂解为两个完全相同的 Fab 段和一个 Fc 段(图 23-3)。Fab 段即抗原结合片段(fragment antigen binding, Fab),由一条完整的轻链与重链的 V_H 和 C_H1 结构域组成。一个 Fab 片段为单价,可与抗原结合但不产生凝集反应或沉淀反应;Fc 段即可结晶片段(fragment crystallizable, Fc),由 Ig 的 C_H2 和 C_H3 结构域组成。Fc 段无抗原结合活性,是 Ig 与效应分子或细胞相互作用的部位。

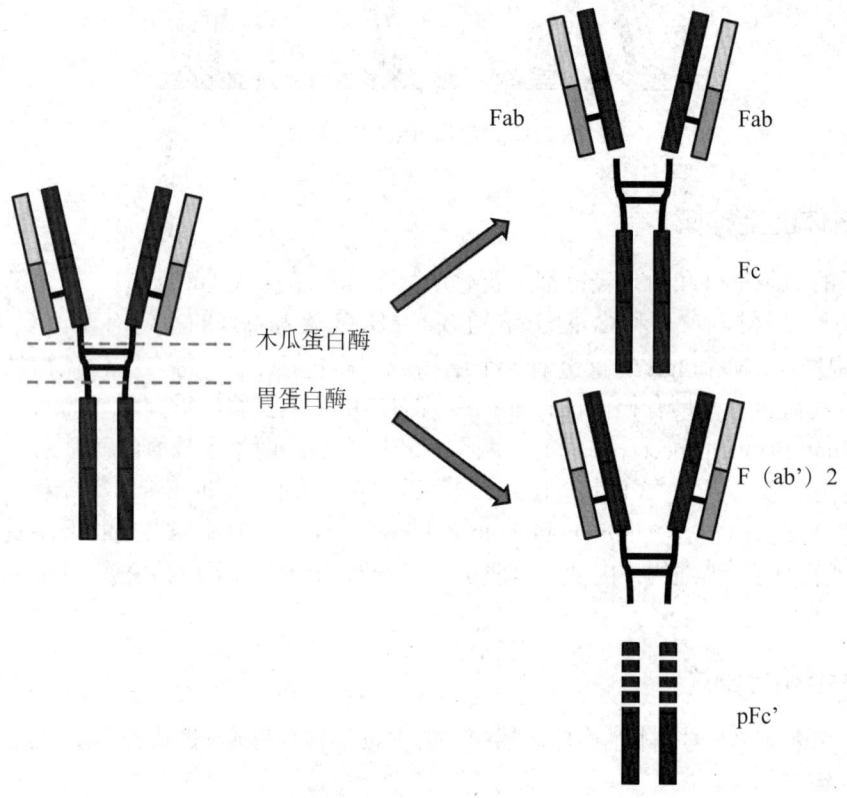

图 23-3 抗体分子的水解片段

(二)胃蛋白酶水解片段

胃蛋白酶作用于铰链区二硫键所连接的两条重链的近 C 端,水解 Ig 后可获得一个 F(ab')$_2$ 片段和一些小片段 pFc'。F(ab')$_2$ 是由两个 Fab 段及铰链区组成,由于 Ig 分子的两个臂仍由二硫键连接，因此F（ab'）$_2$片段为双价，可同时结合两个抗原表位，与抗原结合可发生凝集反应和沉淀反应。而且，由于F（ab'）$_2$片段保留了结合相应抗原的生物学活性，又避免了Fc段免疫原性可能引起的副作用，因而被广泛用于生物制品，如白喉抗毒素、破伤风抗毒素均是经胃蛋白酶消化后精制提纯的生物制品。而胃蛋白酶水解Ig后所产生的pFc'最终被降解，无生物学作用。

第二节 抗体的主要功能

抗体的功能与其结构密切相关。同一抗体的V区和C区的氨基酸组成和顺序的不同，决定了其功能上的差异。不同抗体的V区和C区在结构变化上具有一定的规律，又使得其在功能上存在共性。V区和C区的组成和结构，决定了抗体的生物学功能。

一、中和毒素和阻止病原体入侵

识别并特异性结合抗原是抗体的主要功能，执行该功能的结构是抗体的V区，其中CDR部位在识别和结合特异性抗原中起决定性作用。抗体有单体、二聚体和五聚体，因此结合抗原表位的数目也不相同。抗体结合抗原表位的个数称为抗原结合价。单体可结合2个抗原表位，为双价。sIgA是二聚体，可结合4个抗原表位，为4价。IgM是五聚体，理论上可以结合10个抗原表位，应该是10价，但由于立体构象的空间位阻，使IgM一般只能结合5个抗原表位，故为5价。

抗体的V区与抗原结合后，借助于C区的作用，在体外可发生各种抗原抗体结合反应，有利于抗原或抗体的检测和功能的判断；在体内可中和毒素、阻断病原入侵、清除病原微生物。B细胞膜表面的IgM和IgD构成B细胞的抗原识别受体，能辅助B细胞特异性识别抗原分子。

二、激活补体产生攻膜复合物使菌细胞溶解破坏

人IgG1～IgG3和IgM与相应抗原结合后，可因构象改变而使其C_H2和C_H3结构域内的补体结合点暴露，从而通过经典途径激活补体系统，产生多种效应功能，其中IgM、IgG1和IgG3激活补体系统的能力较强，IgG2较弱。IgA本身难以激活补体，但在形成聚合物后可通过旁路途径激活补体系统。通常，IgD、IgE和IgG4不能激活补体。

三、调理抗体依赖性细胞介导的细胞毒作用

IgG和IgE可通过其Fc段与表面具有相应受体的细胞结合，产生不同的生物学作用。

1. 调理作用（opsonization） 指抗体如IgG（特别是IgG1和IgG3）的Fc段与中性粒细胞、巨噬细胞表面的Fc受体结合，从而增强吞噬细胞的吞噬作用（图23-4）。例如，细菌特异性的IgG抗体可通过其Fab段与相应的细菌抗原结合，以其Fc段与巨噬细胞或中性粒细胞表面相应的Fc受体结合，通过IgG的Fab段和Fc段的"桥联"作用，促进吞噬细胞对细菌的吞噬。

2. 抗体依赖性细胞介导的细胞毒作用（antibody-dependent cell-mediated cytotoxicity，ADCC） 指具有杀伤活性的细胞（如NK细胞）通过其表面的Fc受体识别包被于靶细胞（如病毒感染细胞或肿瘤细胞）上的抗体Fc段，直接杀伤靶细胞。NK细胞是介导ADCC的

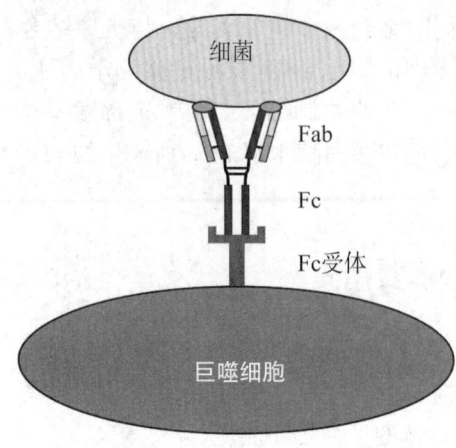

图 23-4 抗体的调理吞噬作用

主要细胞。抗体与靶细胞上的抗原结合是特异性的，而表达 Fc 受体细胞的杀伤作用是非特异性的。

四、介导 I 型超敏反应

IgE 为亲细胞抗体，可通过其 Fc 段与肥大细胞和嗜碱性粒细胞表面的 IgE 的高亲和力 Fc 受体结合，使其致敏。当相同的变应原再次进入机体时可以直接与致敏靶细胞表面的特异性 IgE 结合，促使这些细胞合成和释放生物活性物质，引起 I 型超敏反应。

五、穿过胎盘屏障和黏膜

对于人类，IgG 是唯一能够通过胎盘的抗体。胎盘母体一侧的滋养层细胞表达一种特异性的 IgG 输送蛋白，称为 FcRn。IgG 可选择性地与 FcRn 结合，从而转移到滋养层细胞内，并主动进入胎儿的血循环中。IgG 穿过胎盘的作用是一种重要的自然被动免疫机制，对于新生儿抗感染具有重要意义。另外，sIgA 可通过呼吸道和消化道的黏膜，在黏膜局部免疫中发挥重要的作用。

第三节 各类抗体的主要特性和功能

一、IgG

IgG 于出生后 3 个月开始合成，3～5 岁接近成人水平。IgG 是血清和体液中含量最高的抗体，约占血清总 Ig 的 75%～80%。人 IgG 有 4 个亚类，根据其在血清中浓度的高低排序，分别为 IgG1、IgG2、IgG3、IgG4。IgG 的半衰期约为 20～23 天，是再次免疫应答产生的主要抗体，其亲和力高，在体内分布广泛，具有重要的免疫效应，是机体抗感染的"主力军"。IgG1、IgG2 和 IgG3 可以穿过胎盘屏障，在新生儿抗感染免疫中起重要作用。IgG1、IgG2 和 IgG3 能通过经典途径活化补体，并可与巨噬细胞、NK 细胞表面 Fc 受体结合，发挥调理作用、ADCC 作用等。人 IgG1、IgG2 和 IgG4 可通过其 Fc 段与葡萄球菌蛋白 A（SPA）结合，借此可纯化抗体，并用于免疫诊断。某些自身抗体如抗甲状腺球蛋白抗体、抗核抗体，以及引起 II、III 型超敏反应的抗体也属于 IgG。

二、IgM

IgM 占血清 Ig 总量的 5%～10%，血清浓度约为 1mg/ml。单体 IgM 以膜结合型表达于 B 细胞表面，构成 B 细胞抗原受体，只表达膜结合型 IgM（mIgM）是未成熟 B 细胞的标志。分泌型 IgM 为五聚体，是分子量最大的 Ig，沉降系数为 19S，称为巨球蛋白（macroglobulin），一般不能通过血管壁，主要存在于血液中。五聚体 IgM 含有 10 个 Fab 段，具有很强的抗原结合能力；含有 5 个 Fc 段，比 IgG 更易激活补体。天然血型抗体为 IgM，血型不匹配的输血，可导致严重的溶血反应。IgM 是个体发育过程中最早合成和分泌的抗体，在胚胎发育晚期的胎儿即能产生 IgM，故脐带血 IgM 升高提示胎儿有宫内感染（如风疹病毒或巨细胞病毒等感染）。IgM 也是初次体液免疫应答中最早出现的抗体，是机体抗感染免疫的"先头部队"，血清中 IgM 升高，提示新近发生感染，可用于感染的早期诊断。

三、IgA

IgA 分为两型：血清型为单体，主要存在于血清中，仅占血清 Ig 总量的 10%～15%；分泌型 IgA（sIgA）为二聚体，由 J 链连接，含内皮细胞合成的分泌片，经分泌性上皮细胞分泌至外分泌液中。sIgA 合成和分泌的部位在肠道、呼吸道、乳腺、唾液腺和泪腺，因此主要存在于胃肠道和支气管分泌液、初乳、唾液和泪液。sIgA 是外分泌液中主要的抗体类别，参与黏膜局部免疫，通过与相应病原微生物结合，阻止病原体黏附到细胞表面，在局部抗感染中发挥重要作用。此外 sIgA 在黏膜表面也有中和毒素的作用。新生儿易患呼吸道、胃肠道感染可能与 IgA 合成不足有关。婴儿可从母亲初乳中获得 sIgA，这是一种重要的自然被动免疫。

四、IgD

正常人血清 IgD 浓度很低，仅占血清 Ig 总量的 0.2%。IgD 可在个体发育的任何时间产生。5 类 Ig 中，IgD 的铰链区最长，易被蛋白酶水解，故其半衰期很短（仅 3 天）。IgD 分为两型：血清型 IgD 的生物学功能尚不清楚；膜结合型 IgD（mIgD）构成 BCR，是 B 细胞分化发育成熟的标志。未成熟 B 细胞仅表达 mIgM，成熟 B 细胞可同时表达 mIgM 和 mIgD，称为初始 B 细胞（naive B cell），活化的 B 细胞或记忆性 B 细胞表面的 mIgD 逐渐消失。

五、IgE

IgE 是正常人血清中含量最少的 Ig，血清浓度极低，约为 5×10^{-5} mg/ml。IgE 主要由黏膜下淋巴组织中的浆细胞分泌，其重要特征为糖含量较高。IgE 为亲细胞抗体，其 C_H2 和 C_H3 结构域可与肥大细胞和嗜碱性粒细胞上的 IgE 高亲和力 Fc 受体结合，引起 I 型超敏反应。此外，IgE 与机体的抗寄生虫免疫相关。

第四节 多克隆抗体和单克隆抗体

抗体独特的生物学活性使其在疾病的诊断、免疫防治及基础研究中发挥重要作用。早在十九世纪后期，人们就开始使用特异性抗原免疫动物制备相应的抗血清。1975 年，Köhler 和 Milstein 建立了单克隆抗体（monoclonal antibody，mAb）技术，使规模化制备高特异性、均质性抗体成为可能。然而，鼠源性 mAb 在人体反复免疫后出现的人抗鼠抗体（human anti-mouse antibody，HAMA）很大程度上限制了 mAb 的临床应用。近年来，随着分子生物学的发展，人们已经可以通过抗体工程技术制备人-鼠嵌合抗体、人源化抗体或人抗体。

一、多克隆抗体

天然的抗原分子中常含有多种不同的抗原表位，以该抗原刺激机体的免疫系统可同时激活多种 B 细胞克隆，使产生的抗体中含有多种针对不同抗原表位的抗体，因此称之为多克隆抗体（polyclonal antibody，pAb）。多克隆抗体主要从动物免疫血清、恢复期患者血清或免疫接种人群的血清中获得。多克隆抗体的优势是来源广泛、制备简单、作用全面，具有中和抗原、免疫调理、补体依赖的细胞毒作用（CDC）、ADCC 等重要作用；其缺点是特异性不高、易发生交叉反应，不易大量制备，因而限制了其应用的范围。

二、单克隆抗体

解决多克隆抗体特异性不高的理想方法是制备单一表位特异性的抗体。如果能获得仅针对单一表位的浆细胞克隆，并使其在体外扩增分泌抗体，就有可能获得单一表位特异性的抗体。然而，浆细胞在体外的寿命较短，难以培养。为克服这一缺点，Köhler 和 Milstein 将可产生特异性抗体但短寿的 B 细胞与不产生抗体但长寿的骨髓瘤细胞融合，获得了可以产生单克隆抗体的杂交瘤细胞，从而建立了单克隆抗体制备技术。通过该技术融合形成的杂交瘤（hybridoma），既具有骨髓瘤细胞大量扩增和永生的特性，又具有免疫 B 细胞合成和分泌特异性抗体的能力。每个杂交瘤细胞由一个 B 细胞融合而成，而每个 B 细胞克隆仅识别一种抗原表位，因此经筛选和克隆化的杂交瘤细胞仅能合成和分泌识别单一抗原表位的特异性抗体，称为单克隆抗体。其优点是结构均一、纯度高、特异性强、效价高、血清交叉反应少、制备成本低；缺点是鼠源性 mAb 对人具有较强的免疫原性，反复免疫人体后可诱导产生人抗鼠抗体，从而削弱了其作用，甚至导致机体组织细胞的免疫病理损伤，因此需要进一步通过抗体工程技术制备人-鼠嵌合抗体、人源化抗体或人抗体。

> **小结**
>
> 1. 抗体是介导体液免疫的重要效应分子，由 B 细胞接受抗原刺激后增殖分化为浆细胞产生。具有抗体活性或化学结构与抗体相似的球蛋白统一命名为免疫球蛋白。Ig 由两条重链和两条轻链通过链间二硫键连接构成。Ig 可分为可变区、恒定区和铰链区。可变区决定抗体的特异性。恒定区具有激活补体、结合 Fc 受体和穿过胎盘和黏膜的功能。铰链区使 Ig 易伸展弯曲。Ig 分子经木瓜蛋白酶水解后可裂解为两个完全相同的 Fab 段和一个 Fc 段，而经胃蛋白酶水解后可获得一个 F(ab')$_2$ 片段和一些小片段 pFc'。
>
> 2. 各类抗体的功能特点：IgG 在血清和体液中含量最高，是再次免疫应答产生的主要抗体，可穿过胎盘屏障；IgM 是个体发育过程中最早合成和分泌的抗体，也是最早出现的抗体，；sIgA 是外分泌液中的主要抗体，参与黏膜局部免疫；mIgD 构成 BCR，是 B 细胞分化发育成熟的标志；IgE 是正常人血清中含量最少的 Ig，与 I 型超敏反应和机体抗寄生虫免疫有关。
>
> 3. 人工制备抗体是大量获得抗体的有效途径。

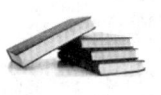

思考题

1. 简述免疫球蛋白的基本结构。
2. 试述各类抗体的特点。
3. 简述人工制备抗体的方法。

（初　明　张　君）

第二十四章

补体系统

 学习目标

1. 掌握补体的概念及其生物学功能。
2. 熟悉补体系统的激活过程。
3. 了解补体系统的调控及其与疾病的关系。

第一节 基本概念

一、补体系统的概念

19世纪末，Bordet 发现在人或脊椎动物新鲜血清中存在一种不耐热的成分，可辅助特异性抗体溶解细菌，Ehrlish 认为此成分是抗体发挥溶菌作用所必需的补充条件，称其为补体（complement，C）。经过研究发现补体并非单一成分，现在普遍认为补体是存在于人或脊椎动物血清与组织液中的一组不耐热可溶性蛋白质以及细胞膜表面的一组蛋白质共同组成，有30多个成员，故称补体系统（complement system）。通常血清中大多数补体成分以无活性酶前体形式存在，与激活物相遇被激活后发生级联反应从而发挥相应的生物学作用。

补体命名通常用"C"表示，按发现先后命名为C1、C2~9，旁路途经特有成分用B因子、D因子、P因子命名，有些成分按组成或功能命名，如纤维胶原素（FCN）、甘露糖结合凝集素（MBL）、MBL 相关的丝氨酸蛋白酶（MASP）、I因子、C4结合蛋白、补体受体等。补体活化后产生的片段在其后加小写英文字母表示，a 为小片段，b 为大片段，具有酶活性的则在其上加一小横线表示，如 $\overline{C4b2b3b}$；失活补体成分在其符号前加小写字母"i"，如 iC4b。

二、补体系统的组成

补体系统的组成按其生物学功能可分为3类：补体固有成分、补体调节蛋白和补体受体。

（一）补体的固有成分

指存在于液体中，参与补体酶促级联反应过程的补体成分，包括①经典激活途径的C1q、C1r、C1s、C4、C2；②凝集素激活途径的 MBL/FCN、MASP-1、2；③旁路激活途经的成分 B 因子、D 因子、P 因子；④参与共同末端通路活化的补体成分 C3、C5、C6、C7、

C8 和 C9。

（二）补体调节蛋白

指以可溶性形式存在于体液中或膜结合形式存在于细胞膜表面的参与调节控制补体活化的一类蛋白质分子。体液中可溶性补体调节蛋白包括 C1 抑制物、I 因子、C4 结合蛋白、H 因子、S 蛋白和过敏毒素灭活因子等；膜结合调节蛋白包括促衰变加速因子（DAF）、膜辅助蛋白（MCP）和膜反应性溶解抑制物（MIRL）等。

（三）补体受体

指存在于某些细胞表面，能介导补体活性片段或补体调节蛋白发挥生物学效应的分子。主要包括：补体受体 1（CR1）、补体受体 2（CR2）、补体受体 3（CR3）、C3a 受体和 C5a 受体等。

血浆中补体固有成分多由肝细胞产生，炎症部位补体主要由巨噬细胞产生，肠黏膜上皮细胞和内皮细胞可产生 C1。补体化学成分均为糖蛋白，约占血浆球蛋白总量的 10%。补体成分大多为 β 球蛋白，少数为 γ 或 α 球蛋白，分子量差别很大（25～590kDa）。在血清中以 C3 含量最高。补体性质很不稳定，56℃ 30min 可使补体中大部分组分丧失活性，称为补体灭活。室温下也易失活，补体应保存在 -20℃以下。

第二节 补体系统的激活

补体系统激活是指在激活物刺激下补体固有成分以级联反应方式按一定顺序依次活化形成膜攻击复合物产生一系列生物学效应的过程。补体系统的激活有 3 条途径：以抗原抗体复合物为主要激活物，由 C1 活化启动的经典途径；由血浆中 MBL/FCN 直接与多种病原微生物表面的 N- 氨基半乳糖或甘露糖残基等结合后启动的凝集素途径；从 C3 活化启动的旁路途径。

一、经典（传统）激活途径

经典激活途径是以抗原 - 抗体复合物为主要激活物，使补体固有成分以 C1、C4、C2、C3、C5～C9 顺序发生级联酶促反应形成攻膜复合物产生一系列生物学作用的补体活化途径。

（一）激活物

抗原 - 抗体复合物为主要激活物，主要是 IgG1、IgG2、IgG3 和 IgM 类抗体与相应抗原形成的免疫复合物。此外，C 反应蛋白、细菌脂多糖（LPS）、髓鞘脂和某些病毒蛋白（如 HIV 的 gP120）等也可作为激活物。

（二）激活过程

1. 识别启动阶段　抗原和抗体结合后，抗体发生构象改变，使 Fc 段的补体结合部位暴露，补体 C1 与之结合并被激活，这一过程被称为补体激活的启动或识别。C1 是由 C1q、C1r 和 C1s 分子组成的多聚体复合物。C1q 为六聚体，其每一亚单位的头部是 C1q 与 Ig 结合的部位。当 C1q 的两个或多个球形头部与免疫复合物中的 IgM 或 IgG 补体结合点结合后，即引起 C1r、C1s 相继活化，活化的 C1s 具有蛋白酶活性，依次裂解 C4 与 C2（图 24-1）。因 IgG 为单体，至少有两个紧密相邻的 IgG 分子与抗原结合才能导致 C1 活化，而 IgM 分子为五聚体，故一个 IgM 分子与抗原结合后即可激活 C1。

2. 活化阶段　C1 依次裂解 C4、C2，形成 C3 转化酶（$\overline{C4b2b}$）和 C5 转化酶（$\overline{C4b2b3b}$）的阶段。C4 和 C2 都是 C1 的底物。C1 裂解 C4 产生 C4a 和 C4b 两个片段，C4b 与靶细胞膜或抗原抗体复合物结合。在 Mg^{2+} 存在的情况下，C2 与细胞膜上的 C4b 结合，继而被 C1 裂解为两个片段，C2b 与 C4b 结合于靶细胞表面，形成 $\overline{C4b2b}$ 复合物，此即经典途径的 C3 转化酶。在 C3 转化酶的作用下，C3 被裂解成 C3a 和 C3b。C3b 与细胞膜上的 $\overline{C4b2b}$ 结合形成 $\overline{C4b2b3b}$ 复合物，此即经典途径 C5 转化酶。补体裂解过程中生成的小分子 C4a、C2a、C3a 释放到液相中，发挥各自的生物学活性。

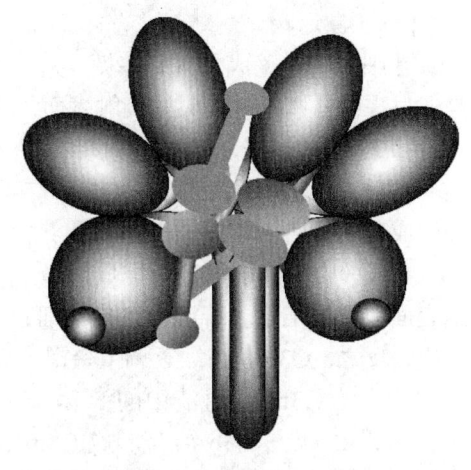

图 24-1　C1 分子结构示意图

3. 膜攻击复合物形成阶段　形成膜攻击复合物（membrane attack complex，MAC），使靶细胞裂解。C5 转化酶裂解 C5，产生 C5a 和 C5b，前者释放入液相，后者仍结合在细胞表面，并可依次与 C6、C7 结合，所形成的 C5b67 复合物，插入细胞膜脂质双层中，进而与 C8 呈高亲和力结合，形成 C5b678 复合物，该复合物可牢固地附着于细胞表面，但其溶细胞能力有限。附着于细胞表面的 C5b678，可与 12～15 个 C9 分子联结形成 C5b6～9，即膜攻击复合物。"多聚 C9"在细胞膜上形成管状跨膜孔道，使电解质从细胞内逸出，水分子大量进入，导致细胞膨胀破裂。此外，MAC 插入细胞膜使钙离子也可被动向细胞内弥散，导致细胞死亡（图 24-2）。

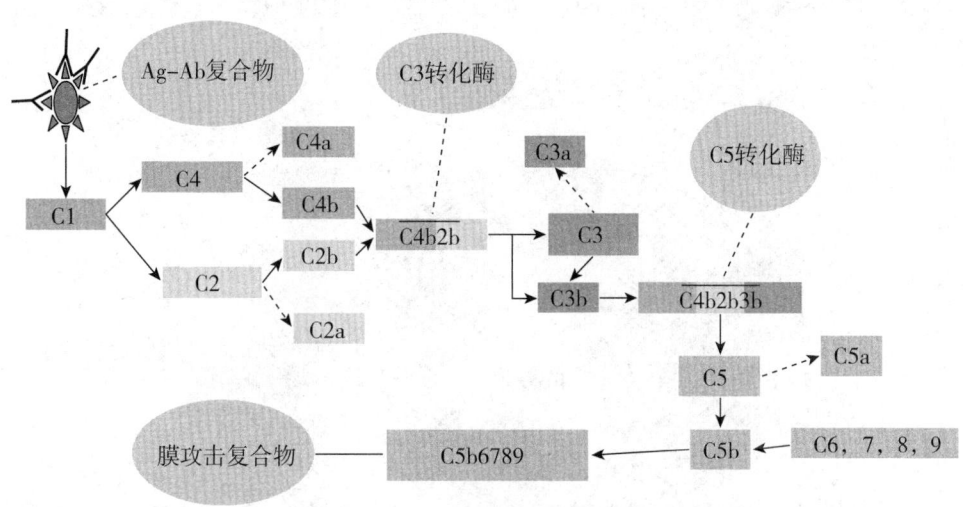

图 24-2　补体经典激活途径示意图

二、旁路（替代）激活途径

旁路途经（alternative pathway）是以 G^- 菌脂多糖、酵母多糖、葡聚糖、凝聚的 IgA 和 IgG4 等为激活物直接与液相 C3b 结合后，在 B 因子、D 因子、P 因子参与下以 C3、C5～C9 顺序发生酶促级联反应的补体活化途径。

（一）激活物

是细菌细胞壁成分（脂多糖、肽聚糖、磷壁酸）、酵母多糖和凝聚的 IgA 和 IgG4，主要是通过提供补体活化反应的接触表面、抵抗补体调节蛋白的降解作用而实现其作用的。

（二）激活过程

不需 C1、C4、C2 参加，C3 首先被激活，然后完成 C5～C9 活化的级联反应。参与的补体成分还包括 B 因子、D 因子和 P 因子（备解素）。

1. **C3 转化酶的形成** 经典途径中产生或正常生理情况下自发产生的 C3b，可随机与细胞表面非特异结合。若沉积在自身细胞表面，C3b 可被调节蛋白迅速灭活，并中止后续激活反应。反之，C3b 若与缺乏调节蛋白的微生物（细菌脂多糖）表面结合，则 C3b 可与 B 因子形成稳定的 C3bB。血清中的 D 因子可将结合状态的 B 因子裂解成 Ba 和 Bb。Ba 游离于液相中，Bb 仍与 C3b 结合形成 $\overline{C3bBb}$。$\overline{C3bBb}$ 即是旁路途径的 C3 转化酶，可使 C3 裂解。$\overline{C3bBb}$ 极不稳定，可被迅速降解。血清中的 P 因子可与 $\overline{C3bBb}$ 结合形成 $\overline{C3bBbP}$，使之稳定。

2. **C5 转化酶的形成** $\overline{C3bBbP}$ 使 C3 裂解产生 C3a 和 C3b，C3b 与邻近细胞表面上的 $\overline{C3bBbP}$ 结合，形成多分子复合物 $\overline{C3bnBb}$ 或 $\overline{C3bnBbP}$，此即旁路途径的 C5 转化酶，其功能与经典途径的 C5 转化酶（$\overline{C4b2b3b}$）相同，可使 C5 裂解成 C5a 和 C5b。后续 C6～C9 各成分的活化过程与经典途径相同，形成 MAC，导致靶细胞溶解。

3. **C3b 正反馈途径** 旁路途径活化过程是补体系统重要的放大机制，补体激活中形成的稳定的 $\overline{C3bBbP}$ 可使更多的 C3 裂解，产生的 C3b 再沉积于颗粒物质表面，形成更多的 C3 转化酶，可放大起初的激活作用。故 C3b 既是 C3 转化酶作用生成的产物，又是 C3 转化酶的组成部分。此过程形成了旁路途径的正反馈放大机制（图 24-3）。

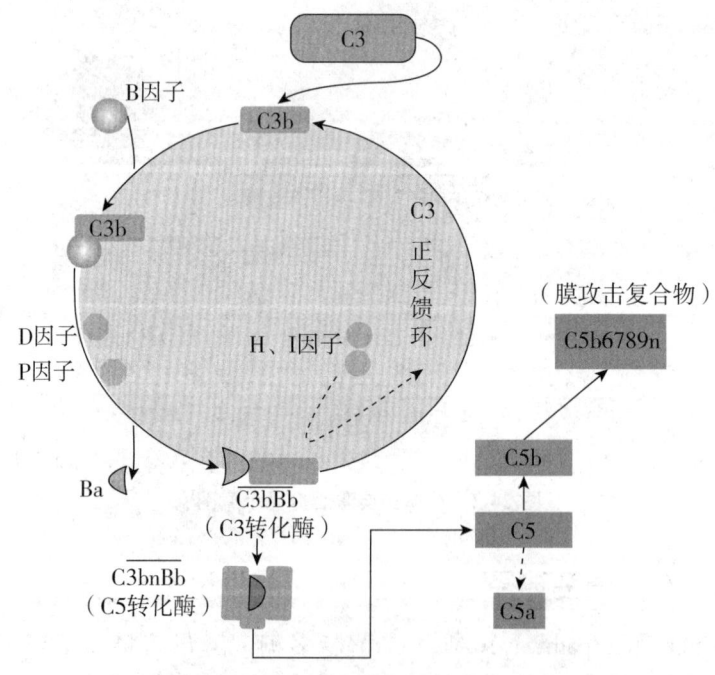

图 24-3 补体旁路激活途径示意图

三、凝集素激活途径

凝集素激活途径的是指血浆中的 MBL 或 FCN 与病原体表面甘露糖、岩藻糖残基或 N-乙酰葡萄糖胺、N-乙酰半乳糖胺等糖类物质结合后依次活化 MASP、C4、C2 引发级联酶促反应的补体活化途径。

MBL 和 FCN 主要由肝细胞合成，两者结构基本相同。MBL 是一种糖蛋白，属于凝集素家族，正常血清中 MBL 含量极低，在感染急性期，其水平明显提高。

（一）激活物
病原体表面甘露糖、岩藻糖残基或 N-乙酰葡萄糖胺、N-乙酰半乳糖胺等糖类物质。

（二）激活过程
MBL 可与甘露糖、岩藻糖残基结合，再与丝氨酸蛋白酶结合，形成 MBL 相关的丝氨酸蛋白酶（MASP-1、MASP-2）。MASP2 具有生物学活性，可水解 C4 和 C2，继而形成 C3 转化酶，其后的反应与经典途径相同（图4-4）。FCN 识别病原体表面的乙酰化低聚糖，如 N-乙酰葡萄糖胺、N-乙酰半乳糖胺和脂磷壁酸，后续反应与 MBL 相同。

旁路激活途径和凝集素激活途径不需抗原抗体复合物参与，微生物细胞壁的脂多糖等直接激活补体或与炎症急性期蛋白结合后激活补体。在病原微生物感染时补体发挥作用的顺序依次是旁路途径，凝集素途径，最后是经典途径。在初次微生物感染或感染早期，没有特异性抗体或量很少的情况下，旁路途径和凝集素途径对机体的防御均具有重要意义。当经典途径和凝集素途径活化后，通过放大机制也可激活旁路途径，所以，三条途径密切相关，都以 C3 活化为中心。

补体三条激活途径全过程见图 24-4。三条激活途径的比较见表 4-1。

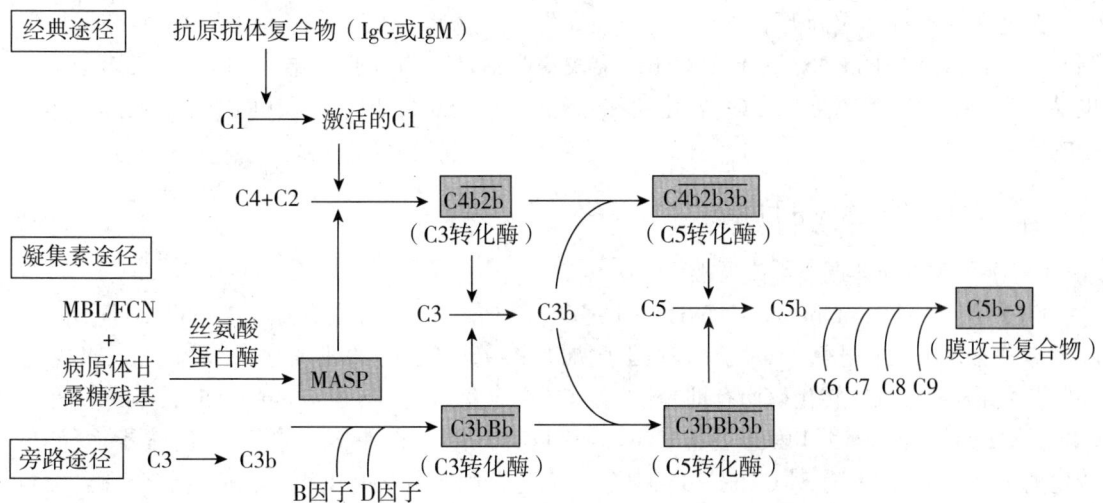

图 24-4　补体三条激活途径示意图

表 24-1　三条补体激活途径的比较

区别点	经典激活途径	凝集素激活途径	旁路激活途径
激活物质	抗原-抗体（IgM/IgG1~3）复合物	病原体表面甘露糖、岩藻糖、N-氨基半乳糖等	脂多糖、酵母多糖、葡聚糖、凝聚的 IgA、IgG4 等
参与补体成分	C1~C9	MBL，FCN，C2~C9	C3，C5~C9，B 因子，D 因子，P 因子
所需离子	Ca^{2+}，Mg^{2+}	Ca^{2+}	Mg^{2+}
C3 转化酶	C4b2b	C4b2b	C3bBb 或 C3bBbP
C5 转化酶	C4b2b3b	C4b2b3b	C3bnBb 或 C3bnBbP
作用	参与特异性体液免疫的效应阶段	参与非特异性免疫，在感染急性期起重要作用	参与非特异性免疫，自身放大，在感染早期发挥作用

第三节　补体激活的调节

补体系统激活是一种高度有序的级联反应，并产生多种生物学效应，对机体既有保护作用，又有损伤作用。正常情况下，体内有一系列调节机制控制补体的激活，使之反应适度，以防止补体成分过度消耗和对自身组织的损伤。这种调控可通过补体成分的自身调控和调节因子调控来实现。

一、补体的自身调控

某些激活的补体成分极不稳定，易于衰变失活，这是补体激活过程中重要的自我调控机制。例如：液相中的 C3b、C4b 及 C5b，很快失去活性；与细胞膜结合的 C3b、C4b 及 C5b 也易衰变。不同激活途径中的 C3 转化酶和 C5 转化酶均易衰变失活，从而限制了后续补体成分的连锁反应。

二、补体调节因子的调控

（一）可溶性补体调节蛋白调控

C1 抑制物（C1 inhibitor，C1INH）可使 C1 失去酶活性而不能裂解 C4 和 C2，即不能形成经典途径的 C3 转化酶。I 因子和 H 因子协同作用破坏游离的或细胞膜上的 C3b/C4b，对补体各激活途径的 C3 转化酶均有抑制作用。C4 结合蛋白（C4b binding protein，C4bp）抑制 C4b 和 C2 的结合，辅助 I 因子裂解 C4b，抑制 C3 转化酶形成或促进经典/凝集素途径 C3 转化酶失活，促进 I 因子对 C4b/C3b 的裂解。当这些因子缺陷时可出现相应的临床现象。如遗传性 C1 抑制物缺乏可发生遗传性血管神经性水肿。

（二）膜结合调节蛋白的调控

膜结合蛋白广泛分布于血细胞和其他组织细胞，防止补体活化过程中自身细胞通过"无辜旁观"发生损伤。在 CR1（C3b 受体）抑制 C3 转化酶组装并加速其解离，协助 I 因子裂解 C3b 和 C4b。膜辅助蛋白（MCP）辅助 I 因子裂解 C3b 和 C4b。衰变加速因子（DAF）与 C4b 结合，抑制 C3 转化酶形成并促其分解。膜反应性溶解抑制物（MIRL，CD59）阻碍 C9 与 C5b678 的结合，从而防止 MAC 形成及其对宿主正常细胞的溶细胞作用。膜结合性补体调节蛋白缺乏时，会引起临床病症。如阵发性夜间血红蛋白尿患者，即因红细胞表面缺乏 DAF 和 MIRL 所致。

第四节　补体的生物学功能

一、膜攻击复合物介导的生物学作用

1. 溶菌和溶解细胞作用　MAC 在细菌或细胞表面形成亲水孔道，导致细胞裂解死亡。如革兰氏阴性菌、病毒感染靶细胞、寄生虫等，产生抗感染免疫保护作用。在病理情况下，自身抗体在自身组织细胞上可通过经典途径活化补体，出现补体参与的组织细胞破坏等病理现象。

二、补体活性片段介导的生物学作用

（一）调理作用

C3b 和 C4b 称为调理素，他们与细菌及其他颗粒性物质结合，可促进吞噬细胞的吞噬，称为补体的调理作用。C3b、C4b 的氨基端与靶细胞（或免疫复合物）结合，羧基端与带有相应受体的吞噬细胞（中性粒细胞、巨噬细胞等）结合，在靶细胞和吞噬细胞间起桥梁作用，促进微生物与吞噬细胞黏附及被吞噬。这种调理作用在机体抗感染免疫中尤为重要。

（二）对免疫复合物的清除作用

抗原抗体在体内结合形成的循环免疫复合物，如未被及时清除而沉积在组织中，则可活化补体，造成组织损伤。而补体成分的存在，可减少免疫复合物的产生，溶解已生成的复合物。补体可通过 C3b 或 C4b 使免疫复合物黏附到具有 CR1 的红细胞/血小板表面，形成较大的复合物，在肝中被巨噬细胞清除。此称为免疫黏附作用。循环中的红细胞数量大、CR1 丰富，因此在清除免疫复合物中起主要作用。

（三）炎症介质作用

C3a 和 C5a 亦称过敏毒素，具有炎症介质作用，可与肥大细胞、嗜碱性粒细胞表面上相应受体结合，促使其脱颗粒，释放组胺等血管活性介质，引起血管扩张、毛细血管通透性增加及平滑肌收缩等炎症反应，过敏毒素也可直接与平滑肌上受体结合刺激其收缩。C5a 作用最强。C5a 又称中性粒细胞趋化因子，能吸引中性粒细胞，使其向组织炎症部位聚集，加强对病原微生物吞噬，同时增强炎症反应。C2a 具有激肽样作用，能增加血管通透性，引起炎症充血。

（四）参与特异性免疫应答

有些补体成分如 C3、C3b、C3d、CR1、CR2 等对 APC 加工提呈抗原，B 细胞的活化、增殖分化及杀伤细胞效应功能等有一定的调节作用。

小结	1. 补体是存在于人或脊椎动物血清与组织液中的一组不耐热可溶性蛋白质以及细胞膜表面的一组蛋白质共同组成，有 30 多个成员，故称补体系统。 2. 补体系统由固有成分、调节蛋白和补体受体三类成分组成。在生理条件下，补体成分只有被激活物激活后，才表现出其生物学活性。

小结	3. 补体系统的激活有三条途径，经典途径、凝集素途径和旁路途径，三条途径具有共同的末端通路，即膜攻击复合物（MAC）的形成及其溶解细胞效应。在抗感染的早期，凝集素途径和旁路途径发挥重要的免疫作用，在抗感染后期即特异性免疫应答阶段，经典途径发挥重要作用。 4. 补体系统的主要生物学作用包括溶解细胞作用、调理作用、免疫复合物清除作用、炎症介质作用和参与特异性免疫应答等。

思考题

1. 简述补体系统的组成。
2. 简述补体的生物学作用。
3. 比较补体三条激活途径的作用特点。

（曾令娥）

第二十五章

主要组织相容性复合体及其编码分子

学习目标

1. 掌握组织相容性、组织相容性抗原、主要组织相容性抗原、主要组织相容性复合体的概念。
2. 熟悉HLA复合体的基因结构，HLA-Ⅰ类和HLA-Ⅱ类分子的结构、分布与主要生物学功能。
3. 了解HLA在医学上的意义。

第一节 基本概念

一、主要组织相容性抗原

在人或同种不同品系的动物个体间进行组织器官移植时，会出现排斥反应。经研究证明其诱因是存在于供体和受体组织细胞表面的同种异型抗原导致的免疫反应，这种代表个体特异性的引起排斥反应的同种异型抗原称之为移植抗原或组织相容性抗原。凡能引起快而强的排斥反应者称为主要组织相容性抗原（或MHC分子），引起慢而弱的排斥反应者称为次要组织相容性抗原。人的主要组织相容性抗原因为首先在人外周血白细胞表面发现，而命名为人类白细胞抗原（human leucocyte antigen，HLA）。

二、主要组织相容性复合体（MHC）

编码主要组织相容性抗原的基因是染色体上一组紧密连锁的基因群，称为主要组织相容性复合体（major histocompatibility complex，MHC）。从鱼到人类都存在结构功能相似的MHC，但命名不同，如人MHC的命名为HLA复合体、小鼠MHC为H-2复合体，绵羊MHC为OLA，家兔MHC为RLA。MHC是目前已知多态性最丰富的基因系统，不仅与移植排斥反应有关，更重要的是与机体免疫应答、免疫调节及某些病理状态的产生密切相关。

第二节 HLA 复合体及其产物

一、HLA 复合体的定位和结构

HLA 复合体位于第 6 号染色体短臂上,共有 224 个基因座位,其中 128 个为功能性基因,其余为伪基因。根据基因位点及其编码产物的结构与功能不同,HLA 复合体分为三个基因区,从着丝点一侧起依次为Ⅱ类、Ⅲ类和Ⅰ类基因区(图 25-1)。

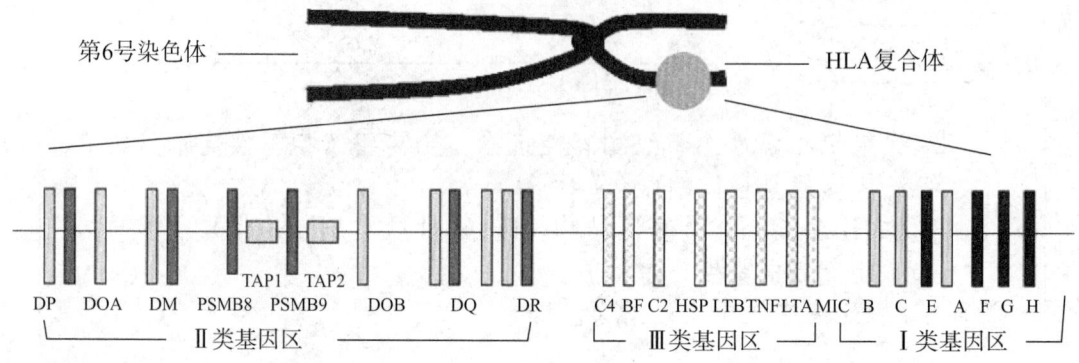

图 25-1 人类 HLA 复合体结构示意图

二、HLA 复合体的分类

(一)Ⅰ类基因区

包括多个等位基因位点,内含经典 HLA-A、B、C 基因座位及非经典 HLA-E、F、G、H 等基因座位,编码 HLA-Ⅰ类分子重链。

(二)Ⅱ类基因区

主要包括经典的 HLA-DP、DQ、DR 亚区和介于 DP、DQ 亚区之间的 TAP、PAMB、DO、DM 等亚区,每个亚区又包括两个或两个以上的功能基因座位,例如 PAMB 基因为蛋白酶体 β 亚单位基因,包括 PSMB8 和 PSMB9 两个基因。Ⅱ类基因区编码产物与抗原提呈有关。

(三)Ⅲ类基因区

Ⅲ类基因区位于Ⅰ类与Ⅱ类基因区之间。其中与免疫功能相关的基因有 C4A、C4B、C2、Bf 基因、肿瘤坏死因子(TNF)基因、LTA、LTB 基因和热休克蛋白 70(HSP70)基因,分别编码 C4、C2、B 因子、TNF-α、TNF-β(又名淋巴毒素-α)和 HSP70 分子。还有 MHC Ⅰ类相关基因(MHC class Ⅰ chain related gene,MIC),编码产物 MICA/B 分子在乳腺癌、卵巢癌、胃癌、结肠癌等上皮肿瘤细胞表面高表达,可被 NK 细胞识别。大多数Ⅲ类基因产物合成后分泌到体液中去,参与免疫应答及炎症反应。

三、HLA 复合体的遗传特征

(一)单元型遗传

HLA 复合体在同一条染色体上的等位基因组合称为 HLA 单元型(haplotype),体细胞中一对同源染色体上 HLA 单元型的组合称为 HLA 基因型（genotype）。单元型遗传是指同一染色体上等位基因极少发生同源染色体交换，通常 HLA 单元型作为一个完整的遗传单位由亲代传给子代。因此，子女的 HLA 基因型中，一个单元型与父亲相同，另一个与母亲相同（图 25-2）。而子代同胞间 HLA 基因型完全相同的概率为 25%，完全不相同的概率亦为 25%，一个单元型相同的概率为 50%。这一特性可用于器官移植的供者选择及法医学的亲子鉴定。

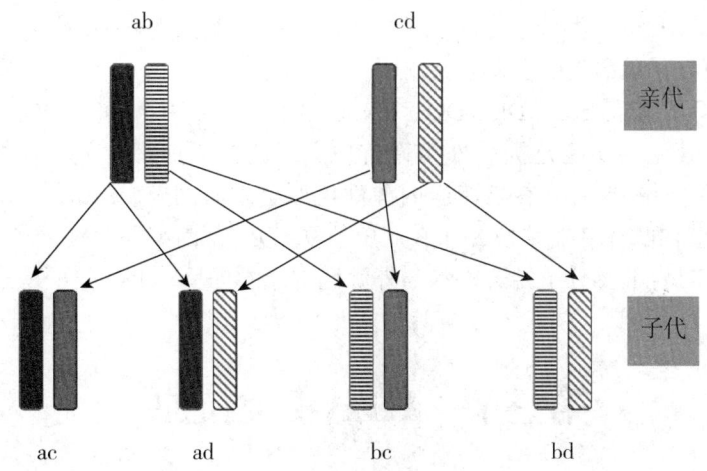

图 25-2　HLA 单元型遗传示意图

（二）多态性

HLA 多态性（polymorphism）是指在随机婚配的群体中，同一基因位点可存在两个或两个以上的等位基因，可能编码两种以上的基因产物的现象。HLA 多态性主要取决于经典 HLA 复合体多等位基因和共显性表达等遗传特征。

1. 复等位基因　在一个群体中，位于一对同源染色体上同一对应基因座位上出现多个等位基因的遗传特征。HLA 复合体的每一基因座均有众多的复等位基因是 HLA 高度多态性的主要原因。HLA 复合体是多位点的共显性复等位基因系统，具有高度多态性，主要体现在经典的 I、II 类基因（表 25-1）。多态性给同种移植时选择供体造成极大困难，但 HLA 复合体的高度多态性保证了种群对各种病原体合适的免疫应答，以保证群体的延续及维持其稳定性。

2. 共显性遗传　HLA 复合体为共显性遗传，即等位基因彼此无显性与隐性的区别，在杂合状态时，两种基因能同时编码基因产物的遗传方式。这就大大增加了 HLA 抗原系统的复杂性和多样性。

表 25-1　HLA 等位基因数

基因座	经典 I 类基因			经典 II 类基因					
	A	B	C	DPA1	DPB1	DQA1	DQB1	DRA	DRB1
基因数	6082	7255	5842	193	1556	246	1826	29	2706

（三）连锁不平衡

连锁不平衡（linkage disequilibrium）是指群体中单元型基因非随机分布的现象。某些基因经常在一起出现，其单元型频率比理论值高，而另一些基因又较少一起出现。其产生原因尚不清楚，目前研究发现连锁不平衡与某些疾病的发生有一定相关性。

四、HLA 编码的产物

经典 HLA Ⅰ 类基因，编码 HLA-Ⅰ 类分子重链（α链）每条α链分别与一个β2微球蛋白结合，共同组成 HLA-Ⅰ 类分子。非经典的 HLA-E、G 基因编码 HLA-E、G 分子的α链，HLA-E、G 分子则在母胎耐受中发挥重要作用。

Ⅱ 类基因区经典的 HLA-DP、DQ、DR 亚区产物为 HLA-DP、DQ、DR 分子统称 HLA-Ⅱ 类分子，其主要功能是提呈外源性抗原。编码抗原加工相关转运体（TAP）基因编码 TAP 分子表达于内质网上参与转运内源性抗原至内质网腔。PAMB 基因即 PSMB8 和 PSMB9 分别编码蛋白酶体β亚单位8和β亚单位9。DM 基因编码 DM 分子α、β 链，协助外源性抗原肽与 HLA-Ⅱ 类分子结合，参与外源性抗原的提呈。DO 分子是 DM 的负向调节蛋白。

第三节 HLA-I 类抗原

一、结构

HLA Ⅰ 类分子是由 MHC Ⅰ 类基因编码的α链与第15号染色体编码的β2微球蛋白（$β_2$m）非共价结合的糖蛋白。

α链由胞外区、跨膜区和胞内区组成。胞外区可进一步分为α1、α2 和 α3 三个功能区。α1、α2 共同构成抗原结合槽，可结合抗原肽；$β_2$m 与 α3 功能区连接，其功能为有助于 Ⅰ 类抗原的表达和稳定性，α3 为 T 细胞 CD8 分子的识别部位。胞质区负责将向胞内传递信息（图 25-3）。

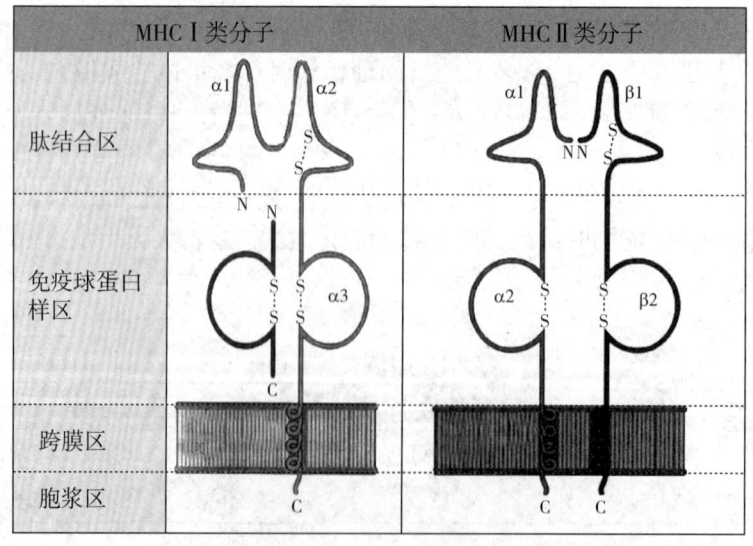

图 25-3 HLA 分子结构示意图

二、分布

可表达于人体几乎所有有核细胞表面及血小板表面，但神经细胞、成熟红细胞和滋养层细胞表面尚未检出。HLA Ⅰ类分子也可出现在血清、尿液、唾液、精液、乳汁等体液中，称为可溶性 HLA Ⅰ类分子。

三、主要功能

（一）参与对抗原的处理与提呈

在抗原提呈细胞内，HLA-Ⅰ类分子通过抗原肽结合槽与内源性抗原肽结合，形成抗原肽-HLA Ⅰ类分子复合物，经转运表达于 APC 表面，可被 $CD8^+T$ 细胞识别，启动适应性免疫应答。

（二）参与 T 细胞发育

经典的 HLA Ⅰ类分子通过胸腺中的阳性与阴性选择参与 T 细胞发育：

（1）阳性选择：胸腺皮质的双阳性 T 细胞，凡与胸腺上皮细胞表面 MHC Ⅰ类分子以适度亲和力结合者，分化为 CD8 单阳性 T 细胞，反之发生凋亡而被清除。

（2）阴性选择：进入胸腺髓质的单阳性 T 细胞，凡与胸腺巨噬细胞（或 DC）表面自身抗原肽-MHC 分子复合物结合者，即发生凋亡。由此，自身反应性 T 细胞被清除，从而建立中枢性免疫耐受。

（三）制约免疫细胞间的相互作用—MHC 限制性

免疫应答过程中 Th 与 APC、Th 与 B、CTL 与靶细胞之间作用时，只有当作用双方的 MHC 分子一致时，免疫应答才能发生，这一现象称为 MHC 限制性（MHC restriction）。CTL 与靶细胞之间相互作用受 MHC Ⅰ类分子限制。经典的Ⅰ类 HLA 参与构成抗原肽-HLA-TCR 三分子复合体启动免疫应答，非经典的 HLA-E、G 可抑制 NK 细胞杀伤活性，参与母胎免疫及调节 T 细胞功能，从而参与免疫调节。

（四）诱导移植排斥反应

在同种异基因组织器官移植或输血中，HLA-Ⅰ类分子可在受者体内诱导产生相应的效应 T 细胞（CTL），从而攻击供体细胞发生排斥反应。

第四节　HLA-Ⅱ类抗原

一、结构

HLA Ⅱ类分子是由 MHC Ⅱ类基因编码的 α 链和 β 链非共价连接的糖蛋白。

α 链和 β 链均由胞外区、跨膜区和胞内区组成，胞外区各含两个功能区 α1、α2 和 β1、β2。α1、β1 共同构成抗原结合槽，可结合抗原肽；α2 与 β2 具有 Ig 恒定区样结构，β2 结构域为 T 细胞 CD4 分子的识别部位。胞质区负责将信息向胞内传递（图 25-3）。

二、分布

HLA Ⅱ类分子主要分布在专职抗原提呈细胞（DC、MΦ、和 B 细胞）、胸腺上皮细胞和某些活化的 T 细胞表面。也可在体液中出现可溶性 HLA Ⅱ类分子。

三、主要功能

（一）参与对抗原的处理与提呈

在抗原提呈细胞内，HLA-Ⅱ类分子通过抗原肽结合槽与外源性抗原肽结合，形成抗原肽-HLAⅡ类分子复合物，经转运表达于 APC 表面，可被 CD4$^+$T 细胞识别，启动适应性免疫应答。

（二）参与 T 细胞发育

经典的 HLA-Ⅱ类分子通过胸腺中的阳性与阴性选择参与 T 细胞发育：

（1）阳性选择：胸腺皮质的双阳性 T 细胞，凡与胸腺上皮细胞表面 MHC Ⅱ类分子以适度亲和力结合者，分别分化为 CD4 单阳性 T 细胞，反之发生凋亡而被清除。

（2）阴性选择：进入胸腺髓质的单阳性 T 细胞，凡与胸腺巨噬细胞（或 DC）表面自身抗原肽-MHC 分子复合物结合者，即发生凋亡。由此，自身反应性 T 细胞被清除，从而建立中枢性免疫耐受。

（三）制约免疫细胞间的相互作用——MHC 限制性

免疫应答过程中 Th 与 APC、Th 与 B 细胞之间相互作用受 MHC Ⅱ类分子限制。即 CD4$^+$T 细胞只能识别自身 APC 表面 HLA-Ⅱ类分子提呈的抗原肽。

（四）引发移植排斥反应

在同种异基因组织器官移植或输血中，HLA-Ⅱ类分子可在受者体内诱导产生相应的抗体和特异的 T 细胞（Th1），从而攻击供体细胞发生排斥反应。

第五节　HLA 在医学上的意义

一、HLA 与同种器官移植的关系

器官移植是近代医学重要治疗手段之一。同种异体器官或组织移植物的存活率高低，与供、受者间的 HLA 抗原是否匹配及匹配程度密切相关，且 HLA Ⅱ类抗原的配合比 Ⅰ 类抗原更为重要。HLA 各位点基因配合的重要性依次为 HLA-DR、HLA-B、HLA-A。由于单元型遗传特性，通常器官移植存活率由高到低的顺序是：同卵双生＞同胞＞亲属＞无亲缘关系。

二、HLA 与输血反应的关系

多次接受输血的患者体内可产生抗 HLA 的抗体，导致白细胞和血小板破坏而发生非溶血性输血反应，因此，对多次接受输血者应尽量避免反复选择同一供血者血液。

三、HLA 与疾病的相关性

（一）HLA 与疾病的相关性

研究发现某些疾病的发生与一些特殊型别的 HLA 相关。例如，强直性脊柱炎患者中 90% 以上带有 HLA-B27；发作性睡眠患者几乎均有 HLA-DR2 抗原；胰岛素依赖性糖尿病发生与 HLA-DR3 和 HLA-DR4 相关。与 HLA 有关的疾病，大多是发病机制不明并伴有免疫功能异常和有遗传倾向的疾病。研究 HLA 与疾病的相关性有助于对某些疾病的诊断、预测、预后判断。

（二）HLA 表达异常与某些疾病的关系

HLA Ⅰ / Ⅱ类分子的表达异常与某些疾病的发生相关联。研究发现，许多肿瘤细胞表面 HLA Ⅰ类抗原缺失或密度降低或 HLA 特异性改变，使 CTL 不能对其识别，从而逃避了 CTL 对肿瘤细胞的杀伤，促进肿瘤的生长与转移。Graves 病患者的甲状腺上皮细胞、Ⅰ型糖尿病患者的胰岛 B 胞等均有 HLA Ⅱ类抗原异常表达。其机制可能是自身细胞异常表达Ⅱ类抗原，将自身抗原递呈给自身反应性 T 细胞启动了自身免疫应答。

四、HLA 的生理学意义

由于 HLA 的多基因性和高度多态性，HLA 可视为个体特异性的终生遗传标记。在无血缘关系的人群中，HLA 的基因型和表现型完全相同的概率极低，亲代与子代间 HLA 以单元型方式遗传，因而，HLA 基因型和（或）表现型的检测，已成为法医学上的个体识别和亲子鉴定的重要手段。

> **小结**
>
> 1. MHC 是位于脊椎动物某一染色体上一组紧密连锁的高度多态性的基因群，其遗传具有单元型遗传、高度多态性和连锁不平衡等特征，其编码的产物（如人类的 HLA）不但参与移植排斥反应和 T 细胞的分化发育，而且在免疫应答的启动和免疫调节中发挥重要作用。
>
> 2. HLA 在器官移植、法医学鉴定上具有极高应用价值，由于和某些疾病的相关性，特定类型的 HLA 可作为某些疾病的遗传标志而具有重要诊断价值。

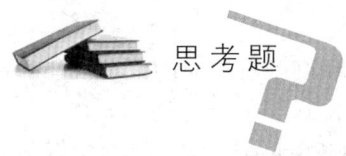
思考题

1. 简述 HLA 的分布及生物学功能。
2. 简述人类 MHC 的遗传特征。
3. 简述 HLA 在医学上的意义。

（曾令娥）

第二十六章 免疫应答

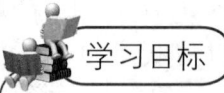
学习目标

1. 掌握免疫应答的概念、过程以及体液免疫和细胞免疫应答的机制和意义。
2. 熟悉免疫应答的分类，固有免疫细胞的应答特点和 TI-Ag 引起的体液免疫应答。
3. 了解固有免疫应答与适应性免疫应答的相互关系。

第一节 免疫应答的基本概念

一、免疫应答的基本概念

免疫应答（immune response，Ir）是机体受抗原刺激后，免疫细胞对抗原的识别、自身活化、增殖、分化，产生效应物质发挥特异性免疫效应的全过程。

免疫应答的生物学意义是及时清除体内抗原性异物，维持内环境稳定，但在某些情况下免疫应答也可造成机体损伤。

二、免疫应答的类型

按照对抗原的特异性分类，可将免疫应答分为固有免疫应答和适应性免疫应答两大类。固有免疫应答又称先天性免疫应答或非特异性免疫应答；适应性免疫应答又称获得性免疫应答或特异性免疫应答。通常所说的免疫应答指的是适应性免疫应答。

按照参与免疫应答细胞类型及效应，可分为 B 细胞介导的体液免疫应答和 T 细胞介导的细胞免疫应答。

按照免疫应答发生时与抗原接触次数分为初次应答和再次应答；按照发生免疫反应的结果可分为正应答和负应答；按照免疫反应对机体的损伤程度分为正常免疫应答和超敏反应。

三、免疫应答的过程

抗原进入机体后，经抗原提呈细胞加工、处理后供相应免疫细胞识别，免疫细胞被抗原激活后，活化、增殖、分化为效应细胞，产生免疫效应。免疫应答分 3 个阶段。

（一）感应阶段

即抗原提呈识别阶段，是指抗原提呈细胞捕获、加工、处理、提呈抗原，以及抗原特异性淋巴细胞（T、B细胞）识别抗原阶段。

（二）反应阶段

即活化、增殖与分化阶段，是指T、B细胞接受抗原刺激后，在细胞因子的参与下，活化、增殖、分化为效应淋巴细胞的阶段。在此阶段产生免疫记忆细胞。

（三）效应阶段

是浆细胞分泌抗体发挥特异性体液免疫作用，效应T细胞直接杀伤及释放细胞因子发挥特异性细胞免疫作用阶段。

四、免疫应答的调节

免疫系统具有感知自身应答的强度和实施调节的能力。这是免疫系统在识别抗原、启动应答和产生记忆之外的另一项重要功能。机体免疫系统在抗原物质侵入机体后，启动固有免疫，如果不能清除该抗原，则启动适应性免疫。机体通过复杂的机制调节免疫应答，将其控制在适当的强度，以减少免疫应答产物对正常组织细胞带来的损伤。主要的调节机制包括：①抗原自身衰变的调节；②基因水平的调节；③分子水平的调节；④机体整体水平的调节。

第二节　固有免疫应答

一、固有免疫应答的概念

固有免疫（innate immunity）亦称先天性免疫或非特异性免疫，是生物在长期种系进化过程中形成的一系列防御机制。固有免疫系统（innate immune system）主要由组织屏障、固有免疫细胞和固有免疫分子组成。固有免疫应答（innate immune response）是指机体固有免疫细胞和分子在识别病原体及其产物或体内衰老损伤、畸变细胞等抗原性异物后，迅速活化有效吞噬杀伤、清除病原体或体内"非己"抗原性异物，产生非特异性免疫防御、监视、自稳等保护作用的过程。

二、固有免疫系统的组成

（一）组织屏障

1. 皮肤黏膜屏障　皮肤黏膜及其附属成分所组成的物理屏障、化学屏障和微生物屏障是机体阻挡和抗御外来病原体入侵的第一道防线。

2. 体内屏障　病原体突破局部固有免疫细胞和分子防御体系进入血液循环时，体内血-脑屏障或胎盘屏障可阻止病原体进入中枢神经系统或胎儿体内，从而使机体重要器官或胎儿得到保护。

（二）固有免疫细胞

固有免疫细胞主要包括单核-巨噬细胞、中性粒细胞、NK细胞、NKT、γδT细胞、B1细胞、肥大细胞、嗜碱性粒细胞和嗜酸性粒细胞等。固有免疫细胞不表达特异性抗原识别受体，可通过模式识别受体（pattern recognition receptor，PRR）或有限多样性抗原识别受体对病原体及其感染细胞或衰老损伤和畸细胞表面某些共有特定表位分子的识别结合，产生非特异性抗感染抗肿瘤等免疫保护作用，同时参与适应性免疫应答的启动和效应过程。

（三）固有免疫分子

固有免疫分子包括补体系统、细胞因子和其他抗菌物质，如抗菌肽、溶菌酶和乙型溶素等。

三、固有免疫识别

（一）模式识别受体及病原相关模式分子

1. 模式识别受体（PRR） 主要是指存在于固有免疫细胞表面的一类能够直接识别结合病原微生物或宿主凋亡细胞表面某些共有的特定分子结构的受体。表达于固有免疫细胞膜表面的 PRR 称为膜型 PRR，来自不同组织部位的同一类型固有免疫细胞（如巨噬细胞）均表达相同的 PRR，具有相同的识别特性。这与抗原特异性 T、B 细胞一个克隆表达一种受体的情况不同。固有免疫细胞表面 PRR 是胚系基因直接编码（未经重排）的产物，较少多样性，主要包括甘露糖受体、清道夫受体和 Toll 样受体。

2. 病原相关模式分子（pathogen associated molecular pattern，PAMP） 是模式识别受体（PRR）识别结合的配体分子，主要是指病原微生物表面某些共有的高度保守的分子结构，也包括宿主凋亡细胞表面某些共有的特定分子结构。膜型 PRR 识别结合的配体分子（PAMP）数量有限，但这些配体分子在病原微生物中分布广泛，主要包括 G^- 菌的脂多糖，G^+ 菌的肽聚糖和脂磷壁酸，分枝杆菌和螺旋体的脂蛋白和脂肽，细菌和真菌的甘露糖，细菌非甲基化 DNA CpG 序列，病毒双股 RNA（dsRNA）以及宿主凋亡细胞表面的磷脂酰丝氨酸等。

上述 PAMP 中，除细菌非甲基化 CpG 序列和病毒 dsRNA 能以游离形式存在外，其余通常只表达于某些特定病原微生物和宿主凋亡细胞表面，而不存在于正常宿主细胞表面。借此，固有免疫细胞可通过表面 PRR 区分"自身"与"非己"成分，并对表达上述配体分子的病原微生物和宿主凋亡细胞，以及作为 PAMP 的某些病原微生物的产物发生应答。存在于血清中的 PRR 称为分泌型 PRR，主要包括某些急性期蛋白，如甘露聚糖结合凝集素和 C 反应蛋白。上述分泌型 PRR 分别能与病原微生物表面的甘露糖残基和磷酸胆碱结合，并通过激活补体产生溶菌和调理作用。

（二）固有免疫细胞的应答特点

固有免疫细胞（如吞噬细胞）表面具有多种趋化性细胞因子或趋化因子（如 C3a，C5a）的受体。在感染部位趋化性细胞因子或趋化因子作用下，吞噬细胞等固有免疫细胞经趋化并聚集在感染部位，并通过细胞表面 PRR 直接与病原微生物或宿主凋亡细胞表面相应配体分子结合而被激活。活化固有免疫细胞与抗原特异性 T/B 细胞不同，它们未经克隆扩增，即可迅速产生免疫效应。此外，固有免疫细胞寿命较短，在对病原微生物的应答过程中不产生免疫记忆，通常也不会形成免疫耐受。

四、固有免疫应答的效应

吞噬细胞是机体抗感染免疫的主要效应细胞，表达模式识别等多种受体，在趋化因子作用下，可募集到感染部位，识别并吞噬杀伤病原体，产生抗感染免疫作用；亦可通过分泌细胞因子和其他炎症介质，发挥免疫调节作用或介导炎症；在启动适应性免疫应答过程中也具有重要作用。树突状细胞是专职抗原提呈细胞，能诱导初始 T 细胞活化，启动适应性免疫应答；还可通过分泌细胞因子发挥免疫调节作用。NK 细胞是执行固有免疫和免疫监视作用的效应细胞，在生理条件下对自身正常组织细胞不产生杀伤作用。当肿瘤和病毒感染的表面 HLA- Ⅰ类分子表达低下或缺失时，NK 细胞可通过表面活化性受体杀伤靶细胞；亦可通过分泌 IFN-γ 和 TNF-α 产生免疫调节作用。NKT、γδT 细胞和 B-1 细胞是固有免疫细胞，其发育分化、表面标志和分布与 αβT 细胞和 B-2 细胞有所不同。它们可直接识别结合肿瘤和病毒感染细胞表面某些特定分子或某些病原体表面共有特定成分而被激活，产生抗肿瘤、抗感染免疫作用；也可通过分泌细胞因子产生免疫调节作用或介导炎症反应。

第三节　适应性免疫应答

一、概念

适应性免疫亦称获得性免疫或特异性免疫，通常所说的免疫应答指的是适应性免疫应答。适应性免疫应答具有特异性、获得性、排他性、多样性、记忆性、放大性、转移性、耐受性、MHC 限制性等特点，其中特异性、记忆性、放大性、MHC 限制性是最主要特点。

（一）特异性

即免疫应答具有针对性，只能对刺激机体免疫系统发生免疫应答的抗原物质产生免疫效应，而不能对其他抗原产生免疫反应。

（二）记忆性

即免疫系统对抗原的刺激具有记忆性，较长时间后，当同一抗原物质再次进入机体时，机体的免疫系统可迅速产生免疫效应。这种记忆性可维持很久。

（三）放大性

即机体的免疫系统对抗原的刺激所发生的免疫应答在一定条件下可以扩大，少量的抗原进入即可引起全身性免疫应答。

（四）MHC 限制性

T 细胞受体在识别 APC、靶细胞与 MHC 分子结合的抗原肽时，也要同时识别提呈抗原的 MHC 分子，这一现象成为 MHC 限制性。

二、B 细胞介导的体液免疫应答

B 细胞主要通过抗体发挥免疫作用，因抗体存在于血清等各种体液中，故 B 细胞介导的免疫应答亦称体液免疫应答。刺激 B 细胞产生免疫应答的抗原有 TD-Ag 和 TI-Ag，这两类抗原激发机体产生免疫应答的机制不同。

（一）TD-Ag 诱导的体液免疫应答

TD-Ag 在 Th 和其产生的细胞因子辅助下，使 B 细胞活化、增殖、分化为浆细胞并产生抗体发挥免疫效应。其基本过程包括抗原提呈与识别阶段，活化、增殖与分化阶段和效应阶段。

1. 抗原提呈与识别阶段　是指 TD-Ag 被 APC 捕获、加工、处理和提呈及 $CD4^+T$ 和 B 细胞对其识别阶段。经 APC 加工、处理的 TD-Ag 以抗原肽 -MHC Ⅱ类分子复合物的形式，表达于 APC 表面，供 $CD4^+T$ 细胞识别。$CD4^+T$ 细胞通过 TCR 识别特异性抗原肽，CD4 分子识别 MHC Ⅱ类分子 Ig 样区，即 T 细胞的双识别现象。B 细胞可通过 BCR 直接识别结合抗原分子。

2. 活化、增殖与分化阶段

（1）Th 自身活化、增殖和分化为效应细胞阶段：Th 必须经过活化才具有辅助 B 细胞产生抗体的作用。Th 需经两个信号的刺激才能活化，第一信号为：TCR 与抗原肽-MHC Ⅱ 分子的结合。Th 活化的第二信号主要为 CD28 与 B7 的结合。在 Th 活化过程中，若只有第一信号而没有第二信号，则 Th 不被活化，而进入克隆无应答状态。

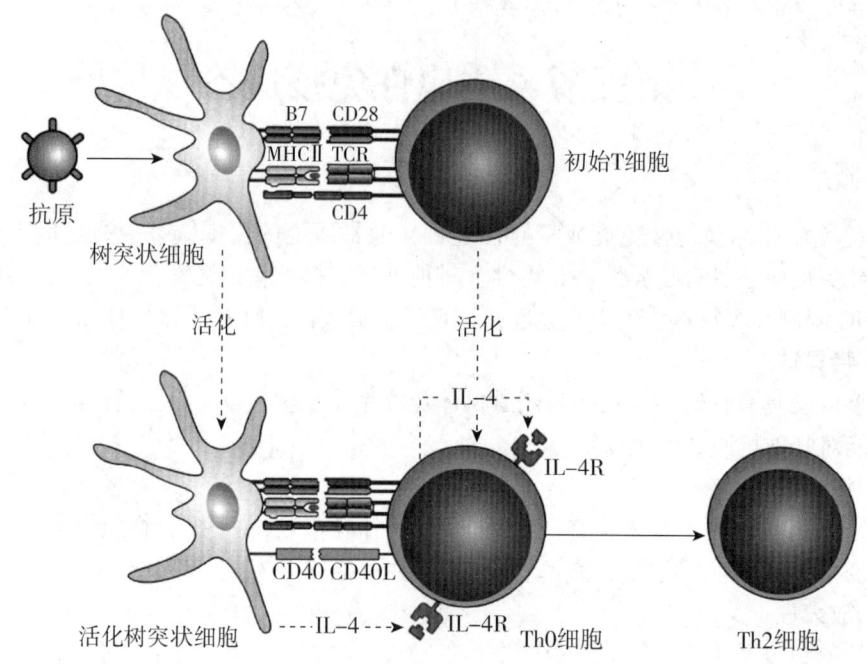

图 26-1 树突状细胞（或 APC）刺激 Th2 的活化

细胞因子在 Th 的活化中也起着重要作用，APC 在提呈抗原的过程中自身亦被激活，并分泌 IL-1，IL-1 可促进 Th 的活化。Th 活化后，在其细胞表面表达 IL-2、4、12 等受体，同时分泌产生 IL-2、4 等并与之结合，导致 Th 的增殖，在 IL-4 为主的细胞因子的作用下分化成为 Th2，Th2 通过分泌 IL-4、IL-5、IL-6、IL-10 及 IL-13 促进 B 细胞的增殖分化。在 Th 分化过程中，部分 Th 分化为记忆性 T 细胞（Tm），当再次接触相同抗原时，不需经上述诱导过程，记忆性 T 细胞可直接活化，产生效应。（图 6-1）

（2）B 细胞的活化、增殖与分化：B 细胞不仅是体液免疫应答的效应细胞，同时也是一种抗原提呈细胞。B 细胞可通过抗原受体（BCR）与天然抗原决定簇特异性结合而将抗原摄入胞内。然后通过与对外源性抗原类似的加工方式，使抗原降解成具有免疫原性的能被 $CD4^+Th$ 识别的小分子抗原肽。该种抗原肽与 MHC Ⅱ 类分子结合成抗原肽-MHC Ⅱ 类分子复合物，后者表达于 B 细胞表面，可被相应抗原受体的 $CD4^+Th$ 识别。$CD4^+Th$ 与 B 细胞的相互作用和它与其他抗原提呈细胞的相互作用类似。

B 细胞的活化也需要有两个信号的刺激，当 B 细胞通过表面抗原受体（BCR）结合摄入抗原时，即可获得 B 细胞活化的第一信号。并通过与 BCR 非共价结合的 Igα（CD79a）和 Igβ（CD79b）将 B 细胞活化的第一信号传入细胞内。同时通过表面共刺激分子如 CD40 与活化 Th 表面 CD40L（CD40 配体）结合，产生第二活化信号。Th 在 B 细胞的活化过程中，其他膜分子间的作用（如 ICAM-1 与 LFA-2 与 LFA-3 等）也很重要。B 细胞活化后，开始增殖、分化，细胞表面出现多种受体，以接受 Th 产生的细胞因子的刺激。在 IL-2、IL-4、IL-5、IL-6 及 IFN 等细胞因子的作用下，B 细胞增殖分化为浆细胞。在 B 细胞的分化过程中，部分 B 细胞分化为记忆性 B 细胞（Bm）。若再次接受相同抗原的刺激，Bm 可直接活化、增殖、分化为浆细胞，产生大量的抗体，发挥免疫效应。B 细胞与 Th 相互作用见图 26-2。

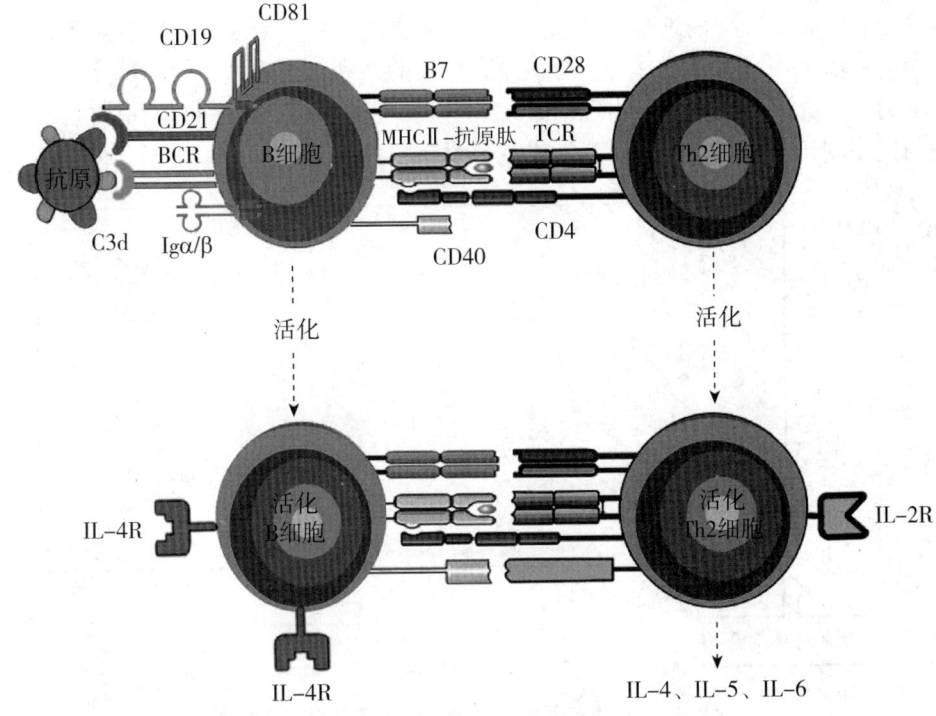

图 26-2　B 细胞对抗原的识别提呈及其与 Th2 细胞的相互作用

3. 效应阶段　是浆细胞分泌抗体发生免疫效应的阶段。抗体分子本身只具有识别作用，不具有直接杀伤或排异作用，体液免疫应答的最终效应必须借助于机体的其他免疫细胞或分子的协同作用，才能达到排异的效果。体液免疫应答的效应作用有：①中和作用，是 IgG、SIgA 等阻断微生物进入机体和易感细胞或破坏毒素的毒性作用。②调理作用，单核吞噬细胞以及中性粒细胞的表面，都带有 IgG 或 IgM 分子的 Fc 段受体。因此，通过调理吞噬使抗体与抗原形成的免疫复合物极易被具有吞噬功能的免疫细胞杀伤或降解、排除。③活化补体溶解靶细胞，抗体与靶细胞上抗原结合后，可通过经典途径活化补体，导致靶细胞溶解。④ ADCC 效应，凡是具有 IgG Fc 段受体的吞噬细胞或具有杀伤活性的细胞，如巨噬细胞、中性粒细胞和自然杀伤细胞均可通过此方式杀伤靶细胞。

B 细胞介导的体液免疫应答最终可通过其效应分子，即抗体的上述效应作用，主要发挥抗外毒素、抗细胞外寄生菌、细胞外病毒感染的作用。在阻止细胞外寄生菌、细胞外病毒在体内扩散和引起再感染方面具有重要作用。同时也参与对机体产生病理性损伤作用的Ⅱ、Ⅲ型超敏反应。

4. 抗体产生的一般规律　TD-Ag 初次进入机体引发的免疫应答称为初次免疫应答，机体再次接受相同抗原刺激产生的免疫应答称为再次免疫应答,两次应答中抗体的性质和浓度随时间发生变化。

(1) 初次应答:TD-Ag 首次进入机体,需经过一定的潜伏期,一般为 1~2 周,才在血液中出现特异性抗体,2~3 周达到高峰,潜伏期长短与抗原性质有关。初次应答抗体产生有以下特点:①潜伏期长;②产生的抗体浓度低;③抗体在体内持续时间短;④抗体与抗原的亲和力低,抗体以 IgM 为主。

(2) 再次应答:亦称回忆反应,相同抗原再次进入机体后,免疫系统可迅速、高效地产生特异性应答。再次应答的细胞学基础是在初次应答的过程中形成了记忆 B 细胞,由于记忆 B 细胞经历了增殖、突变、选择等,与抗原有较高的亲和力。再次应答的特点是:①潜伏期短,一般为 1~3 天,血液中即出现抗体;②产生的抗体浓度高;③抗体在体内持续时间长;④抗体与抗原的亲和力高,抗体以 IgG 为主(图 26-3)。

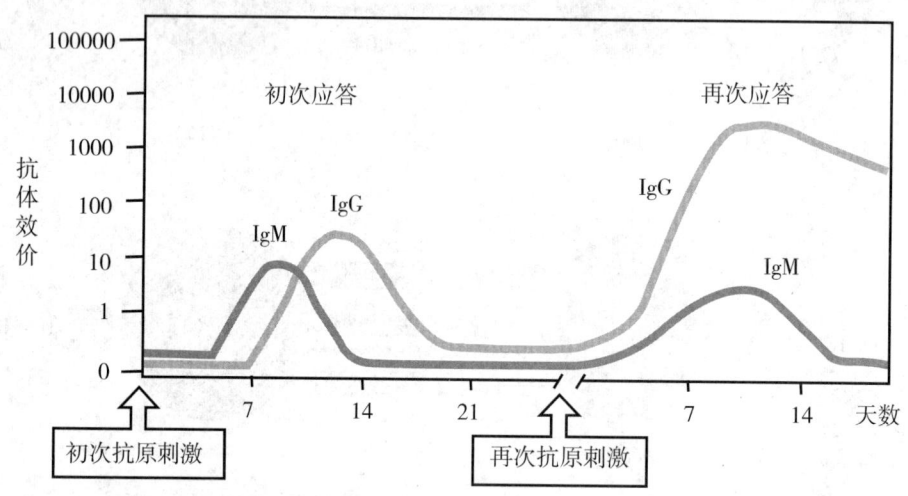

图 26-3 初次与再次免疫应答抗体产生的一般规律

掌握抗体产生的一般规律,在医学实践中具有重要的指导作用:①疫苗接种或制备免疫血清,应再次或多次加强免疫,以产生高浓度、高亲和力的抗体,获得良好的免疫效果。②在免疫应答中,IgM 产生早、消失快,因此临床上检测特异性 IgM 作为病原微生物早期感染的诊断指标。③在检测特异性抗体的量作为某种病原微生物感染的辅助诊断时,要在疾病的早期和恢复期抽取患者的双份血液标本作抗体检查,一般抗体滴度增长 4 倍有诊断意义。

(二) TI-Ag 引起的体液免疫应答

这类抗原不需 T 细胞辅助可直接激活 B 细胞。根据抗原分子构型不同,可将 TI-Ag 分为两型,即 TI-1 和 TI-2,它们以不同机制激活 B1 细胞。TI-1 抗原如细菌脂多糖和聚合鞭毛素等,具有两种不同的分子结构,一种是 TI 抗原的特异性抗原决定簇,另一种是 B 细胞有丝分裂原。目前认为,TI-1 抗原对 B1 细胞的激活需要两种信号,即 B1 细胞通过表面抗原受体(BCR)与 TI-1 抗原表面特异性抗原决定簇结合产生第一信号;通过表面有丝分裂原受体与 TI-1 抗原分子表面相应有丝分裂原结合产生第二信号,此即 B1 细胞活化的双信号学说。

TI-2 抗原如荚膜多糖和 D-氨基酸聚合物等,其结构特点是表面具有众多重复排列的相同的抗原决定簇,而不具有 B 细胞有丝分裂原。该种 TI-Ag 呈线性排列,在体内不易降解,可通过与 B 细胞表面的特异性抗原受体(BCR)交联结合的作用方式刺激 B 细胞活化,此即

B 细胞活化的单信号学说，亦称受体交联学说。

与 TD-Ag 相比，TI-Ag 刺激机体产生的体液免疫应答具有下列两个特点：① TI-Ag 能直接刺激 B 细胞活化，不需要 APC 加工，不需要 Th 的辅助；②在免疫应答过程中不产生免疫一级 B 细胞，因此，TI-Ag 激发的体液免疫应答没有再次应答。B 细胞对 TI-2 抗原的应答有着重要的生理意义。大多数胞外菌有胞壁多糖，具有抵抗吞噬细胞对细菌的直接吞噬作用。在没有特异性 T 细胞辅助下，B 细胞对 TI-2 抗原的应答所产生的抗体，能特异性的结合相应细菌，使之易被吞噬杀灭。

三、T 细胞介导的细胞免疫应答

T 细胞介导的细胞免疫应答又称特异性细胞免疫应答，细胞免疫应答通常由 TD-Ag 引起，是在多种免疫细胞协同作用下完成的。其中主要包括：①抗原提呈细胞，包括专职和非专职抗原提呈细胞；②效应 T 细胞，即 $CD4^+Th1$ 和 $CD8^+CTL$。

（一）细胞免疫应答的过程

细胞免疫应答的过程与体液免疫应答的过程类似，也分为抗原提呈与识别、活化增殖分化和效应三个阶段。抗原提呈与识别阶段如前述，重点叙述活化增殖分化和效应阶段。

$CD4^+$ Th1 的形成和作用　$CD4^+$ Th1 是由正常存在于体内的 $CD4^+$ Th1，被 APC 激活后，在 IL-12 为主的细胞因子作用诱导下形成的。$CD4^+$ Th1 通过表面 TCR-CD3 复合受体分子与 APC 相应抗原肽 -MHC II 类分子复合物特异性结合，并在 CD4 分子与 APC 表面相应配体（MHC II 类分子 Ig 样区）作用下产生活化第一信号；进而通过表面黏附分子（CD28 与 B7 等）的相互作用产生共刺激信号，即 $CD4^+$ Th1 活化第二信号。在这两种信号刺激下，$CD4^+$ Th1 活化表达 IL-2、4、12 等受体，在 APC 如巨噬细胞释放的 IL-1、12 等细胞因子作用下，可增殖分化为 $CD4^+$ 效应 Th1（图 26-4）。该细胞可通过释放 IL-2、IFN-γ、TNF-β 等细胞因子，发挥细胞免疫效应，同时使局部组织产生以淋巴细胞和单核吞噬细胞浸润为主的慢性炎症反应或迟发性超敏反应，故 Th1 又称炎性 T 细胞。主要细胞因子的生物学作用简述如下：

1. IL-2　①通过旁分泌作用促进 $CD8^+CTL$ 增殖分化为效应 CTL；②通过自分泌作用途径，促进 $CD4^+Th1$ 增殖分化，合成分泌 IL-2、TNF-β 和 IFN-γ 等细胞因子，扩大细胞免疫效应；③活化单核巨噬细胞和 NK 细胞并增强其作用。

2. TNF-β　①作用于血管内皮细胞使之表达黏附分子，起到趋化中性粒细胞、淋巴细胞和单核细胞等作用，迁移和外渗至局部组织，引起慢性炎症反应；②激活中性细胞，增强其吞噬杀菌能力；③局部产生高浓度 TNF-β，使周围组织细胞发生损伤坏死。

3. IFN-γ　①作用于巨噬细胞和内皮，使其 MHC II 类分子表达增强，提高抗原提呈能力，扩大细胞免疫应答；②活化单核吞噬细胞，增强其吞噬和胞内杀伤功能，并使之获得杀伤肿瘤的功能；③促使活化巨噬细胞产生炎多种炎症因子和介质，加剧炎症反应，甚至引起局部组织损伤坏死；④活化 NK 细胞，增强杀瘤和抗病毒作用，提高机体免疫监视功能。

（二）$CD8^+$ 效应 CTL 的形成和作用

静止的 $CD8^+CTL$ 必须被活化，并在 Th 协助下，才能分化成 $CD8^+CTL$。$CD8^+CTL$ 的活化也需要两个信号。

第一活化信号，即 TCR 与抗原肽 -MHCI 类分子复合物结合。$CD8^+CTL$ 通过表面 TCR 分子与靶细胞 / 抗原提呈细胞表面相应抗原肽特异性结合，同时 CTL 表面的 CD8 分子与靶细胞上的 MHC I 类分子结合，从而获得 CTL 活化的第一信号，此信号经 CD3 分子传入

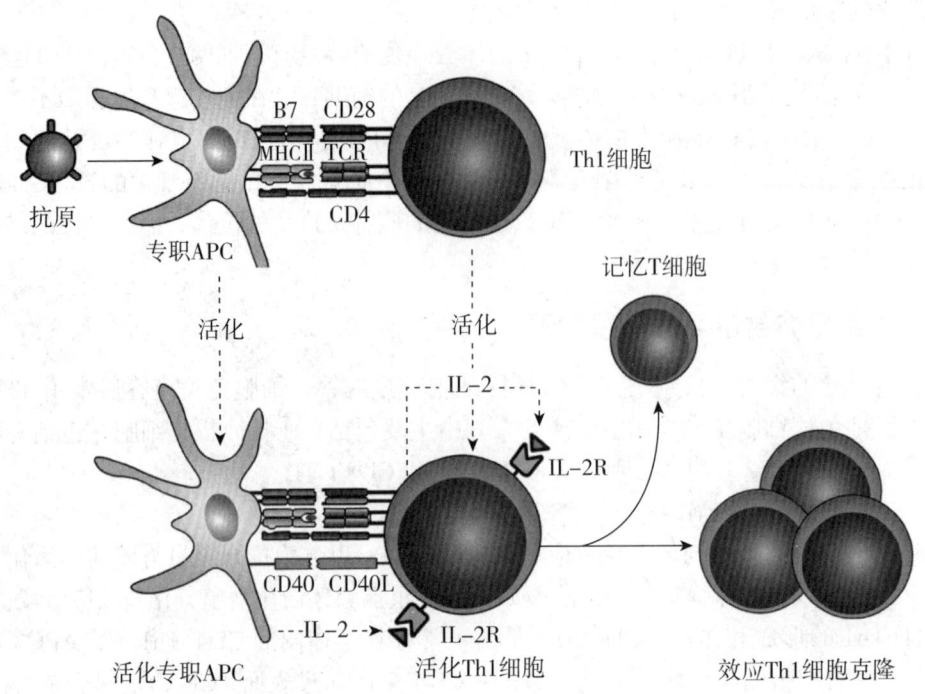

图 26-4　CD4⁺Th1 活化

细胞内。CTL 上的黏附分子与靶细胞上的相应配体分子（主要是 CD28 与 B7）结合，形成 CTL 活化的第二信号。CTL 受到上述两个信号的刺激，并在 Th 分泌的细胞因子作用下，即活化、增殖、分化为效应 CTL（图 26-5）。

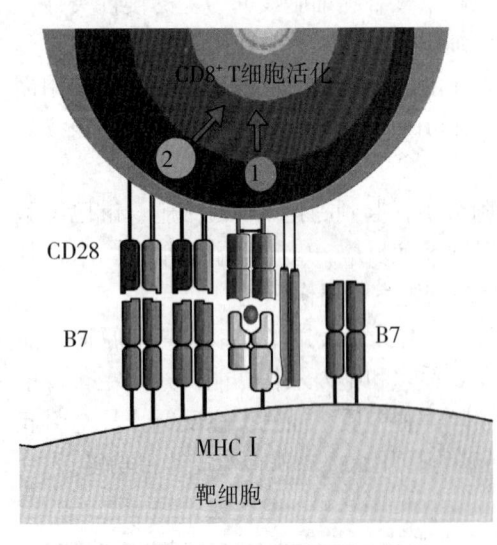

图 26-5　CLT 活化的双信号

效应 CTL 对靶细胞的杀伤作用具有抗原特异性；并受 MHC Ⅰ类分子限制。它们只能杀伤表达相应抗原的靶细胞，并且必须与靶细胞密切接触，通过分泌以下几种细胞毒性物质，使靶细胞溶解破坏或发生细胞凋亡。

1. 穿孔素　是储存在效应 CTL 胞浆颗粒内的一种蛋白物质，又称 C9 相关蛋白（C9 related protein）或溶细胞素（cytolysin）。当效应 CTL 与靶细胞密切接触相互作用后，可激发效应 CTL 脱颗粒，释放穿孔素。在 Ca^{2+} 存在条件下，穿孔素插入靶细胞膜内，经多聚化作用形成管状多聚穿孔素（polyperforin）。这种在靶细胞膜上形成的穿膜管状通道与补体膜攻击复合物（MAC）的构型和作用类似，它们可改变靶细胞渗透压，使大量水分伴随 Ca^{2+} 进入胞内，而使 K^+ 和大分子物质（如蛋白质、核酸）从胞内流出，结果导致靶细胞溶解破坏。

2. 颗粒酶　也称丝氨酸蛋白酶，也是储存在效应 CTL 胞浆颗粒内的一种物质，脱颗粒时可随穿孔素一起释放。丝氨酸蛋白酶单独作用不能溶解杀伤靶细胞，只有当穿孔素在靶细胞膜形成"孔道"后，它们才能进入靶细胞内，通过激活内切酶系统，使细胞DNA断裂，导致细胞凋亡。

3. Fas与FasL结合介导的细胞凋亡　Fas（CD95）是存在于多种细胞膜上的一种跨膜受体分子，CTL表面的FasL（CD95L）是Fas分子的配体。细胞表面Fas与相应配体FasL结合可导致细胞凋亡。

> **知识链接**
>
> **活化诱导细胞凋亡对免疫应答的调节**
>
> Fas和其配体（FasL）表达于活化T细胞和NK细胞等免疫效应细胞表面。Fas结合于FasL后，向细胞内传递凋亡信号，导致病毒感染细胞和肿瘤细胞等发生凋亡，已被激活的CTL，往往能够最有效地以凋亡途径杀伤表达Fas分子的靶细胞。Fas作为一种普遍表达的受体分子，也可以出现在包括淋巴细胞在内的多种细胞表面，但FasL的大量表达只见于活化的T细胞（特别是活化的CTL）和NK细胞。被抗原激活而大量表达FasL的免疫效应细胞，在杀伤Fas阳性的靶细胞之后，对于同样表达Fas分子的T、B淋巴细胞也进行杀伤。这是一种活化的T、B细胞被清除的一种自杀程序，称为活化诱导的细胞死亡（activation-induced cell death，AICD）。AICD属于一类高度特异性的生理性反馈调节，其目标是限制性抗原特异淋巴细胞克隆的容量。淋巴细胞一旦被激活，也就为自身的死亡创造了条件，AICD构成调节免疫应答的重要机制。

4. TNF-β与TNF受体结合介导的细胞凋亡　效应CTL也可分泌TNF-β和TNF-α，它们与靶细胞表面的相应受体（TNFR）结合后，诱导靶细胞凋亡。

效应CTL杀伤靶细胞后本身不受损伤，它们与溶解破坏的靶细胞分离后，又可继续攻击杀伤表达相应抗原的其他靶细胞。通常一个效应CTL在几个小时内可连续杀伤数十个靶细胞。

（三）细胞免疫的生物学效应

1. 抗感染作用　细胞免疫主要针对胞内寄生菌（如结合分枝杆菌、伤寒沙门菌、麻风分枝杆菌）、胞内病毒、真菌及某些寄生虫感染发挥作用。

2. 抗肿瘤作用　CTL可直接杀伤带有相应抗原的肿瘤细胞，细胞免疫过程中产生的某些细胞因子（如TNF、IFN等）在抗肿瘤免疫中也具有一定的作用。

3. 免疫损伤　细胞免疫亦可导致迟发型超敏反应、移植排斥反应及某些自身免疫性疾病等。

> **小结**
>
> 1. 免疫应答是抗原刺激机体产生的一系列反应，以消除抗原的过程。分为感应阶段、反应阶段和效应阶段。以抗原特异性分类，分为固有免疫应答和适应性免疫应答。

小结	2. 固有免疫系统由组织屏障、固有免疫细胞和固有免疫分子组成。固有细胞表面模式识别受体直接与病原微生物或宿主凋亡细胞表面相应病原相关模式分子结合而被激活。 3. 适应性免疫应答分为体液免疫和细胞免疫，免疫细胞在活化过程中需要"双信号"刺激，B细胞分化为浆细胞产生抗体；抗体可以通过中和作用、调理作用、激活补体作用和ADCC作用清除抗原，初次免疫应答和再次免疫应答产生抗体在潜伏期、浓度、持续时间和亲和力方面都有较大差别。TI-Ag可以直接激活B细胞产生抗体。T细胞活化后由CTL发挥杀伤靶细胞作用、Th1释放多种细胞因子，细胞因子完成激活免疫细胞、炎症介质和杀伤作用而完成免疫效应。

思考题

1. 简述适应性免疫应答的特点。
2. 简述T、B细胞活化的双信号。
3. 简述抗体产生的规律。

（陈英利）

第二十七章

抗感染免疫

> **学习目标**
> 1. 掌握掌握固有免疫、适应性免疫抗感染机制。
> 2. 熟悉抗菌、抗病毒免疫机制。
> 3. 了解了解抗真菌、抗寄生虫免疫机制。

抗感染免疫（anti-infection immunity）指机体免疫系统抵抗病原体感染的一系列防御功能，是三大免疫功能之一。病原体侵入机体导致感染，同时也被免疫系统识别，依次激发固有免疫和适应性免疫两类抗感染免疫应答。机体针对不同病原体的免疫应答类型各有侧重；而不同个体对相同病原体的易感性、应答类型及效应也不尽相同。先天或后天继发性抗感染免疫缺陷，可导致持续性感染或致死性结局。

一、抗感染免疫机制

（一）固有免疫的抗感染作用

固有免疫系统由组织屏障、固有免疫细胞和固有免疫分子组成，在机体内分布范围广，反应迅速，能对病原体的侵入迅速做出应答，是机体第一道抗感染防线，在感染早期及局部有效控制病原体感染和播散，并参与启动和调节适应性免疫应答。

1. 组织屏障的抗感染作用　完整的皮肤黏膜及其附属结构通过物理屏障作用有效阻止病原体定植；化学屏障具有抑菌、杀菌作用；正常菌群的生物拮抗作用对病原体产生抗御作用。

2. 吞噬细胞的作用　感染发生后，吞噬细胞迅速到达感染灶，通过胞吞等方式直接摄取病原菌或经受体介导方式摄取经抗体或补体 C3b 调理的病原菌，并在胞内溶酶体内清除病原体。同时，吞噬细胞可通过 PRR 识别病原菌的 PAMP 而活化，进一步分泌炎性细胞因子，如 IL-1、IL-6 或趋化因子等促进炎症反应，增强抗感染效应。另外，还可高表达共刺激分子和 MHC-Ⅱ类分子，提呈抗原，启动适应性免疫应答。

3. NK 细胞的作用　NK 细胞可被 IFN-α/β、IL-2、IL-12、IL-15 和 IL-18 等细胞因子激活，活化 NK 细胞又可分泌 IFN-γ 和 TNF-α 等细胞因子，激活巨噬细胞等，增强机体抗感染效应。

4. 促炎细胞因子的作用　IL-1、IL-6 和 TNF-α 为促炎细胞因子（pro-inflammatory cytokine），主要来源于固有免疫细胞，其主要作用包括：①直接作用于下丘脑体温调节中枢，引起发热；②刺激肝细胞合成分泌急性期蛋白，如甘露糖结合凝集素（MBL）和 C- 反应蛋白（C-reactive protein，CRP），急性期蛋白可通过激活补体 MBL 途径，提高机体抗感染免疫应答能力；③刺激骨髓干细胞增殖分化，释放大量中性粒细胞入血，提高机体抗感染免疫应答能力；④上述促炎细胞因子可使募集在感染部位的中性粒细胞和巨噬细胞活化，使之吞噬杀菌能力显著增强，有效发挥抗感染免疫作用。适当的炎症反应可产生抗感染免疫保护作用，严重感染时过量促炎细胞因子和其他炎性介质，可产生有害的病理变化，引发感染性休克，严重者可因弥散性血管内凝血而导致死亡。

5. 补体系统的作用　感染早期，病原体成分（如 G^- 菌细胞壁脂多糖、G^+ 菌细胞壁肽聚糖、真菌酵母多糖等）通过旁路途径激活补体系统；随后，吞噬细胞吞噬病原体，分泌炎性细胞因子，诱导肝细胞产生急性期蛋白，通过 MBL 途径激活补体系统。补体激活产生的 MAC 可以直接溶解病原体；补体活性片段 C3b、C4b 通过调理作用，促进吞噬细胞吞噬病原体；C3a、C4a、C5a 等具有趋化作用、过敏毒素作用，介导炎症反应，促进病原体的清除。

6. 其他体液因素的作用　①溶菌酶：溶菌酶能够裂解 G^+ 菌细胞壁中 N- 乙酰葡萄糖胺与 N- 乙酰胞壁酸之间的 b-1，4 糖苷键，使细胞壁的重要组分肽聚糖被破坏，从而导致细菌溶解、破坏。在特异性抗体和补体存在下，G^- 菌也可被溶菌酶溶解、破坏。②防御素：防御素对细菌、真菌和某些有包膜病毒具有直接杀伤作用。③乙型溶素：乙型溶素可作用于 G^+ 菌细胞膜，产生非酶性破坏效应。

（二）适应性免疫的抗感染作用

适应性免疫包括 B 细胞介导的体液免疫和 T 细胞介导的细胞免疫两种类型，其抗感染效应的产生较固有免疫效应慢，是通过病原体及其代谢产物等抗原物质刺激后形成的，具有高度抗原特异性和免疫记忆性，并对固有免疫有增强作用。

1. 体液免疫的抗感染作用　包括全身性免疫和黏膜局部免疫。全身性免疫主要依靠 IgG、IgM 等循环抗体的保护作用：①抗毒素抗体中和细菌毒素；②抗体封闭病原体表面参与感染的主要表位，阻止病原体感染宿主细胞；③激活补体经典途径溶解病原体；④抗体的调理作用，能促进吞噬细胞吞噬病原体；⑤IgG 通过 ADCC 效应促进 NK 细胞杀伤病原体；⑥IgG 经 FcR 穿越胎盘，使胎儿及新生儿获得抗感染免疫力。黏膜免疫主要依靠黏膜局部 sIgA，sIgA 发挥中和作用，阻止黏膜表面的病原体继续入侵。

2. 细胞免疫抗感染作用　参与细胞免疫效应的主要有 Th17、Th1、CTL 等免疫细胞及效应分子。在病原菌感染早期，炎症微环境诱生 Th17，Th17 可通过分泌 IL-17、IL-22 等细胞因子发挥效应：IL-17 促进成纤维细胞、上皮细胞、角质细胞等分泌更多炎症因子和趋化因子，诱导中性粒细胞等浸润炎症灶；IL-22 通过与 IL-17 协作促进角质细胞合成抗菌肽。感染中后期，Th1 分泌细胞因子，激活巨噬细胞、中性粒细胞，促进对胞内菌吞噬和杀伤，并介导 IV 型超敏反应；CTL 杀伤病原体感染的靶细胞。

二、针对不同病原体的抗感染免疫

（一）抗菌免疫

1. 抗胞外菌感染的免疫　胞外菌的致病性主要取决于侵袭力和毒素。病原菌侵入机体后，主要在细胞外组织间隙中繁殖扩散，引起化脓性炎症，或通过产生的内外毒素导致组织细胞损伤。抗胞外菌的固有免疫效应主要有：①皮肤黏膜及其附属结构的机械性阻挡和排出作用、分泌物的抑菌杀菌作用抵抗胞外菌感染；②中性粒细胞、单核 - 巨噬细胞对胞外菌有很强的吞噬清除作用；③补体介导的调理作用可有效增强吞噬细胞的吞噬效应，补体的溶细胞作用可溶解病原菌。抗胞外菌的适应性免疫效应主要是特异性抗体的作用：①抗毒素抗体可以有效中和毒素的毒性作用；②黏膜表面的特异性 sIgA 与病原菌结合，阻止病原菌黏附定植于组织细胞；③针对细菌荚膜的抗体发挥调理作用，有效促进吞噬细胞对病原菌的吞噬。

2. 抗胞内菌感染的免疫　胞内菌感染多引发慢性肉芽肿组织病变和迟发型超敏反应。胞内菌侵入机体后，大部分时间在宿主细胞内生长繁殖，抗体、补体等体液因素难以发挥作用。未被激活的巨噬细胞虽能吞噬胞内菌，但不能有效将其杀灭和消化。抗胞内菌感染以适应性细胞免疫效应为主，固有免疫发挥一定作用。固有免疫主要效应有：①中性粒细胞在感染早期能吞噬杀伤病原菌，但对慢性胞内菌感染的杀伤作用有限；②静止状态的巨噬细胞对胞内菌杀伤能力微弱；③ NK 细胞、γδT 细胞可杀伤有病原菌感染的靶细胞，或通过分泌细胞因子激活巨噬细胞，间接发挥抗菌作用。适应性细胞免疫的效应主要有：① Th1 是抗胞内菌感染的主要效应细胞，Th1 产生 IFN-γ 激活巨噬细胞，活化的巨噬细胞产生多种杀菌物质，有效杀灭胞内菌；② IFN-γ 激活 NK 细胞，促进杀伤病原菌感染的靶细胞；③ Th1 分泌的细胞因子辅助 CTL 活化，共同参与抗感染；④ CTL 可杀伤胞内菌感染的靶细胞，使胞内菌失去寄居环境。

（二）抗病毒免疫

病毒侵入机体后，通过与易感细胞表面的特异性受体结合导致感染。在感染早期，多种固有免疫效应机制参与抗病毒感染，干扰病毒复制，抑制病毒扩散。其中，干扰素和 NK 细胞的作用尤为重要：①干扰素的抗病毒作用，受病毒感染的细胞合成分泌 IFN-α、IFN-β，作用于临近细胞，使其合成多种抗病毒蛋白，干扰病毒复制、抑制病毒扩散；IFN-α、IFN-β 诱导 NK 细胞产生 IFN-γ，激活巨噬细胞，NK 细胞、巨噬细胞杀伤病毒感染的细胞；IFN-γ 诱导巨噬细胞高表达 MHC Ⅰ/Ⅱ分子，促进抗原提呈及后续的适应性免疫应答；② NK 细胞可以在病毒复制之前，直接杀伤病毒感染的靶细胞；或通过分泌 TNF、IFN 等细胞因子，发挥细胞毒效应破坏靶细胞。适应性免疫应答在清除病毒，预防再次感染中起主要作用：①病毒特异性循环抗体（IgG、IgM）和黏膜表面 sIgA 可以中和游离存在的病毒，阻止病毒吸附易感细胞，抑制感染发生；②抗体介导调理作用，促进吞噬细胞吞噬病毒；抗体介导 ADCC 效应，促使 NK 细胞杀伤病毒感染的靶细胞；③ CTL 识别病毒感染的靶细胞表达的抗原肽 -MHC Ⅰ类分子复合物，通过释放穿孔素溶解杀伤靶细胞；分泌颗粒酶诱导靶细胞凋亡；表达 FasL 与靶细胞表面 Fas 分子结合，导致靶细胞凋亡。

（三）抗真菌免疫

真菌的致病性及感染特点主要表现为浅表真菌感染、深部真菌感染、机会性真菌感染、真菌毒素的致病作用和真菌超敏反应。机体抗真菌感染免疫以固有免疫和适应性细胞免疫为主，体液免疫也发挥一定作用。固有免疫抗真菌效应：①皮肤黏膜是机体抗真菌感染的重要屏障，完整致密的皮肤黏膜上皮细胞的机械阻挡作用有效地阻止真菌入侵，分泌的脂肪酸等化学杀菌物质有助于清除致病真菌；②吞噬细胞在抗真菌感染中发挥重要作用，激活的中性粒细胞释放髓过氧化物酶、卤化物系统杀伤致病真菌，促癣吞噬肽可提高中性粒细胞吞噬和杀菌活性；激活的巨噬细胞能吞噬杀伤致病真菌；③体液中的转铁蛋白有抑制真菌的作用。适应性免疫抗真菌效应：① Th1 细胞应答在清除胞内感染的真菌中发挥重要作用，Th1 产生 IFN-γ 等激活巨噬细胞，增强其对真菌的吞噬杀伤活性；Th1 诱发迟发型超敏反应，可有效控制真菌感染扩散；②特异性 CTL 可直接杀伤酵母菌。

(四)抗寄生虫免疫

寄生虫与宿主在长期协同进化过程中形成一种相互适应关系,通过感染与抗感染达到既维持长期寄生又不危及宿主生命的平衡状态。寄生虫感染通常表现为慢性过程,并引起宿主病理学组织损伤和免疫调节异常。抗寄生虫感染的固有免疫效应有:①黏膜的屏障作用,如肠黏膜屏障可组织阿米巴的黏附;②吞噬细胞吞噬寄生虫,通过氧依赖和非氧依赖系统杀伤被吞入的寄生虫;③嗜酸性粒细胞在特异性IgE抗体存在下可抵御蠕虫的迁移。抗寄生虫感染的适应性免疫效应有:①适应性体液免疫效应。特异性抗体与寄生虫结合,阻断其侵入靶细胞;特异性抗体与寄生虫抗原结合形成免疫复合物,激活补体经典途径,溶解虫体;抗体、补体发挥调理作用,促进中性粒细胞吞噬杀死虫体;特异性IgE介导巨噬细胞、嗜酸性粒细胞通过ADCC效应杀灭血吸虫幼虫、旋毛虫早期幼虫。②适应性细胞免疫效应。CTL杀伤被寄生虫感染的靶细胞,在抗寄生虫感染中发挥重要作用;对于在巨噬细胞中存活的原虫,主要依靠Th1释放细胞因子激活巨噬细胞,杀灭寄生虫。

> **小结**
>
> 1. 抗感染免疫是机体抵御病原体感染的免疫应答。固有免疫是抗感染免疫的第一道防线,组织屏障、吞噬细胞和体液因素可在感染早期发挥作用,并通过提呈病原体抗原而启动适应性免疫应答。
>
> 2. 病原体的彻底清除有赖于适应性免疫应答效应,包括抗体对游离病原体的中和作用;CTL特异性杀伤病原体感染的靶细胞;Th1、Th2、Th17等T细胞功能亚群的调控及效应功能。

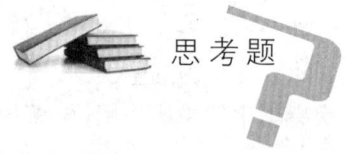
思考题

1. 机体参与抗感染的免疫因素有哪些?
2. 简述抗胞外菌感染、胞内菌感染、病毒感染的免疫机制。

(新 燕 富红丹)

第二十八章

超敏反应

学习目标

1. 掌握各型超敏反应的临床常见疾病。
2. 理解各型超敏反应的发生机制。
3. 了解Ⅰ型超敏反应的防治原则。

第一节 基本概念

一、超敏反应

超敏反应又称变态反应，是指机体再次接触相同抗原时发生的一种以生理功能紊乱或组织细胞损伤为主要表现的病理性免疫应答。

二、超敏反应的分型

1963年，Gell和Coombs根据超敏反应发生机制和临床特点的不同，将其分为四型：Ⅰ型超敏反应，又称速发型超敏反应；Ⅱ型超敏反应，即细胞毒型或细胞溶解型超敏反应；Ⅲ型超敏反应，又称免疫复合物型或血管炎型超敏反应；Ⅳ型超敏反应，即迟发型超敏反应。

知识链接

剖宫产孩子更易过敏

有专家指出：剖宫产不利于孩子免疫系统的建立和成熟，导致孩子过敏风险增高。美国亨利·福特医院的研究人员对1258个新生儿的研究发现，剖宫产婴儿对普通过敏原的过敏概率是顺产婴儿的5倍。而这个差别的主要原因是剖宫产婴儿没有接触到母体阴道和肠道的菌群，无法建立起正常的菌群环境，免疫调节功能相对较弱。另外，很多剖宫产孩子都会先接受非母乳喂养，这也是导致新生儿过敏的原因之一。专家指出"过敏与体内免疫功能失常有密切关系。母乳中含有很多免疫因子，能帮助新生儿建立正常肠道菌群，有利于婴儿免疫系统正常发育。"当然，儿童过敏是很多因素共同导致的，应对过敏要"顺"着来。尽量顺产，顺应天性母乳喂养；家庭中顺其自然，不过分打造干净的环境。

第二节 Ⅰ型超敏反应

一、Ⅰ型超敏反应的特点

Ⅰ型超敏反应，即速发型超敏反应，俗称过敏反应，是临床上最常见的一种超敏反应，其发病过程具有下列特点：①主要由IgE抗体所介导，补体不参与；②速发速止，一般在再次接触相同抗原后的几秒钟至几十分钟出现症状；③主要表现为生理功能紊乱，无明显组织损伤；④有明显的个体差异和遗传倾向。

二、Ⅰ型超敏反应的变应原、变应素和细胞

（一）变应原

引起Ⅰ型超敏反应的抗原称变应原或过敏原。其种类繁多，临床常见的变应原主要有：吸入性变应原，如植物花粉、真菌菌丝及其孢子、尘螨或其排泄物、昆虫及其毒液、动物皮屑及皮毛；食入性变应原，如牛奶、鸡蛋、鱼、虾等海产品、酒精、芒果、杏仁等；药物及生物制剂类变应原，如青霉素、链霉素、磺胺、普鲁卡因、有机碘、破伤风抗毒素等。

（二）变应素

变应素是指能引起Ⅰ型超敏反应的IgE类抗体。正常机体血清的IgE含量低于1μg/ml，Ⅰ型超敏患者血清IgE含量可超过1000μg/ml。IgE主要由位于呼吸道、消化道黏膜固有层的浆细胞分泌，这些部位是过敏反应的好发部位。IgE是亲细胞抗体，能被肥大细胞和嗜碱性粒细胞膜上的高亲和力受体（FcεRⅠ）结合。

（三）细胞

主要参与Ⅰ型超敏反应的细胞有：肥大细胞和嗜碱性粒细胞、嗜酸性粒细胞。肥大细胞和嗜碱性粒细胞是人体中唯一含有组胺的两种细胞，也是在静息状态下唯一可表达高亲和力IgE FcⅠ型受体的细胞，胞内含有类似的嗜碱性颗粒，细胞被激活后，可释放相同的生物活性介质。

三、Ⅰ型超敏反应的发生机制

Ⅰ型超敏反应的发生机制可分为致敏阶段和发敏阶段（图28-1）。

（一）致敏阶段

变应原进入机体后，可选择性诱导B细胞产生免疫应答，B细胞在Th2细胞的辅助下产生IgE抗体。IgE为亲细胞抗体，其Fc段与肥大细胞、嗜碱性粒细胞的细胞膜表面IgE Fc受体（FcεRⅠ）结合，使机体处于致敏状态。致敏状态一般在机体受变应原刺激后10～12天左右形成，并可持续半年至数年之久，可因变应原种类与个体差异而不同；若无相同变应原再次刺激，致敏状态将逐渐消失。

（二）发敏阶段

当相同变应原再次进入处于致敏状态的机体，即与吸附在肥大细胞和嗜碱性粒细胞表面的IgE特异性结合，引起FcεRⅠ的交联，使肥大细胞、嗜碱性粒细胞活化，细胞膜的稳定性下降，通透性增强，导致肥大细胞和嗜碱性粒细胞脱颗粒，释放组胺、激肽原酶等贮存介质，同时肥大细胞和嗜碱性粒细胞迅速合成白三烯、前列腺素D2、血小板活化因子和细胞

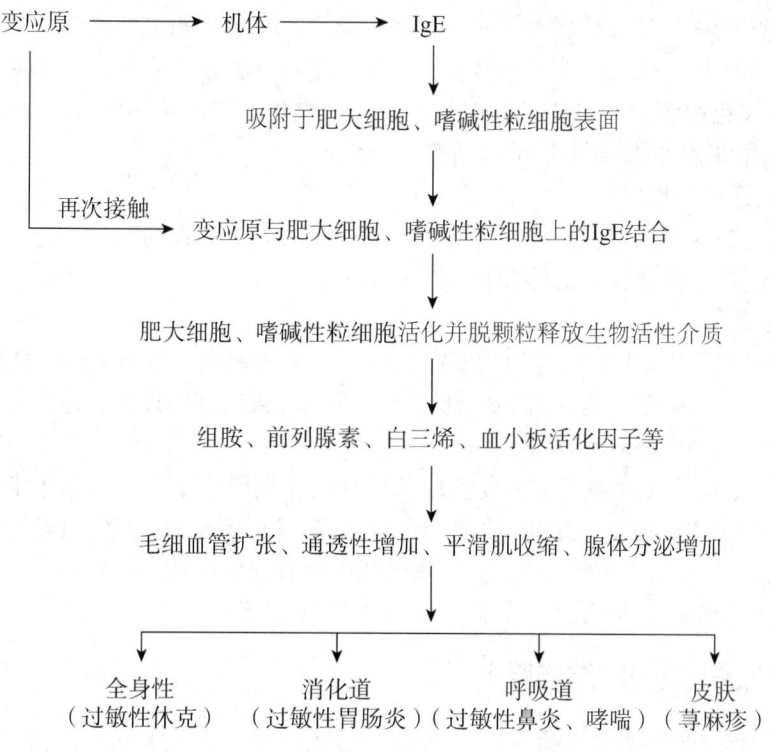

图 28-1　I 型超敏反应的发生机制

因子并释放。细胞脱颗粒现象反应是一种生理性分泌现象，脱颗粒后因颗粒耗竭，机体暂时处于脱敏状态，经 1～2 天后细胞又重新形成新的颗粒，使机体重新处于致敏状态。

　　肥大细胞、嗜碱性粒细胞释放的激肽原酶能使血浆中激肽原转化为缓激肽和其他激肽物质。组胺、缓激肽、白三烯和前列腺素 D2 等生物活介质作用于靶器官，引起非血管平滑肌收缩、小血管及毛细血管扩张、通透性增加，血浆外渗，局部组织充血等，其中组胺、白三烯还可使黏膜腺体分泌增加，从而出现速发相反应的临床症状。

四、临床常见的 I 型超敏反应性疾病

（一）过敏性休克

　　患者多在接触变应原后数分钟内出现症状，如头皮、颈部、下腹部发痒，喉发干，结膜充血、肿胀，剧烈的喷嚏、刺激性咳嗽、嗓音嘶哑以至失音。继之出现全身皮肤，尤其脸部、高度充血，多处出现 1～2 cm 大小的风团，有痒感，出现明显的吸气性呼吸困难、呕吐、腹痛、大量流涎等。重者，血压下降出现昏厥、意识丧失，可能在 16 min～2 h 内死亡。轻者，心、肾功能始终正常，10～12 h 后，症状消失。

　　引起过敏性休克的原因有：①药物过敏性休克，如青霉素、链霉素、先锋霉素、有机碘、维生素 B_1 和 B_{12}、氨基比林和普鲁卡因等，这些药物常作为半抗原发挥作用；②血清过敏性休克，如破伤风抗毒素血清和白喉抗毒素血清，这些血清来源于异种动物，如马、牛等。因再次注射血清引起的过敏性休克，也称为再次注射血清病。

（二）呼吸道过敏反应

　　当变应原颗粒较小（1～2 μm）时可被吸入气管造成支气管哮喘。临床上，将具有明确

变应原引起的哮喘称为外源性哮喘，而无明确变应原存在的哮喘称为内源性哮喘。当变应原颗粒较大（> 10 μm）时，因受到鼻黏膜的阻挡，停留于鼻腔，造成过敏性鼻炎。其中由季节性变应原（如花粉等）造成的过敏性鼻炎和眼结膜炎，称为花粉症（pollinosis）。常年过敏性鼻炎则多由动物毛屑、尘螨、真菌等变应原引起。

（三）消化道过敏反应

主要表现为过敏性胃肠炎。变应原为鱼、虾、蛋等高蛋白食物和某些药物，某些人摄入这些食物或服用某些药物后，出现腹痛、腹泻等症状。

（四）皮肤过敏反应

1. 荨麻疹 以皮肤发红或发白、发痒、水肿为主要表现。可由药物、食物、肠道寄生虫等引起。另外，冷、热、光照等物理刺激和运动也可致局部出现荨麻疹，但与IgE产生无关，可能与体内某些生理活动异常有关。

2. 特应性皮炎 又称湿疹，在皮肤局部反复出现红斑、丘疹、水疱并伴有奇痒，继之出现干燥、过度角化等皮损，在儿童好发于颈部、腕部、膝盖部。湿疹患者的皮肤损伤主要是由嗜酸性粒细胞释放的碱性蛋白引起，病损部位也有变应原特异性T细胞浸润，特异性T细胞可作为效应细胞，也可通过释放细胞因子招募其他细胞。

五、I型超敏反应的防治原则

（一）查明变应原、避免接触

可通过询问病史或进行皮肤试验查明变应原。对已确定的变应原，如青霉素等药物或食物，要避免使用。

（二）脱敏疗法

对于皮肤试验阳性，但又必须使用异种动物免疫血清者，可采用短期内小剂量多次注射的方法。其原理为短期小剂量变应原注射可引起肥大细胞和嗜碱性粒细胞脱颗粒，生物活性介质间断性少量释放，但不引起明显的症状；连续的多次注射可导致体内致敏肥大细胞和嗜碱性粒细胞内颗粒耗竭，此时大剂量使用异种动物免疫血清则不会引起超敏反应。但这种脱敏是暂时的，机体致敏状态可以重建，若再次使用异种动物免疫血清时，仍需做皮肤试验。

若对其他难以避免接触的特异性变应原如花粉、尘螨等过敏时，则采取小剂量，间隔时间逐渐延长（每周2次至每周1次），剂量逐渐加大，多次皮下注射方法脱敏。其作用机制是：①改变抗原进入途径，诱导机体产生大量特异性IgG类抗体，而使IgE抗体应答减少；②IgG类抗体可作为封闭抗体与变应原结合，使之不能和肥大细胞表面的IgE分子发生交联。

（三）阻止生物活性介质的释放

色甘酸钠、肾上腺糖皮质激素可稳定肥大细胞膜，防止肥大细胞脱颗粒及释放生物活性介质。儿茶酚胺类药物和氨茶碱均能通过不同的作用环节提高细胞内cAMP浓度，抑制生物活性介质的释放。

（四）拮抗生物活性介质

苯海拉明、氯苯那敏、异丙嗪等药物，能与组胺竞争靶细胞上的组胺受体而影响组胺的作用；阿司匹林为缓激肽拮抗药；多根皮苷酊具有拮抗白三烯的作用。

（五）改变效应器官的反应性

肾上腺素、麻黄碱不仅可解除支气管痉挛，而且可减少腺体分泌；葡萄糖酸钙、氯化钙、维生素C等除可解痉外，还能降低毛细胞血管通透性和减轻皮肤和黏膜的炎症反应。

第三节 Ⅱ型超敏反应

Ⅱ型超敏反应是发生于组织细胞膜上的抗原抗体反应，其结果是导致组织细胞的溶解和局部组织损伤，故又称细胞毒型或细胞溶解型超敏反应。

一、Ⅱ型超敏反应的发生机制

诱发Ⅱ型超敏反应的抗原有：①同种异型抗原，如ABO、Rh等血型抗原等；②感染或理化因素所致抗原性改变的自身抗原即修饰的自身抗原；③病原微生物与组织细胞之间具有的共同抗原即异嗜性抗原；④吸附在细胞表面的外源性抗原和半抗原，如药物、病原微生物等。

组织细胞表面的抗原（或半抗原）刺激机体产生相应的抗体（IgG、IgM），产生的抗体或针对体内组织细胞特定抗原成分的抗体与组织细胞上相应抗原（或半抗原）结合后，通过以下3种机制造成靶细胞裂解和组织损伤（图28-2）：①激活补体，导致细胞溶解；②调理吞噬作用，吞噬细胞将靶细胞吞噬杀灭；或通过活化的吞噬细胞释放溶酶体酶、反应氧中间代谢产物等介质引起组织损伤；③NK细胞等效应细胞发挥ADCC作用杀灭靶细胞。另有一种特殊类型的Ⅱ型超敏反应，又称刺激型超敏反应，当抗体与细胞膜改变的自身抗原结合后，只引起细胞功能的改变如细胞功能亢进或抑制，而不引起细胞裂解，如Graves病和重症肌无力等。

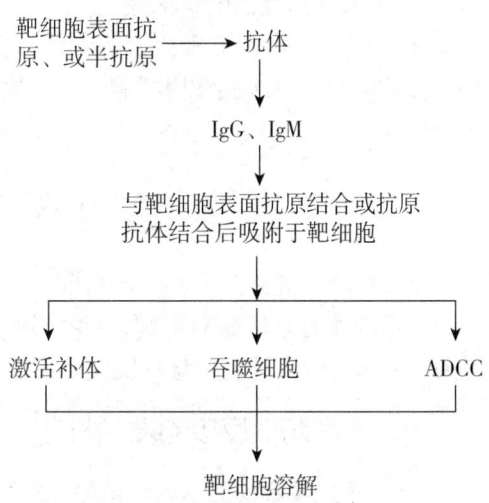

图28-2　Ⅱ型超敏反应的发生机制

二、临床常见的Ⅱ型超敏反应性疾病

（一）输血反应

在供者与受者ABO血型不符时，受血者血清中血型抗体与输入的红细胞上相应抗原结合，通过激活补体导致红细胞溶解，引起溶血性输血反应。

（二）新生儿溶血症

多发生于母婴Rh血型不符的新生儿，母体Rh^-，胎儿为Rh^+。当第一胎分娩时，胎儿Rh^+红细胞进入母体，刺激母体产生抗Rh抗体（IgG）。再次妊娠时，母体内IgG型抗Rh抗体通过胎盘进入胎儿体内，与胎儿Rh^+红细胞结合，通过激活补体等途径，导致红细胞破坏，引起新生儿溶血症，严重者可致死胎、流产等。若于母体首次分娩后72小时内注射抗Rh血清，可阻断胎儿Rh^+红细胞对母体的致敏作用。

（三）药物过敏性血细胞减少症

某些药物与体内血细胞结合，致使血细胞抗原性改变引起超敏反应而致病。根据血细胞破坏的种类分为药物过敏性溶血性贫血、药物过敏性粒细胞减少症和药物过敏性血小板减少性紫癜。其发生机制为：

1. **半抗原型** 青霉素、磺胺等半抗原药物与体内血细胞结合，刺激产生相应抗体。当再次使用同种药物时，吸附于血细胞上的药物与相应抗体结合，经激活补体和调理吞噬作用，使血细胞被破坏。

2. **免疫复合型** 非那西丁、磺胺类药、奎尼丁等药物作为半抗原与血清蛋白结合后诱导机体产生相应抗体；相同药物再次进入机体，抗体与药物结合形成复合物，后者吸附于血细胞上，经激活补体和调理吞噬作用导致血细胞破坏。

3. **自身免疫型** 病毒、支原体等感染或长期服用某些药物（如甲基多巴），可引起红细胞膜表面物质的抗原性发生改变，从而刺激机体产生自身抗体，导致自身免疫性溶血。

（四）毒性弥漫性甲状腺肿

又称 Graves 病，患者产生抗促甲状腺激素（TSH）受体的自身抗体，此种自身抗体与 TSH 受体结合，持续刺激甲状腺上皮细胞产生甲状腺素，导致甲状腺功能亢进。此即刺激型超敏反应。

第四节　Ⅲ型超敏反应

Ⅲ型超敏反应又称免疫复合物型，由中等大小可溶性免疫复合物（immune complex，IC）沉积于毛细血管基底膜后引起。此类疾病的特征是与 IC 沉积的部位有关，而与抗原的来源无关，疾病范围常呈现全身性反应，无组织器官特异性。

一、Ⅲ型超敏反应的发生机制

（一）免疫复合物的形成、清除和沉积

免疫复合物的形成是机体清除抗原的主要途径。游离的可溶性抗原与相应的抗体所形成的免疫复合物，与抗原和抗体的含量、比例、性质以及抗体的亲和力相关。当可溶性抗原或抗体过量，或抗体为低亲和力抗体时，形成小分子可溶性 IC，但不易沉积；当抗原与抗体比例适当、抗体为高亲和力抗体时则形成大分子不溶性 IC，易被吞噬细胞吞噬清除；当抗原略过剩于抗体，或抗体为中等亲和力抗体时，则形成中等大小可溶性 IC。正常情况下，小分子及中等大小分子的 IC 均可与红细胞表面的 C3b 受体结合形成大分子 IC，被运送至肝、脾被单核-巨噬细胞清除。当机体补体成分缺陷或红细胞 C3b 受体表达下降或 IC 持续存在时，单核-巨噬细胞吞噬清除功能相对缺陷，则中等大小可溶性 IC 在血循环中持续存在，容易沉积。

影响 IC 沉积的因素有：①血管壁通透性增高，是 IC 沉积的首要条件，持续 IC 存在，激活补体，产生过敏毒素，作用于肥大细胞和嗜碱性粒细胞，使之释放血管活性介质，导致毛细血管扩张、通透性增强，IC 沉积于血管基底膜；②局部解剖和血流动力学因素，循环 IC 易沉积于血压较高，毛细血管迂回曲折、血流缓慢且易产生涡流的组织器官，如肾小球、关节、皮肤、心瓣膜等。③IC 性质，沉淀性 IC 多存在于抗原进入局部（如 Arthus），循环 IC 多沉积于肾小球、关节滑囊、心肌等处血管壁；IC 含有阳离子的抗原可与带有负电荷的血管基底膜成分高亲和力结合，这种 IC 可产生典型的严重而持久的组织损伤。④抗原与靶器官的亲和力：某些自身抗原与特定组织和器官具有较高的亲和力，如系统性红斑狼疮（systemic lupus erythematosus，SLE）患者通常沉积于肾，类风湿性关节炎患者 IC 主要沉积于关节。

（二）免疫复合物引起的组织损伤机制

1. 补体的作用　沉积于局部组织的 IC 激活补体，产生 C3a、C4a、C5a，具有过敏毒素作用，可刺激肥大细胞、嗜碱性粒细胞脱颗粒，释放血管活性胺及趋化因子等，使血管扩张、通透性增加，引起局部充血、水肿，并进一步促进 IC 的沉积于血管基底膜。血管通透性增高是 IC 向组织沉积的最重要的触发因素。

2. 中性粒细胞的作用　C3a 和 C5a 同时吸引中性粒细胞聚集于 IC 沉积部位，中性粒细胞有利于局部 IC 的清除，但中性粒细胞通过 Fc 受体与 IC 结合可被活化，向胞外，释放溶酶体酶，包括中性水解酶、酸性水解酶、胶原酶、弹力纤维酶等，导致血管壁及周围组织损伤。

3. 血小板的作用　C3b 和 IC 作用于血小板，导致血小板聚集和活化，促进血栓形成，造成局部出血、坏死；同时活化的血小板释放血管活性胺类物质，增强血管通透性，加重水肿。血小板还会产生多种生长因子，可刺激细胞增殖。

二、临床常见的Ⅲ型超敏反应性疾病

（一）局部免疫复合物病

1. Arthus 反应　是一种实验性局部Ⅲ型超敏反应。1903 年 Arthus 将马血清经皮下反复免疫家兔数周后，当再次注射马血清时，在注射局部组织出现充血、水肿、血栓及缺血性坏死等剧烈炎症反应。此现象即称为 Arthus 反应。其原因为循环抗体与注入的抗原结合形成的 IC 沉积于注射局部的小动脉而引起局部皮肤坏死性血管炎。

2. 类 Arthus 反应　可见于胰岛素依赖型糖尿病患者，因局部反复注射胰岛素可刺激机体产生相应抗体，若此时再继续注射胰岛素，即可在注射局部出现红肿、出血和坏死等与 Arthus 反应类似的局部炎症反应。

（二）全身免疫复合物病

1. 血清病　初次大剂量注射异种动物抗毒素或抗病毒血清 7～14 天后，局部出现红肿、全身荨麻疹、发热、关节肿痛及淋巴结肿大等症状。一般病程较短，在停止注射上述血清后，自行康复。其发病机制为：一次输入大剂量异种动物血清，刺激机体产生相应抗体，与存在于体内的异种血清蛋白结合，形成中等大小的 IC，超出机体清除的能力，即引起Ⅲ型超敏反应。

2. 免疫复合物型肾小球肾炎　占急性肾小球肾炎的 80%，常发生于 A 群链球菌感染 2～3 周后。由链球菌细胞壁抗原与相应抗体结合形成的中等大小的 IC 沉积于肾小球基底膜后，引起免疫复合物病。急性肾小球肾炎中尚有部分病例的发病机制为Ⅱ型超敏反应。其他持续感染的病原与相应抗体结合形成的 IC，也可沉积于肾小球、关节等组织而引起疾病，如麻风、疟疾、登革热出血热、乙型肝炎、葡萄球菌感染性内膜炎等。

3. 系统性红斑狼疮　属自身免疫性疾病，机体产生大量自身抗体，自身 DNA 或核蛋白抗原与特异抗体形成的 IC，可沉积在皮肤、肾小球、关节、脑等全身各组织器官小血管壁，激活补体，造成广泛而严重的小血管炎症和组织细胞损伤。损伤的细胞释放的核抗原物质又刺激机体产生更多的自身抗体，结果形成更多的 IC，进一步加重病理损伤。故系统性红斑狼疮患者可表现多器官、多系统的病变，如皮肤红斑、肾小球肾炎、关节炎、肝炎、脑炎等等，若重要器官衰竭可致死亡。

第五节　Ⅳ型超敏反应

Ⅳ型超敏反应又称为迟发型超敏反应（delayed-type hypersensitivity，DTH），是致敏T细胞与相应抗原作用后，引起的以淋巴细胞、单核巨噬细胞浸润和组织细胞损伤为主要特征的炎症反应。

一、Ⅳ型超敏反应的发生机制

引起Ⅳ型超敏反应的抗原包括病毒、胞内寄生菌（如结核分枝杆菌、麻风分枝杆菌等）、真菌、寄生虫、细胞抗原（如肿瘤细胞、移植细胞）等，经抗原致敏后，机体产生特异性致敏T细胞。参与Ⅳ型超敏反应的效应T细胞主要为CTL和Th1细胞。再次经同种抗原刺激后，Th1细胞释放IL-2、IFN-γ和TNF-β等多种细胞因子，引起以淋巴细胞、单核巨噬细胞浸润和组织细胞损伤为主要特征的炎症。进入炎症局部的Mφ在IFN-γ的作用下活化，活化的Mφ在吞噬和清除抗原的同时，释放溶酶体酶、产生反应氧中间代谢产物、NO、前炎症因子等造成邻近组织的损伤和变性坏死。淋巴细胞到达炎症部位，在抗原和细胞因子的作用下，活化、增殖、分化为致敏T细胞并产生TNF，进一步加强局部反应。T细胞介导的组织损伤同时伴有机体对胞内寄生病原强烈的保护性免疫应答，尤其胞内菌感染。CTL发挥特异性杀伤作用，直接杀灭靶细胞，尤其对病毒感染的靶细胞，具体机制见图8-3。

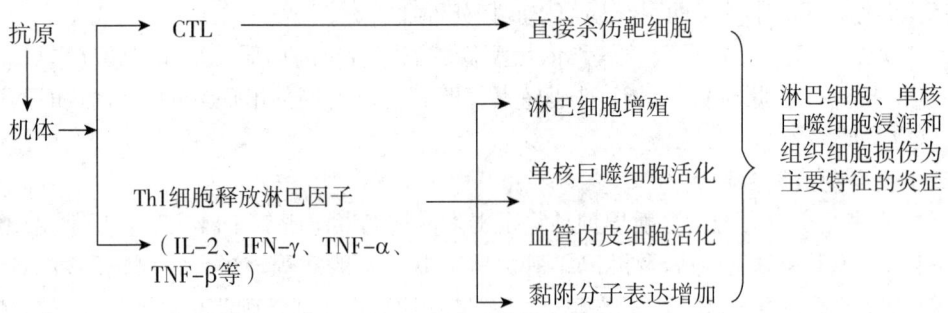

图28-3　Ⅳ型超敏反应的发生机制

二、临床常见的Ⅳ型超敏反应性疾病

（一）感染性超敏反应

当胞内寄生菌（结核分枝杆菌、麻风分枝杆菌等）、病毒和某些真菌感染时，可诱导机体产生针对相应微生物的迟发型超敏反应，因其在感染过程中发生，故称为感染性超敏反应。有感染性超敏反应的个体，往往表示该机体对相应的病原体具有特异性细胞免疫力。如结核菌素阳性者，说明机体对结核分枝杆菌感染具有免疫力。临床上再次感染结核分枝杆菌时，病灶较初次感染局限，这是细胞免疫的作用；而局部的坏死、液化及空洞形成，则是感染性超敏反应的结果。

（二）接触性皮炎

变应原为某些小分子化学物质，如药物、染料、油漆、农药、化妆品等。某些个体皮肤与这些化学物质接触24小时后，发生皮炎，48～72小时后达高峰，局部皮肤出现红肿、硬结、水疱等病变。重症者可出现剥脱性皮炎。其发生机制为：这些小分子物质与皮肤角质蛋白结合形成完全抗原，刺激T细胞致敏，再次接触后，在局部诱发Ⅳ型超敏反应。病变局限于接触部位，除去病因后，一周左右恢复。

小结	1. Ⅰ型超敏反应，又称速发型超敏反应；Ⅱ型超敏反应，即细胞毒型或细胞溶解型超敏反应；Ⅲ型超敏反应，又称免疫复合物型或血管炎型超敏反应；Ⅳ型超敏反应，又称迟发型超敏反应。 2. 四型超敏反应均是免疫防御功能过强造成，均属于病理性免疫应答。 3. Ⅰ、Ⅱ、Ⅲ型超敏反应的发生机制均与抗体有关，属于体液免疫，而Ⅳ型的发生机制与T细胞有关，故属于细胞免疫。

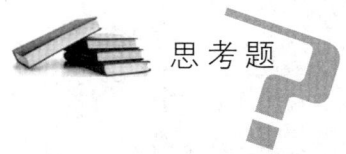思考题

1．在临床上，使用青霉素为何要现配先用？为何要做皮试？
2．孕妇产前为何要做血型鉴定？

（吴珍珍）

第二十九章

自身免疫和自身免疫性疾病

学习目标

1. 掌握自身免疫及自身免疫性疾病的概念。
2. 熟悉自身免疫的组织损伤机制。
3. 了解自身免疫性疾病的诱因及治疗。

第一节 基本概念

一、自身免疫的概念

正常情况下,机体将自身组织成分识别为"自我",一般不对其产生免疫应答,或仅产生微弱的免疫应答,此为免疫耐受(immunological tolerance)。自身免疫(autoimmunity)是指在某些情况下,自身耐受遭到破坏,机体免疫系统对自身成分发生免疫应答,产生自身抗体和(或)自身效应T细胞的现象。

二、自身免疫性疾病的概念

自身免疫性疾病(autoimmune diseases,AID)是指因机体免疫系统对自身成分发生免疫应答而导致的疾病状态。

知识链接

自身免疫病之干燥综合征

干燥综合征(Sjogren syndrome,SS)是一个主要累及外分泌腺体的慢性炎症性自身免疫病,又名自身免疫性外分泌腺体上皮细胞炎或自身免疫性外分泌病。临床除有唾液腺和泪腺受损功能下降而出现口干、眼干外,尚有其他外分泌腺及腺体外其他器官的受累而出现多系统损害的症状。其血清中则有多种自身抗体和高免疫球蛋白血症。本病分为原发性和继发性两类。原发性干燥综合征属全球性疾病,在我国人群的患病率为0.3%~0.7%,在老年人群中患病率为3%~4%。本病女性多见,男女比为1:9~20。发病年龄多在40~50岁,也见于儿童。本病目前尚无根治方法。主要是采取措施改善症状(如勤漱口减轻口干症状防龋齿等,用人工泪液减轻眼干症状防角膜损伤等),控制和延缓因免疫反应而引起的组织器官损害的进展以及继发性感染。

第二节 自身免疫的组织损伤机制

一、自身抗体引起的自身免疫性疾病

自身抗体是指针对自身器官、组织、细胞及细胞成分的抗体。人体的生长、发育和生存有完整的自身免疫耐受机制的维持，正常的免疫反应有保护性防御作用，即对自身组织、成分不发生反应。一旦自身耐受的完整性遭到破坏，则机体视自身组织、成分为"异物"，而发生自身免疫反应，产生自身抗体。正常人体血液中可以有低滴度的自身抗体，但不会发生疾病，但如果自身抗体的滴度超过某一水平，就可能对身体产生损伤，诱发疾病。

（一）自身抗体直接介导细胞破坏

自身抗体与细胞表面的自身抗原结合后，通过Ⅱ型超敏反应引起自身细胞的破坏。具体的损伤机制为：①通过经典途径激活补体系统，膜攻击复合物溶解自身细胞。②补体裂解片段招募中性粒细胞到达发生反应的局部释放溶酶体酶和介质引起自身细胞损伤。③补体裂解片段通过调理吞噬作用促进吞噬细胞损伤自身细胞。④NK细胞通过ADCC作用杀伤自身细胞。

（二）自身抗体介导细胞功能异常

自身抗体与某些细胞表面分子结合，可以通过干扰或增强细胞功能而引起自身免疫病。

（三）自身抗体与自身抗原结合形成免疫复合物介导组织损伤

自身抗体和相应的自身抗原结合形成的免疫复合物，沉积于局部或全身多处毛细血管基底膜后，激活补体，并在中性粒细胞、血小板、嗜碱性粒细胞等效应细胞的参与下，导致自身免疫病，其病理损伤机制为Ⅲ型超敏反应。如系统性红斑狼疮患者体内存在自身细胞核抗原物质的IgG类自身抗体，这些抗体和细胞核抗原物质形成大量的免疫复合物沉积在皮肤、肾小球、关节、脑等器官的小血管壁，激活补体造成细胞的损伤。系统性红斑狼疮患者可表现多器官、多系统的病变，导致广泛而严重的小血管的炎症性损伤，发生在重要器官（如脑、肾）的严重损伤会危及患者的生命。

二、自身反应性T细胞引起的自身免疫性疾病

自身反应性T细胞在一定条件下也可引发自身免疫病。参与此型组织损伤的效应细胞主要为$CD4^+Th1$细胞和$CD8^+CTL$细胞，其病理损伤机制为Ⅳ型超敏反应。活化的$CD4^+Th1$细胞释放多种细胞因子引起淋巴细胞、单核/吞噬细胞浸润为主的炎症反应；活化的$CD8^+CTL$细胞对局部自身细胞有直接杀伤作用。如胰岛素依赖型糖尿病是由自身反应性T淋巴细胞引起的自身免疫性疾病。患者体内存在的自身反应性T淋巴细胞持续杀伤B细胞，导致胰岛素分泌严重不足。

第三节 自身免疫性疾病的诱因

一、隐蔽抗原的释放

隐蔽抗原（secluded antigen）指体内某些与免疫系统在解剖位置上处于隔绝部位的抗原

成分。由于这些抗原在胚胎期未曾与免疫系统发生过接触，故体内能与这些抗原起反应的免疫活性细胞未消失。隐蔽抗原通常不引发自身免疫反应，这类抗原有晶体、睾丸、精（卵）子和中枢神经系统的抗原等。但在手术、外伤或感染等情况下，隐蔽抗原释入血流或淋巴道与免疫系统接触，从而发生自身免疫性疾病。精子、眼晶状体、神经髓鞘磷脂碱性蛋白、某些器官、细胞（如甲状腺、胃壁细胞等）特异的微粒体抗原属此类型。实验证明，将眼晶状体或精子抗原注入动物自身体内，可诱发自身抗体。人体输精管结扎可形成抗自身精子的抗体以及眼球损伤后则可发生交感性眼炎。

二、自身抗原的改变

细胞表面的自身抗原由于受病毒感染或药物的化学作用等，改变了原有的结构，产生了新的抗原决定簇，机体免疫系统将其视为"异己"物质，破坏了原有的自身免疫耐受，将其清除，从而形成自身免疫性疾病。如抗原性发生变化的自身 IgG，可刺激机体产生针对此 IgG 的 IgM 类自身抗体，称为类风湿因子（rheumatoid factor，RF）。类风湿因子和变性的自身 IgG 结合形成的免疫复合物可引起类风湿性关节炎等多种自身免疫病。

三、分子模拟

不同来源的基因或其蛋白产物的相似结构称为分子模拟（molecular mimicry）。由于某些微生物和寄生虫的抗原成分与自身抗原的表位一致或相似，由这些外源性抗原刺激产生的免疫效应也作用于自身抗原。当外源性抗原被排除后，自身抗原仍然受到免疫反应的打击，自身免疫反应导致组织损伤，继而释放出更多的自身抗原，后者持续刺激自身免疫反应，进一步加重组织损伤。如 A 型溶血性链球菌细胞壁 M 蛋白与人肾小球基底膜、心肌间质和心瓣膜有相似表位，该链球菌感染人体后产生的特异性抗体，可与肾和心脏部位的相似表位发生交叉反应，引起急性肾小球肾炎和风湿性心脏病。

四、淋巴细胞的多克隆激活

某些微生物或其产物（如内毒素或脂多糖）可以直接多克隆激活 B 细胞，如 EB 病毒感染诱导的单核细胞增多症患者体内会出现多种自身抗体。被多克隆激活的 B 细胞可能是未被克隆消除的自身反应性 B 细胞，在上述成分刺激下产生自身抗体。可见感染或其他因素可导致免疫调节功能紊乱，结果使自身反应性 B 细胞克隆被激活。

五、表位扩展

一个抗原可能有多种表位，包括优势表位（dominant epitope）和隐蔽表位（cryptic epitope）。优势表位也称原位表位（primary epitope），是在一个抗原分子的众多表位中首先激发免疫应答的表位。隐蔽表位也称继发表位（secondary epitope），其隐藏于抗原内部或密度较低，是在一个抗原分子的众多表位中后续刺激免疫应答的表位。表位扩展（epitope spreading）指免疫系统先针对抗原的优势表位发生免疫应答，如果未能及时清除抗原，可相继对隐蔽表位发生免疫应答。表位扩展是自身免疫病发生发展的机制之一。在淋巴细胞发育过程中，针对自身抗原隐蔽表位的免疫细胞克隆可能未经历在骨髓或胸腺中的阴性选择，成为逃逸到外周的自身反应性淋巴细胞克隆。在自身免疫病的进程中，随着免疫系统对自身组织的不断损伤，表位扩展使隐蔽的自身抗原不断受到新的免疫攻击，导致疾病迁延不愈不断加重。在系统性红斑狼疮中可观察到表位扩展现象：患者体内可先发生对组蛋白 H1 的免疫应答。在类风湿关节炎、多发性硬化症和胰岛素依赖性糖尿病患者也能观察到表位扩展现象。

六、免疫调节异常

正常机体具有一个精密、严格控制的免疫调节系统，所以体内虽然存在针对自身抗原的 T、B 细胞，却不出现自身免疫性疾病。即使在因各种因素而启动自身免疫应答的情况下，由于机体调控系统的作用，也不致引起组织损伤和发生自身免疫性疾病。若该调控系统发生紊乱，使自身免疫的发生、持续与强度失控，也可能发生自身免疫性疾病。

七、遗传因素

自身免疫性疾病的易感性与遗传因素密切相关。同卵双生子中的一人若发生了胰岛素依赖性糖尿病、类风湿关节炎、多发性硬化症或系统性红斑狼疮，另一人发生同样疾病的机会约为 20%，而异卵双生子间发生同样疾病的机会仅为 5%。自身免疫性疾病发病率随年龄增长而升高，并且好发于女性。

第四节　自身免疫性疾病的治疗

一、自身免疫性疾病的治疗原则

（一）去除引起免疫耐受异常的因素

1. 预防和控制微生物感染　多种微生物可诱发自身免疫病。采用疫苗和抗生素控制微生物的感染，尤其是微生物持续性感染，可降低某些自身免疫病的发生率。
2. 谨慎使用药物　对能引发自身免疫病的药物，要谨慎使用。

（二）抑制对自身抗原的免疫应答

1. 应用免疫抑制剂　免疫抑制剂是治疗自身免疫性疾病的有效药物。一些真菌代谢物如环孢菌素 A（CsA）和 FK506 对多种自身免疫性疾病的治疗有明显的临床疗效。这两种药物的作用机制是抑制激活 IL-2 基因的信号转导通路，进而抑制 T 细胞的分化和增殖。皮质激素抑制炎症反应可减轻自身免疫性疾病的症状。
2. 应用抗细胞因子及其受体的抗体或阻断剂　如应用 TNF-α 单抗治疗类风湿关节炎；可溶性 TNF 受体 /Fc 融合蛋白和 IL-1 受体拮抗蛋白（IL-1Ra）治疗类风湿关节炎。
3. 应用抗免疫细胞表面分子抗体　用抗体阻断相应免疫细胞的活化，或清除自身反应性 T、B 细胞克隆，可抑制自身免疫应答。如抗 MHC Ⅱ 类分子的单抗抑制 APC 的功能；抗 CD3 和抗 CD4 的单抗抑制自身反应性 T 细胞活化；抗自身反应性 T 细胞的 TCR 和自身反应性 B 细胞的 BCR 独特型抗体清除这些细胞。
4. 应用单价抗原或表位肽　自身抗原的单价抗原或表位肽可特异性结合自身抗体，封闭抗体的抗原结合部位，达到阻断自身抗体与自身细胞结合的目的。

（三）重建对自身抗原的特异性免疫耐受

1. 通过口服自身抗原诱导免疫耐受　口服自身抗原是通过肠相关淋巴组织诱导免疫耐受，抑制 AID 的发生。如临床尝试以口服重组胰岛素的方法，预防和治疗糖尿病。
2. 通过模拟胸腺阴性选择诱导免疫耐受　胸腺基质细胞表达的自身组织特异性抗原是

胸腺阴性选择中诱导自身反应性 T 细胞凋亡的关键分子。人们已经开始尝试通过 DC 表达自身组织特异性抗原,模拟阴性选择清除自身反应性 T 细胞。如通过 DC 表达蛋白脂质蛋白或碱性少突神经胶质细胞糖蛋白诱导对多发性硬化症的动物模型的免疫耐受。

二、自身免疫性疾病的治疗策略

(一)抗炎药物

大剂量皮质激素的应用可有效地抑制一些重症自身免疫病所致的炎症反应。其他抗炎药物如水杨酸制剂、各种合成的前列腺素抑制剂等也广泛采用。淋巴因子和补体的拮抗剂亦有利于抑制炎症反应。

(二)免疫抑制剂

环孢素 A (cycrosporin A) 是目前广为推荐的一种免疫抑制剂,它是一种不溶性的真菌代谢产物,能有效地抑制 T 细胞介导的细胞免疫反应。对 T 细胞的作用主要是抑制某些基因特别是 IL-2 基因的转录,从而阻断 IL-2 的合成和分泌,使 T 细胞的扩增和分化受阻。它还能抑制 c-myc 和 IFN-γ 基因的转录,后者对于 T 细胞的活化和扩增也有影响。环孢素 A 是一种兼有抗有丝分裂和抗炎效应的免疫抑制剂。已证实它对眼色素层炎、早期 I 型糖尿病、肾病综合征、牛皮癣等有较好的疗效,对特发性血小板减少性紫癜、系统性红斑狼疮、多发性肌炎、Crohn 病、原发性胆汁性肝硬化、重症肌无力症、类风湿性能关节炎均有一定的治疗效果。FK-506 是继环孢素 A 后发现的另一种真菌代谢物,其结构与环孢素 A 不同,但它的作用与环孢素 A 极为相似。FK-506 应用剂量较低,故其副作用较小。其他的抗有丝分裂的非特异性免疫抑制剂如硫唑嘌呤、环磷酰胺、环磷酰胺、甲氨蝶呤常与皮质激素联合应用作为常规免疫抑制剂治疗一些自身免疫病。

(三)免疫调节

免疫调节是根据调节免疫应答规律阻断自身免疫过程而提出的一种治疗设想。包括下列的一些措施。

1. 清除或使某些免疫活性细胞失活　实验研究发现,体内应用抗 MHC II 类分子与抗 CD4 单克隆抗体,可减轻系统性红斑狼疮和类风湿性关节炎的发展。

2. 独特型的抑制

(1) 抗体的调控：抗独特型抗体在调节外来抗原诱发的抗体生成起重要作用,它可能对自身抗体的生成起抑制作用。

(2) T 细胞疫苗：给动物注射髓鞘碱性蛋白特异的碱活 T 细胞克隆(亚致病剂量),能有效地预防实验性变态反应性脑脊髓炎的发生。这可能是通过诱导生成针对效应 T 细胞受体独特型的抑制性 T 细胞所致。

(3) 抗原封阻或清除：相应的自身反应性淋巴细胞已有实验证明,让与自身抗原类似的多肽片段,同自身抗原竞争性地结合到抗原提呈细胞的 MHC 分子上,阻断自身抗原诱发的 T 细胞应答,达到治疗自身免疫性变态反应性脑脊髓炎的效果。也有使用导向技术,将各处毒素或放射性物质偶联到自身抗原上,以此偶联物选择性地杀灭特异的自身反应性淋巴细胞。此外,有人致力于研究出针对自身抗原特异的抑制因子提供临床使用。

(四)血浆置换

此疗法的目的在于降低自身免疫患者血浆中的免疫复合物的含量,减少免疫复合物在组织中的沉积。对于治疗有生命威胁的免疫复合物所致的血管炎、系统红斑狼疮、肺肾出血性综合征等有一定的治疗效果。若与抗有丝分裂的药物联合应用，疗效更佳。

（五）对症治疗

通常在治疗某些器官特异性的自身免疫病时，只需调整器官损伤所造成的代谢障碍，即可达到控制病情的效果。如自身免疫性甲状腺炎的黏液性水肿患者可采用甲状腺替代疗法，青年型糖尿病患者用胰岛素控制血糖，恶性贫血患者用维生素B_{12}，甲状腺功能亢进者用抗甲状腺药物等。

小结	1. 自身免疫是指在某些情况下，自身耐受遭到破坏，机体免疫系统对自身成分发生免疫应答，产生自身抗体和（或）自身效应T细胞的现象。而自身免疫性疾病是指因机体免疫系统对自身成分发生免疫应答而导致的疾病状态，是免疫自稳紊乱所致。 2. 自身免疫的组织损伤机制有自身抗体和自身反应性T细胞引起的两种。 3. 目前临床上多使用抗炎、免疫抑制剂、免疫调节等方式治疗自身免疫性疾病。

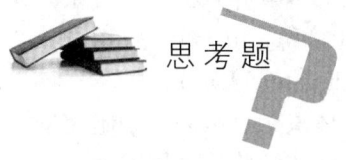 思考题

1. 临床上常见的自身免疫性疾病有哪些？
2. 自身免疫性疾病一般如何治疗？

（吴珍珍）

第三十章 免疫缺陷病

学习目标

1. 掌握免疫缺陷病的概念。
2. 熟悉 AIDS 的发病机制。
3. 了解免疫缺陷病的类型。

免疫缺陷（immunodeficiency）是指由于遗传、发育或感染等因素导致机体免疫系统成分出现异常，而引起的免疫细胞发育、分化、增殖、代谢或功能障碍。由于免疫缺陷导致的免疫功能障碍引起的疾病，称为免疫缺陷病（immunodeficiency disease，IDD）。

根据主要缺陷的免疫系统成分不同，可以将免疫缺陷分为体液免疫缺陷、细胞免疫缺陷、联合免疫缺陷、吞噬细胞缺陷、补体缺陷和趋化因子及其受体缺陷等不同类型。按病因不同，还可以将免疫缺陷病分为原发性免疫缺陷病（primary immunodeficiency disease，PIDD）和获得性免疫缺陷病（acquired immunodeficiency disease，AIDD）两大类。

免疫缺陷病的主要临床表现和特点包括：①对各种病原体普遍易感性增加或者对某些条件致病病原体的敏感程度上升，容易发生反复而难以控制的感染，甚至可以导致患者的死亡。体液免疫缺陷、吞噬细胞和补体缺陷患者，容易发生葡萄球菌、链球菌和肺炎双球菌等化脓性细菌引起的气管炎、肺炎、中耳炎等疾病。细胞免疫缺陷患者则主要发生由病毒、真菌、胞内寄生菌和原虫等引起的疾病。② T 细胞免疫缺陷者，恶性肿瘤的发病率显著升高，可比同龄正常人群高数百倍，还较容易发生卡波西肉瘤等罕见肿瘤。③原发性免疫缺陷病患者容易发生系统性红斑狼疮、类风湿关节炎和恶性贫血等自身免疫性疾病，其发病率可达正常人群自身免疫病发病率（0.001%～0.01%）的 1400～14 000 倍。④多数原发性免疫缺陷病有遗传倾向，其中，约 1/3 为常染色体遗传，1/5 为性染色体隐性遗传；15 岁以下原发性免疫缺陷病患者多为男性；胚胎发育过程中的感染、辐射、某些药物的作用以及其他未知的因素，也可能会引发 PIDD。

第一节 原发性免疫缺陷病

原发性免疫缺陷病是由于免疫系统的相关基因异常或在胚胎期免疫系统发育障碍而导致的免疫缺陷性疾病。根据所缺陷的免疫成分，可以分为适应性免疫缺陷（又可分为 B 细胞缺

陷、T细胞缺陷和联合免疫缺陷3种类型）和固有免疫成分缺陷（包括补体缺陷和吞噬细胞缺陷等）。发病机制（图30-1）。

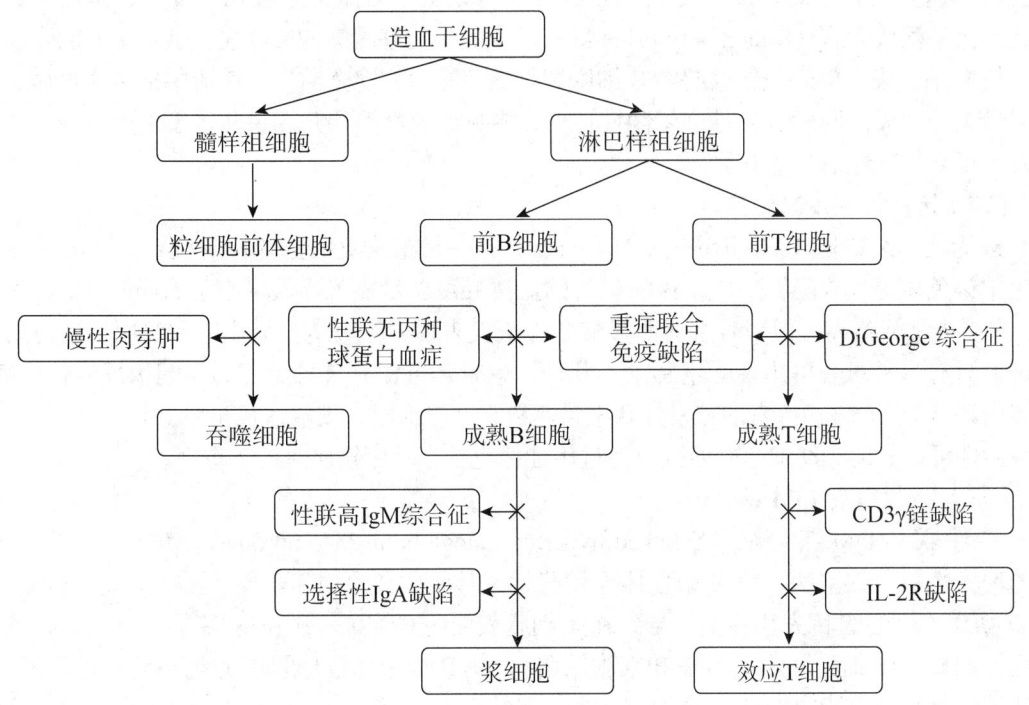

图30-1 原发性免疫缺陷病发病机制示意图

一、原发性B细胞缺陷

原发性B细胞缺陷，是指患者B细胞先天性发育缺陷，导致外周血B细胞减少或缺失，引起的全部或者某些特定类型抗体产生显著下降或缺失的一类疾病。该病患者T细胞数量及功能基本正常，临床可表现为反复化脓性细菌感染和脊髓灰质炎等病毒性疾病的发生增加（表30-1）。

表30-1 原发性B细胞免疫缺陷常见疾病及病因

疾病	B细胞	免疫球蛋白	病因	遗传
XLA	↓	↓	Btk基因突变	XL
性联高IgM综合征	IgM+/D+ ↑ 其他↓	IgM/D ↑ 其他↓	CD40L缺陷	XL
选择性IgA缺陷	IgA+ ↓	IgA ↓	类别转换障碍	AD/AR
选择性IgG缺陷	IgG+ ↓	IgG ↓	类别转换障碍	不明
AR无丙种球蛋白血症	↓	↓	B细胞分化障碍	AR
CVD	↓	-/↓	不明	不明

注：XL：x-性连锁；AD：常染色体显性遗传；AR：常染色体隐性遗传

（一）X 性连锁无丙种球蛋白血症

X 性连锁无丙种球蛋白血症（X-linked agammaglobulinaemia，XLA）是最常见的一种原发性 B 细胞免疫缺陷病。1952 年，由 Bruton 首次报道，因此又称为 Bruton 病，是由于编码 Bruton 氏酪氨酸激酶（Bruton's tyrosine kinase，Btk）的基因突变或缺失，造成 Btk 的合成障碍，使 B 细胞发育障碍，导致成熟 B 细胞数量显著减少或完全消失，血清中抗体含量显著下降或者完全消失。该病为 X 性连锁隐性遗传，多见于男性婴幼儿。患儿多于出生后 6～9 个月发生反复化脓性细菌感染。

（二）选择性 IgA 缺陷症

选择性 IgA 缺陷（selective IgA deficiency）是一种最常见的选择性免疫球蛋白缺陷，一般为常染色体显性或隐性遗传。该病患者的血清 IgA 含量显著降低（小于 50mg/L），IgM 和 IgG 水平正常或略高，但平时多无明显症状，或仅表现为呼吸道、消化道和泌尿生殖道反复感染，只有少数患者可出现严重感染。此外，患者常可伴有自身免疫病和超敏反应性疾病。因体内缺乏 IgA，该病患者的首发症状常常是表现在输血时，仅输入极少量（1～2ml）异体血液后即可诱发的非红细胞血型抗原性过敏性休克，在临床输血时应予重视。

（三）X- 性联高 IgM 综合征

X- 性联高 IgM 综合征（X-linked hyperimmunoglobulin M syndrome，XHM）是一种罕见的原发性免疫缺陷病，为 X 染色体连锁隐性遗传。主要是由于位于 X 染色体编码 CD152（CD40L）分子的基因发生突变，导致在 T 细胞表面的 CD40L 缺陷或功能异常（因此，该病更应该归属于 T 细胞缺陷而不是 B 细胞缺陷），使 B 细胞免疫球蛋白的类别转换过程障碍，导致该病患者的血清中 IgM 含量显著升高，但缺乏 IgG、IgA、IgE，血清中可含有大量抗中性粒细胞、血小板和红细胞的自身抗体。患者容易发生反复感染，尤其是可出现比低丙种球蛋白血症患者症状更为严重的呼吸道感染。

二、原发性 T 细胞缺陷

原发性 T 细胞缺陷病，是指由于遗传因素或先天发育异常导致的 T 细胞发育、分化和功能障碍引发的免疫缺陷病。该病不仅可导致机体缺乏效应 T 细胞，而且可以间接导致单核/巨噬细胞和 B 细胞的功能障碍，所以患者常可同时伴有体液免疫缺陷。

（一）DiGeorge 综合征

DiGeorge 综合征（DiGeorge syndrome），又称为先天性胸腺发育不全，是由于 22 号染色体 q11.2 缺失，使胚胎早期第Ⅲ和第Ⅳ对咽囊发育不全所引发的一种免疫缺陷病。患者的胸腺、甲状旁腺、主动脉弓、唇和耳等器官均可发育不良，伴有鱼状唇、眼间距宽和耳朵位置偏低等特征性面容。患者体内 T 细胞数量显著降低，T 细胞介导的免疫应答功能障碍，B 细胞的数量虽然正常，但其对 TD 抗原的刺激不能产生相应的特异性抗体。该病患者容易发生反复感染病毒、真菌、原虫及胞内寄生菌等各

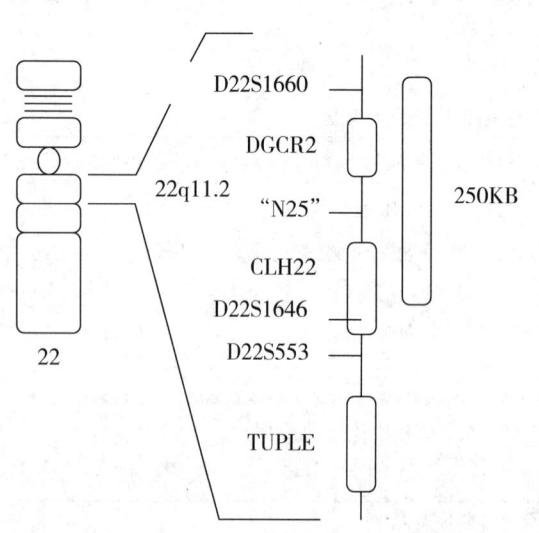

图 30-2　22 号染色体 q11.2 缺失

种病原体,在接种卡介苗、牛痘和麻疹等减毒活疫苗后可发生疫苗株引起的严重感染,甚至导致患者死亡。

(二) T 细胞活化及功能缺陷

T 细胞表达的免疫分子异常或缺失,可导致 T 细胞的活化和功能障碍,主要包括:编码 CD3ε 或 γ 链的基因变异导致的 TCR-CD3 复合物表达或功能受损、ZAP-70 基因变异导致的 TCR 信号转导障碍等。这些缺陷均可使 T 细胞活化、增殖并分化为效应细胞的过程发生障碍,引发免疫缺陷病。

三、联合免疫缺陷

联合免疫缺陷病(combined immunodeficiency disease,CID)是一类由于 T、B 细胞均出现发育缺陷或 T、B 细胞间相互作用障碍引发的一类免疫缺陷病,多见于新生儿和婴幼儿(表 30-2)。

表 30-2 联合免疫缺陷

疾病	血清 Ig	B 细胞	T 细胞	发病机制	遗传
X 性连锁遗传的 SCID	降低	正常或增加	明显减少	IL-2γ 链突变	XL
常染色体隐性遗传的 SCID	降低或正常	明显减少	明显减少	T、B 细胞成熟障碍	AR
ADA 缺陷	降低	进行性减少	进行性减少	ADA 缺陷,dATP 积聚	AR
PNP 缺陷	正常或降低	正常	进行性减少	PNP 缺陷,dGTP 积聚	AR
CD3γ/ε 缺陷	正常	正常	正常	CD3γ/CD3ε 转录异常	AR

注:XL:x-性连锁;AR:常染色体隐性遗传

(一) 重症联合免疫缺陷病

重症联合免疫缺陷病(severe combined immunodeficiency disease,SCID)是由于 T、B 细胞在发育过程中,出现异常而引起的疾病,包括 X 染色体隐性遗传和常染色体隐性遗传两种类型。

1. X-性联重症联合免疫缺陷病(X-linked SCID,XSCID) 是 SCID 中最为常见的类型,约占 SCID 的 50%。该病是由编码 IL-2、IL-4、IL-7 等多种细胞因子受体共用的信号转导分子——IL-2Rγ 链的基因突变造成 T 细胞、NK 细胞和 B 细胞的分化、发育和成熟过程障碍,导致患者体内的 T 细胞和 NK 细胞数量显著降低或缺失,B 细胞虽然数量正常但功能障碍。

2. 常染色体隐性遗传重症联合免疫缺陷病 主要包括腺苷脱氨酶(adenosine deaminase,ADA)和嘌呤核苷磷酸化酶(purine nucleotide phosphorylase,PNP)缺陷症、MHC Ⅰ类分子或 MHC Ⅱ类分子缺陷导致的 SCID。其中,ADA 或 PNP 缺陷症可导致对淋巴细胞具有毒性作用的核苷酸代谢产物 dATP 或 dGTP 的积聚,抑制 DNA 合成所必需的核糖核苷还原酶,影响淋巴细胞的增殖和发育,外周血淋巴细胞数显著减少和出现低免疫球蛋白血症,反复出现病毒、细菌和真菌的感染。目前通过回输经体外转染 ADA 基因的淋巴细胞治疗 ADA 缺陷症,已经取得初步的成功,成为了第一种可应用体细胞基因治疗技术治疗的人类疾病。MHC Ⅰ类分子缺陷导致的 SCID 为常染色体隐性遗传,主要是由于 TAP 基因突变,内源性抗原肽不能经 TAP 转运至内质网中,并与 MHC Ⅰ类分子结合,使 $CD8^+T$ 细胞介导的免疫应答缺失，患者常出现慢性呼吸道病毒感染。MHC Ⅱ类分子缺陷，又称为裸淋巴细胞综合征（bare lymphocyte syndrome，BLS），为常染色体隐性遗传。患者 B 细胞、巨噬细胞和树突状细胞均低表达或不表达 MHC Ⅱ类分子，使外源性抗原信号的提呈过程发生障碍，可出现迟发型超敏反应、对 TD 抗原的抗体应答障碍和对病毒的易感性升高（图 30-3）。

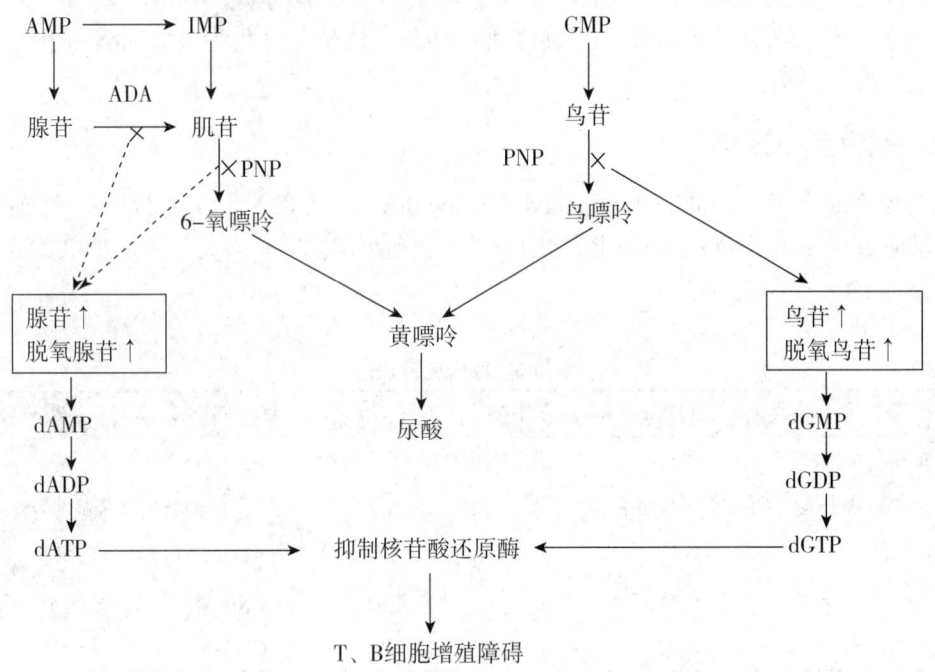

图 30-3　ADA 缺陷症与 PNP 缺陷症的发生机制

（二）其他联合免疫缺陷病

1. Wiskott-Aldrich 综合征（Wiskott-Aldrich syndrome，WAS） 也称为伴湿疹血小板减少的免疫缺陷病，为 X 性联免疫缺陷病。该病是由于 X 染色体短臂上编码 WAS 蛋白的基因缺陷，细胞骨架不能发生移动，使免疫细胞之间的相互作用受阻，可出现 T 细胞数量减少及功能障碍，对多糖抗原的抗体应答能力降低，引发反复细菌感染、血小板减少症（血小板寿命缩短导致数量降低）和皮肤湿疹为主要特征的综合征，可伴发自身免疫性疾病和恶性肿瘤。

2. 毛细血管扩张性共济失调综合征（ataxia telangiectasia syndrome，ATS） 为常染色体隐性遗传性疾病，可能为 TCR 和 Ig 重链基因断裂、DNA 修复障碍及编码磷脂酰肌醇 3-激酶（PI-3 kinase）的基因缺陷所致。患者血清中 IgA、IgG2 和 IgG4 减少或缺乏，T 细胞的数量和功能下降，可出现进行性小脑共济失调、眼结膜及面部毛细血管扩张和呼吸道反复感染。

四、补体系统缺陷

补体缺陷病多为常染色体隐性遗传（少数为显性遗传），属最罕见的原发性免疫缺陷病。补体系统中，补体的固有成分、调节蛋白或补体受体中任一成分缺陷均可导致此类疾病的发生。补体固有成分缺陷患者主要表现为单纯性抗感染能力低下，易发生化脓性细菌感染。补体调节蛋白或补体受体缺陷者，除抗感染能力有不同程度降低外，还可表现出某些特有的症状和体征，如C1INH缺陷所致的遗传性血管神经性水肿，以及衰变加速因子（decay accelerating factor, DAF，即CD55）、膜反应性溶解抑制物（membrane inhibitor of reactive lysis, MIRL，即CD59）缺陷引起的阵发性夜间血红蛋白尿（paroxysmal nocturnal hemoglobinuria, PNH）。

遗传性血管神经性水肿为常见的补体缺陷病，患者表现为反复发作的皮肤黏膜水肿，多为外伤、情绪激动和忧虑等因素诱发，无痒感，抗组胺治疗无效，若水肿发生于喉头可导致患者窒息死亡。

阵发性夜间血红蛋白尿（PNH）是由于编码糖基磷脂酰肌醇（glycosyl phosphatidylinositol, GPI）的基因发生翻译后修饰障碍，使DAF和MIRL分子无法通过GPI锚定在细胞膜上，使红细胞发生补体介导的溶血。患者表现为慢性溶血性贫血、全血细胞减少和静脉血栓形成，可在其晨尿中检出血红蛋白。

五、吞噬细胞缺陷

吞噬细胞缺陷可导致吞噬细胞数量减少和功能异常，引起化脓性细菌或真菌的反复感染，轻者可仅累及皮肤，重者可感染重要器官而危及生命。

遗传因素导致的髓样干细胞分化发育障碍是引起中性粒细胞数量减少的主要原因。根据数量减少的程度，可分为粒细胞减少症和粒细胞缺乏症两种，前者外周血中性粒细胞数量一般低于1500/mm^3，后者外周血中几乎没有中性粒细胞。

吞噬细胞功能缺陷病，主要包括白细胞懒惰综合征、整合素β_2亚单位（CD18）基因突变引起的白细胞黏附缺陷、慢性肉芽肿病和Chediak-Higashi综合征等疾病。除约2/3的慢性肉芽肿病为性连锁遗传外，其他吞噬细胞功能缺陷病均为常染色体隐性遗传。慢性肉芽肿病是一种常见的吞噬细胞功能缺陷性疾病，为编码还原型辅酶Ⅱ（NADPH）氧化酶系统的基因缺陷所致，该病患者的吞噬细胞中，缺乏NADPH氧化酶，杀菌过程受阻，被吞噬的细菌能继续存活并繁殖，还可随吞噬细胞的游走而播散至全身其他组织和器官。患者可表现为反复化脓性感染，并在淋巴结、肺、脾、肝、骨髓等多个器官中形成化脓性肉芽肿病灶。

六、原发性免疫缺陷病的治疗原则

原发性免疫缺陷病基本治疗原则包括：尽可能减少感染并及时控制感染；通过过继免疫细胞、移植免疫器官、基因治疗和输注免疫生物制品以替代受损或缺失的免疫系统组分，达到重建免疫的目的。补充各种免疫分子（免疫球蛋白、细胞因子）制备的免疫生物制品可以补充缺陷的免疫成分，增强机体免疫功能。例如：输入混合γ球蛋白可用于治疗抗体缺乏的免疫缺陷病，以维持免疫球蛋白缺乏症患者血清免疫球蛋白水平，有助于防治细菌感染；应用基因工程抗体药物可以预防特异性病原体感染；应用重组IFN-γ可治疗CGD；重组ADA可以用于治疗ADA缺乏所致的SCID。

第二节　获得性免疫缺陷病

获得性免疫缺陷病（AIDD）是后天因素（如感染、某些疾病或药物作用）造成的免疫缺陷性疾病。

一、诱发获得性免疫缺陷病的因素

（一）非感染性因素

主要包括恶性肿瘤、营养不良和医源性因素（如免疫抑制剂和放射性损伤等）引发的免疫缺陷。

（二）感染性因素

某些病毒、细菌和寄生虫感染，可不同程度地影响机体免疫系统的成分与功能，导致获得性免疫缺陷病。可引起人类发生免疫缺陷的常见病原微生物主要包括：人类免疫缺陷病毒（human immunodeficiency virus，HIV）、麻疹病毒、风疹病毒、巨细胞病毒、EB 病毒、结核分枝杆菌和麻风杆菌等，其中对人类威胁最大的是感染 HIV 后引发的获得性免疫缺陷综合征（acquired immune deficiency syndrome，AIDS），即艾滋病。

二、获得性免疫缺陷综合征

AIDS 是由于 HIV 侵入人体，感染 $CD4^+T$ 细胞以及表达 CD4 分子的单核/巨噬细胞、树突状细胞和神经胶质细胞等靶细胞，导致 $CD4^+T$ 细胞大量破坏，引发细胞免疫严重缺陷，发生以机会性感染、恶性肿瘤和神经系统病变为主要特征的临床综合征。HIV 属逆转录病毒，可分为 HIV-1 和 HIV-2 两型。目前世界上流行的 AIDS 主要由 HIV-1 所致，约占 95%；HIV-2 仅在非洲的部分国家流行。

（一）传播途径

自 1981 年发现首例艾滋病病例以来，AIDS 在全世界广泛蔓延，感染数千万人，成为导致人类死亡的第四大疾病。AIDS 的传染源是 HIV 携带者和 AIDS 患者，HIV 可存在于 HIV 感染者的血液、精液、阴道分泌物、乳汁、唾液和脑脊液等体液中。该病的主要传播途径为：①性接触传播，包括同性或异性性行为；②血液传播，输入 HIV 污染的血液或血制品，使用被 HIV 污染的注射器、针头或牙科器材等；③母婴垂直传播，HIV 可经胎盘感染胎儿，或在产程中通过母血或阴道分泌物感染新生儿，产后可通过乳汁传播。

（二）HIV 损伤免疫细胞

HIV 在靶细胞内复制，可通过直接或间接途径损伤多种细胞。

1. $CD4^+T$ 细胞　是 HIV 在体内感染的主要靶细胞。HIV 感染者体内 $CD4^+T$ 细胞不仅数量减少，而且出现 IL-2 分泌能力下降，IL-2 受体表达降低，对各种抗原刺激的应答能力减弱等功能性改变。

2. B 细胞　HIV 具有 gp120 和 gp41 等包膜糖蛋白，gp41 的羧基末端序列能诱导多克隆的 B 细胞活化，导致高丙种球蛋白血症并产生多种自身抗体。B 细胞功能紊乱及 Th 细胞对 B 细胞的辅助能力下降，导致患者对抗原的抗体应答能力降低。

3. 巨噬细胞　HIV 感染单核/巨噬细胞，可使其趋化、黏附和杀菌功能受损，同时减少细胞表面 MHC Ⅱ 类分子的表达，降低抗原提呈能力。巨噬细胞能被 HIV 感染但不易将 HIV 杀死，可使其成为 HIV 的庇护所。HIV 可以随巨噬细胞游走到全身多处组织器官，造成多脏器细胞损害。

4. 树突状细胞　HIV 感染后，全身组织和外周血中的树突状细胞数量大幅降低，功能减弱。滤泡树突状细胞（FDC）是 HIV 感染的重要靶细胞和 HIV 的储存细胞。淋巴结和脾中的滤泡树突状细胞通过 Fc 受体结合病毒-抗体复合物，其表面可成为 HIV 的栖息地，不断地感染淋巴结和脾脏中的巨噬细胞及 CD4$^+$T 细胞，导致外周免疫器官发生结构和功能破坏。

5. NK 细胞　HIV 感染后，NK 细胞数量并不减少，但其分泌 IL-2 和 IL-12 等细胞因子和发挥细胞毒作用的能力下降。正常人体内，大多数（约 90%）的 NK 细胞表型为 CD16$^+$、CD56$^+$，而 HIV 感染者体内 CD16 弱阳性 CD56$^-$ 的 NK 细胞数量增加，而且其 ADCC 活性及分泌 IFN-γ、TNF-α 等细胞因子的能力下降。

（三）临床表现与诊断

诊断 HIV 感染可以通过病原学和免疫学两种技术进行，但是由于 HIV 感染后，病毒可长期潜伏感染，外周血中可能不易检出病原，且成本高、操作复杂，因此免疫学诊断是目前筛查和诊断 HIV 感染者的主要手段。免疫学诊断 HIV 感染的方法主要包括检测病毒抗原、抗病毒抗体、免疫细胞数量和功能等手段。抗 HIV 抗体检测为检测 HIV 感染的常规指标。一般采用 ELISA 或者免疫胶体金标记技术对血液样本中的抗 HIV 抗体进行初筛。由于 HIV 的全抗原与其他逆转录病毒抗原可能存在交叉反应，所以对初筛阳性者应该进一步采用免疫印迹（Western blot，WB）技术对不同结构蛋白质的抗体进行检测，以便确认。

CD4$^+$T 细胞计数是反映 HIV 感染患者免疫系统损伤状况最明确的指标。美国疾病控制中心已将 CD4$^+$T 细胞计数作为艾滋病临床分期和判断预后的重要依据。当 CD4$^+$T 细胞低于 500/μl，容易发机会性感染；低于 200/μl，则会出现 AIDS 的症状（图 30-4）。

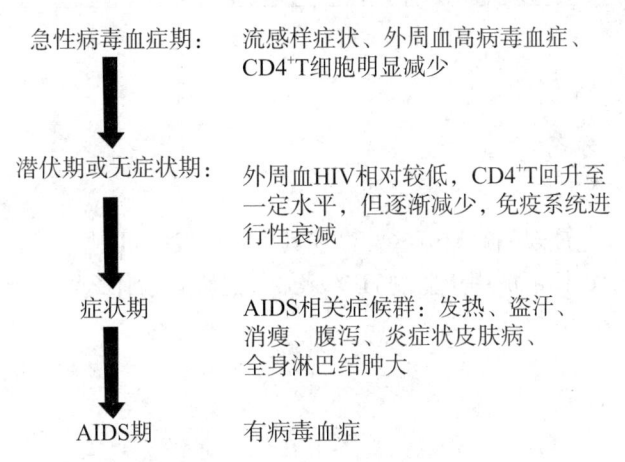

图 30-4　HIV 感染的临床分期

（四）预防与治疗

迄今为止，人类还未找到有效的治疗 HIV 感染的方法，目前主要采用药物干扰 HIV 的逆转录酶和蛋白酶，以控制 HIV 的复制，恢复机体 CD4$^+$T 细胞的数量和功能。现在，多采用高效抗逆转录病毒治疗法（highly active anti-retroviral therapy，HAART），其原理是选择多种作用机制不同的抗病毒药物联合用药（鸡尾酒疗法），增强抑制病毒复制的效果，使其不易对药物产生耐受，对清除病毒血症、延长患者生命可有显著的效果，但因不能清除在 FDC 等细胞潜伏的病毒，一旦停药，AIDS 还可能复发，因此寻找治疗 HIV 感染的有效方法还有很长的路要走。

控制 AIDS 流行的最有效措施是加强个人防护和切断传播途径，主要措施包括：禁毒、宣传教育、普及正确的性健康知识、控制性行为传播、对血液及血制品进行严格检验和管理、防止医源性交叉感染等。由于HIV病毒株的多样性和高度变异性，以及对HIV的免疫原种类及三维机构的研究还不透彻，人类至今尚未研制成功有效的HIV疫苗。以前主要用gp120制备重组蛋白疫苗，效果不佳，现在研发的诱导CTL应答的HIV疫苗，正在临床试验过程中。

> **小结**
>
> 1. 免疫缺陷病（IDD）是免疫系统先天发育不全或后天因素所致的免疫成分及功能缺陷性疾病。可分为原发性免疫缺陷病（PIDD）和获得性免疫缺陷病（AIDD）两大类。IDD的临床特点包括反复感染、高发恶性肿瘤和自身免疫病、有一定遗传倾向。常见的PIDD主要包括原发性B细胞缺陷病（如X连锁无丙种球蛋白血症），原发性T细胞缺陷病（如DiGeorge综合征），联合免疫缺陷病（如SCID），补体系统缺陷病和吞噬细胞缺陷病。
>
> 2. AIDS是一种由HIV引起的最常见的传染性AIDD。HIV主要侵犯人体CD4+T细胞以及表达CD4分子的单核/巨噬细胞、树突状细胞和神经胶质细胞等靶细胞。HIV感染后，CD4+T细胞数量不断减少，最终导致严重的免疫功能缺陷，引发AIDS。人类还未找到有效的治疗HIV感染的方法，目前主要采用药物干扰HIV的逆转录酶和蛋白酶，以控制HIV的复制，恢复机体CD4+T细胞的数量和功能。

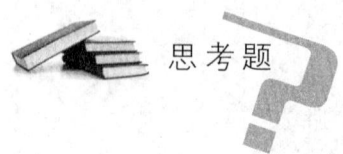
思考题

1. 常见的原发性免疫缺陷病有哪些？试述其可能的发病机制。
2. 有哪些免疫学指标可被用于监测HIV感染的过程？为什么？

（初　明　梁秀军）

第三十一章

免疫学应用

学习目标

1. 掌握人工主动免疫和人工被动免疫概念；疫苗、死疫苗与活疫苗主要区别。
2. 熟悉抗原与抗体反应特点；接种疫苗的注意事项。
3. 了解生物应答调节剂和免疫抑制剂特点；免疫学诊断与防治的常用方法。

免疫学原理不仅在传染病的防治，而且在器官移植、肿瘤自身免疫病、免疫缺陷症、生殖免疫等诸多领域具有广泛的应用前景。通常将免疫学应用划分为两个方面：一是应用免疫学理论阐明疾病的发生机制及发展规律；二是将免疫学原理应用于疾病的诊断治疗和预防。本章将着重介绍后者。

第一节 免疫诊断

免疫诊断（immunodiagnosis）是应用免疫学原理检测抗原、抗体、免疫细胞及细胞因子等的免疫检测技术。该技术在医学上广泛应用于确定疾病的病因、病变部位及机体免疫状态等。

一、抗原抗体的体外检测

抗原抗体检测的基本原理是抗原和抗体在体外特异性结合并出现可见（或借助仪器可检测到的）抗原抗体复合物。既可用已知抗原去测定标本中的未知抗体（如检测患者的抗病原微生物的抗体、抗过敏原的抗体等），也可用已知抗体测定标本中未知抗原（如对各种病原微生物、细胞表面分子的测定等）。

（一）抗原抗体反应的特点

1. **特异性** 由于抗原决定簇和抗体超变区的空间构型呈互补性，抗原与抗体结合具高度特异性。但如果两种抗原存在相同抗原决定簇，或抗原决定簇的结构有某些相似性，也会发生交叉反应。
2. **比例性** 抗原与抗体结合出现可见的反应需要遵循一定的量比关系。只有在一定浓度范围内两者比例适合，其结合价相互饱和，联结成网络状聚集体，方可形成可见的抗原-

抗体复合物。反之，即抗体过剩或抗原过剩，不能形成较大的复合物，也不出现可见反应。

3. 可逆性　抗原与抗体的结合是由离子键、氢键、疏水键和范德瓦尔斯力等非共价键所决定的分子表面的结合，这种结合，在一定条件下可发生解离，回复到抗原、抗体的游离状态，并保持其原有的性质，故反应呈可逆性。

4. 阶段性　抗原抗体反应可分为两个阶段：第一阶段是特异性结合阶段，该阶段反应快，仅需数秒至数分钟，但无可见物的形成。第二阶段为可见反应阶段，当抗原与抗体发生特异结合后在适当的电解质、温度、酸碱度、补体等的影响下呈现凝集、沉淀、溶解、补体结合等可见反应，此阶段反应较慢，需数分钟至数小时。

（二）抗原抗体反应的基本类型

抗原抗体反应的基本类型有凝集反应、沉淀反应、补体参与的反应、中和反应及免疫标记技术。以下介绍临床常见的几种类型。

1. 凝集反应　指颗粒性抗原（如细菌、细胞等）与相应抗体结合，在一定条件（适量的电解质、合适的酸碱度和温度）下，出现可见凝集颗粒或团块现象。包括直接凝结反应和间接凝集反应等。

（1）直接凝集反应：是指颗粒性抗原直接与相应抗体结合所出现的凝集现象。包括①玻片凝集：用已知抗体检测未知抗原的定性实验，常用于鉴定细菌、血型等。②试管凝集：用已知抗原检测被检血清中相应抗体及其效价，如诊断伤寒和副伤寒的肥达反应等。

（2）间接凝集反应：将可溶性抗原或抗体吸附于与反应无关的载体颗粒（乳胶颗粒或红细胞等）表面，使之成为致敏颗粒，再与相应抗体或抗原作用，在一定条件下出现的凝集现象称为间接凝集反应（图31-1）。如将可溶性抗原与相应抗体预先混合作用后，再加入结合抗原的载体，由于抗体已与可溶性抗原结合而被消耗，阻断了抗体与载体上抗原的结合，不再出现凝集现象，称为间接凝集抑制。临床常用的免疫妊娠实验即属此类。

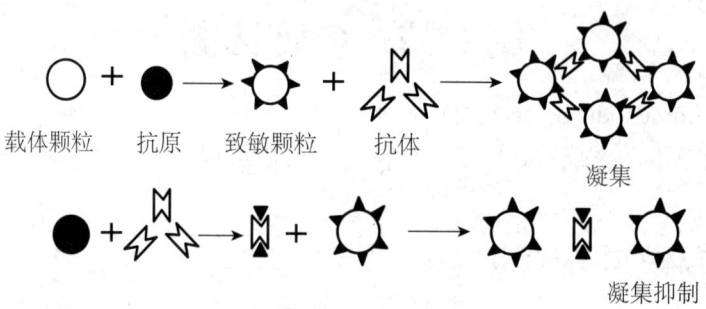

图31-1　间接凝集和间接凝集抑制实验

2. 沉淀反应　是可溶性抗原（血清蛋白、外毒素、组织浸液、细菌滤液等）与相应抗体特异性结合，在一定条件下，形成肉眼可见沉淀的现象。常用方法有单向琼脂扩散、双向琼脂扩散、对流免疫电泳、火箭免疫电泳等。

（1）单向琼脂扩散：将已知抗体均匀混合于融化的琼脂中浇制成琼脂板，在间隔适当距离打孔，孔中加入不同稀释度的待测抗原。孔中的抗原以同心圆方式向四周扩散，在抗原与抗体的浓度比例适当处，形成白色沉淀环（图31-2）。环的直径与抗原浓度成正比。如与标准曲线比较，则可对待测抗原进行定量检测。此方法常用于检测免疫球蛋白、补体及其他可溶性抗原。

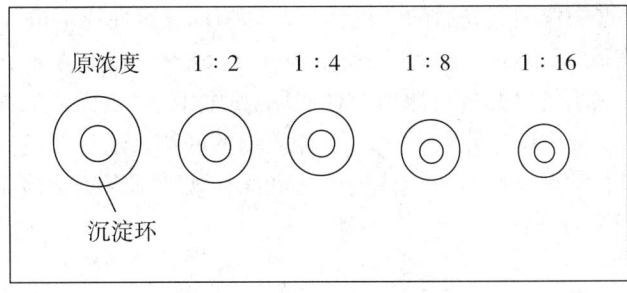

图 31-2 单向琼脂扩散示意图

(2) 双向琼脂扩散：将抗原、抗体分别加入琼脂凝胶板相邻的两孔中，两者同时在凝胶中扩散，如抗原和抗体相应且比例适当，则于两孔之间会出现白色沉淀线，一对相应抗原抗体只形成一条沉淀线，因此可根据沉淀线的数目，推断待测抗原液中有多少种抗原。还可根据沉淀线的形状，如吻合、交叉或相切，鉴定两种抗原是完全相同、完全不同或部分相同（图 31-3）。临床常用于测定甲胎蛋白及免疫球蛋白的类别、亚类等。但本法灵敏度低，耗时也较长，是一种定性实验。

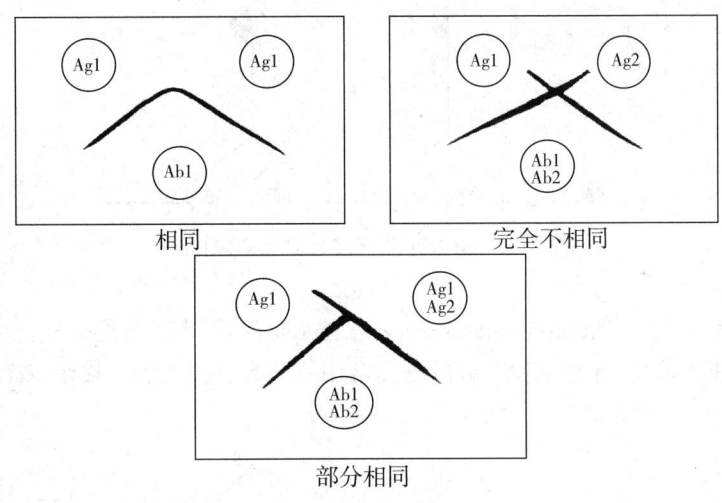

图 31-3 双向琼脂扩散示意图

(3) 对流免疫电泳：是在电场作用下的双向琼脂扩散。将琼脂凝胶板置于电泳槽内，在负极端孔内加抗原，正极端孔内加抗体，由于抗原带负电荷较抗体多且分子量较小，在电场中将向正极移动，抗体由于电渗作用反而向负极移动，两者相遇在比例适当处出现白色沉淀线。此法简便快速，灵敏度较双向琼脂扩散高 8～10 倍。临床常用于某些病原微生物的抗原检测。

3. 免疫标记技术　是用酶、荧光素或放射性同位素、胶体金等可微量检测的物质标记抗体（或抗原）使其与相应抗原（或抗体）结合，通过检测标记物来分析测定的免疫技术。它具有敏感性高，特异性强，准确性高等优点，可用于定性、定量或定位检测抗原或抗体，是目前临床应用最为广泛的免疫学检测技术。

(1) 酶免疫技术（enzyme immunoassay，EIA）：EIA 是用酶标记抗体或抗原，通过酶催化相应底物显色，根据酶作用底物后的颜色变化，用酶标仪定性或定量分析。

酶联免疫吸附实验（enzyme linked immunosorbent assay，ELISA）是 EIA 技术中应用最广的技术。其基本方法是将已知的抗原或抗体吸附在固相载体表面，加入标本，再加入酶标记的抗体或抗抗体，洗涤去除未结合的物质，加入酶的底物，通过颜色变化判断抗原或抗体的存在与否及其含量。常用方法有双抗体夹心法和间接法，前者用于检测大分子抗原，后者用于测定特异抗体（图 31-4）。

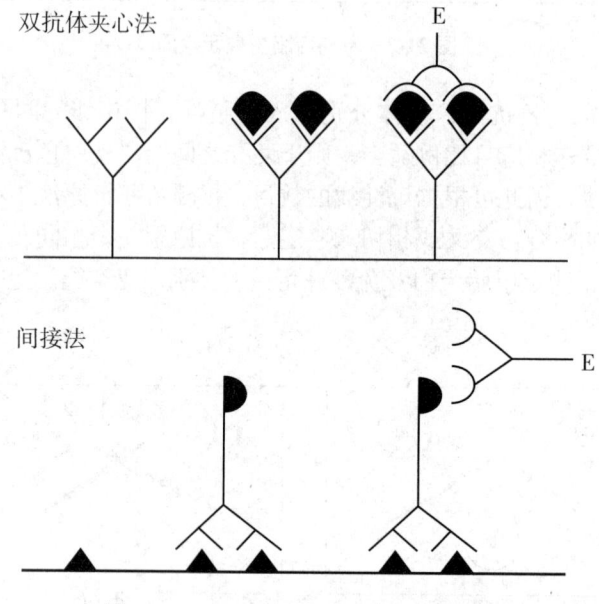

图 31-4　ELISA 间接法、双抗体夹心法

（2）荧光免疫技术（inmmnofluorescence techniques）：用荧光素标记已知抗体或抗原，用于相应抗原或抗体的分析鉴定和定量检测。常用方法有直接法和间接法（图 31-5）。

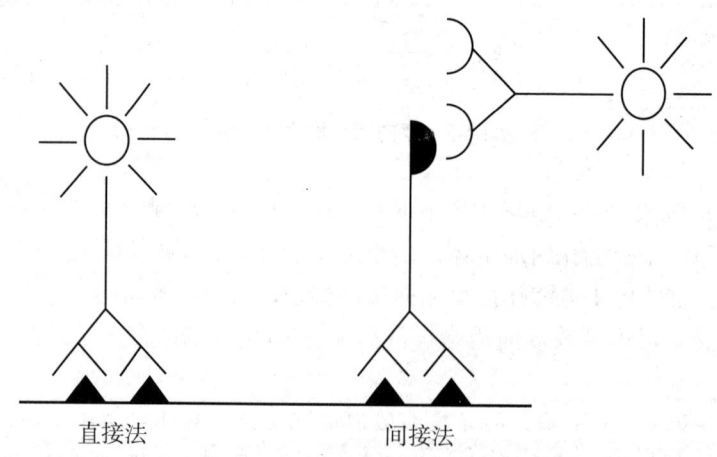

图 31-5　免疫荧光直接法与间接法

直接法是用荧光抗体浸染标本，如有相应抗原存在，则荧光抗体与其结合难于洗脱，荧光显微镜下可见。借此对标本中的抗原进行鉴定和定位。间接法是先将未标记的抗体与抗原

结合，洗涤后再加入荧光标记的抗抗体，同直接法一样观察。直接法每检测一种抗原必须制备相同的荧光抗体，而间接法只需制备一种荧光标记的抗抗体就可用于多种抗原抗体的检测。

(3) 放射免疫测定法（radioimmunoassay，RIA）：是用放射性核素标记抗原或抗体，通过测定反应物放射性核素的放射性来检测抗原或抗体的量。此方法具有重复性好、特异性强、灵敏度高、易于自动化等优点，但需要特殊仪器设备并具有一定放射性危害。已用于激素、药物、酶、血液成分以及微生物、肿瘤抗原的测定。常用方法有饱和分析法、放射自显影法、固相放免法等。

(4) 胶体金免疫技术（Immune colloidal gold technique）：是以胶体金作为标记物，进行的抗原抗体检测。临床应用较多的主要有金免疫组织化学染色技术和金免疫测定，前者主要用于研究细胞内部结构，后者已广泛应用于（如 hCG 测定等）临床检验。

(5) 免疫印记技术（immunoblotting）是一种将高分辨率的凝胶电泳和免疫化学分析技术相结合的杂交技术。具有分析容量大、敏感度高特异性强等优点，是检测蛋白质特异性、表达与分布的一种最常用的方法，如组织抗原的定性定量检测、多肽分子的质量测定及病毒的抗体或抗原检测等。

知识链接

蛋白质芯片技术

蛋白质芯片又称蛋白质微阵列（protein microarray）是将各种蛋白质抗原有序地固定于介质载体上为待检芯片，用标记特定荧光物质的抗体样本与芯片作用，与芯片上蛋白质匹配的抗体将与之结合，再将未结合的抗体洗去，最后用荧光扫描仪等测定芯片上各点的荧光强度。抗体芯片是指将抗体固定到芯片表面以检测相应的抗原。该方法可实现快速、准确、高通量地检测抗体，在微生物感染检测和肿瘤抗原初筛中具有广泛的应用价值。

二、免疫细胞的检测

检测免疫细胞的数量与功能是判断机体免疫功能状态的重要指标，并有助于某些疾病的诊断与治疗观察及分析预后。

（一）免疫细胞的分离与数量检测

1. 外周血单个核细胞的分离　外周血单个核细胞包括淋巴细胞和单核细胞。常用的分离方法是葡聚糖-泛影葡胺密度梯度离心法，其原理是根据外周血中各种血细胞比重不同，使不同密度的细胞呈梯度分布。红细胞密度最大，沉至管底；外周血单个核细胞分布于淋巴细胞分层液上面；最上层是血浆。

2. 淋巴细胞及其亚群的分离与分析　根据淋巴细胞特有的表面标志及功能检测、分离和鉴定。

(1) E花环实验：人T细胞表面有绵羊红受体（E受体），在体外能直接与绵羊红细胞结合形成花环，称为E花环。正常人外周血淋巴细胞中能形成E花环的细胞（即T细胞）约

60%~80%。

（2）免疫荧光法：用荧光素标记淋巴细胞特异性表面标志的单克隆抗体，通过间接免疫荧光法检测淋巴细胞表面标志或鉴定细胞亚群。

（3）免疫磁珠分离法：将已知抗细胞表面标记的抗体包被磁珠并与细胞悬液反应，磁珠借抗体结合于相应细胞群或亚群表面，将细胞悬液通过一个专用磁场，因磁珠被磁场吸引，使磁珠结合细胞与非结合细胞分离，从而获得高纯度的所需细胞。

（4）流式细胞术（flow cytometry，FCM）：是借助流式细胞仪对免疫细胞及其他细胞进行快速准确鉴定和分类的技术。应用该技术可检测 T 细胞、B 细胞、NK、单核 - 巨噬细胞、树突状细胞及其比率和 $CD4^+/CD8^+$ T 细胞比值，并可分类收集所需要细胞且保持细胞活性。此外还能进行细胞周期、细胞凋亡等的分析，故也广泛应用于基础和临床医学研究。

（二）免疫细胞功能的检测

1. T 细胞功能测定

（1）淋巴细胞转化实验：当 T 细胞体外培养时受到植物血凝素（PHA）、刀豆蛋白 A 等丝裂原刺激转化为淋巴母细胞，根据 T 细胞转化率判断机体免疫状态。常用①形态技术法：体外培养被丝裂原刺激的 T 细胞，动态观察细胞体积增大、胞质丰富、核内染色质松散及较多核仁的淋巴母细胞的数量及形态变化。② ^{3}H-TdR 掺入法：T 细胞在增值过程中 DNA RNA 合成明显增加，如加入氚标记的胸腺嘧啶核苷（^{3}H-TdR），会掺入 DNA 分子中。细胞增殖水平越高掺入的放射性核素越多。用液体闪烁仪测定样本的放射性活性，以确定细胞的增殖水平。

（2）皮肤实验：此方法为体内检测细胞免疫功能的简便易行的皮试方法。其原理是外来抗原刺激机体产生免疫应答后，再用相同抗原作皮试，可导致皮肤产生以单核细胞浸润为主的炎症，于 24~48 小时发生局部充血、渗出，72 小时达高峰。阳性反应表现为局部红肿和硬结甚至水肿坏死。细胞免疫正常者出现阳性反应，细胞免疫低下者则呈弱阳性或阴性反应。目前常用于检测某些病原微生物感染、免疫缺陷病和肿瘤患者的免疫功能等。皮试常用的生物性抗原有结核分枝杆菌素、念珠菌素、麻风菌素、链激酶 - 链道酶和腮腺炎病毒等。

2. 细胞毒实验 CTL、NK 等对靶细胞有直接杀伤作用，可根据待检效应细胞性质，选用相应的靶细胞检测。常用的检测方法有铬释放法、细胞凋亡检测法等。

3. 吞噬细胞功能测定 将待测巨噬细胞与某种可被吞噬又易于计数的颗粒性物质（如鸡红细胞、金黄色葡萄球菌等）混合温育后，颗粒物质被巨噬细胞吞噬，根据吞噬百分率即可检测巨噬细胞的吞噬能力。

4. 细胞因子的检测 细胞因子的检测有助于了解其在免疫调节中的作用、鉴定分离淋巴细胞及监测某些疾病状态的细胞免疫功能。常用的检测方法主要有 ELISA、生物活性测定法及聚合酶链反应（PCR）法等。

第二节 免疫学防治

免疫学防治是指利用免疫学原理，预防治疗疾病所采取的措施。新型疫苗、免疫治疗新方法的研究方兴未艾，使该领域在疾病的防治中应用前景广阔。

一、免疫预防

免疫预防（immunoprophylaxis）是利用各种生物或非生物制剂建立机体的免疫应答，以达到预防疾病目的所采用的措施，是医学史上最为经济和有效的大众健康手段。通过免疫预防，不仅成功地在全球消灭了天花，并使许多曾经严重危害人类健康的疾病，如脊髓灰质炎、结核病、麻疹、白喉、百日咳、乙型肝炎等传染病，得到了有效的控制。

人类通过自然免疫和人工免疫两种方式获得特异性免疫而预防疾病。自然免疫主要指机体感染病原体后建立的特异性免疫，也包括胎儿或新生儿经胎盘或乳汁从母体获得抗体而产生的免疫；人工免疫则是人为使机体获得免疫，是免疫预防的重要手段，包括人工主动免疫和人工被动免疫。人工主动免疫是给机体接种疫苗或类毒素等抗原物质，刺激机体产生特异性免疫应答而获得免疫力的方法，也称预防接种。常具有产生作用较慢（需1～4周的诱导期）；免疫力持久（半年至数年不等，随疫苗种类而异）等特点，主要用于传染病的预防。人工被动免疫是给人体注射含特异性抗体或细胞因子的制剂，使机体获得特异性免疫力的措施。由于这些免疫物质不是被接种者自己产生，因而产生作用快，免疫力维持时间短（一般约2～3周），常用于疾病治疗或紧急预防。

（一）疫苗及其种类

疾病预防的主要措施就是接种疫苗。疫苗（vaccine）是接种后能使机体对特定疾病产生免疫力的生物制剂的统称。主要有以下几种：

1. **灭活疫苗** 又称死疫苗是选用免疫原性强的病原体，经理化方法灭活制成。死疫苗能诱导机体产生特异性抗体，无细胞免疫效应，免疫效果有一定局限性。死疫苗进入机体后不能生长繁殖，故对机体的免疫作用弱，要获得强而持久的免疫效果，需经多次接种且量要大。但由于具有稳定、易保存等特点，仍被广泛使用。常用的死疫苗有伤寒、乙型脑炎、百日咳、霍乱、狂犬病疫苗等。

2. **减毒活疫苗** 是用减毒或无毒的活病原微生物制成的疫苗。活疫苗接种类似隐性感染或轻症感染，病原体在体内有一定的生长繁殖能力，接种量小，一般只需接种一次。但它稳定性差，不易保存，且在体内存在回复突变的危险。免疫缺陷病者和孕妇一般不宜接种减毒活疫苗。常用的减毒活疫苗有卡介苗、麻疹、风疹、脊髓灰质炎疫苗等。死疫苗与活疫苗的比较见表31-1。

表31-1 死疫苗与活疫苗的比较

	死疫苗	活疫苗
制剂特点	灭活，强毒株	活，无毒或弱毒株
保存及有效期	易保存、有效期1年	不易保存、4℃冰箱内数周
接种方式	多为皮下	多种或模拟自然感染途径
接种剂量及次数	量较大，2～3次	量较小，1次
免疫效果	较差、维持数月至2年	较好、维持3～5年甚至更长

3. **类毒素** 是细菌外毒素经0.3%～0.4%甲醛处理而成。因其失去外毒素毒性，但保留免疫原性，接种后可诱导机体产生抗毒素。常用的类毒素有白喉类毒素和破伤风类毒素。

它们与百日咳死疫苗混合制成百、白、破三联疫苗。

4. 新型疫苗　随着免疫学和分子生物学技术的发展，近年来研制出了许多高效、安全且廉价的新型疫苗。

（1）亚单位疫苗：是去除病原体中与激发保护性免疫无关甚至有害的成分，保留有效成分制备的疫苗。如从乙型肝炎病毒表面抗原阳性者血浆中提取表面抗原，可制成乙型肝炎亚单位疫苗。

（2）合成疫苗：是根据有效免疫原的氨基酸序列设计合成的免疫原性多肽。疫苗的设计应充分考虑群体中T细胞表位概况，以期对大范围群体产生保护作用。由于合成肽分子小、免疫原性弱，常需交联载体才能诱导免疫应答。目前，研究较多的主要是抗病毒感染和抗肿瘤的合成肽疫苗。

（3）基因工程疫苗：如DNA疫苗：用编码病原体有效免疫原的基因与细菌质粒构建成重组体，直接免疫机体，通过其在体内的表达诱导机体产生特异性免疫。该技术相对简单、耗费较低，在体内可持续表达，免疫效果较好，是疫苗发展的方向之一。

> **知识链接**
>
> **转基因植物疫苗**
>
> 　　转基因植物疫苗将目的基因导入食用植物（如番茄、马铃薯、香蕉等）细胞基因组中，植物可食用部分将稳定表达目的基因产物，人和动物通过摄食而达到免疫接种的目的。此类疫苗尚处在初期研制阶段。此外还有重组抗原疫苗、重组载体疫苗等。

（二）疫苗的接种

1. 接种对象　免疫防御能力差、与某些病原微生物接触机会多、疾病及并发症危害大、流行地区的易感者。

2. 接种剂量、次数和间隔时间　免疫接种的剂量必须按生物制品使用规定进行。通常死疫苗接种量大，需接种2～3次，每次间隔7～10天。活疫苗一般只需接种一次。类毒素接种2次，间隔4～6周。

3. 接种途径　死疫苗多皮下注射，活疫苗常用皮内注射或皮上划痕，但以自然感染途径接种效果好。如脊髓灰质炎活疫苗以口服为佳，流感、麻疹、腮腺炎疫苗以气雾吸入为好。

4. 接种后反应与禁忌证　由于生物制品质量或接种者身体状况等原因，接种后可能发生不同程度的局部或全身性反应。常在接种后24小时出现局部红肿、疼痛、淋巴结肿大；全身发热、头痛、恶心等。一般症状较轻，数天恢复正常。个别人反应剧烈，甚至出现过敏性休克、接种后脑炎等，应予以重视；凡患有急性传染病、过敏反应性疾病、活动性结核、免疫缺陷病或严重慢性疾病等患者，均不宜接种疫苗，以免病情恶化或发生异常反应。

（三）计划免疫

计划免疫是根据特定传染病的疫情监测和人群免疫状况分析，按照规定的免疫程序有计划地进行人群免疫接种，以提高人群免疫水平，达到控制或消灭相应传染病的重要措施。免疫程序的制定是实施计划免疫的重要内容，严格按照程序接种是有效控制传染病的重要手

段。我国儿童计划免疫的疫苗多种，详见表31-2

表31-2 我国儿童计划免疫程序

年龄	疫苗	年龄	疫苗
出生时	卡介苗，乙肝疫苗（第1针）	6个月	乙肝疫苗（第3针）
1个月	乙肝疫苗（第2针）	8个月	麻疹疫苗（初种）
2个月	脊灰疫苗（初服）	1.5岁	脊灰疫苗（加强）百白破（加强）
3个月	脊灰疫苗（复服）百白破（第1针）	4岁	脊灰疫苗（加强）麻疹疫苗（复种）
4个月	脊灰疫苗（复服）百白破（第2针）	7岁	卡介苗（复种）麻疹疫苗（复种）百白破（加强）
5个月	百白破（第3针）	12岁	卡介苗（农村）

二、免疫治疗

机体免疫功能低下或亢进会导致免疫缺陷症、肿瘤或自身免疫病的发生。免疫治疗（immunotherapy）是应用免疫学原理，针对疾病发生机制，人为干预和调整机体免疫功能，以达治疗目的所采取的措施。用于免疫治疗的制剂有抗体、细胞因子及其拮抗剂、疫苗、生物应答调节剂和免疫抑制剂等。

（一）抗体

抗体具有中和毒素、激活补体、免疫调理、ADCC等多种效应，是免疫治疗的主要生物制剂，常用的有以下两类。

1. 多克隆抗体 是用传统方法将抗原免疫动物而制备的免疫血清制剂，包括①抗感染免疫血清：如抗毒素血清主要用于治疗或紧急预防细菌外毒素所致疾病；人免疫球蛋白制剂主要用于治疗丙种球蛋白缺乏症和预防麻疹、感染性肝炎等。②抗淋巴细胞丙种球蛋白：主要用于抑制移植排斥反应和某些自身免疫性疾病，如肾小球肾炎、系统性红斑狼疮及重症肌无力等。

2. 单克隆抗体 用于免疫治疗的单抗可分为三类：①抗细胞表面分子单抗：能识别表达该分子的免疫细胞并在补体参与下使细胞溶解。如CD20单抗可选择性破坏B细胞，用于治疗B细胞淋巴瘤；②抗细胞因子的单抗：抗TNF-α单抗可特异阻断TNF-α与其受体的结合，减轻炎症反应，用于治疗类风湿关节炎等慢性炎症性疾病；③抗体靶向治疗：用肿瘤特异性单抗为载体，将放射性核素、化疗剂以及毒素等细胞毒性物质靶向携带至肿瘤病灶局部，可特异地杀伤肿瘤细胞，而对正常细胞的损伤较轻。

（二）细胞因子及其拮抗剂

细胞因子补充和添加疗法已用于肿瘤、感染、造血障碍、自身免疫病等疾病的治疗。如IL-2用于肾细胞瘤、黑色素瘤的治疗；IFN-γ主要用于病毒感染性疾病和肿瘤的治疗；IFN-β用于治疗多发性硬化症；红细胞生成素治疗肾性贫血等。

细胞因子阻断和拮抗的方法可用于治疗自身免疫病、移植排斥、感染性休克等疾病。临床使用的此类制剂有抗细胞因子单克隆抗体、细胞因子重组可溶性受体等。

（三）治疗性疫苗

1. 微生物抗原疫苗　人类的许多肿瘤与微生物感染有关，如 EB 病毒与鼻咽癌、人乳头瘤病毒与宫颈癌、幽门螺杆菌与胃癌等。当免疫功能受损时，这些微生物可导致肿瘤的发生。使用这些微生物疫苗可预防和治疗相应肿瘤。

2. 细胞疫苗　包括肿瘤细胞疫苗、基因修饰的瘤苗、树突状细胞疫苗等，细胞疫苗可增强机体的免疫应答效应以达治疗目的。如肿瘤抗原致敏的树突状细胞疫苗已获准用于皮肤 T 细胞淋巴瘤的治疗。

3. 分子疫苗　包括合成肽疫苗、重组载体疫苗和 DNA 疫苗等可作为肿瘤和感染性疾病的治疗性疫苗。如乙型肝炎多肽疫苗可诱导抗病毒感染的免疫效应。

（四）过继免疫治疗和干细胞移植

过继免疫治疗是将对疾病有免疫力供者的免疫效应物质转移给患者，或自体细胞经体外激活、增殖后回输自身，以发挥治疗作用的方法。临床已将淋巴因子激活的杀伤细胞（LAK）广泛用于肿瘤和慢性病毒感染的非特异性免疫治疗；细胞因子诱导的杀伤细胞（CIK）是从肿瘤患者外周血分离淋巴细胞，经混合细胞因子诱导扩增再回输给患者，对白血病和某些实体肿瘤有较好的疗效。

干细胞移植　干细胞是具有多种分化潜能，自我更新能力很强的细胞，在适当条件下可被诱导分化为多种细胞组织。干细胞移植已经成为癌症、造血系统疾病、自身免疫病等的重要治疗手段。移植所用的干细胞来自于 HLA 型别相同的供者，可采集骨髓、外周血或脐血，分离 $CD34^+$ 干/祖细胞。也可进行自体干细胞移植。

（五）生物应答调节剂和免疫抑制剂

1. 生物应答调节剂　生物应答调节剂是具有促进免疫功能的制剂。该制剂通常对免疫功能正常者无影响，而对免疫功能异常，特别是免疫功能低下者有促进作用。已广泛用于肿瘤、感染、自身免疫性疾病及免疫缺陷病的治疗。如左旋咪唑、西咪替丁、干扰素、肿瘤坏死因子、卡介苗、短小棒状杆菌、转移因子、免疫核糖核酸、胸腺素、猪苓、灵芝等主要用于恶性肿瘤、免疫缺陷病和传染病的辅助治疗。

2. 免疫抑制剂　免疫抑制剂是一类抑制机体免疫功能的制剂，主要用于抗移植排斥反应和超敏反应性疾病、自身免疫性疾病的治疗。免疫抑制剂大多有毒副作用，可引起骨髓抑制和肝、肾毒性，长期或不当使用可导致机体免疫功能下降，引发严重感染，并可能增加肿瘤发生率，应慎重使用。常用的免疫抑制剂有环磷酰胺、硫唑嘌呤、环孢素 A、抗淋巴细胞血清、抗全 T 细胞血清、肾上腺皮质激素、雷公藤、青蒿素等。

小结

1. 免疫学诊断是应用免疫学原理检测抗原、抗体、免疫细胞及细胞因子等的免疫检测技术。

2. 临床上广泛用于确定病因、病变部位及机体免疫状态的免疫诊断方法有抗原抗体体外检测（如凝集反应、沉淀反应、免疫标记技术）；免疫细胞检测（如流式细胞术、皮肤试验等）及细胞因子检测等。

3. 免疫学防治主要通过人工主动免疫和人工被动免疫、过继免疫和使用细胞因子及其拮抗剂、生物应答调节剂和免疫抑制剂等免疫制剂实现。

小结	4. 人工主动免疫即接种疫苗、类毒素等抗原物质使机体产生免疫力，主要用于传染病的预防。 5. 人工被动免疫是直接给机体输入抗体，主要用于传染病的治疗和紧急预防。

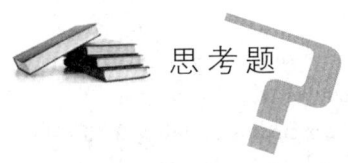思考题

1. 抗原抗体反应有哪些特点？
2. 比较人工主动免疫和人工被动免疫的区别。
3. 何谓过继免疫？常用于哪些疾病的治疗？

（陆国芳）

中英文专业词汇索引

A

埃可病毒（ECHO virus）110
埃希菌属（*Escherichia*）45

B

白念珠菌（*Candida albicans*）154
败血症（septicemia）20
伴随免疫（concomitant immunity）162
孢子（spore）151
保虫宿主（reservoir host）160
鞭毛（flagellum）10
变态反应（allergy）253
变应原（allergen）253
丙型肝炎病毒（hepatitis C virus，HCV）127
病毒（virus）1
病毒体（virion）93
补体（complement）241
补体（complement，C）269
补体系统（complement system）269
布鲁菌属（*Brucella*）77
布氏姜片吸虫（*Fasciolopsis buski*）202

C

产气荚膜梭菌（*C. perfringens*）68
肠杆菌科（Enterobacteriaceae）45
肠集聚型大肠埃希菌（Enteroaggregative *E. coli*，EAEC）47
肠热症（typhoid fever）51
超敏反应（hypersensitivity）253
迟发型超敏反应（delayed-type hypersensitivity，DTH）306
虫媒病毒（arbovirus）143
出血热病毒（hemorrhagic fever virus）145

D

Dane 颗粒（Dane's particle）119
大肠埃希菌（*E.coli*）45
带虫免疫（premunition）162
单纯疱疹病毒（herpes simplex virus，HSV）139
弹状病毒科（Rhabdoviridae）141
登革出血热（dengue haemorrhagic fever，DHF）144
登革热（dengue fever，DF）144
登革热病毒（dengue virus）144
丁型肝炎病毒（Hepatitis D virus）129
毒血症（toxemia）20
独特型抗原（idiotype antigen）257

E

EB 病毒（Epstein-Barr virus，EBV）140
恶性疟原虫（*Plasmodium falciparum*）216

F

非细胞型微生物（acellular microbe）1
肥达反应（Widal test）52
副黏病毒（Paramyxoviridae）106
副溶血性弧菌（*V. parahemolyticuss*）54

G

肝炎病毒（hepatitis virus）117
革兰氏染色（Gram staining，G）6
共价闭合环状双链 DNA（covalently closed circular double-stranded DNA，cccDNA）122
共同抗原（common antigen）253
固有免疫（innate immunity）20，239，285
固有免疫系统（innate immune system）285
固有免疫应答（innate immune response）285
冠状病毒（coronavirus）106

H

汉坦病毒（Hantavirus）146
汉坦病毒肺综合征（Hantavirus pulmonary syndrome，HPS）146
核蛋白（nucleoprotein，NP）103
核糖核蛋白（ribonucleoprotein，RNP）103
弧菌属（*Vibrio*）45，52
互利共生（mutualism）160

华支睾吸虫（Clonorchis sinensis）189
环卵沉淀试验（circumoval precipitin test，COPT）200
霍乱弧菌（V. cholerae）53

J

机会性致病寄生虫（opportunistic parasite）161
急性感染（acute infection）19
脊髓灰质炎病毒（poliovirus）110
脊髓灰质炎减毒活疫苗（oral polio vaccine，OPV）113
脊髓灰质炎灭活疫苗（inactivated polio vaccine，IPV）113
寄生（parasitism）160
寄生虫（parasite）160
寄生虫病（parasitosis）162
寄生虫感染（parasitic infection）162
荚膜（capsule）9
甲型肝炎病毒（hepatitis A virus，HAV）118
间接血凝试验（indirect hemagglutination test，IHA）200
间日疟原虫（Plasmodium vivax）216
兼性寄生虫（facultative parasite）161
交叉反应（cross-reaction）253
接合（conjugation）16
结核分枝杆菌（M.tuberculosis）57
巨细胞病毒（cytomegalovirus，CMV）140
菌落（colony）12
菌毛（pilus）10
菌丝（hypha）151
菌血症（bacteremia）20

K

卡介苗（Bacillus Calmette-Guérin，BCG）58
抗毒素（antitoxin）256
抗感染免疫（anti-infection immunity）295
抗体（antibody）241
抗原（antigen）241，251
抗原表位（antigen epitope）251
抗原决定簇（antigenic determinant）251
抗原漂移（antigenic drift）104
抗原转变（antigenic shift）104
柯萨奇病毒（coxsackie virus）110
空肠弯曲菌（C. jejuni）55
狂犬病病毒（rabies virus）141

L

蓝氏贾第鞭毛虫（Giardia lamblia）225
类毒素（toxoid）18，256
类风湿因子（rheumatoid factor，RF）310
立克次体（Rickettsia）85
痢疾志贺菌（dysentery bacterium）45
链状带绦虫（Taenia solium linnaeus）204
磷壁酸（teichoic acid）7
流行性感冒病毒（influenza virus）103
流行性乙型脑炎病毒（epidemic type B encephalitis virus）143
卵形疟原虫（Plasmodium ovale）216
螺杆菌属（Helicobacter）45
螺旋体（spirochete）87

M

慢性感染（chronic infection）20
酶联免疫吸附试验（enzyme-linked immunosorbent assay，ELISA）200
美洲板口线虫（Necator americanus）175
免疫防御（immunologic defence）238
免疫复合物（immune complex，IC）304
免疫监视（immunologic surveillance）238
免疫耐受（immune tolerance）253，308
免疫应答（immune response）239，284
免疫预防（immunoprophylaxis）329
免疫诊断（immunodiagnosis）323
免疫治疗（immunotherapy）331
免疫自身稳定（immunologic homeostasis）238
灭菌（sterilization）26

N

耐受原（tolerogen）253
内毒素（endotoxin）18
内毒素血症（endotoxemia）20
内基小体（Negri body）142
内源性抗原（endogenous antigen）257
牛带绦虫（Taenia saginata）208
脓毒血症（pyemia）20
疟原虫（Plasmodium）216

P

疱疹病毒（herpes viruses）139
皮内试验（intradermal test，IDT）200
偏利共生（commensalism）160

破伤风抗毒素（tetanus antitoxin，TAT）66
破伤风梭菌（C. tetani）64

Q

齐-内抗酸染色法（Ziehl-Neelsen acid-fast stain）58
潜伏感染（lateut infection）97
侵袭力（invasiveness）17

R

人类免疫缺陷病毒（human immunodeficiency virus，HIV）133
人类疱疹病毒（human herpes virus，HHV）139
人类嗜T淋巴细胞病毒（human T-cell lymphotropic viruses，HTLV）137
人乳头瘤病毒（human papilloma virus，HPV）148
日本血吸虫（Schistosoma japonicum）196
溶原性细菌（lysogenic bacterium）15
溶原性转换（lysogenic conversion）16
溶组织内阿米巴（Entamoeba histolytica）222
肉毒梭菌（C. botulinum）66
蠕虫（helminth）165
朊粒（prion）1，149

S

三日疟原虫（Plasmodium malariae）216
沙门菌属（Salmonella）50
伤寒沙门菌（Salmonella typhi）45
神经氨酸酶（neuraminidase，NA）104
肾综合征出血热（hemorrhagic fever with renal syndrome，HFRS）146
十二指肠钩口线虫（Ancylostoma duodenale）175
似蚓蛔线虫（ascaris lumbricoides linnaeus）168
适应性免疫（adaptive immunity）21，239
噬菌体（bacteriophage）14
鼠毒素（murine toxin，MT）76
鼠疫耶尔森菌（Y.pestis）75
水痘-带状疱疹病毒（varicella-zoster virus，VZV）140
宿主（host）160

T

肽聚糖（peptidoglycan）6
炭疽芽孢杆菌（B.anthracis）72
体表寄生虫（ectoparasite）161
体内寄生虫（endoparasite）161

条件致病菌（conditioned pathogen）17
同种异型抗原（allogenic antigen）257

W

外毒素（exotoxin）17，256
外源性抗原（exogenous antigen）257
微生物（microorganism，microbe）1
卫氏并殖吸虫（Paragonimus westermani）192
戊型肝炎病毒（hepatitis E virus，HEV）130

X

细菌性痢疾（bacillarydysentery）48
细粒棘球绦虫（Echinococcus granulosus）211
显性感染（apparent infection）19
线虫（nematodes）166
线虫纲（Nematoda）166
消毒（disinfection）26
新型肠道病毒（new enterovirus）110
新型隐球菌（Cryptococcus neoformans）155
性传播疾病（sexually transmitted disease，STD）123
旋毛形线虫（Trichinella spiralis）186
血凝素（hemagglutinin，HA）104

Y

芽孢（spore）10
芽孢杆菌属（Bacillus）72
厌氧性细菌（anaerobic bacteria）64
厌氧芽孢梭菌（clostridium）64
耶尔森菌属（Yersinia）75
衣原体（chlamydia）83
医学免疫学（medical immunology）238
遗传（heredity）14
乙肝病毒表面抗原（hepatitis B surface antigen，HBsAg）119
乙肝病毒核心抗原（hepatitis B core antigen，HBcAg）120
乙型肝炎病毒（hepatitis B virus，HBV）119
异染颗粒（metachromatic granule）9
异种抗原（xenogenic antigen）256
疫苗（vaccine）329
阴道毛滴虫（Trichomonas vaginalis）227
隐性感染（inapparent infection）19
幽门螺杆菌（Helicobacter pylori，HP）55
原核细胞型微生物（prokaryotic microbe）1

Z

真核细胞型微生物（eukaryotic microbe）1
真菌（fungi）1
真菌（fungus）151
正常菌群（normal flora）2
正黏病毒科（orthomyxoviridae）103
支原体（mycoplasma）81
脂多糖（lipopolysaccharide，LPS）8
志贺菌属（*Shigella*）47

致病菌（pathogen）17
致热原（pyrogen）13
中间宿主（intermediate host）160
终宿主（definitive host）160
转导（transduction）16
转化（transformation）16
转续宿主（paratenic host）160
自身抗原（autoantigen）257
自身免疫（autoimmunity）308

主要参考文献

[1] 安云庆，姚智．医学免疫学．3 版．北京：北京大学医学出版社，2013．
[2] 白惠卿，安云庆，鲁凤民．医学免疫学与微生物学．5 版．北京：北京大学医学出版社，2015．
[3] 曹雪涛．医学免疫学．6 版．北京：人民卫生出版社，2013．
[4] 陈淑增，魏秋芬，扬翀．病原生物学与免疫学．武汉：华中科技大学出版社，2011．
[5] 陈兴宝．病原生物学与免疫学．6 版．北京：人民卫生出版社，2009．
[6] 崔逢德，袁红瑛，何群力．病原生物学．郑州：郑州大学出版社，2008．
[7] 高兴政．医学寄生虫学．3 版．北京：北京大学医学出版社，2008．
[8] 龚非力．医学免疫学．4 版．北京：科学出版社，2014．
[9] 谷鸿喜．医学微生物学．2 版．北京：北京大学医学出版社，2009．
[10] 郝素珍 王桂琴．医学免疫学．北京：人民卫生出版社，2010．
[11] 金伯泉．细胞与分子免疫学．2 版．北京：科学出版社，2001．
[12] 金伯泉．医学免疫学．5 版．北京：人民卫生出版社，2013．
[13] 景涛，吴移谋．病原生物学．3 版．北京：人民卫生出版社，2013．
[14] 李凡，徐志凯．医学微生物学．8 版．北京：人民卫生出版社，2013．
[15] 李光武，刘文辉．病原生物与免疫基础．北京：中国医药科技出版社，2009．
[16] 李晓红．病原微生物与免疫学．2 版．西安：第四军医大学出版社，2012．
[17] 李雍龙．人体寄生虫学．7 版．北京：人民卫生出版社，2008．
[18] 刘荣臻．病原微生物与免疫学．2 版．北京：人民卫生出版社，2006．
[19] 刘运德．微生物学检验．2 版．北京：人民卫生出版社，2008．
[20] 沈关心．微生物学与免疫学．6 版．北京：人民卫生出版社，2008．
[21] 孙新，陈晓宁．人体寄生虫学．北京：人民军医出版社，2013．
[22] 王剑．病原生物学与免疫学．北京：中国医药科技出版社，2014．
[23] 吴秀珍．病原生物与免疫学基础．南昌：江西科学技术出版社，2013．
[24] 夏克栋，陈廷．病原生物与免疫学．3 版．北京：人民卫生出版社，2013．
[25] 肖纯凌，赵富玺．病原生物学和免疫学．7 版．北京：人民卫生出版社，2014．
[26] 肖洋．病原生物与免疫学基础．2 版．北京：高等教育出版社，2010．
[27] 许正敏．病原生物与免疫学．2 版．北京：人民卫生出版社，2012．
[28] 余传霖 熊思东．分子免疫学．上海：复旦大学出版社，2001．
[29] 张凤民，肖纯凌．医学微生物学．3 版．北京：北京大学医学出版社，2013．
[30] 张进顺，高兴政．临床寄生虫检验学．北京：人民卫生出版社，2009．
[31] 中华医学会肝病学分会，中华医学会感染病学分会慢性乙型肝炎防治指南 [J]．中华实验和临床感染病杂志．2011，2（5）：79-100．

[32] 周光炎．免疫学原理．2版．上海：上海科学技术文献出版社，2007．
[33] 朱万孚，庄辉．医学微生物学．北京：北京大学医学出版社，2007．
[34] 诸欣平．人体寄生虫学．8版．北京：人民卫生出版社，2013．
[35] 祖淑梅，潘丽红．医学免疫学与病原生物学．北京：科学出版社，2010．